El Milagro del Cáncer de Piel

Cómo 8 Personas Ordinarias Se Curaron Del Cáncer De Piel Naturalmente

Por Ewan M. Cameron

Publicado por

Inspired Publishing Ltd

Calle 27 Old Gloucester

Londres

WC1N 3AX

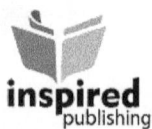

inspired publishing

ISBN: 978-1-78555-084-3

CLÁUSULA DE EXENCIÓN DE RESPONSABILIDAD

El autor de este material cree que un enfoque natural y holístico de la salud y el mantenimiento de un equilibrio dentro del cuerpo humano son de extrema importancia en la experiencia de energía, vitalidad y salud vibrante a lo largo de la vida.

El autor reconoce que dentro de los campos científicos y médicos hay puntos de vista y opiniones muy divergentes. Este material está escrito con el propósito expreso de compartir información educativa e investigación científica recopilada de los estudios y experiencias del autor, profesionales de la salud, científicos, nutricionistas y defensores de la salud reportados.

Ninguna de las informaciones contenidas en este libro tienen la intención de diagnosticar, prevenir, tratar o curar ninguna enfermedad, ni pretenden prescribir ninguna de las técnicas, materiales o conceptos presentados como una forma de tratamiento para cualquier enfermedad o condición médica.

Antes de comenzar cualquier práctica relacionada con salud, dieta o ejercicio, es muy recomendable que primero obtenga el consentimiento y el asesoramiento de un profesional de la salud con licencia.

El autor no asume ninguna responsabilidad por las elecciones que haga después de revisar la información aquí contenida y su consulta con un profesional de la salud con licencia.

Ninguna de las declaraciones en este libro han sido evaluadas por la Food and Drug Administration (FDA) o la American Medical Association (AMA).

AGRADECIMIENTOS

Quisiera agradecer a los incansables promotores de la salud Dr. Robert O. Young, Anthony Robbins, Richard Moat, Ty Bollinger, Mike Adams, el Dr. George Georgiou, Raj Bhachu, el Dr. John Bergman y el Dr. Joseph Mercola por su inspiración y su mensaje de cambio de vida. Su trabajo ha tenido un impacto profundo en mi vida y en la de mis seres queridos.

CONTENIDO

PARTE TRES:

La Nueva Biología

PARTE CUATRO:

Estas 17 Cosas En Tu Casa Que Te Están Matando

PARTE CINCO:

Cómo Experimentar Una Salud Vibrante, Energía Sobrehumana, Y Vivir más Tiempo

Reflexiones Finales

PRÓLOGO

La información que estás a punto de leer, probablemente te impacte. Ha llegado el momento para que la gente pueda despertar y volver a coger el control de tu salud. No se puede delegar esta responsabilidad a tu médico, a tu gobierno, ni a ninguna comunidad médica de tu país. Debes tener el mando sobre esto, por tu bien y por el bien de las generaciones futuras. El proceso de curación natural del Cáncer De Mama comienza por educarse a sí mismo sobre las verdaderas causas de la enfermedad y *cómo lograr una vibrante salud*, y no hacer caso omiso de las agresiones químicas diarias sobre nuestra salud.

Enfermedades Prevenibles Están Alcanzando Proporciones EPIDÉMICAS

A pesar de los «avances» en la medicina la raza humana nunca había estado tan enferma...

- ❑ **8 millones de personas mueren de cáncer cada año (14 millones fueron diagnosticados).**

- ❑ Hace 100 años, sólo 1 de cada 80 estadounidenses fueron diagnosticados con cáncer (1,2%). Hoy en día, 26 veces más serán diagnosticados con cáncer en algún momento de su vida.

- ❑ **Una de cada cuatro muertes en los Estados Unidos es por cáncer.**

- ❑ **610.000 estadounidenses mueren anualmente de Enfermedades Del Corazón.**

- ❑ **6 millones de personas mueren cada año a causa del tabaco.**

- ❑ **125 millones de personas sufren de Eczema y Soriasis.**

- ❑ La esclerosis múltiple afecta a 2,3 millones de personas en todo el mundo.

- ❑ **44 millones de personas viven con la enfermedad de Alzheimer (en 2050 este podría exceder los 135m).**

- ❑ 350 millones de personas en el mundo sufren de depresión (fuente: OMS).

- ❑ **Un estimado de 382 millones de personas padecen diabetes en todo el mundo (la FDI espera que esta cifra aumente a 592 millones en 2035).**

- ❑ 350 millones de personas sufren de artritis.

- ❑ **500 millones de personas en el mundo son obesos, incluyendo el 64% de la población estadounidense.**

El 95% de los americanos morirán de enfermedades cardíacas, cáncer o diabetes (enfermedades prevenibles, relacionadas con el estilo de vida y con la dieta). Si eres un americano que lleva el mismo estilo de vida que la persona promedio, estadísticamente hablando, este es tu resultado más probable. Tenemos el potencial genético a vivir 140 años o más, y sin embargo la persona promedio en países desarrollados se desvanece a los 75 años de edad.

En los EE.UU. - una economía de 18 billones de dólares - el costo del tratamiento de los pacientes ha alcanzado la astronómica suma de $3.8 billones en 2014 (21% de la economía), y es el sector de más rápido crecimiento en la economía.

A pesar de los miles de millones de dólares que se gastan en el descubrimiento de fármacos para el cáncer, éste ha pasado de ser la causa de muerte #8 en los EE.UU. en 1970 a ser la causa #2 en la actualidad, detrás de la «enfermedad cardíaca». Un niño menor de tres años de edad en los Estados Unidos actualmente tiene una probabilidad de 1 en 2 de desarrollar cáncer en su vida.

Esta situación es simplemente horrible e insostenible. Un genocidio silencioso se está llevando a cabo. Desde los años 70's, EEUU ha gastado más dinero en la lucha contra el cáncer que en cualquier otra cosa, excepto en aterrizar al hombre en la luna. Y, sin embargo, **ni una sola persona ha sido curada por medios convencionales**, y ahora el cáncer es una epidemia. A pesar de gastar más en la atención de la salud, per cápita que cualquier otro país en el mundo, los Estados Unidos es sólo el 37mo en el mundo en «*desempeño general del sistema de salud*» por la Organización Mundial de la salud. Queda claro que algo no anda bien con el sistema de salud de estilo occidental.

Los EE.UU. gastan más en atención sanitaria que *todos los demás países del mundo*, y sin embargo son:

- ❑ 92do en salubridad

- ❑ 60mo en longevidad

- ❑ 41ro en nacidos vivos y con sobrevivencia de bebés en los primeros meses.

Aunque muchas de las estadísticas mencionadas hasta ahora son centradas en EE.UU., los mismos problemas se encuentran en la economía de Europa y otros países «occidentales» y «desarrollados». ¿Qué está pasando realmente? Y ¿cuál es la solución?

Desconexión De «La Matriz»

En 2003, yo estaba trabajando en un trabajo aburrido y monótono en Montreal, ganando a duras penas lo suficiente para subsistir. Estaba muy insatisfecho con mi vida, y esto se vio agravado por mi falta de energía, dificultad para dormir, acné crónico y, ocasionalmente, úlceras en la boca. Cuando asistí a un seminario de salud de ese año, el orador puso de manifiesto un enfoque alternativo a la salud, que voló en la cara de la medicina convencional. Su enfoque de hecho estaba produciendo *resultados*. Él nos mostró docenas de casos de estudios de sus pacientes superando la artritis, la esclerosis múltiple, la obesidad, la diabetes, la fibromialgia, ¡incluso cáncer! Y, sin embargo, en lugar de ser aceptado y hablado abiertamente, la comunidad médica y los medios de comunicación buscaron silenciarlo y reprimir sus descubrimientos.

Comencé a darme cuenta de que el sistema médico y las empresas farmacéuticas tenían muy poco interés o incentivo en mantener a la gente sana. Por el contrario. Miles de millones de dólares al año están en juego para mantenernos débiles, malsanos y enfermos, tratándonos con medicamentos que nos mantienen vivos justo lo suficiente para seguir alimentando sus beneficios, pero en realidad nunca curar nada. Nuestra industria de salud es en realidad una «industria de la enfermedad». Es por eso que *nuestro trabajo es* estudiar el tema de la «salud», de manera que podamos hacer decisiones más inteligentes, más informadas.

También descubrí cómo los monopolios de los medios de comunicación masiva dependen en gran medida de la publicidad farmacéutica, y que los principales propietarios de las compañías farmacéuticas *también poseen acciones de los grandes conglomerados de prensa y televisión*. Es por eso que nunca escucharás la verdad acerca de los peligros de los medicamentos en la emisión estelar de tu Noticiero, canales de televisión, periódicos o revistas. Depende de los medios alternativos libres y valientes cruzados de la salud como *tú y yo* difundir la palabra acerca de lo que está sucediendo. Porque estamos en guerra para que la verdad sea dicha.

Hasta el momento, están ganando la guerra por su *cuenta*. Su guerra de propaganda en los últimos 100 años, ha logrado su objetivo de lavado de cerebro al público que confía en ellos, a un costo de cientos de miles de millones de dólares. Hoy, necesitamos «de-programarte» y «*desenchufarte de la matriz*», de **modo que puedas finalmente ver la verdad sobre lo que está sucediendo** y por qué estás experimentando tus síntomas actuales.

Al final, no importa si no crees una palabra de lo que yo digo en este libro; su propaganda (mentiras y desinformación) puede estar enraizada tan profundamente en tu mente subconsciente como para hacer que la verdad sea irrelevante. La verdad sobre la comunidad médica no significará nada para ti, para ti que todavía crees y confías en tus médicos, el recetador de pastillas, y las «autoridades». Pero ten en cuenta... En definitiva... **todo lo que importa son los resultados**. ¿Están obteniendo resultados? ¿Están *curando a la gente?*, ¿o los practicantes de la medicina alternativa los están derrotándolos en ese sentido?

Después de asistir a ese seminario en 2003, pude ver dónde me había estado equivocando. Me embarqué en un proceso de desintoxicación de 30 días. Me deshice de todos los alimentos procesados, la comida chatarra, carnes y productos lácteos llenos de químicos que habían en mi nevera y alacenas, y *limpiado mi sistema desde dentro* hacia fuera. La transformación ha sido notable. A los pocos días me he empezado a sentir mejor. Mi energía y vitalidad regresaron. Mi piel se aclaró. Sólo necesitaba 6 horas de sueño, en lugar de 9 o más. Disfruté de un pensamiento claro, por primera vez en muchos años. No más erupciones o úlceras. «¡*Esto funciona!*» pensé.

Empecé a buscar la mejor alternativa de los practicantes de medicina - los que estaban obteniendo *resultados*. Hablé con sus pacientes. Hablé con decenas de personas que se habían curado naturalmente a través de la desintoxicación su cuerpo y usando suplementos naturales y súper alimentos. Sus historias eran impresionantes y, sin embargo, muy pocas personas sabían o habían oído hablar de ellos. Esa valiosa información fue ahogada por un mar de desinformación y propaganda corporativa con la intención de vender fármacos.

Escribe cualquier enfermedad en un motor de búsqueda y, de inmediato, miles de sitios web te darán la bienvenida con la misma línea: «*No sabemos cuál es la causa de esta enfermedad. No sabemos cómo remediarlo. Pero aquí están los* **medicamentos** *que usted necesita tomar para ‹tratar› esta enfermedad.*» Las compañías farmacéuticas gastan millones de dólares al año para asegurarse de que la gente encuentre *estos* sitios web y *no encuentre nunca* los blogs de medicina alternativa y sitios que revelen una historia totalmente diferente: «NO sabemos cuáles son las causas de esto, sabemos cómo revertir esta condición, y hagas lo que hagas, NO use los medicamentos que causen estragos en el delicado equilibrio químico en su cuerpo, creen más daño que bien, ¡y nunca curan nada!».

Comencé a compartir mis descubrimientos casi de inmediato. Sabía que si no hacía algo para regar la voz activamente, la gente sufriría inmensurablemente e incluso moriría. Incluso si sólo he alcanzado las 1000 personas, habría sido un ejercicio muy valioso. Esto me motivó a perseverar.

Dentro de dos años, 32.000 personas habían comprado mis libros y 140.000 personas han descargado mis informes gratuitos. No pasó mucho tiempo para que mis lectores comenzaran a escribir, compartiendo sus historias de transformación personal. Conocedores de la industria me filtraron información, la cual me insta a publicar este contenido explosivo, pero era demasiado controvertido. El público no estaba listo. Este libro representa el siguiente capítulo de esta saga.

Asume La Responsabilidad De Tu Salud

La mayoría de la gente no elige educarse sobre su salud. En su lugar, optan por dejarla en manos de otros. Los médicos, el gobierno, las empresas farmacéuticas… evitan asumir la responsabilidad de la fuerza número uno que tienen llevar a cabo la vida - *Tu propio cuerpo*.

Las oportunidades son la información que estaré compartiéndote en las próximas páginas y que se diferencian de cualquier otra cosa que se hayas escuchado antes.

Intereses financieros inmensamente poderosos están luchando con uñas y dientes para mantener esta información suprimida. Esta información es una desviación radical de lo que la comunidad médica actual predica. Tendrás que decidir a quién le vas a creer; ¿a la comunidad médica y farmacéutica, o a los practicantes de medicina alternativa? Tendrás que preguntarte: « *¿Qué tiene más sentido para mí? ¿En quién debo _confiar_? ¿Qué realmente produce _resultados_?»*.

Y empezarás a preguntarte, «*¿Por qué nuestros sistemas de salud y educación fallan en educar al público sobre cómo prevenir y curar las enfermedades a través de la nutrición?»*.

Das Por Sentado Este Milagro

Tu salud es la cosa más importante que necesitas cuidar. Y, sin embargo, a menudo descuida lo que sabemos es lo más importante - sólo para lamentar nuestra decisiones cuando nuestro estilo de vida alcance nuestra salud.

Para y piensa un segundo sobre cuán magnífico es realmente el funcionamiento de tu cuerpo. Sin ni siquiera tener que pensar en ello, y a pesar de todas las demandas que le hacemos, tu cuerpo produce millones de nuevas células cada segundo, permite que tus sentidos escuchen, sientan, vean, huelan, saboreen... regula tu temperatura... opera este increíblemente potente súper-ordenador llamado tu cerebro... un organismo bellamente creado, perfecta y delicadamente equilibrado capaz de auto-sanarse, pone en vergüenza a cualquier tecnología hecha por el hombre. **¡Y sin embargo, la mayoría de nosotros damos completamente por sentado este milagro!** Peor aún... ¡abusamos de él!

Honra a tu cuerpo. Respétalo. Tu cuerpo es el barco de la vida. No cuidar tu cuerpo es rechazar la vida. Y entérate de esto: tú siempre terminas pagando el precio - o cosechando los beneficios - de tus elecciones de vida. Cada momento de tu vida tiene una *elección*. Lo que pones en tu boca, si te ejercitas o no, si fumas, tomas drogas, alcohol... o no. Descubrirás salud vibrante o «*dolor y enfermedad*», es una elección. Ha llegado el momento de que elijas la salud.

La Metáfora Del Coche De 2 Mil Millones De Años

Imagínate que estás conduciendo un viejo coche de 2 mil millones de años. Un coche viviente, que respira, todo natural y orgánico. Durante 2 mil millones de años, este coche ha usado combustibles tales como agua, semillas, nueces, pastos, hierbas, raíces, frutas, verduras, cereales, y la *mayoría* de ellos fueron comidos crudos (es decir, sin procesarse hasta que todas sus bondades naturales se destruyeran en su totalidad...). *Ese es* el combustible es usado para este vehículo.

Entonces, de repente, después de dos mil millones de años, el coche se transforma - *durante los últimos 100 años* - una nueva y moderna mezcla de: azúcar, dulces, galletas, papas fritas, «zumos de frutas», chocolate, helados, café, té, Coca-Cola, grasas y aceites, cigarrillos, alcohol, drogas farmacéuticas, vacunas con carga de mercurio, *agua con fluoruro mata cerebro*, productos químicos, pesticidas y conservantes, los organismos modificados genéticamente (OMG), carnes y leche cargadas de hormonas y antibióticos (y cualquier otra «bondad» natural remanente destruida por el calor, alias «pasteurización»), carbohidratos refinados con cero valor nutricional (arroz blanco, harina blanca, azúcar blanco, pasta, pan…), etc.

¿Qué piensas que le sucedería a este «vehículo»? Eso es correcto - **fracasaría.** Así que lo llevas al mecánico, ¿verdad? Ahora, depende del interés del mecánico solucionar ¿el origen del problema (tu elección de combustible)? ¿O la «solución instantánea» que necesitas para que el coche ande de nuevo un poco? Después de todo, eres una persona ocupada, tienes lugares a donde ir, si estás experimentando dolor y estás «inmovilizado». Necesitas solucionar este problema tan pronto como sea posible. Y eso es lo que el mecánico te ofrece: un «arreglo». Mejor aún: una solución instantánea. El coche se va de nuevo… pero no va a durar.

Piensa en eso detenidamente. ¿Qué debes hacer? ¿Cuál es la cosa inteligente que hay que hacer? ¿Seguir llevando el coche al mecánico, o limpiar el depósito de combustible y usar un combustible más limpio?

Para cada problema de salud, todo lo que oirás del médico (el «mecánico») es lo siguiente: *toma este medicamento o droga.* Simplemente ve al Dr. Matasanos y trágate una píldora para hacerte sentir mejor de nuevo. Seguro… *toma* medicamentos para hacer desaparecer el síntoma… Pero ¿qué pasa con el *origen* del problema?

¿Por Qué Son Las Sociedades Más Ricas E Industrializadas, Las Más *Enfermas?*

Si matas a todos los mosquitos alrededor de un estanque con productos químicos DDT, no tendrás más mosquitos durante un rato. Pero como el origen del problema sigue ahí - el rancio estanque donde los mosquitos pueden alimentarse y poner sus huevos – ¡los mosquitos volverán!

¡Es lo mismo con tu cuerpo! Necesitas eliminar la fuente de tus problemas de salud. Verás, últimamente, cualquier dolencia que experimentas proviene de una ruptura dentro de tu cuerpo. Las enfermedades son sólo señales de advertencia de algo dentro de ti está desfasada. Algo está desequilibrado. Deepak Chopra se refiere a esto como «*la violación de las leyes ordinarias de la naturaleza que hacen que nuestro cuerpo funcione*».

Las más ricas - *léase: la mayoría de los países industrializados, modernos, alejados de lo natural* - sociedades tienen la incidencia más alta de cáncer, diabetes, enfermedades cardíacas, artritis, esclerosis múltiple, Síndrome de Fatiga Crónica, fibromialgia… a pesar de los miles de millones gastados en las denominadas «curas» por la industria farmacéutica.

¿Por qué? Porque vivimos una vida «alejada de lo natural». **Hay en promedio más de 600 productos químicos sintéticos presentes en nuestros cuerpos, que**

fueron creados por la industria en los últimos 100 años... Estamos llenos de las toxinas de los alimentos, agua, aire, productos de cuidado personal y medicamentos que ingerimos y usamos.

Si el delicado equilibrio de nuestros sistemas del cuerpo está «fuera de servicio» a causa de nuestro moderno estilo de vida antinatural, experimentamos *enfermedades*. Nuestras enfermedades no son sino un *síntoma* de este desequilibrio. Lleva un estilo de vida saludable y habrá muy pocas posibilidades de sufrir estas dolencias. Lo que descubrirás pronto a través de estas páginas es que esos males están todos relacionados con la nutrición y el estilo de vida.

Este libro fue escrito para informarte de una alternativa para el tratamiento -y curación- de dolencias y enfermedades distinto al propugnado por la comunidad médica. Por favor, haz lo que debes hacer con esta información. Supone ser un trampolín para experimentar una vibrante salud durante toda tu vida. Lo que quiero es darte una segunda opinión. Una *elección*. Una alternativa. Haz tu propia investigación, formula preguntas y edúcate a ti mismo. No solo aceptes mis palabras. No tienes que adoptar nada de lo que yo diga, pero si practicas lo que sugiero sólo por 10 días... Te prometo una transformación en tu salud y calidad de vida mucho más allá de lo que anteriormente creías posible.

Sé que esta información va a transformar tu vida en la forma en que ya lo ha hecho en muchos otros. Mi esperanza es que serás *libre*. Libre de la desinformación y la hipnosis, cultural y libre del miedo de debilitarte, enfermarte y envejecer. Es mi más sincero deseo de que tú, lector, a su vez, eduques a otros acerca de estos principios fundamentales para una vibrante salud y energía.

Si adoptas un estilo de vida saludable, como se describe en este libro, pondrás tu cuerpo en equilibrio –de eso se trata la medicina holística. Y, sin embargo, rara vez oíste sobre esto en los medios de comunicación.

Una Nota Sobre Cómo Leer Este Libro

Comprender lo que está sucediendo con tu salud empieza con liberarse de la desinformación y la propaganda de la actual «creación médica». Esta es la razón por la leer la **parte I** de este libro en su totalidad («Todo lo que sabes acerca de la salud está MAL») es sumamente importante, en lugar de simplemente saltar hasta **«Cómo eliminar el cáncer de mama», consejos que figuran en los capítulos 8 a 16**. Al liberarte de las mentiras diseñadas para venderte más medicamentos, emerge una nueva realidad, una que te permite coger el control de tu salud.

La Parte II («La Nueva Biología») establece las bases de cómo recuperar tu salud y a superar el cáncer de mama, con temas como «La Calidad De Tu Salud Depende De La Salud De Las Células», «La Enfermedad Comienza En La Mente», «La Buena Salud Empieza Antes Del Nacimiento» Y «Cómo Vivir Hasta Los 100».

La parte III («17 Cosas En Tu Casa Que Te Están Matando») explica el efecto devastador que ciertos alimentos y productos químicos han tenido en nuestra salud - incluyendo la aparición de síntomas de cáncer de mama.

Las Parte II y III, sienta las bases para comprender mejor y *aplicar* mejor los consejos estilo «cómo» contenidos en este libro. De nuevo, te recomiendo que leas este libro en su totalidad y en la secuencia apropiada, en lugar de saltar a los capítulos 4 a 9.

La parte IV de este libro («¡Cómo Experimentar Una Salud Vibrante, Energía Sobrehumana, Y Vivir Más Tiempo!») contiene prácticas, consejos paso a paso que cualquiera puede coger para transformar tu salud y energía.

Te recomiendo que lea este libro en su totalidad, **con una mente abierta**. Puedes estar en desacuerdo con algunos pasajes, pero eso es normal, teniendo en cuenta cuánta desinformación existe allá afuera. Lo importante es que *entiendas* en general todo lo que estoy haciendo.

Quiero compartir con vosotros **la verdad** hoy, por desagradable que puede ser. Puede que no te guste, pero la verdad no es ni buena ni mala; simplemente es la verdad.

Este libro fue escrito con la intención de ayudarte. No tengo un ‹programa› o ‹un hacha que afilar›; solo tengo tus mejores intereses en el corazón.

Con eso en mente… sumerjámonos.   :)

PARTE 1

Todo Lo Que Sabes Sobre Salud Está MAL

CAPÍTULO 1

La Verdad Sobre «La Industria De La Enfermedad»

Vivimos en una hipnosis cultural que nos ha enseñado que somos *frágiles*. Hemos sido condicionados a creer que las cosas nos están sucediendo *a* nosotros. Hemos sido condicionados a sentirnos «atacados» por «microorganismos» y «virus». Hemos sido condicionados a creer que los fármacos son la respuesta a la enfermedad.

Estoy aquí para recordarles la verdad… que *no son* frágiles. La verdad es que nuestro estado natural es uno de fortaleza, salud y energía. Estamos genéticamente programados para ser totalmente sanos y a prosperar. Usted es el resultado final de decenas de miles de generaciones de seres humanos, el pináculo de la perfección evolutiva... ¡Eres un «campeón genético»!

La mayoría de nosotros creemos que nuestros cuerpos están constantemente bajo ataque por insectos, gérmenes, virus… Nuestra sociedad en conjunto ha sido llevada a creer que la mayoría de las enfermedades provienen de agentes externos «que atacan» de nuestro cuerpo. Simplemente, esto no es verdad. La verdad es que la salud viene desde *adentro*, y se pierde también desde adentro. La verdad ha estado con nosotros durante miles de años. Ha sido barrida bajo de la alfombra, sin embargo, en nombre del beneficio - *es de interés de algunas personas que nos sintamos vulnerables.*

Comprende, el miedo nos hará comprar y consumir casi cualquier cosa. Mantener a la gente asustada ¡VENDE! Vende medicina. Vende periódicos. Aumenta ratings de televisión...

A las estaciones de televisión y radio, periódicos y revistas se les pagan *miles de millones* en publicidad para condicionarnos de cierta manera. NO CREAS NADA de lo que los medios te digan. Por ejemplo, cada semana parece que oigo en las noticias cómo *esta* compañía farmacéutica o *esta otra* compañía farmacéutica están a punto de descubrir una cura para el cáncer. Sí, la cura para el cáncer está a la vuelta de la esquina… y, sin embargo, nunca la hacen. Esta farsa ha durado 70 años. Es simplemente *manipulación* (programación de control mental).

11

Recuerda: tu «enfermedad» es un *síntoma* de algo muy fundamental que pasa dentro de ti. Los medicamentos tratan el efecto a corto plazo, la causa *superficial* de tu malestar, el *síntoma*. El origen real del problema es tu manera de vivir tu vida.

El 99% de las personas que están completamente dormidas. Ignorantes. Ajenas a lo que realmente está sucediendo. La verdad es que las empresas farmacéuticas *nunca podrán* descubrir una cura para el cáncer, el sida o la diabetes. Miles de millones de dólares han sido invertidos en la búsqueda de tratamientos para *los síntomas* de las enfermedades. Ellos quieren que sigamos aplicando un «pomada» en los síntomas, pero nunca tratar el *origen* de la enfermedad.

No les interesa en absoluto descubrir una cura para tu enfermedad. **Ganan billones cada año por venderle productos consumibles** para tratar los síntomas. Los productos que usted tiene que comprar una y otra vez cada día hasta el día en que muere. Como verás, es *mucho* más rentable de este modo…

La Industria De La Enfermedad

La medicina occidental es completamente evasiva. Si la creación médica fuera realmente sobre de la salud, todo el sistema sería diseñado para mantener a la gente *saludable*. Por el contrario, funciona sobre la base de «arreglar a las personas cuando están enfermas». Tener muchos enfermos crea empleos y bombea ganancias para las empresas farmacéuticas, impuestos para los gobiernos, y los honorarios para los médicos. Esto es sumamente preocupante.

Se le permitió al cáncer alcanzar proporciones epidémicas sin otro motivo que el de los miles de millones de dólares que la industria farmacéutica está ganando. Una cura para el cáncer desaparecería instantáneamente miles de millones en ganancias.

Nuestras vidas están siendo sacrificadas para que las industrias farmacéutica y alimentaria puedan hacer más dinero. Esta es el engaño genocida más increíble jamás infligido al público incauto, y nos está costando cientos de miles de millones de dólares y millones de vidas humanas. Un aumento de conciencia, un estilo de vida saludable, prevención, remedios y curas naturales significan un mal negocio para el cartel de los fármacos. **De hecho, mientras más saludable estés, menos dinero ganan las creaciones médicas-farmacéuticas.**

Se pone peor - ahora, la creación médica está haciendo todo lo que puede para desacreditar a los 3.000 años de la ciencia, incluso ir tan lejos incluso presionando a la Comisión Europea para aprobar leyes que prohíben las vitaminas y suplementos – Busca en Google «Codex Alimentarius» - ¡nuestra salud está siendo tomada como rehén!

El destacado economista Paul Zane Pilzer, en su excelente libro *«La Próxima Economía De Un Trillón De Dólares»*, expone y culpa a los alimentos procesados y a las empresas farmacéuticas por el triste estado actual de las cosas en cuanto a problemas de salud en América se refiere:

> «Cuando comencé a mirar a las compañías de alimentos envasados, pude empezar a ver cuál era el problema. Verás, es mucho más fácil y barato para vender productos adicionales a un cliente existente que venderle a un cliente nuevo. Así que las compañías de alimentos empacados siguen la regla del «OK, ¿cómo conseguimos que nuestros clientes existentes consuman más?».

La industria alimentaria, por cierto, tiene un valor de $1 trillón (toda la economía de EE.UU. = $10 trillones).

Los actores y actrices de Hollywood no saben dar a conocer sus hábitos dietéticos cuando con ellos respaldan estos productos. No quieren perjudicar su carrera. No comen este tipo de basura, pero ¿quiénes son los patrocinadores de todos los programas de televisión que ves? Las empresas de comida rápida y alimentos envasados... Ellos tienen una enorme influencia sobre las opciones editoriales de los canales de TV.

Luego comencé a observar el negocio médico, sabiendo que el negocio de los alimentos era el causante del problema. Las empresas médicas nos hicieron ver a las empresas alimentarias como la Madre Teresa de Calcuta. Ellos gastan $1.3 trillones de dólares, y están dirigidas a su propio mercado: el médico. La razón es que los médicos van a la Escuela de Medicina, aprenden todas esas cosas maravillosas - ¡la mitad de los cuales están obsoletas en lo que salen de la escuela!

Así que dependen de que los médicos y las compañías farmacéuticas para enseñarles nuevas cosas. Y no les enseñan abiertamente, les enseñan sobre las cosas que quieren venderles. Hay dos problemas principales con la medicina de hoy: la forma en que los dólares de I+D son gastados, y el hecho de que estamos gastando el «dinero de otras personas» cuando se trata de asistencia sanitaria.

Si te sientas en la junta de una de esas compañías farmacéuticas, no estás allí para ayudar al mundo. Piensa en eso! Alguien le encomendó su dinero para hacer el máximo retorno, por delante de sus competidores. Y eres tú quien decide cada día en que la Junta va a gastar el dinero de I+D de nuevos productos y servicios médicos.

¡Puedes hacer un producto para curar una enfermedad! Costo: $100. O... puedes hacer un producto que trata un síntoma de la enfermedad por $1 al día para el resto de la vida de esa persona.

¿En qué gastas el dinero? ¡Ellos no te contratan para ser la Madre Teresa! Te contrataron para sentarse en la mesa y ayudar a la empresa a hacer dinero. Por lo que optas por un producto consumible. Prácticamente todo el dinero de las actividades de I+D se va a productos que tratan los síntomas de una enfermedad, por el resto de la vida de un paciente.

El 90% de nuestras ventas de productos farmacéuticos son de medicamentos de «mantenimiento» que tomas para el resto de tu vida, en contraposición a un medicamento que cure la enfermedad. Que aplique a cualquier tratamiento. Así que hemos visto todo el negocio médico cambiar para tratar los síntomas versus curar enfermedades.

Nuestro sistema de Seguro Médico se está derrumbando. Hoy en día la gente trabaja 4-5 años en cada empresa. Tu empresa está interesada en mantenerte sano y productivo, pero no a largo plazo. Las personas están gastando el dinero de otras personas en tratamiento y atención médica (gobierno, compañías de seguros), que es la razón por la cual gastamos $1.3 trillones en estas. Es el segmento de mayor crecimiento de la economía estadounidense. A las tasas de incremento actuales para el año 2050 superará el PIB de Estados Unidos. Algo va a tendrá que cortar ese sistema.

Lo peor de todo: cuando se trata de ir al médico por pérdida de peso, nutrición, dejar de fumar, nada que ver con el «bienestar», no está cubierto. Solo cubren el «tratamiento de la enfermedad». Todo el negocio médico es lo que yo llamo **«el negocio de la enfermedad»**.

Nadie voluntariamente se convierte en un cliente, nadie quiere quedarse como cliente. Y, sin embargo, gastamos 1/7 de nuestra economía en eso y es nuestro sector de más rápido crecimiento. Es como una conspiración. No es como si las empresas médicas y las empresas alimentarias se juntan en una reunión. Pero el efecto es 10 veces peor, porque esta conspiración se rige por las leyes de la economía. Cada uno de nosotros en busca de nuestros logros individuales ha causado una terrible colisión aquí».

Cómo Nació El Cartel De Drogas Legales Actual

Este revelador informe de Hans Ruesch expone los orígenes de la moderna industria farmacéutica establecida por John D. Rockefeller, de los beneficios de su monopolística corporación Standard Oil. En 1901 creó el Instituto Rockefeller para la investigación médica, y financia las escuelas médicas de los EE.UU. sobre la condición expresa de que entrenaban a los «médicos» para vender su producto - medicamentos - para el público. Su fortuna en el momento de su muerte sería equivalente a $253 billones de dólares en 2013, y es interesante señalar que las acciones de la mayoría de las empresas farmacéuticas de todo el mundo son propiedad de intereses financieros vinculados a la familia Rockefeller.

«En los años 30's, Morris A. Bealle, ex editor de la ciudad del antiguo Washington Times and Herald, estaba llevando un periódico del condado, en el que la compañía eléctrica local compraba un anuncio grande cada semana. Esta cuenta le quitó una gran preocupación de los encima a Bealle cuando llegaban las facturas vencidas.

Pero según la propia historia de Bealle, un día el periódico sacó la cara por algunos de sus lectores a quienes la compañía de energía eléctrica les está dando un mal servicio, y Morris Bealle recibió la amenaza de su vida de la agencia de publicidad que manejaba la cuenta de la compañía eléctrica. Le dijeron volver a «salirse de la raya» resultaría en la cancelación inmediata no sólo del contrato de publicidad de la compañía de electricidad, sino también de la compañía de gas y la compañía telefónica.

Fue allí cuando los ojos de Bealle se abrieron al significado de una «prensa libre», y decidió salirse del negocio del periódico. Bealle usó su experiencia profesional para buscar la defensa de la libertad de prensa y llegó con dos denuncias arrasadoras- La *Historia de la Droga*, y *la Casa de Rockefeller*. A pesar de su familiaridad con el mundo editorial y muchos contactos personales importantes, no pudo conseguir que imprimieran sus revelaciones hasta que fundó su propia compañía, el Columbia Publishing House, en 1949. Este fue un primer ejemplo de la silenciosa pero inexorable censura vigente en la «Tierra de la Libertad». Aunque *La Historia De La Droga* es uno de los libros más importantes sobre salud y política de todos los tiempos en los EE.UU., nunca ha sido admitido a una gran librería ni revisado por cualquier medio tradicional, y fue vendido exclusivamente por correo. No obstante, cuando por fin llegamos a leerlo, en la década de 1970, era ya en su 33ª impresión.

Como señaló Bealle, un negocio que hace el 6% de su capital invertido es considerado una máquina de hacer dinero. Sterling Drug, Inc., el miembro principal y mayor sociedad tenedora en el imperio de drogas Rockefeller y sus 68 filiales, mostraron ganancias operativas en 1961 de \$23,463,719 después de impuestos, sobre los activos netos de \$43,108,106 - un 54% de ganancias. Squibb, otra empresa de Rockefeller, hizo 576% sobre el valor real de su propiedad, en 1945.

Eso fue durante los años de la guerra pulposa cuando la Oficina del Cirujano General del Ejército y el Departamento Naval de Medicina y

Cirugía no sólo estaban actuando como promotores de la Confianza en Fármacos, sino que en realidad estaban **forzando a Confianza en Fármacos a envenenar la sangre de los soldados americanos**, marineros e infantes de marina, que ascienden a más de 200 millones de «dosis»

«¿No es una maravilla?», preguntó Bealle, ¿que los Rockefeller y sus secuaces en la Administración de Alimentos y Drogas, el Servicio de Salud Pública de Estados Unidos, la Comisión Federal de Comercio, el Mejor Departamento de Negocios, el Cuerpo Médico del Ejército el Departamento Naval de Medicina, y miles de funcionarios de salud de todo el país, deberían combinarse para sacar del negocio a todas las formas de terapia que desalientan el uso de drogas?»

«El último informe anual de la Fundación Rockefeller», informó Bealle, enumera las donaciones que ha hecho a las universidades y los organismos públicos en los últimos 44 años, y en total son algo más de 500 millones de dólares. Estas instituciones, por supuesto, enseñan a sus alumnos toda la ciencia en fármacos que las casas farmacéuticas Rockefeller quieren que se les enseñe. De lo contrario no habría más donaciones, como no hay donativos para cualquiera de la30 universidades de los Estados Unidos que no utilizan terapias basadas en medicamentos.

«Harvard, con su bien publicitado Colegio de Médicos, ha recibido $8,764,433 del dinero de Confianza en Fármacos Rockefeller, Yale recibió $7,927,800, Johns Hopkins$10,418,531, la Universidad de Washington en St. Louis $2,842,132, La Universidad de Columbia de Nueva York $5,424,371, de la Universidad de Cornell$1,709,072, etc., etc.»

Mientras que «regalaban» esas enormes sumas a las universidades que hacían propaganda a sus drogas, los intereses Rockefeller estaban creciendo hacia una amplia red mundial que nadie podía explorar completamente. Hace ya más de 30 años Bealle tenía lo suficiente para para demostrar que los intereses Rockefeller habían creado, construido y desarrollado el más trascendental imperio industrial jamás concebido en la mente del hombre. La Standard Oil fue, por supuesto, la base sobre la que todas las demás industrias Rockefeller fueron construidas. La historia del Viejo John D., como un despiadado pirata industrial que nunca bajó de la cima, es bastante conocida, pero está siendo convenientemente ignorada hoy. La piedra clave de ese gigantesco imperio industrial fue el Chase National Bank.

No es el menor de sus valores el negocio de la droga. Los Rockefeller poseen el combinado de fabricación de drogas más grande en el mundo, y utilizan todos sus demás intereses en ejercer presión para aumentar la venta de drogas. El hecho de que la **mayoría de los 12.000 artículos de drogas por separadas en el mercado son perjudiciales** no es motivo de preocupación para Confianza en Fármacos...

La casa de Rockefeller ha tenido sus propios ‹nominados› plantados en todas las agencias Federales que tienen que ver con la salud. Así el escenario estaba listo para la «educación» del público estadounidense, con miras a convertirla en una población de fármaco y médico dependientes, con la pronta ayuda de los padres y las escuelas, con la publicidad directa y, por último pero no menos importante, la influencia que tuvieron los ingresos publicitarios en los medios de comunicación

Una compilación de la revista *Advertising Age* mostró que en fecha tan lejana como 1948, las grandes compañías de los Estados Unidos gastaron en publicidad la suma total de $1.104.224.374.

De esta asombrosa suma los intereses de enclavamiento de Rockefeller-Morgan controlan alrededor del 80 por ciento, y **lo utilizaron para manipular la información pública** en cuestiones de salud y drogas - entonces e incluso más temerariamente ahora.

«Incluso la mayoría de los periódicos independientes son dependientes de sus asociaciones de prensa para sus noticias nacionales» Bealle señaló, *«y no hay ninguna razón para que un redactor de noticias sospeche sobre una historia que viene por un telegrama de la Prensa Asociada o el Servicio Internacional de Noticias es censurado cuando se trata de cuestiones de salud. Sin embargo, esto es lo que sucede».*

De hecho, en el decenio de 1950, Confianza en Fármacos tenía uno de sus directores en la dirección de la Prensa Asociada. Él era nada menos que Arthur Hays Sulzberger, editor de The New York Times y, como tal, uno de los más poderosos directores de Prensa Asociada.

Así, era fácil para el Rockefeller Trust el persuadir al editor de ciencia de Prensa Asociada, a adoptar una política que no permitiría ninguna noticia médica aclarara que no está aprobado por el ‹experto› de Confianza en Fármacos, y esta censura no va a aprobar cualquier elemento que pueda de alguna manera perjudicar la venta de fármacos.

Esto representa hasta hoy en día las muchas historias falsas de curas médicas y victorias revolucionarias que están a punto de conseguirse ante el cáncer, SIDA, diabetes, esclerosis múltiple, que salen descaradamente por telegrama a todos los periódicos diarios en los Estados Unidos y en el extranjero.

Emanuel M. Josephson, M.D., a quien Confianza en Fármacos no ha podido intimidar a pesar de numerosos intentos, señaló que la Asociación Nacional de Escritores de Ciencia era «persuadida» a adoptar como parte de su código de ética el siguiente chiste viejo: «Los editores de ciencia son incapaces de juzgar los hechos de fenómenos involucrados en los descubrimientos médica y científicos. Por lo tanto, no sólo el informe de «descubrimientos» aprobado por las autoridades médicas, o los presentados ante un organismo de compañeros científicos».

Así, los periódicos siguen siendo alimentados con propaganda sobre las drogas y su presunto valor, a pesar de que, según la Administración de Drogas y Alimentos (FDA, por sus siglas en inglés), **1,5 millones de personas llegaron a los hospitales en 1978 debido a los efectos secundarios de los medicamentos** en los EE.UU. solamente, y a pesar de las recurrentes declaraciones de médicos valientes que la mayoría de los productos farmacéuticos no son útiles en el mejor de los casos, sino perjudiciales o mortales más a menudo en el largo plazo.

La verdad acerca de las curas sin drogas es suprimida, salvo que se adapte al propósito de censura o tergiversación. Si estas curaciones son efectuadas por quiroprácticos, naturópatas, naprápatas, osteópatas, curanderos, espiritualistas, herbolarios o doctores en medicina que usan los cerebros que tienen, nunca has leído algo al respecto en los grandes periódicos.

Para enseñar la ideología drogas Rockefeller, es necesario enseñar que la naturaleza no sabía lo que estaba haciendo cuando hizo el cuerpo humano. Pero las estadísticas publicadas por el Departamento de la Infancia de la Agencia Federal de Seguridad muestran que desde la unidad de Confianza en Fármacos droga y vacuna el sistema humano, la salud de la nación americana ha declinado bruscamente, especialmente entre los niños. Los niños reciben actualmente ‹inyecciones› para esto e ‹inyecciones› para aquello, cuando la única salvaguardia conocida por la ciencia es una sangre pura, la cual puede ser obtenida solamente con aire limpio y comida saludable. Es decir, por medios naturales y baratos - justo lo que Confianza en Fármacos más objeta.

Cuando la FDA, cuyos funcionarios han de ser aceptables para el Centro Rockefeller antes de que sean nombrados, tiene que sacar un operador independiente del negocio, se hace todo lo posible para ejecutar esas órdenes. Pero las órdenes no vienen directamente de Standard Oil o de un director de la casa de drogas. La Asociación Médica Americana (AMA) es *el frente* de la Confianza en Fármacos, y provee médicos charlatanes para testificar eso incluso cuando no saben nada del producto involucrado, y es su opinión que no tiene ningún valor terapéutico.

Escribió Bealle: «Financiadas por los contribuyentes, estas persecuciones de Confianza en Fármacos no dejarán piedra sin mover hasta destruir a la víctima. Si él es un pequeño operador, las comisiones de los honorarios del abogado y costos de la corte lo sacaran del negocio. En un caso, el Dr. Adolfo Hohensee, quien ha afirmado que las vitaminas son esenciales para gozar de buena salud, fue llevado a los tribunales por mal poner su producto. La Asociación Médica Americana se armó con diez médicos que revocaron todas las teorías médicas conocidas por declarar que «las vitaminas no son necesarias para el cuerpo humano». Confrontado con boletines del gobierno por el contrario, ¡los médicos se sacudieron ese problema declarando que estas publicaciones estándar eran anticuadas!».

Además de la FDA, Bealle enumeró los siguientes organismos que tienen que ver con la «salud» - es decir, con la salud de Confianza en Fármacos para lograr el detrimento de los ciudadanos - depende de Rockefeller: Servicio de Salud Pública de EE.UU., la Administración de Veteranos de EE.UU., la Comisión Federal de Comercio, Cirujano General de la Fuerza Aérea, la Oficina del Cirujano General del Ejército, el Departamento Naval de Medicina y Cirugía, Instituto Nacional de Investigación de Salud, el Consejo Nacional de Investigación, la Academia Nacional de Ciencias.

La Academia Nacional de Ciencias en Washington es considerado el sabio cuerpo que investiga todo lo que hay bajo el sol, especialmente en el campo de la salud y da a un público palpitante la última palabra en esa ciencia. Para el importante puesto a la cabeza de esta agencia, Confianza en Fármacos tuvo uno de sus propios designados. Él no era otro que Alfred N. Richards, uno de los directores y principales accionistas de Merck & Company, quien generaba enormes ganancias con su tráfico de drogas. Cuando Bealle reveló este hecho, Richards renunció inmediatamente, y los Rockefeller y nombraron en su lugar al Presidente de su propia Institución Rockefeller, Detlev Bronk.

El médico del cartel de drogas fue sustituido por J.W Hodge, doctor en Medicina de Niagara Falls, N.Y., en estas palabras: «el monopolio o confianza médica, llamado eufemísticamente American Medical Association, no es sólo el más humilde monopolio jamás organizado, sino la más arrogante, peligrosa y despóticos organización que haya tenido jamás un pueblo libre en esta o cualquier otra época. Cualquiera y todos los métodos de curación de los enfermos por medio de remedios seguros, sencillos y naturales de seguro serán combatidos y denunciados por los arrogantes líderes de los doctores del AMA confiados fraudes, falsificaciones, farsantes. Cada practicante del arte curativo que no se asocia con la confianza médica es denunciado como un «peligroso charlatán» e impostor por los depredadores médicos de la confianza. Cada sanatorio que intenta restaurar al enfermo a un estado de salud por medios naturales, sin recurrir a la cuchilla o drogas venenosas, sueros impartidores de enfermedades, toxinas letales o vacunas, a la vez es abordado por esos tiranos y fanáticos, denunció amargamente, vilipendiados y perseguidos en la mayor medida posible».

La Universidad Quiropráctica Lincoln en Indianápolis requiere 4,496 horas para graduarse, el Instituto Quiropráctico Palmer en Davenport un mínimo de 4.000 horas de clases de 60 minutos; la Universidad de Artes de Curación Natural en Denver cinco años de 1.000 horas cada uno para calificar para un grado. El Colegio Nacional de Naprapatía en Chicago requiere 4,326 horas de clases para la graduación. Sin embargo el medico cartel de drogas esparce la propaganda de que los practicantes de estas tres «herejes» ciencias están pobremente entrenados o no entrenados en lo absoluto - **la verdadera razón es que pueden curar a sus pacientes sin el uso de drogas**.

Las diversas actividades «educativas» de Rockefeller han demostrado ser tan rentables en EE.UU que en 1927 la Junta Internacional de Educación fue lanzada como caridad personal de Junior. Fue dotada con $21.000.000 para un motor de arranque, que prodigaría en universidades extranjeras y políticos, con todas las condiciones habituales. Esta junta se comprometió a exportar la «nueva» imagen Rockefeller como un benefactor de la humanidad, así como sus prácticas de negocio. Nadie informó a los beneficiarios que cada centavo que los Rockefeller *tiraban por la ventana* volverían, teniendo un interés sustancial.

Las facultades de medicina en China fueron instruidos de que si desean beneficiarse de la prodigalidad Rockefeller debían convencer a 500 millones de chinos para lanzar al basurero lo remedios herbales seguros y útiles pero barato de sus médicos (que han resistido la prueba de los siglos), en favor de los costosos medicamentos carcinógenos «milagrosos» fabricados en Estados Unidos. Todos ellos tenían que ser reemplazados constantemente con unos nuevos, cuando los fatales efectos secundarios ya no podían ocultarse más; y si no podían «demostrar» a través de experimentos a gran escala con animales la efectividad de la *acupuntura*, no podía ser reconocida por no tener valor «científico» alguno. Su milenaria eficacia probada en seres humanos no era de interés para los magos Occidentales.

«Ningún estudio sincero de su carrera puede llevar a otra conclusión de que es víctima de tal vez la más fea de todas las pasiones, el dinero, el dinero como un fin. No es una imagen agradable.... este maniaco del dinero tramando secreta, paciente y eternamente cómo puede agregar a su riqueza... Él ha convertido el comercio en guerra, y hace un panal con prácticas crueles y corruptas.... Y llama a su gran organización una beneficencia, y señala sus visitas a la iglesia y sus caridades como prueba de su justicia. Esto es supremo mal actuar disimulado por la religión. Pero solo hay un nombre para eso: hipocresía»

Esta fue la descripción hecha por Ida Tarbell acerca de John D. Rockefeller en su «*Historia de la Compañía Standard Oil*», serializada en 1905. Y eso fue varios años antes de la Masacre de Ludlow, es así como JDR aún estaba lejos de alcanzar la cúspide de su descrédito. Pero después de la Segunda Guerra Mundial hubiera sido difícil de leer, en América o en el extranjero, una sola crítica de JDR, ni de Junior, que había seguido los pasos de su padre; ni de los cuatro hijos Junior que trataban de emular a sus ilustres antepasados. Hoy varias enciclopedias existentes en las bibliotecas públicas del mundo occidental no tienen nada sino elogios para la familia. ¿Cómo se logra esto? La Fundación Rockefeller tenía 100 millones de dólares por ahí para propósitos promocionales y no sabía qué hacer con ellos. [Ellos] donaban grandes sumas - nada menos que un millón - a colegios, hospitales, iglesias y organizaciones de beneficencia muy conocidas.

En los años siguientes, no sólo los periodistas, sino toda la prensa fueron comprados, financiados o fundados con dinero de Rockefeller. Así que la revista Time, que Henry Luce inició en 1923, fue tomada por J.P. Morgan cuando comenzó a tener dificultades financieras. Cuando Morgan murió y su imperio financiero se derrumbó, la Casa de Rockefeller no perdió tiempo en hacerse cargo también de este exuberante chollo editorial, junto con sus hermanas Fortuna y Vida, y construyó para ellas una costosa casa 14 pisos en el Centro Rockefeller-el Edificio Tiempo & Vida. JDR debe haberse sorprendido él mismo al descubrir cuán fácilmente los denominados intelectuales podrían ser comprados. Fundando y dotando lujosamente a sus Consejos Educativos en casa y en el extranjero, Rockefeller ganó el control no sólo de los gobiernos y políticos, sino también de la comunidad intelectual y científica, comenzando con la potencia médica: la organización que forma a los sacerdotes de la Nueva Religión que son los doctores de la medicina moderna. Ningún Pulitzer o Nobel o algún premio similar dotado con dinero y prestigio ha sido otorgado a ningún enemigo declarado del sistema Rockefeller».

Fuente: Hans Ruesch, *La Verdad Acerca del Imperio de Drogas de Rockefeller*

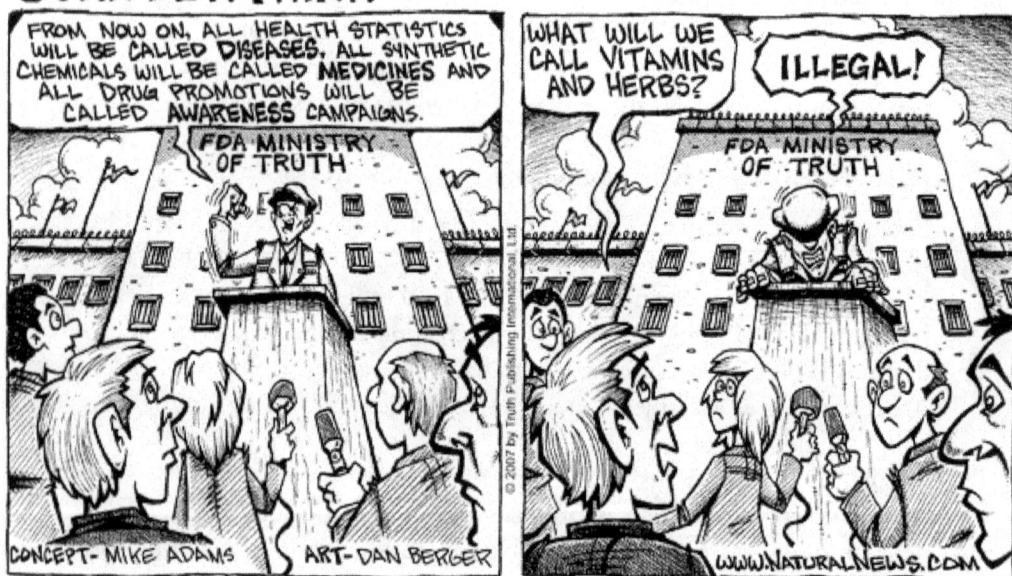

Gracias a Mike Adams y *www.NaturalNews.com* por la caricatura de arriba.

La Creación De La «Mafia Médica»

Ty Bollinger, en su excelente libro «*Cáncer: Sal de la caja*», agrega la siguiente historia a la historia de Rockefeller

«El objetivo de John D. Rockefeller era dominar el mercado petrolero, químico y farmacéutico, de manera que su empresa (Standard Oil) adquiriera en 1910 una participación mayoritaria en una gran empresa alemana química/farmacéutica llamada I.G. Farben. I.G. Farben se convirtió en el mayor donante individual para la campaña electoral de Adolfo Hitler. [...] El Cártel dela I.G. Farben usaba a las víctimas de los campos de concentración como conejillos de indias. Decenas de miles de ellos murieron durante los experimentos con seres humanos durante los ensayos de nuevas vacunas.

Con el fin de construir su cartel de drogas, Rockefeller necesitó «reeducar» la profesión médica a recetar más drogas farmacéuticas, así que contrató a Abraham Flexner para que viajara por el país y evaluara el éxito de las escuelas americanas de medicina. En realidad, los resultados de su estudio fueron predeterminados. La esencia del informe era que era demasiado fácil iniciar una escuela médica y que la mayoría de las escuelas de medicina no estaban enseñando medicina «profundamente». En otras palabras, no estaban mandando suficientes medicamentos.

Rockefeller y Carnegie iniciaron una importante «actualización» en la educación médica mediante la financiación de aquellas escuelas médicas que solo enseñaban lo que ellos querían que enseñaran. En otras palabras, ellos inmediatamente hicieron llover cientos de millones de dólares a las escuelas médicas que estaban enseñando medicina «intensiva sobre drogas». A cambio de la financiación, las escuelas están obligadas a seguir enseñando el material del curso que estaba exclusivamente orientado a la droga, sin el énfasis puesto sobre la medicina natural. Todas las escuelas de medicina acreditadas se orientaron fuertemente hacia las drogas y la investigación farmacéutica.

En 1913, la AMA pasó a la ofensiva aún más enérgicamente por su creación del «**Departamento de Propaganda», el cual se dedicó a atacar a todos y cada uno de los tratamientos médicos convencionales** y cualquiera (Doctor en Medicina. o no) que los practicara. A las escuelas médicas que ofrecían cursos en terapias naturales y homeopatía se les dijo que sacaran esos cursos desde su currículo o perderían su acreditación.

En las crónicas del Dr. Samuel Epstein en *Las Políticas Del Cáncer Revisadas*, sobre cómo, por razones monetarias, la Industria Del Cáncer está suprimiendo montañas de información sobre causas ambientales del cáncer en lugar de poner esta información a disposición del público. Mantener al público ignorante acerca de las causas del cáncer se traduce en un mayor número de pacientes con cáncer, más ventas de medicamentos de quimioterapia, más radioterapia, y más cirugía».

Y por último, el Dr. Henry Jones añade: «el monopolio médico también logró proscribir o marginar a más de 70 profesiones sanitarias. «La protección de la salud del consumidor» fue, como siempre, la justificación de esta toma de poder. Independientemente de que el objeto de destrucción del monopolio médico sean los homeópatas, parteras, o quiroprácticos, la purga se realiza de la misma manera. Ninguna prueba científica o de investigación ofrece datos para desacreditar a estos profesionales. Todo el enfoque es un carácter asesino...»

Las Compañías Farmacéuticas Gastan 19 Veces Más En Marketing Que En Investigación

La profesión médica, lamentablemente, ha sido asumida por enormes intereses económicos. Es obvio que a las empresas farmacéuticas no les importa un comino la salud de las personas.

Los medicamentos con receta son un mercado masivo. En 2013 los estadounidenses gastaron $329 mil millones en medicamentos recetados. Las compañías farmacéuticas gastaron más de $3 mil millones en el año 2012 en marketing para los consumidores en los Estados Unidos ($3,83 millones en 2013 y $4.53 millones de dólares en 2014). Ninguna red de televisión o periódico se atreve a cruzar el Cartel de la Droga ni se arriesga a que le quiten sus dólares de publicidad.

Mientras que $4.53 millones se gastan en publicidad para los consumidores, un estimado de 24 mil millones de dólares es gastado por las grandes farmacéuticasen *mercadotecnia dirigida directamente a los profesionales de la salud.* Esto significa influir en los médicos que *recetan* los medicamentos. Los médicos están entrenados en Escuelas Corporativas de Droga (Escuelas de Medicina) y son luego influenciados y sobornados a lo largo de su carrera, a través de los representantes de ventas y convenciones médicas.

Según algunas estimaciones, las empresas farmacéuticas gastaron 19 veces más en la auto-promoción de la investigación básica en 2013, con el mayor gastador, Johnson & Johnson, con un gasto de $17.500 millones en ventas y marketing y sólo 8.200 millones de dólares en I+D. Su enfoque es la *ganancia,* en lugar de ayudar a las personas a mejorar su salud.

El Dr. John Virapen Revela Niveles Asombrosos De La Corrupción En La Industria Farmacéutica

El Dr. John Virapen trabajó durante más de 35 años para la industria farmacéutica, incluso en cargos directivos en empresas como Eli-Lilly. Convertido en denunciante, revela cómo las empresas farmacéuticas tienen un <u>presupuesto ‹soborno› de 35.000 euros por médico por año</u>, para que los médicos receten sus productos. Pasó a decir que más del 75 por ciento de los científicos líderes en el campo de la medicina son pagados por la industria farmacéutica, y en algunos casos manifiestamente la corrupción y el soborno es utilizado para la aprobación de medicamentos por parte de organismos gubernamentales.

La verdad acerca de los efectos secundarios adversos de los productos farmacéuticos Eli Lilly - tales como el papel del Prozac en la inducción al suicidio y homicidio, fueron retenidos y mantenido en secreto durante décadas. Las pruebas de que Prozac induce a la violencia y el existió desde el principio, cuando la droga fue evaluada por primera vez en los ensayos previos a la comercialización. La primera semana se inició el ensayo clínico de Prozac en Suecia, dos de los pacientes intentaron suicidarse, pero esto fue barrido bajo la alfombra, ¡y Virapen admitió que sobornó exitosamente al gobierno sueco para aprobar la venta Prozac en Suecia!

John Virapen también reveló cómo nuevas enfermedades son *creadas* por la industria farmacéutica y específicamente comercializada para aumentar las ventas y cuotas de mercado para las empresas en cuestión. Lo que es más preocupante aún, es que <u>las compañías farmacéuticas cada vez se dirigen más hacia</u> *<u>los niños</u>*, los consumidores del mañana.

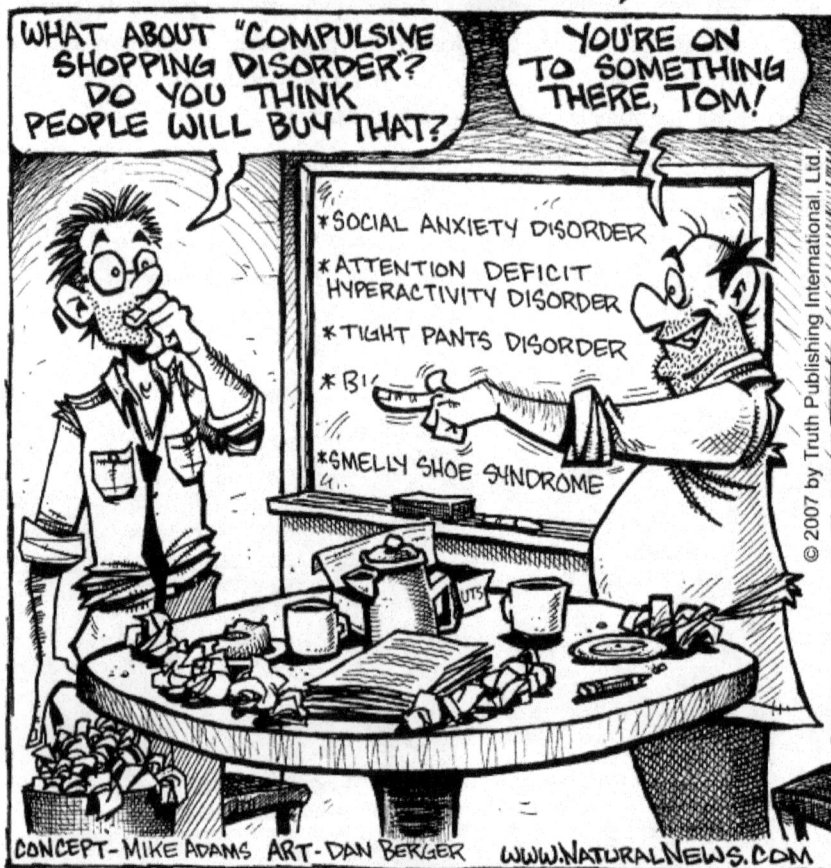

Gracias a Mike Adams y *www.NaturalNews.com* por la caricatura de arriba.

Durante un discurso en Alemania, Virapen declaró: «Las compañías farmacéuticas no están interesadas en curar ninguna enfermedad. **Están más interesados en crear nuevas enfermedades**, que sean sintomáticas, como la diabetes, la artritis reumatoide, la miocardiopatía... ¿Has oído alguna vez que una compañía farmacéutica viene con algo que realmente cure una enfermedad? No curan nada. Por el contrario, **su objetivo es hacer que enfermes. Las empresas farmacéuticas matan a más personas que todas las guerras combinadas**, pero lo hacen en el largo plazo. Eli Lilly vendió un medicamento para la esquizofrenia a hogares de ancianos, de modo que los pacientes serían más fáciles de controlar, pero mucha gente murió de insuficiencia cardíaca, problemas renales, e incluso presentaron diabetes... ¿y cuál es la mayor empresa farmacéutica de diabetes? Eli Lilly. [...] Los médicos no saben realmente mucho. Ellos ahora no se preocupan realmente por el paciente... solo están pensando en cuánto les van a pagar».

Según una investigación realizada por el Dr. Joseph Mercola:

- ❏ 100.000 estadounidenses mueren cada año de medicamentos farmacéuticos prescritos correctamente.

- ❏ La profesión médica y su dogma pseudocientífico mata a 250.000 estadounidenses al año.

- ❏ Los médicos y las compañías farmacéuticas son la tercera causa principal de muerte en los Estados Unidos.

- ❏ Más del 50% de los estadounidenses ingieren al menos una droga farmacéutica cada día.

En *Cáncer: Sal de la caja*, Ty Bollinger informa:

- ❏ En agosto de 2012, Eli Lilly admitió un valor de más de **200 millones de dólares en recompensas médicas**.

- ❏ En el primer trimestre de 2012, Eli Lilly acordó pagar 1,4 millones de dólares para resolver las denuncias penales y civiles de promoción de medicamentos para usos no aprobados.

- ❏ Desde que Eli Lilly supo que **Zyprexa causa diabetes** que no dejaron que los pacientes supieran esto, han resuelto numerosas demandas por «no dar advertencia» por un total de 1.2 mil millones de dólares.

- ❏ En 2012, Eli Lilly acordó otro 1.42 billones de dólares: 615 millones de dólares para resolver la investigación criminal del Departamento de Justicia y aproximadamente 800 millones de dólares para liquidar las investigaciones civiles traídos por los estados por fraude al seguro médico.

- ❏ En junio de 2012, **un tribunal italiano dictaminó que la vacuna MMR Merck causó el autismo** en un niño de 10 años. El tribunal otorgó a la familia una anualidad de 15 años por un total de 174.000 Euros.

- ❏ En julio de 2012, dos virólogos presentaron una demanda federal contra su antiguo empleador (Merck) alegando que **Merck había falsificado los datos de prueba** para fabricar una eficacia del 95% en su vacuna, subieron la prueba de sangre con anticuerpos de origen animal con el fin de inflar artificialmente la aparición de anticuerpos del sistema inmune, presionaron a los dos virólogos para «*participar en el fraude y encubrimiento posterior*», utilizaron los resultados falsificados de la prueba para estafar al gobierno estadounidense con «*cientos de millones de dólares para una vacuna que no proporciona la suficiente inmunización*», e intimidaron a los científicos, amenazándolos con la cárcel a menos que permanecieran en silencio.

❏ En julio de 2012, en lo que ahora es el mayor asentamiento de fraude criminal jamás salido de la industria farmacéutica, GlaxoSmithKline se declaró culpable de soborno, fraude y otros delitos y acordó pagar 1.000 millones de dólares en multas penales y 2.000 millones de dólares en multas civiles tras nueve años de investigación sobre sus actividades. Según los investigadores federales estadounidenses, GlaxoSmithKline rutinariamente sobornaba a los médicos sobornados con lujosas vacaciones convenciones pagadas, ‹fabricó› datos sobre la seguridad de los medicamentos y mintió a la FDA.

❏ **GSK tiene una «red de soborno» de 49.000 médicos** que recibieron sobornos financieros para prescribir más medicamentos Glaxo a sus pacientes.

❏ En 2012, Pfizer acordó pagar 2.300 millones de dólares para dirimir la responsabilidad penal debido a la promoción ilegal sin marca de Zyvox, Geodon y Bextra (un analgésico ya extraído del mercado).

Cómo La Mafia Médica Suprime La Verdad

Ty Bollinger agrega lo siguiente con respecto a las técnicas de desinformación y propaganda utilizadas por las compañías farmacéuticas para ocultar y *distorsionar* la verdad:

❏ Los testimonios de personas que se curan por sí mismos naturalmente se explican como «no confiables» o «anecdóticos». Los tratamientos alternativos contra el cáncer son ignorados y suprimidos.

❏ Se dice que los pacientes han sufrido «remisión espontánea» que no guardan relación con el tratamiento alternativo del cáncer.

❏ Se dice que los pacientes se han curado de «dos efectos tardíos de la terapia convencional del cáncer», el cual fue administrado antes del tratamiento *alternativo* contra el cáncer.

❏ Los médicos que administran un tratamiento alternativo contra el cáncer son perseguidos.

Los pocos médicos que se atreven a cuestionar el statu quo son frecuentemente objeto de ostracismo y rechazo. La FDA tiene grabaciones de audio de asaltos a oficinas de practicantes alternativos exitosos y destrucción de sus registros médicos. Por ejemplo, el Dr. Stanislaw Burzynski de Houston, Texas **usa ‹antineoplastones› no tóxicos para tratar con éxito el cáncer cerebral, linfoma no Hodgkin**, y muchos cánceres comunes. Los abogados de la FDA han gastado decenas de millones de dólares y 20 años tratando de meter al Dr. Burzynski en la cárcel, a pesar de no haber hecho nada malo o ilegal y sus pacientes pedían a los tribunales que le permitirá continuar con sus tratamientos (te recomiendo ver en YouTube el documental *Burzynski: El Cáncer Es Un*

Negocio Serio). La FDA no tolerará ningún tratamiento que va en contra de las ganancias de las grandes farmacéuticaspor la quimioterapia, especialmente por uno que, *en realidad, obtenga resultados en los pacientes.*

En 1953, el Informe Fitzgerald, que fue encargado por un comité del Senado de los Estados Unidos, concluyó que la medicina organizada había conspirado para «suprimir» terapia contra el cáncer con hierbas Hoxsey, que ayudó a miles de pacientes a eliminar su cáncer.

Royal Raymond Rife fue capaz de mostrar «pleomorfismo» de células (las células pueden cambiar de forma y mutar si su entorno se vuelve tóxico), utilizando sus microscopios, y en un estudio, **se cogieron 16 pacientes con cáncer ‹terminal› y logró una tasa de curación del 100%.** Él hizo esto mediante el bombardeo de micro-organismos en el cuerpo con frecuencias de radio y audio, matando a las microformas como bacterias, hongos, parásitos, etc. que prosperan en un ambiente ácido, y cuyos productos de desecho contribuyen a hacer tu torrente sanguíneo más tóxico. El laboratorio de Rife fue saqueado, su laboratorio fue incendiado, y algunos de sus partidarios murieron en circunstancias sospechosas.

En 1944, el Dr. Milbank Johnson organizó una conferencia de prensa para anunciar una cura para el cáncer mediante el uso de la máquina de Rife. Misteriosamente, la noche antes de la conferencia de prensa, el Dr. Johnson, murió repentinamente y todas sus notas se anunciaron como ‹perdidas› por parte de los albaceas de su patrimonio. La policía confiscó ilegalmente el resto de sus cincuenta años de investigación.

El Dr. Jonathan Wright promovió tratamientos naturales. Uno de sus favoritos de era usar L-triptófano para tratar la depresión, pero la FDA ha prohibido este aminoácido, pocos meses antes de que la FDA hiciera la gran promoción de Prozac como un tratamiento para la depresión.

Cómo La Comunidad Médica Distorsiona Los Datos Sobre El Cáncer

- ❑ La industria del Cáncer ha definido el término «cura» para aplicarlo a un paciente de cáncer que sobrevive 5 años a partir de la fecha de su diagnóstico. Esto no significa «curarse» ni tampoco significa «libre de cáncer».

- ❑ Los pacientes ‹viven más›, desde el momento del diagnóstico, es porque que el diagnóstico fue temprano, no debido a las mejoras en la tasa de curación.

- ❑ Si un paciente desarrolla el mismo cáncer nuevamente después, o si cae muerto dos días de culminado dicho período, todavía se le considera «curado».

- ❑ La industria del cáncer normalmente omite a determinados grupos de personas de sus estadísticas e incluye ciertos grupos según lo que a ellos les ayude a hacer que sus estadísticas parezcan más favorables. Por ejemplo, los pacientes con cáncer de pulmón suelen ser excluidos de las estadísticas, a pesar de que el cáncer de pulmón es la causa principal de muerte por cáncer.

❏ La Industria Del Cáncer comúnmente sacará a un paciente que muere durante un protocolo de tratamiento convencional de la población de muestra.

❏ La Industria Del Cáncer ignora rutinariamente el conteo de personas que mueren a causa de los efectos de los tratamientos. Por ejemplo, si estás en quimioterapia, y como resultado de tu nuevo sistema inmunológico comprometido, contraes neumonía y mueres, tu muerte probablemente **no se contará** como una muerte por cáncer.

❏ La Industria Del Cáncer nos dice que si un medicamento de quimioterapia reduce el tamaño del tumor, entonces debe ser considerado eficaz. ¿significa que el paciente vivirá más tiempo? No. Se ha documentado muy bien que el encogimiento de los tumores tiene poco que ver con una mayor tasa de supervivencia (hay más sobre esto más adelante).

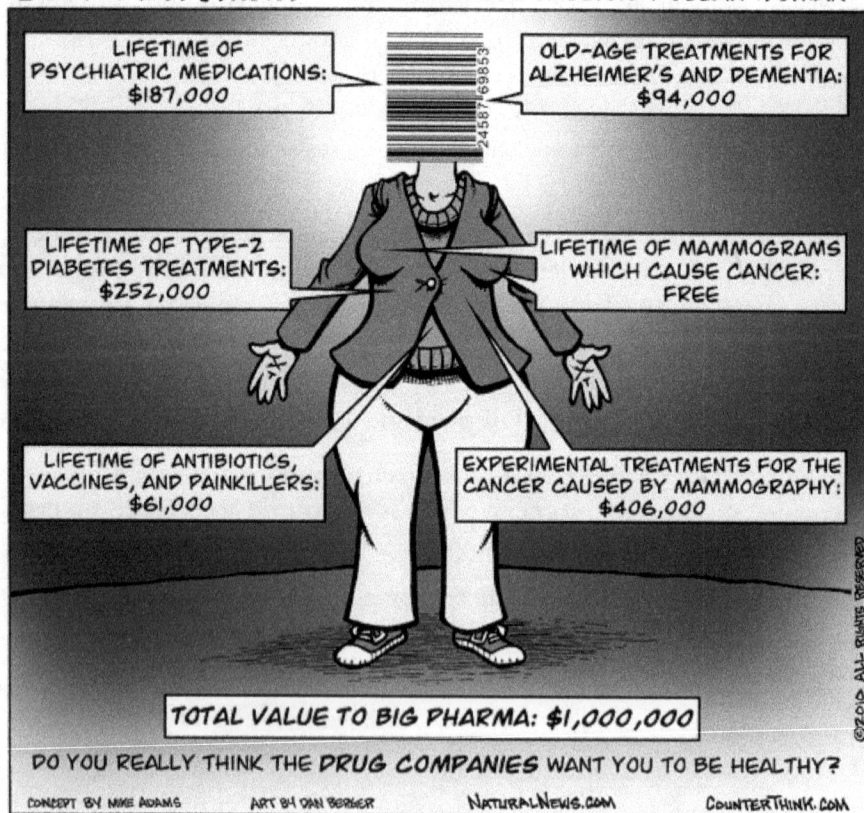

Gracias a Mike Adams y *www.NaturalNews.com* por la caricatura de arriba.

Mentiras Y Técnicas De Desinformación De Las Empresas Farmacéuticas Expuestas

Sharyl Attkisson es un periodista que fue corresponsal de las Noticias CBS durante veinte años. En una reciente charla en TED explicó cómo las compañías farmacéuticas utilizan agentes de propaganda para manipular nuestras opiniones y puntos de vista:

«Digamos que estás viendo las noticias y ves una historia acerca de un nuevo estudio sobre un medicamento que reduce el colesterol llamados Cholextra. El estudio dice que Cholextra es tan eficaz, que los médicos deben considerar recetar a los adultos, e incluso los niños que aún no tienen el colesterol alto. Decides investigar un poco por tu propia cuenta. Puedes hacer una búsqueda en Google, puedes consultar los medios de comunicación social, puedes mirar en Wikipedia, ves en WebMD, una página web «sin fines de lucro», y lees el estudio original en una revista médica de arbitraje publicado. Todo eso confirma cuán eficaz es Cholextra. Te topas con unos pocos comentarios negativos acerca de un posible vínculo con el cáncer pero los descartas porque los expertos médicos dicen que el vínculo con el cáncer es «un mito» y que aquellos que creen que hay tal vínculo son «charlatanes» y «maniáticos» y «locos». Por último, sabrás que tu propio médico, asistió a un seminario médico. La conferencia en la cual estuvo confirmó cuán eficaz es Cholextra.

Pero ¿y si no todo es lo que parece? ¿Y si la realidad que encontraste era falsa? ¿Una narrativa cuidadosamente construida, por intereses especiales, diseñados para manipular tu opinión?

Las fuerzas de propaganda y publicidad increíblemente poderosas significan que a veces conseguimos un poco de la verdad. Sus especiales intereses no tienen límite de tiempo o dinero para descubrir nuevas maneras de darnos vuelta. Hay toda una industria construida alrededor de esto en Washington. [...] políticos, intereses corporativos u otros intereses especiales se disfrazan y publican blogs, abren cuentas de Facebook, publican anuncios, cartas al editor o simplemente publican comentarios en línea para tratar de engañarnos, haciéndonos pensar que un movimiento independiente está hablando. La idea es intentar [cambiar] tu opinión haciendo que te sientas como un extraño, cuando no lo eres.

Buscan hacer controversia con quienes discrepen con ellos. Atacan a las organizaciones de noticias que publican historias que no les gustan, los denunciantes que dicen la verdad, los políticos que se atreven a preguntar esas preguntas difíciles, y a los periodistas que tienen la audacia de reportar sobre todo. A veces ellos meten intencionalmente tanta información contradictoria y confusa en la mezcla hasta que te cansas y haces caso omiso de todo, incluso de la verdad.

Y luego está Wikipedia. Construida como la ‹Enciclopedia libre› que cualquiera puede editar, la realidad no puede ser diferente. Editores anónimos controlan y cooptan páginas en nombre de intereses especiales. Ofrecen y revierten ediciones que van en contra de su agenda. Se sorprendió a Wikipedia ofreciendo un servicio de relaciones públicas para sesgar y editar información, en nombre de clientes en búsqueda de publicidad.

Resulta que las cuentas de Facebook y Twitter que has encontrado fueron escritas realmente por profesionales remunerados contratados por la empresa farmacéutica para promover sus productos. La página de Wikipedia ha sido supervisadas por un programa monitor, también pagado por la empresa farmacéutica. La compañía farmacéutica también se las arregló para optimizar los resultados del Motor de Búsqueda de Google. <u>La organización sin fines de lucro fue, por supuesto, secretamente fundada y financiada por la compañía farmacéutica</u>. La compañía farmacéutica también financió ese estudio positivo, y utilizó su control editorial para omitir cualquier mención del cáncer como un posible efecto secundario.

Lo peor, cada médico que promociona Cholextra públicamente, o que llama ‹mito› a su relación con el cáncer, o ridiculiza a los críticos llamándoles ‹paranoicos›, ‹maniacos› y ‹charlatanes›, o sirve en la junta consultiva del gobierno que aprueba la droga, <u>cada uno de esos médicos es en realidad un consultor pagado por la empresa farmacéutica</u>. En cuanto a su propio médico, el médico que asistió a la conferencia fue, de hecho, patrocinado por la compañía farmacéutica. Y las noticias no mencionan nada de eso.

Ellos usan un lenguaje inflamatorio tales como —maniático, charlatán, loco mentiras, paranoico, falso y conspiración. Declaran «Desenmascarar mitos» que no son mitos. Ten cuidado cuando los intereses atacan un problema por medio de causar controversia o atacar a la gente, a personalidades y organizaciones que lo rodean en lugar de abordar los hechos. Y, sobre todo, tienden a reservar todo su escepticismo público para aquellos denunciar las fechorías en lugar de los malhechores. En otras palabras, <u>en lugar de cuestionar la autoridad, cuestionan a quienes cuestionan la autoridad</u>».

Los Fármacos Son Extremadamente Peligrosos Para Tu Salud

Tu cuerpo es un organismo delicadamente equilibrado. Inyectarle productos químicos podría tener un efecto a corto plazo *en alguna parte* de tu cuerpo, pero puede crear desequilibrios químicos en 4 o 5 de *otras* áreas de tu cuerpo. Los productos farmacéuticos son extremadamente peligrosos, y han demostrado ser menos y menos efectivo. De hecho, en algunos casos, los placebos son *más* eficaces que los productos farmacéuticos, y no provocan efectos secundarios. Las drogas *nunca* curan ninguna enfermedad. Ellos simplemente enmascaran los síntomas de una enfermedad ¿Y qué sucede con el tiempo, ya que no abordas la causa raíz de tu enfermedad? ¡Ésta empeora, entonces los médicos prescriben *aún más medicamentos!*

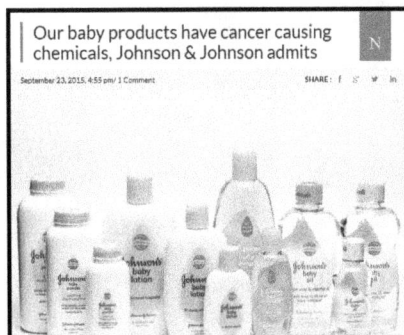

Me encontré con la siguiente historia, justamente esta semana, en *el New York Times*. *«Johnson & Johnson Admite: Nuestros Productos Para Bebés Contienen Formaldehído Que Causa Cáncer».* La revista Time de hecho escribió, *Esto es sólo la punta del iceberg tóxico...*

Es como si las empresas farmacéuticas como Johnson & Johnson *quisiera* que fuésemos envenenados e inducidos con cáncer. Como Virapen nos advirtió, ahora están dirigiéndose a *los niños,* sus «consumidores del mañana».

Las Grandes FarmacéuticasGastan Millones En Contribuciones Políticas

Te preguntarás ¿Cómo estas empresas se salen con la suya? Las empresas sanitarias y farmacéuticas gastaron $51 millones en las elecciones federales de 2012 y casi $32 millones en las elecciones de 2014, según el Centro de Política Responsiva (CRP) - y eso es sólo las figuras «oficiales».

Por cada $1 que la industria gastó en contribuciones durante el último ciclo electoral, se gastan 7 dólares en *cabildeo* de senadores, congresistas y el gobierno en 2014. Y uno sólo puede preguntarse en cuántas decenas de millones se gastaron en total en *sobornos y corrupción.*

«Los gastos de cabildeo de la industria farmacéutica aumentaron constantemente desde 1998 hasta 2009, cuando el gasto alcanzó un pico de 273 millones de dólares mientras que el Congreso debatía la Ley De Atención Asequible, según CRP. En 2014, las compañías farmacéuticas y sus grupos de cabildeo gastaron 229 millones de dólares influenciando en los legisladores, las leyes y los políticos.

Fabricantes e Investigación Farmacéutica de América (PhRMA), el líder del grupo de cabildeo de la industria, ha gastado casi 150 millones de dólares en cabildeo desde 2008 y ocupa el sexto lugar entre los mayores derrochadores en cabildeo del país, sobresaliendo los poderosos intereses como los contratistas de defensa y la industria del petróleo y el gas. Pfizer se ubica entre los 25 principales derrochadores en cabildeo de la nación, con 94 millones de dólares gastados desde 2008 y 8,5 millones de dólares gastados solo en 2014».

Mike Ludwig, www.truth-out.org

Pero también se salen con la suya… porque se han gastado miles de millones de dólares en las últimas seis o siete décadas para asegurarse de *que poseen tu mente*. Necesitas entender el poder de «propaganda».

« ¡Para Controlar A Las Masas Debes Controlar Sus Mentes!»

Tal como se expone en el excelente documental de Adam Curtis *El Siglo del Yo,* a la llegada del siglo XX el psicoanalista austriaco Sigmund Freud afirmó haber descubierto que los seres humanos tenían «fuerzas primitivas, sexuales y agresivas escondidas dentro de su mente subconsciente, que si no se controlaban podrían conducir a las sociedades al caos y destrucción». La oligarquía y la clase dominante de aquella época vieron esto como prueba de que los seres humanos no pueden ser de confianza para tomar decisiones racionales, y que la democracia de masas no era posible. Los seres humanos necesitan la mano de hierro de la elite para gobernarlos, de forma racionalizada.

En 1920 el sobrino de Freud, Edward Bernays trajo las ideas de su tío a América, y las puso en práctica para beneficio de las corporaciones estadounidenses. Le ha impresionado la forma en que se había utilizado con éxito la propaganda para atraer a los hombres americanos para alistarse y luchar en Europa en la Primera Guerra Mundial. Mientras los británicos abandonaron la propaganda en tiempos de paz, los americanos continuaron y ampliaron su uso con la ayuda de Bernays, quien sostuvo que la opinión pública estadounidense debe estar diseñada desde arriba para «controlar a la chusma». Consideraba que la persona promedio es *estúpida, incapaz del pensamiento racional.*

Él no podía utilizar el término «propaganda»., ya que tenía una connotación negativa. Desde la guerra, la gente se dio cuenta de que la propaganda había sido utilizada para engañar a la opinión pública para ceder ante la agenda del gobierno. Básicamente es engañoso, deshonesto y explotadoras. Así que Bernays lo llamó «Relaciones públicas», creando una nueva industria en el proceso.

El escritor político Walter Lippmann sostuvo que «si los seres humanos eran impulsados por fuerzas irracionales, inconscientes, entonces es necesario re-pensar la democracia.». El gobierno necesitaba manejar «el rebaño desconcertado» mediante técnicas psicológicas que controlarían los sentimientos inconscientes de las masas. Bernays presentó la siguiente teoría: «<u>mediante la estimulación de los deseos internos de la gente y luego saciarles con productos de consumo puedes manejar la fuerza irracional de las masas</u>.» Iban a sublimar sus fuerzas interiores, primitivas, sexuales y agresivas mediante el consumo de bienes. Lo llamó *«Ingeniería del consentimiento».* Sus objetivos se lograrán a través de la ingeniosa, sutil y omnipresente propaganda dirigida a controlar la mente del público ignorante.

Uno de los primeros éxitos de Bernays fue la reingeniería de cómo las mujeres se sentían sobre fumar. George Washington Hill, presidente de la Compañía Americana de Tabaco, contrató a Edward Bernays en 1928 para encabezar una campaña para atraer a más mujeres a fumar en público. En ese momento hubo un tabú contra la mujer fumadora, porque en la mente de las personas, estaba asociado con la prostitución. El psicoanalista Brille Abraham le dijo a Bernays: «Los cigarrillos son un símbolo del pene y de la potencia sexual masculina. Si usted puede encontrar una manera de conectar los cigarrillos con la idea de desafiar el poder masculino, las mujeres fumarán porque entonces tendrían sus propios penes.»

Bernays decidió organizar un evento en el desfile del día de Pascua de Nueva York de 1928. Convenció a un grupo de mujeres ricas, a la moda, jóvenes de clase superior para que ocultaran cigarrillos bajo su ropa, y que los encendieran de manera dramática a su señal. Él había informado a la prensa que las sufragistas protestaban por el derecho al voto, encendiendo «antorchas de libertad»... Las imágenes estuvieron en la prensa de toda Norteamérica al día siguiente. Bernays logró que las mujeres se asociaran al tabaquismo con la idea de que las hizo más fuertes e independientes, una idea ridícula que persiste hasta el día de hoy.

Bernays también persuadió a estrellas de cine a fumar ostentosamente en la pantalla, para afirmar que los cigarrillos son respetables y deseables. Gracias a sus métodos de control psicológico de las mentes de las masas, había asociado exitosamente *el fumar* con los sentimientos de independencia, poder, glamour y libertad. Millones de mujeres de todo el mundo comenzaron a fumar. **La idea de que el tabaquismo realmente *volvía* a la mujer más libre, es una tontería, por supuesto. Es irracional.** Las mujeres eran explotadas y más pobres e insalubres por convertirse en adictas a los cigarrillos, enriqueciendo a las grandes tabaqueras en el proceso. El consumo de tabaco ha matado a más de 100 millones de personas en el siglo XX, más que todas las muertes en la Primera y Segunda Guerra Mundial combinadas.

Este experimento hizo que Bernays se diera cuenta de que **es posible persuadir a la gente a comportarse de forma irracional, *incluso hacer algo que lo mata* - Si vincula un producto a los deseos y sentimientos subconscientes de la gente.** Él ha demostrado a las corporaciones estadounidenses que podían hacer que la gente desee cosas que no necesitan, a través de la manipulación psicológica. Esto los tiene *muy* interesados de verdad...

En la década de 1930 el principal banquero de Wall Street Pablo Mazer escribió: «Debemos cambiar América desde una cultura de «necesidades» a una cultura de «deseos». Se debe capacitar a las personas para que deseen, quieran cosas nuevas, incluso antes de que las viejas se hayan consumido totalmente. Debemos dar forma a una nueva mentalidad en América. Los deseos del hombre deben eclipsar sus necesidades».

Los bancos de Nueva York financiaron la creación de cadenas de grandes almacenes en todo Estados Unidos, que mostraría los nuevos productos de consumo, mientras **Bernays fue el encargado por los bancos para la creación de una «cultura de consumo»,** a través de la promoción de la moda en las revistas femeninas, comunicados de prensa sobre los nuevos productos, la colocación de productos en las películas, los famosos avales, y muchas más de las técnicas de persuasión de consumo masivo que vemos hoy.

También le encargaron a Bernays **rehacer la imagen de los «grandes negocios»,** vistos hasta entonces como los explotadores de la clase obrera. Bajo los auspicios de la Asociación Nacional de Fabricantes, una organización formada por todas las grandes corporaciones en los Estados Unidos, una importante campaña de relaciones públicas fue lanzada a gran escala (que está en curso hasta hoy), usando todos los canales y técnicas posibles, para programar a la población con los siguientes conceptos: las corporaciones son inevitables e indispensables; las empresas crean puestos de trabajo; las empresas son mucho más eficientes que los gobiernos; las empresas son responsables por el progreso; las empresas crean los productos que hacen que su vida sea mejor; Los éxitos y la dominación corporativa deben ser celebradas. Lamentablemente, ninguna de estas afirmaciones son verdaderas.

Ellos Controlan Tu Mente A Través De La Televisión

❑ El niño promedio en Estados Unidos pasa 1.680 minutos a la semana viendo televisión (28 horas a la semana, o 4 horas al día).

❑ En comparación, los padres pasan tan solo 3,5 minutos a la semana, en promedio, en una conversación significativa con sus hijos.

❑ El estadounidense promedio ve 3.000 anuncios al día. El niño estadounidense promedio ve 20.000 anuncios de televisión del año.

❑ Los anuncios de televisión *programan* a los niños para que adopten un estilo de vida materialista y consumista.

❑ La televisión te hace sentir miserable. «Quienes ven más televisión son más propensos a estar insatisfechos con sus vidas que quienes ven poca televisión. Los ejecutivos de publicidad admiten libremente que uno de sus principales objetivos es crear un sentimiento de insatisfacción con las existentes posesiones, de modo que los consumidores querrán comprar nuevas, «mejores» posesiones». - Psicólogo británico Oliver James, autor de *Affluenza*

❑ Si las personas creen que sus vidas son «vacías y sin sentido» (inútil) son mucho más propensas a llenar ese vacío mediante el consumo insensato...

«La mayoría de la gente en las naciones occidentales han salido de viejos estándares de la religión y la filosofía, y al no haber podido desarrollar opiniones contundentes para tomar sus lugares, se aferran a una «filosofía de futilidad». Esto concentra la atención en las cosas más superficiales que constituyen gran parte de la zona de moda de consumo».

- Paul Nystrom, profesor de marketing en la Universidad de Columbia, 1938.

❑ Más de 200 anuncios de comida chatarra se emiten en los Estados Unidos durante los dibujos animados matutinos, condicionando a los niños a comer «comida chatarra». Un estudio hecho a 10.000 chinos demostró que mientras más miraban televisión, tenían más probabilidades de ser obesos.

El joven promedio de 18 años de edad en los Estados Unidos estará expuesto a más de 50.000 anuncios de fármacos en algún momento de su vida, condicionándolos psicológicamente a consumir productos farmacéuticos.

CAPÍTULO 2

La Medicina Convencional Mata A 800.000 Personas Al Año

Las escuelas médicas son un increíble centro de des-humanización. Es un *proceso intencionadamente extenuante*, diseñado para presionar físicamente a los estudiantes más débiles hasta el límite. Se les da más trabajo del que podrían hacer, y aprenden pronto a depender de los *químicos* para quedarse despiertos hasta tarde para estudiar... Los estudiantes de medicina no tienen tiempo para detenerse y preguntarse si lo que están aprendiendo tiene sentido alguno para ellos. Sólo aprenden todo de memoria. Están condicionados a pensar como robots traficantes de estupefacientes, nunca cuestionan la autoridad. Si no dan la respuesta correcta (es decir, prescribir medicamentos o cirugía en cada caso), son reprobados en la escuela de medicina, miles de dólares en deuda.

Muchos médicos son personas maravillosas que llegaron a esta profesión por todas las razones adecuadas. Quieren ayudar a la gente. Pero ¿Están haciendo lo correcto? Como he mencionado anteriormente, <u>al menos 100.000 estadounidenses mueren cada año por medicamentos farmacéuticos prescritos correctamente</u>. La profesión médica mata a 250.000 estadounidenses al año y son *la tercera causa de muerte en los EE.UU.*

Estamos Siendo Tratados Por Los Médicos De Una Manera Que Pone En Peligro Nuestra Salud.

En Detroit, el Dr. Farid Fata fue recientemente condenado a 45 años de prisión por diagnosticar cáncer y dar medicamentos para el tratamiento de cáncer a 553 pacientes que no necesitaban y NO TENÍAN CÁNCER, destruyendo su salud o matándolos en el proceso. Recolectó 17,6 millones de dólares de Medicare y de compañías privadas de seguros para hacer esto; y esto no es un incidente aislado.

El cruzado de Salud Mike Adams escribe en su sitio web www.NaturalNews.com: recientemente he oído hablar de un caso donde a una mujer se le extrajo un pequeño tumor canceroso de su pecho y le dijeron que todos los otros tejidos circundantes (incluyendo los ganglios linfáticos) arrojaron resultados negativos para el cáncer. El cáncer fue 100% local y no sistémico, en otras palabras. Pero semanas después de la cirugía, **fue perseguida por el oncólogo del hospital** quien exigió a verla para un «plan de tratamiento» que involucraría a exponerla a los tóxicos químicos de la quimioterapia, mientras que facturaba de su seguro cientos de miles de dólares. Cuando ella señala que no existe ningún otro cáncer y pregunta cuál es el propósito de la quimioterapia en una persona que no tenía cáncer, le dijeron -- entienda esto -- que la **quimioterapia funciona como una ‹medida preventiva› contra el cáncer**. No se puede exagerar la charlatanería y el fraude médico rotundamente en esa sugerencia. La idea de que la quimioterapia es un tipo de nutriente que previene el cáncer no es nada más que la fantasía delirante de los oncólogos que sacan provecho de la venta de estos tratamientos tóxicos a los pacientes. Sin embargo, estos médicos sin escrúpulos disfrazan sus llamadas de ventas lucrativas como ‹consultas médicas› -- todo mientras descuidan mencionar totalmente sus **monstruosos conflictos financieros de interés**. [...] Estos médicos participan en las más insidiosas tácticas alarmistas imaginables, diciéndole a los pacientes cosas como, «No estará vivo en seis meses, a menos que acepte este tratamiento».

Para maximizar sus ingresos, a **los médicos se les enseña a pasar menos de diez minutos con cada paciente**. Ellos no han tenido casi ninguna formación sobre nutrición o sobre cómo mantener a un ser humano *sano*. Están capacitados para prescribir el fármaco ‹correcto›, a la vez, el tiempo ‹preciso› para ‹tratar› a un paciente, no curarlos, a ‹manejar› una condición, no curarla. La máxima enseñanza a los estudiantes de medicina es: *‹No hay pacientes sanos… sólo en aquellos pacientes que no han sido diagnosticados correctamente todavía.›* Otro maxim común en las escuelas de medicina, *‹Date prisa y actúa antes de que el paciente mejore›*.

Mientras más cirugías realizan, y más fármacos administran, más dinero hacen. Esta es la razón por la que las cesáreas son recomendadas para las mujeres perfectamente saludables que pueden dar a luz de forma natural, a pesar de estudios que demuestran que los niños nacidos por cesárea sufren más a menudo de afecciones crónicas como asma, reumatismo, alergias, trastornos intestinales, y leucemia, que los niños nacidos de forma natural.

A los médicos les gusta especialmente extirpar órganos que no son necesarios para el uso diario, especialmente en las mujeres. Les dicen que deben extirpar los ovarios, útero, tiroides, vesícula biliar, o los senos. Todo en nombre de la *ganancia*. ¡Muy pronto habrá un montón de mujeres ‹huecas› caminando!

Los psiquiatras aman drogar a la gente. Cada año, la Asociación Psiquiátrica Americana se reúne e inventa nuevos trastornos ‹sociales› para justificar la prescripción de más medicamentos. ¿Has oído hablar de la más reciente? Se llama «Trastorno negativista desafiante» (T.N.D.). Si usted no está de acuerdo con lo que las autoridades dicen, probablemente sufren T.N.D. y necesitan medicamentos para ‹mejorarse».

Stalin utilizó este método, con sus psicólogos soviéticos explicando que el comunismo es tan perfecto y bueno para el pueblo, que quien *se opone el* comunismo es obviamente mentalmente enfermo. Miles de personas fueron condenadas a instituciones de salud mental, donde los medicamentos los *volvieron* realmente loco. Los efectos secundarios de los medicamentos psiquiátricos son, muy a menudo, más terrible que la propia condición mental. El hecho de que a los niños en Norteamérica se les administre Ritalis es alarmante para el resto del mundo.

Se necesita una gran cantidad de coraje, y una gran habilidad para *‹pensar afuera de la caja›*, para que un médico opte por algo que esté fuera del pensar convencional y aprenda sobre otras alternativas. Estos rasgos son esenciales pero son enseñados a los médicos en cuanto terminan la escuela de medicina. Al convenio médico le toma mucho tiempo aceptar cualquier cosa ‹holística› o ‹nueva› y los médicos que asoman su cabeza públicamente para examinar o recomendar algo ‹no convencional› arriesgan su reputación. Por eso, tales médicos son raros de conseguir.

Además, según la Asociación Médica Americana, la vida media de la educación médica actual es de 4 años. Esto significa que la *mitad* de lo que un médico aprendió es *obsoleto* en un plazo de 4 años. **Con tantos pacientes que ver, los médicos rara vez tienen tiempo para continuar su educación.** ¿Cómo hacen los médicos para mantenerse actualizados? Los médicos están formados principalmente sobre los nuevos avances en la medicina por los vendedores de las compañías farmacéuticas. Asimismo, «a los consumidores» se les dice constantemente en qué creer a través de miles de millones gastados en publicidad por las empresas farmacéuticas, cuyo único interés es la *venta de sus fármacos.*

Como médicos y pacientes, hemos permitido que estos vendedores se conviertan en nuestros gurús de la salud a pesar de que evidentemente tienen otros intereses aparte de nuestro bienestar.

« ¿Qué pasa si te dijera que tu propia profesión médica retiene las curaciones, se niega a aprobar medicinas y procedimientos alternativos ya que amenazan la estructura de la profesión de la «sanación»? Los médicos en el oeste niegan la eficacia de las curaciones de médicos en el este ya que aceptarlas, es admitir que ciertas modalidades alternativas podrían proporcionar alguna curación, lo que sería desgarrar el tejido de la institución, tal como se ha estructurado en sí. ... porque para esas instituciones es una cuestión de supervivencia. La profesión no lo hace porque está mal. Lo hace porque tiene miedo».

Neale Donald Walsch, *Conversaciones con Dios*

La Medicina Convencional Es MORTAL

¿Sabías que los medicamentos recetados **perjudican a más de dos millones de americanos** cada año? Desde el 11 de septiembre de 2001, ha habido *más de un millón de muertes* en Norteamérica a partir de reacciones adversas a los medicamentos. ¿Dónde está la «*Guerra contra las empresas farmacéuticas*»? Ah, sí, se me olvidó. Que ellos de hecho *poseen* a los congresistas y senadores, a través de varios millones de dólares en sobornos.

Un estudio realizado por el profesor de la Universidad de Harvard, Lucian Leape descubrió que un millón de pacientes son perjudicados por los errores cometidos durante el tratamiento hospitalario anualmente, con unas 120.000 muertes. Observó que *menos del 10%* de los errores médicos son reportados a las autoridades del hospital. Los profesores Gary Null y Dorothy Smith publicaron un informe titulado «Muerte por medicina», donde se puso de manifiesto que la principal causa de muerte en Estados Unidos no es la enfermedad cardiaca o el cáncer - **es la medicina convencional**. Encontraron que 783.936 personas mueren anualmente a causa de los médicos y/o tratamientos médicos. En comparación, sólo hay 31.940 muertes por armas de fuego en los Estados Unidos cada año, y 41.149 suicidios al año.

Defunciones por año	Causa
106.000	Drogas administradas correctamente (efectos secundarios negativos)
88.000	Infecciones hospitalarias
98.000	Error médico
115.000	Úlceras
37,136	Procedimientos innecesarios
108,800	Desnutrición
199,000	Pacientes ambulatorios
32.000	Relacionado a cirugías

783.936	Total de muertes anuales causadas por los doctores y tratamientos médicos

¡Las Personas Viven Más Tiempo Cuando Los Médicos Se Ponen En Huelga!

El carácter mortífero de la **«medicina convencional» pseudocientífica se pone de manifiesto cuando hay una huelga de médicos –** ya que las tasas de mortalidad en esas zonas *bajan*. En 1976 en Bogotá, Colombia, los médicos hicieron una huelga de 52 días, salvo para la atención de emergencia. La tasa de mortalidad bajó un 35%. Hubo otra huelga de médicos durante el año 1976 en Los Ángeles. La tasa de mortalidad disminuyó en un 18%. Durante 1973, hubo una huelga de médicos en Israel. Según las estadísticas de la sociedad de entierro de Jerusalén, la tasa de mortalidad se redujo en un 50%

Un estudio realizado por los empresarios de Helsinki durante un período de 15 años (1974 - 1989) mostró que la tasa de mortalidad para el grupo que recibió más tratamiento médico ¡era 4 veces superior! ¡Es cierto! Según este estudio, si vas a un hospital o tomas medicamentos más diligentemente que la persona promedio, ¡tienes un 400% más de probabilidades *de morir!* En su libro ‹Diabetes›, el Dr. Bernard E. Lowenstein, Doctor de Medicina, informó que la tasa de mortalidad por diabetes entre los médicos es 35% mayor que en la población general. Él teorizó que los médicos son más propensos a seguir los programas de tratamiento convencional que prescriben *más estrictamente*, y por lo tanto manifiestan más intensamente sus efectos secundarios negativos.

Oye, no estoy diciendo que «todos los médicos son malos». En muchos casos, ellos realmente hacen milagros en el quirófano. Y los medicamentos podría ser una solución de último suspiro necesaria para aliviar el dolor. Pero la mayoría de los pacientes podría no llegar a ese punto si en primer lugar *hubiesen sido facultados a través de la educación*.

Los Medicamentos No Funcionan… ¡Y No Nos Hacen «Más Sanos»!

Si los medicamentos recetados son tan buenas para nosotros, entonces ¿dónde están todos los drogadictos «sanos»? ¿No deberían esos millones de personas con medicamentos recetados ser fuertes mentalmente, físicamente aptos y estar rebosantes de energía? En realidad, normalmente, cuando te encuentras con alguien que está tomando varios medicamentos con receta, los ves mentalmente confuso, de aspecto enfermizo, crónicamente fatigado, y emocionalmente inestable y deprimido.

Sin embargo, ¿las estatinas no disminuyen el colesterol LDL? Si bien las estatinas podrían influir positivamente en *un* marcador, perturban la fisiología del cuerpo de muchas otras maneras. Existen más de 900 estudios que demuestran los efectos adversos de las estatinas, incluyendo el cáncer, fatiga crónica, disfunción hepática, trastornos de tiroides, enfermedad de Parkinson, Alzheimer, ¡e incluso diabetes! ¡Por no mencionar que el «colesterol alto» es una estafa que está matando a millones de personas!

43

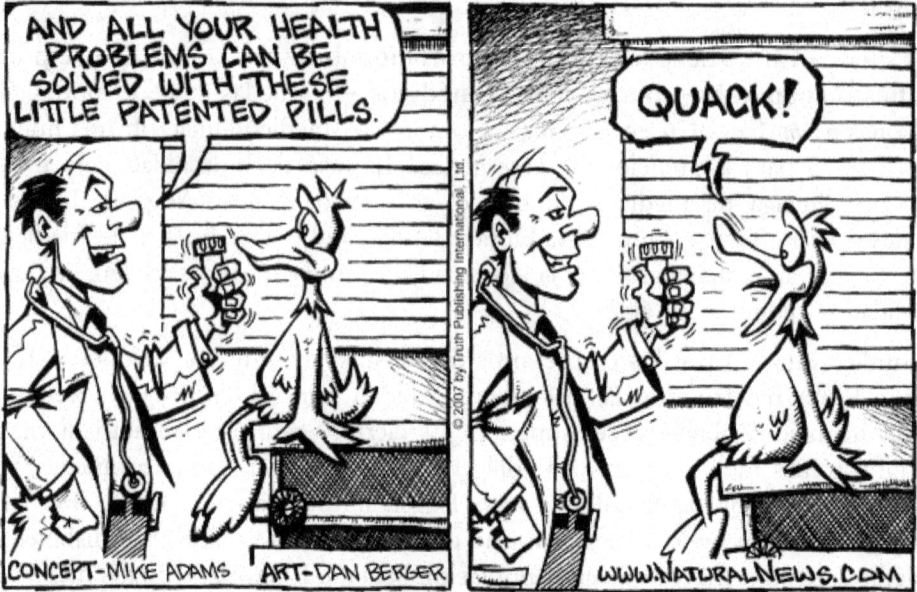

Gracias a Mike Adams y *www.NaturalNews.com* por la caricatura de arriba.

En verdad, el colesterol es un ingrediente necesario que debe ser enviados regularmente por todo el cuerpo para un desarrollo saludable eficiente, el mantenimiento y el funcionamiento de nuestras células. Es vital para la buena salud. Quizás lo más importante, el colesterol es un componente esencial en el mecanismo que desencadena la liberación de neurotransmisores en el cerebro. Así es. El colesterol no es el «chico malo» que la mafia médica aclama, y tener el colesterol elevado no es la causa de enfermedades cardiacas.

Según investigaciones recientes de la Universidad de Harvard, la principal causa de la aterosclerosis (endurecimiento de las arterias que conduce a la enfermedad cardíaca) son las lesiones y la placa en las arterias causada por el **azúcar** que hace que la insulina sea liberada. La insulina provoca lesiones en el endotelio de las arterias. Estas arterias se obstruyen luego con el colesterol. Así que, culpamos al colesterol, ¡pero el verdadero culpable ese el *azúcar! El* colesterol de hecho es un «mecanismo de reparación» de tu cuerpo que corrige el daño arterial consecuencia del exceso de azúcar. Retira el azúcar de tu dieta, y no deberías tener ningún problema de enfermedades cardíacas ni colesterol.

Cuando los pacientes comienzan a tener problemas adicionales que son *causados* por los medicamentos recetados, ¿qué hacen? Regresan al consultorio médico donde su doctor lo diagnostica con *otra* enfermedad o trastorno. Y luego, les dan otra receta medicamento para ayudar a «arreglar» el problema causado por el primer fármaco.

CAPÍTULO 3

Los Fármacos No Funcionan

Las reacciones adversas de los medicamentos farmacéuticos perjudican y matan a millones de pacientes al año. Sólo en EE.UU. un estimado de 2.216.000 pacientes hospitalizados sufren graves reacciones adversas cada año, mientras que 106.000 personas mueren a causa de ellas; y eso es sólo el número de *medicamentos prescritos y administrado correctamente.* La cifra real es mucho mayor aún. Como informé en el capítulo anterior, las muertes causadas por un tratamiento médico convencional en los Estados Unidos ascienden a 783.936 por año.

En el Reino Unido, se conoce que un millón de hospitalizaciones anuales son a causa de una reacción adversa a una droga farmacéutica. El Servicio Nacional de Salud del Reino Unido está gastando la enorme suma de 2 mil millones de libras esterlinas al año en el tratamiento de estos pacientes que han tenido una reacción adversa por medicamentos ¡*prescritos por su médico!* En Europa, los fármacos son la quinta causa principal de muerte en el hospital.

Los efectos secundarios de tomar los fármacos pueden ser devastadores:

- ❑ Los fármacos pueden causar defectos de nacimiento y abortos espontáneos.

- ❑ Al menos 800.000 muertes y 500.000 casos de apoplejía mayor en todo el mundo han sido causados por los beta-bloqueadores (medicamentos utilizados para supuestamente reducir el riesgo de un ataque al corazón después de la cirugía).

- ❑ Solamente los antibióticos ponen a 142.000 pacientes americanos en salas de emergencia cada año.

- ❑ Se ha estimado que Avandia, un medicamento contra la diabetes fabricado por GlaxoSmithKline, ha causado unos 205.000 ataques cardíacos y accidentes cerebrovasculares (y muertes) entre 1999 y 2006.

- ❑ Cuando tomas medicamentos para la diabetes tipo II estos pueden bajar tus niveles de glucosa... pero mueres más temprano. Una reducción de 14% de los niveles de la glucosa resulta en un 43% de aumento en la mortalidad cardiovascular.

45

❑ Los medicamentos pueden causar deterioro mental. Entre los medicamentos que pueden causar demencia se incluyen: corticoides, anticonvulsivantes, sedantes, antidepresivos, antihistamínicos, los medicamentos para el Parkinson, ansiolíticos, y medicamentos cardiovasculares.

❑ Entre los antiinflamatorios no esteroideos y los inhibidores de COX-2 vinculados a la Demencia se incluyen: Tylenol, Panadol, Codeína, OxyContin, MS Contin, parche cutáneo de Fentanilo, Oxicodon, Percocet, Percodan, Tramadol y Vicodin.

❑ Un científico de la FDA admitió que Vioxx por sí solo puede haber causado unas 150.000 muertes.

❑ Lipitor (estatinas) es el fármaco más vendido en el mundo, porque cada uno de los adultos con colesterol LDL alto lo toma, así como 2,8 millones de niños. Pero los muchos efectos secundarios incluyen debilidad, mareo, descomposición muscular, dolor y artritis. *«Mis pacientes mayores literalmente se quedan sin comida para poder comprar estos medicamentos que los enferman, los hacen sentir mal y no hacen nada para mejorar la vida»*, dice un oftalmólogo de Tennessee. Las estatinas realmente actuar como venenos que *aceleran el envejecimiento celular*, desactivan la reparación del DNA, que promueven la diabetes, fatiga muscular y pérdida de la memoria, ¡y que, en realidad, *aumentan la* enfermedad cardíaca!

❑ La píldora anticonceptiva Yaz (o ‹Yasmin›) fue lanzada en 2006. Pero luego las mujeres de 18 años de edad comenzaron a desplomarse con coágulos de sangre, enfermedades de la vesícula, ataques al corazón e incluso apoplejía. Una chica de 15 años de edad tuvo que remover su vesícula biliar. Otro había sufrido una apoplejía y parte de su cráneo fue extraído. Otro se desplomó y falleció a causa de un trombo embolismo pulmonar.

❑ Lyrica, Topamax y Lamictal – medicamentos contra la epilepsia para aliviar el dolor. Estos medicamentos pueden hacer que usted pierda su memoria. Causan la pérdida del cabello. También pueden causar meningitis aséptica (inflamación del cerebro), y aumentan el riesgo de comportamientos suicidas. Los medicamentos anticonvulsivos estaban vinculados a 801 intentos de suicidio y 41 muertes violentas durante un período de cinco años.

Humira, Prolia - hechas de células de hámster genéticamente construidas, pueden de hecho, suprimir tu sistema inmunológico. Son supuestamente utilizadas para el tratamiento de la enfermedad de Crohn, artritis reumatoide, artritis psoriásica, Esclerosis Múltiple postmenopáusica. Los efectos secundarios incluyen posiblemente infecciones letales, aparición o empeoramiento de la psoriasis (¡una enfermedad que supone tratar!), melanoma, linfoma y «cánceres poco comunes en los niños y adolescentes»

❑ La droga antitabaco Chantix estuvo vinculada a 227 suicidios, angioedema, reacciones cutáneas graves, trastornos visuales, mareos, espasmos musculares, convulsiones y pérdida de conciencia.

❑ El fármaco contra el cáncer de mama Tamoxifeno en realidad *provoca* cáncer, defectos de nacimiento, y es un primo químico de los plaguicidas organoclorados.

❑ Los medicamentos hormonales de Pfizer, Prempro y Premarin causan un aumento de 26% en el cáncer de mama, un 41% de aumento de apoplejía, un 29% más de ataques al corazón, un aumento de 22% en la enfermedad cardiovascular, un 100% más de coágulos de sangre y enlaces a sordera, incontinencia urinaria, cataratas, gota, degeneración de articulaciones, asma, lupus, esclerodermia, demencia, enfermedad de Alzheimer y cáncer de ovario, de pulmón, mama, endometrio, melanoma y de la vesícula biliar. La tasa de incidencia de cáncer en los Estados Unidos y Canadá *cayó* cuando las mujeres dejaron de la terapia hormonal en 2002, al igual que el número de ataques al corazón en mujeres.

❑ Las drogas farmacéuticas merman tus nutrientes. Los anticonceptivos orales, las estatinas reductoras de colesterol y los antibióticos son especialmente perjudiciales en este sentido. Los medicamentos pueden interferir con la capacidad del cuerpo para absorber o hacer uso de ciertos nutrientes, ¡lo que lleva a problemas de salud relacionados con deficiencia!

❑ Los inhibidores de la bomba de protones IBP utilizados para tratar el cáncer gástrico, ¡en realidad *aumentan* los adenocarcinomas!

❑ La quimioterapia con Adriamicina está matando a la gente tan eficazmente que es conocida en los hospitales como ‹Muerte Roja›. La droga para quimioterapia ‹5FU› es tan letal que la apodaron «cinco metros bajo tierra».

❑ El medicamento para el sida AZT es, en realidad, ***1.000 veces más tóxico*** de lo que el fabricante afirma, y *destruye* el sistema inmunitario del paciente - irónicamente *causando* ‹*síndrome de inmunodeficiencia adquirida*› en los pacientes. Eso es correcto. El AZT *ocasiona el* SIDA.

❑ El medicamento anti-depresivo Zoloft causa demencia.

❑ Los antidepresivos hacen que los niños sean dos veces más propensos a cometer suicidio.

❑ Científicos de salud de Harvard realizaron un estudio que muestra cómo altas dosis de productos químicos altera-cerebros comercializados como ‹anti-depresivos›, en realidad, *aumentan* la probabilidad autolesiones.

❑ Otro estudio reciente encontró que las mujeres embarazadas que toman antidepresivos son más propensas a tener bebés con defectos cerebrales.

❑ Los jóvenes que toman antidepresivos son más propensos a cometer crímenes violentos.

❑ La investigación sugiere que el uso de drogas antidepresivas pueden resultar en *más recaídas* en depresión a largo plazo, haciendo de la depresión una condición más crónica.

❑ Las personas que son más propensas a contraer cáncer son aquellos que han tomado medicamentos recetados y no recetados y que más han comido comida rápida.

❑ El New York Times informa que el popular de tratamiento para la insuficiencia cardíaca congestiva de Johnson & Johnson, Natrecor, ha demostrado ahora que reduce la función renal.

❑ El común fármaco contra el acné, Accutane, provoca graves defectos de nacimiento y abortos espontáneos.

❑ <u>Los medicamentos recetados están matando a más personas que las enfermedades que se suponía que iba a curar.</u>

Los productos farmacéuticos son *tan peligrosas y mortíferas* deben ser llamados «**DAÑAcéuticos**».

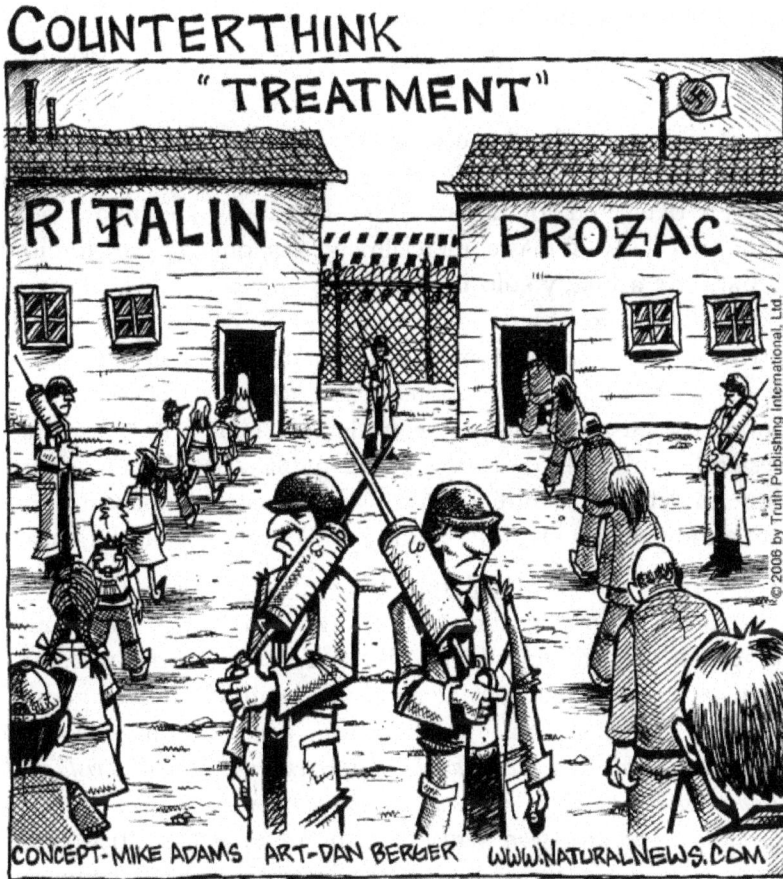

COUNTERTHINK
"TREATMENT"
RITALIN   PROZAC
CONCEPT-MIKE ADAMS   ART-DAN BERGER   WWW.NATURALNEWS.COM

FACT: THE MASS DRUGGING OF
HUMANS WITH SYNTHETIC
CHEMICALS WAS MASTERMINDED
IN NAZI GERMANY.

Gracias a Mike Adams y *www.NaturalNews.com* por la caricatura de arriba.

El «Engaño Del Colesterol» Que Está Matando A Millones De Personas

Según el microbiólogo norteamericano Dr. Robert O. Young, autor del *Milagro Del pH*, la principal razón por la que puedes tener más colesterol en tu cuerpo del que necesitas es porque tu torrente sanguíneo es demasiado ácido (debe quedar ligeramente alcalino, con un pH de 7,365). Este ácido es corrosivo, y un exceso de ácido en la sangre podría dañar tus vasos sanguíneos. Para que esto no suceda, tu cuerpo segrega el colesterol y lo coloca en las paredes de tus arterias - *para protegerlos*. Así que el colesterol es una *buena* cosa, hasta cierto punto. Es tu cuerpo intentando defenderse. Si sigues recibiendo más y más ácido, el cuerpo sigue produciendo el colesterol y revistiendo sus arterias con él, hasta que en muy poco tiempo, no hay margen para el flujo sanguíneo a través de las mismas. Al hacerse más alcalina, su cuerpo no *necesita* al colesterol. Simplemente la liberarás de tu sistema de forma natural.

Según el Dr. Leonard Coldwell, autor de *la única respuesta al cáncer*, uno de los principales culpables de los altos niveles de colesterol es la sal de mesa - y toda la sal que se encuentra oculta en los alimentos procesados y aperitivos. Según la Dra. Coldwell, la mayoría de la sal más comercialmente disponible es **un tercio de cristal, una tercera parte de arena, y sólo un tercio de sal real.** Ellos afirman que la arena y el vidrio están allí para propósitos «antiapelmazantes», pero lo que realmente hace es raspar las arterias y hacerlas sangrar. El cuerpo produce colesterol *para taponar los orificios* y salvar tu vida. Como he mencionado anteriormente, ¡el colesterol es parte de su mecanismo de defensa del cuerpo! Según la Dra. Coldwell necesitamos tener un nivel de colesterol combinado de 250. Según la publicidad el valor arbitrario de «tu nivel de colesterol debe estar entre 170 y 200», la industria farmacéutica está creando un enorme mercado para sus inútiles - y mortales - 'estatinas' y betabloqueantes.

Un estudio informó que <u>los Betabloqueantes mataron a 800.000 personas en Europa</u> durante un período de 5 años, y a más de un millón de estadounidenses. Un estudio realizado en octubre de 2013 en Nueva York descubrió que el uso de beta-bloqueante *aumentó* las probabilidades de tener un evento coronario agudo. De hecho, los investigadores estaban tan preocupados por lo que encontraron que comentaron: «*Los resultados de este estudio son especialmente importantes en vista del hecho de que los beta-bloqueantes están actualmente recomendados por directrices de la Universidad Americana d Cardiología/Corazón Americano sobre gestión y riesgo cardíaco*». En 2015, el gobierno de Estados Unidos hizo una vuelta en U en sus advertencias, tras reconocer finalmente que el colesterol no es *un nutriente de interés* ", pero no antes de que las grandes farmacéuticas hicieran más de 1,5 trillones de dólares provenientes de la venta de los medicamentos para bajar el colesterol a incautos consumidores durante un período de 40 años, matando a millones de personas en el proceso.

Intentar controlar el colesterol es una práctica muy peligrosa. Irónicamente, las estatinas realmente *aumentan* la enfermedad cardiaca, y la mayoría de las personas que tienen ataques de corazón tienen niveles normales de colesterol. La verdad es que la mayoría de los expertos que han creado directrices inferiores tienen múltiples vínculos financieros con compañías farmacéuticas. El Dr. George V. Mann M.D. afirma: «El consumo de grasas saturadas y colesterol en la dieta no son la causa de la enfermedad coronaria. Ese mito es el mayor engaño del siglo, quizás de cualquier siglo».

«Las directrices sobre el colesterol han sido creadas para aumentar las ganancias de las farmacéuticas, no para mejorar la salud de la gente. Lo sé por mi experiencia como representante de ventas de productos farmacéuticos de las estatinas. Las estatinas no previenen las enfermedades cardíacas, es solo el mito con el que las compañías farmacéuticas han hecho miles de millones de dólares desde hace más de 20 años. Las bajas directrices simplemente crearon un gran lazo para atar a más gente a la compra de estatinas,» escribió K. L. Carlson, en su artículo *La gran estafa de colesterol*.

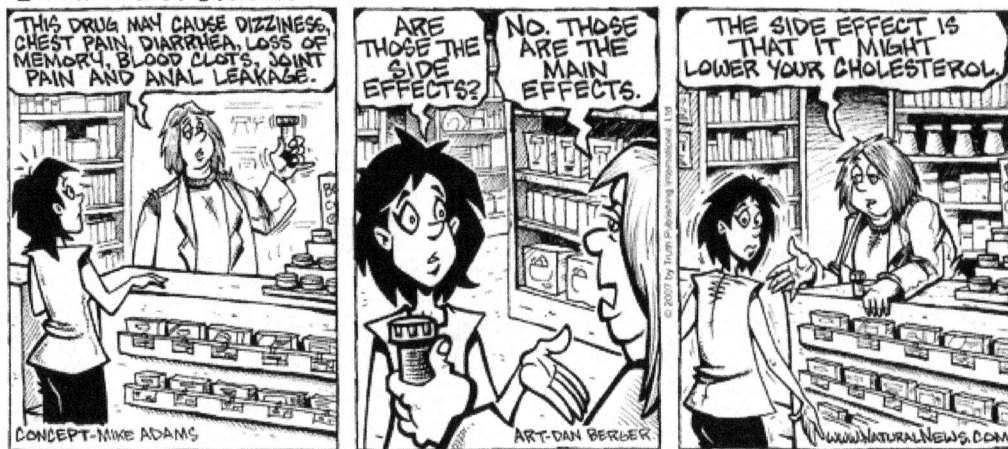

Gracias a Mike Adams y *www.NaturalNews.com* por la caricatura de arriba.

Ellos nos han advertido que permanezcamos lejos de alto colesterol alimentos para evitar la enfermedad del corazón y arterias obstruidas, cuando en realidad es el **azúcar** en los alimentos procesados y los productos químicos altamente tóxicos en nuestra comida/agua/aire/productos los que han sido la causa de una epidemia de exceso de acidez en nuestra sangre y poniendo nuestras arterias bajo ataque. *Debes* comer grasas saludables tales como aguacates, huevos orgánicos, nueces, aceite de coco, carne orgánica y el salmón salvaje, por ejemplo *(vea el capítulo 28 sobre Súper Alimentos y Nutrición Sobresaliente)*.

HECHO:

Mientras más drogas farmacéuticas tome una persona, y mientras más tiempo dure tomándolas, más rápidamente se deteriora su salud.

51

CAPÍTULO 4

33 Verdades Que Las Fábricas De Vacunas No Quieren Que Conozcas

Verdad #1: Las Vacunas Enriquecen A Las Compañías Farmacéuticas Por La Suma De $25 Mil Millones Al Año

Las ventas de vacunas se traducen en grandes ganancias para sus fabricantes. La Compañía farmacéutica Merck hizo $5.72 millones solo en 2012 de la venta de sus vacunas. Pero las ganancias reales, por un valor de cientos de miles de millones de dólares al año, provienen de la promoción de las vacunas que, en última instancia, *destruyen* el sistema inmunológico de millones de personas (niños) que luego se convierten en ‹pacientes de por vida›. Ese es el *verdadero* propósito de los programas de vacunación, detrás de toda la retórica, propaganda y falsas garantías de que ‹*las vacunas son seguras...*›.

Verdad #2: Los Niños Vacunados Son Cinco Veces Más Propensos A Enfermarse

En algunos países occidentales, más de 50 dosis de 14 diferentes vacunas se administran a los niños antes de que alcancen la edad preescolar, incluyendo 26 dosis en el primer año. ¿Realmente mantienen a sus hijos sanos? En un estudio pionero realizado en Alemania y publicado en 2012, se reveló que **los niños que han sido vacunados, tienen cinco veces más probabilidades de contraer una enfermedad prevenible** en comparación con los niños que desarrollaron su propio sistema inmune naturalmente sin vacunas. En otras palabras, las vacunas destruyen el sistema inmunitario de los niños pequeños.

La encuesta incluyó datos sobre 8.000 niños no vacunados. Reveló que:

❏ Los niños vacunados tienen aproximadamente dos veces y media más probabilidades (250% más) de desarrollar un patrón de **migrañas** en comparación con niños no vacunados.

❏ Los niños vacunados tienen ocho veces más probabilidades (800% más) de desarrollar **asma** y **bronquitis crónica** (problemas respiratorios) que los niños no vacunados.

❏ Los niños vacunados tienen tres veces más probabilidades (300% más) de desarrollar **hiperactividad,** cuatro veces más probabilidad (400% más) de sufrir de **fiebre del heno,** y sorprendentemente 17 veces más probable (1.700% más) de experimentar **la enfermedad tiroidea,** en comparación con los niños no vacunados.

❏ Los niños vacunados tienen 22 veces más probabilidades (2.200% más) de desarrollar **infecciones de oído.**

❏ Los niños vacunados son alrededor de **19 veces más propensos a desarrollar formas graves de autismo** en comparación con los niños no vacunados.

También podría interesarte saber que...

❏ Menos del 10% de los niños no vacunados sufren alergias. Esto se compara con el 40% de los niños vacunados en los EE.UU. entre los 3-17 años.

❏ Un estudio en *The Lancet* informó que la enfermedad de Crohn y la colitis ulcerosa son mucho más frecuentes en individuos vacunados que en los no vacunados.

❏ Hay un **riesgo 94 veces mayor (9.400% más) de morir por la vacuna DPT** que de tos ferina. También hay **3.000 veces mayor riesgo** de adquirir daño a largo plazo por la vacuna DPT que de tos ferina.

❏ Los **efectos adversos a largo plazo de vacunas incluyen autismo, hiperactividad, TDAH, alergias, cáncer**, y muchas otras condiciones que apenas existían antes de que los programas de vacunación comenzaran.

En un estudio realizado en Nueva Zelanda en 1992 se descubrió que los niños vacunados tenían:

❏ 500% más de probabilidades de desarrollar asma (20 niños vs sólo 4)

❏ 1.000% más propensos a mostrar «Trastorno de Déficit de Atención e Hiperactividad»

❏ 268% más propensos a desarrollar eccema o erupciones cutáneas (43 vs 16 niños solamente)

❏ 325% más de probabilidades de desarrollar la otitis crónica (26 niños vs sólo 8)

❑ 367% más de probabilidades de experimentar una amigdalitis recurrente (11 vs sólo 3)

❑ 450% más de probabilidades de morir a causa del «síndrome de muerte súbita del lactante» (9 vs 2) solamente

Verdad #3: Los Niños Vacunados Son 19 Veces Más Propensos A Desarrollar Autismo

En 1983 se les daban 10 vacunas a los niños en los Estados Unidos, y la tasa de autismo era de 1 en 10.000. En el año 2013 ese número ha aumentado a 44 vacunas, y la tasa de autismo se ha disparado a sólo 1 en 88 niños. Se reportaron 1.082.353 de casos de autismo en 2014, una condición que apenas existía en las postrimerías del siglo XX.

Como se mencionó anteriormente, los niños vacunados son 19 veces más propensos a desarrollar **formas graves de autismo** en comparación con los niños no vacunados. Uno de cada 100 niños vacunados desarrolla el autismo (1%), mientras que sólo 4 de los 8.000 niños no vacunados en el estudio lo tuvieron (0,05%), y los cuatro se les resultaron muy altos para metales como el *mercurio* (que provoca inflamación en el cerebro, entre otras consecuencias perjudiciales). Y, sin embargo, a pesar de la abrumadora evidencia, la comunidad médica niega rotundamente cualquier vínculo entre las vacunas y el *aumento* de casos de autismo.

Muchos investigadores han encontrado evidencia de que las vacunas causan autismo, pero son despedidos, condenados al ostracismo, o destruidos profesionalmente, con empresas de relaciones públicas que pagan a los medios de comunicación para presentar sus investigaciones como ‹polémicas› o «desacreditadas», cuando en realidad *es simplemente la verdad, una verdad que es muy incómoda para las compañías farmacéuticas.*

Por ejemplo, la investigación de la Dra. Mary Megson ha demostrado total carencia de vitamina A en casi todos los niños autistas. Ella descubrió que la vacuna triple viral elimina la vitamina A del cuerpo.

El Dr. John O'Leary, un investigador de clase mundial y biólogo molecular de Irlanda, mostró cómo él había encontrado el virus del sarampión en el intestino de un 96% de los niños autistas, en comparación con el 6,6% de los niños normales. Curiosamente, este virus no proviene de la enfermedad natural; viene *de la vacuna contra el sarampión.*

El Dr. V. Singh, un especialista de autismo de Utah, encontró que en más de 400 casos de autismo, los niños habían experimentado un «episodio» autoinmune, en el que su propio cuerpo había sido hecho para atacar el revestimiento del sistema nervioso, en respuesta al virus del sarampión presente en la vacuna. Informó que el 55% de las familias han declarado que el autismo apareció poco después de la vacuna

SPR y 33% de las familias dice que apareció poco después de la vacuna DPT. (Fuente: www.thedoctorwithin.com)

Increíblemente, el denunciante Dr. William Thompson admitió en 2014 que un estudio de los CDC publicado diez años antes fue falsificado para quitar un vínculo entre la vacuna SPR y el autismo. Te recomiendo ver el documental *Vaxxed* para escuchar la historia completa (visita www.vaxxedthemovie.com). Desde 2002, el Centro de Control de Enfermedades (CDC) ha pagado al Dr. Poul Thorsen 14,6 millones de dólares para publicar estudios que *refuten* los vínculos entre las vacunas y el autismo, ¡a pesar del hecho de que las investigaciones revelaron fraudes en sus anteriores estudios! Es evidente que la jerarquía del CDC trabaja para las grandes farmacéuticas.

Una y otra vez me he encontrado con familias que han curado el autismo de sus hijos mediante la depuración de **metales pesados** de los cuerpos de sus niños. En una historia de una madre, de *Cáncer: Sal de la caja*:

«Tuve la suerte de encontrar un médico que fuera capaz de ejecutar la prueba de laboratorio adecuada y descubrió el núcleo de sus problemas de salud y no sólo los síntomas. Él encontró que mi hijo era tóxico, desnutridos, y tenía un sistema inmunológico y metabólico debilitado. Nos hemos centrado cada uno de los cuatro resultados para los próximos 12 meses y comenzamos lentamente a ver mejoras. [...] He encontrado una dieta a la que su cuerpo responde, que incluye zumos frescos a diario. Hemos eliminado las toxinas a través de quelación. Y restaurando su metabolismo y sistema inmunológico, su cuerpo fue capaz de sanar. Hoy, mi hijo está totalmente recuperado. A los seis años, él está en el aula regular de primer grado y participa en béisbol, natación y tenis, y es indistinguible entre sus compañeros».

Verdad #4: La Industria De Las Vacunas Se Niega A Realizar Pruebas Científicas En Niños No Vacunados

La industria de las vacunas *se niega* a realizar pruebas científicas sobre la salud de los niños vacunados en comparación con los niños no vacunados. ¿Es sorprendente esto teniendo en cuenta los resultados de los estudios mencionados en este capítulo? Los niños de nuestros vecinos y amigos parecen estar yendo dentro y fuera de los consultorios médicos cada semana. *Estos niños fueron vacunados.* ¿No es un *poco* sospechoso que los niños más vacunados son los que se enferman todo el tiempo? ¿No vale la pena investigar por qué grupos como los Amish, que mayoritariamente se niegan a vacunar a sus hijos, tienen prácticamente una tasa de autismo casi nula?

Nuestras sobrinas son diez meses de edad, y al personal del hospital local, le resulta difícil de creer que no habían experimentado un solo problema de salud todavía. Esto era fuera de lo común. Pero esto no fue una sorpresa para nosotros: nunca habían sido envenenadas por las vacunas y sus sistemas inmunitarios estaban bien.

Apenas esta semana, uno de nuestros vecinos nos dijo que su hijo de 8 meses de edad tuvo fiebre alta y erupción en todo el cuerpo. El doctor lo llamó ‹Roséola› o ‹sexta enfermedad›, supuestamente una ‹enfermedad viral›. Él ha entrado y salido del consultorio médico en los últimos meses. Cuando mi esposa preguntó si sus hijos habían sido vacunados, contestó, «*Oh, sí, hace apenas tres meses.*» Pero son completamente incapaces de ver cualquier enlace, tanto así confían en su médico y en la comunidad médica.

Verdad #5: Las Vacunas Matan A Los Niños

Los niños vacunados son mucho más propensos a morir jóvenes. Un alarmante estudio médico ha encontrado una relación estadística directa entre el aumento de la dosis de la vacuna y las tasas de mortalidad infantil (*las tasas de mortalidad infantil se redujeron en función del número de dosis de vacunas administradas rutinariamente*, según Neil Z. Miller y Gary S. Goldman, publicado en *la Revista de Toxicología Experimental y Humana*). En otras palabras, **mientras más bebés son vacunados, más probabilidades tienen de *morir*.**

Japón y Suecia, que requieren la **menor cantidad de** vacunas, tienen las **más bajas** tasas de mortalidad de lactantes en el mundo desarrollado (2 por 1.000 nacidos vivos). Los Estados Unidos, que administra **más** vacunas durante la infancia que cualquier otro país en el mundo desarrollado (26), también tiene el **mayor** número de muertes por cada 1.000 nacimientos en el mundo desarrollado (6.22 por cada 1000 nacidos vivos, o 311% *más* que Japón o Suecia).

Ahora, muchas personas creen que el ‹Síndrome de Muerte Súbita del Lactante› (SMSL) está relacionado a las vacunaciones. El pico de incidencia del SMSL en los EEUU ocurre entre las edades de 2 y 4 meses: precisamente cuando las dos primeras vacunas de rutina son dadas. Pero los hospitales y los médicos etiquetan rutinariamente estas muertes como ‹Síndrome de la Muerte Súbita› en lugar de *‹Reacción Adversa A La Vacuna›*… Un estudio determinó que 3.000 niños mueren dentro de los cuatro días siguientes a la vacunación cada año en los Estados Unidos.

El internet está lleno de historias de niños que han muerto justo después de habérseles administrado una vacuna, como este trágico mensaje publicado en línea: «*Nuestra hermosa hija nació el 14 de febrero y murió el 17 de abril. Lo que es inusual es que más temprano ese día que murió la llevé al hospital de la Base Militar para chequeo de los dos meses. El doctor me dijo simplemente que estaba perfecta. Luego el médico dijo que necesitaba cuatro vacunas…*».

El Dr. Archie Kalokerinos era un médico que comenzó a vacunar rutinariamente a los niños aborígenes en Australia a finales de la década de los 60. Poco después de que comenzó la vacunación, él notó que un gran número de niños enfermaron mucho o fallecieron. Kalokerinos observó también que <u>los niños que experimentan reacciones adversas podrían recuperarse después de recibir grandes dosis de vitamina C</u> y el número de niños que sufrieron reacciones adversas disminuyó drásticamente cuando sólo los niños sanos que habían tomado grandes dosis de vitamina C recibieron vacunas. «*Uno habría esperado, por supuesto, que las autoridades tuvieran algún interés en estas observaciones…. Pero en vez de interesarse, su reacción fue de extrema hostilidad.* **Me pareció que todo el negocio de vacunas era un engaño.** *La mayoría de los médicos están convencidos de que son útiles, pero si nos fijamos en las estadísticas apropiadas y el estudio de la aparición de estas enfermedades, te darás cuenta de que esto no es así*», declaró en 1995.

Verdad #6: No Hay Evidencia De Que Las Vacunas Realmente Funcionen. Ninguna.

Nos dicen que las vacunas han hecho que el mundo sea un lugar más sano. Esto es pura y simple desinformación. <u>Los estudios muestran una disminución de las enfermedades en todo el mundo al mismo ritmo en países que no introdujeron vacunas</u>. Las vacunas no son las responsables de la disminución de enfermedades después de su introducción. El acceso al saneamiento y agua potable, así como el a una mejor nutrición, es lo que redujo drásticamente la mortalidad humana y la propagación de enfermedades infecciosas en los últimos 150 años.

Según la *Asociación Británica para el avance de la ciencia*, las enfermedades de la infancia, disminuyeron un 90% entre 1850 y 1940, en paralelo a la mejora del saneamiento y las prácticas higiénicas, mucho antes de los programas de vacunación obligatoria. Las muertes por enfermedades infecciosas en Estados Unidos e Inglaterra han disminuido con un promedio de alrededor de 80% durante el mismo período. Lo que realmente detiene la mayoría de las enfermedades desde 1900 fue el saneamiento, el control de vertidos de las aguas residuales, la refrigeración y calefacción central.

Las vacunas no solo *no* funcionan, ¡en muchos casos realmente pueden *crear epidemias de la enfermedad que supuestamente están eliminando*, aumentando así la demanda pública de más vacunas que causan más brotes! Ty Bollinger escribe: «*Una vez que la vacunación contra la viruela se hizo obligatoria en Inglaterra, las epidemias masivas comenzaron a ocurrir. Entre 1857 y 1859, hubo más de 14.000 muertes por la viruela. Luego, entre 1863 y 1865, hubo más de 20.000 muertes de viruela. Unos años más tarde, hubo casi 45.000 muertes de viruela entre 1870 y 1872…*».

Además, la mayoría de los niños afectados por un brote infeccioso *ya habían sido vacunados contra el virus.* Esta es una prueba más de que las vacunas no confieren inmunidad. Un informe de CNN declaró recientemente que el 77% de los niños que se contagiaron de parotiditis en New Jersey ya habían sido vacunados contra las paperas. No me sorprendería saber que los niños vacunados fueron quienes *causaron* el brote de paperas, ya que estaban infectados con el virus en el primer lugar.

Verdad #7: Productos Químicos Neurotóxicos Muy Potentes Son Inyectados En El Torrente Sanguíneo De Los Niños

Las vacunas no son naturales. Como se indica en su embalaje (que nunca se muestra a los padres), contienen timerosal, aluminio, formaldehído y *virus vivos*. A los padres raramente – quizás nunca- se les informa sobre sus devastadores efectos secundarios. Los médicos no les dicen que hay en las vacunas. La mayoría de los médicos se sorprendieron al encontrar que las vacunas que contienen mercurio. Simplemente están entrenados para administrarlas, sin formular preguntas. Los médicos acatan al pie de la letra lo que los representantes de ventas farmacéuticos les indican.

Verdad #8: El Timerosal En Las Vacunas Puede Causar Problemas De Aprendizaje Y Retardo Mental

El timerosal es un compuesto de mercurio, que puede ser especialmente peligroso para las mujeres embarazadas y los niños pequeños. Incluso en dosis bajas, el mercurio puede afectar el desarrollo del niño, retrasando el caminar y el hablar, acortando la duración de la atención, y provocar discapacidades de aprendizaje. Altas dosis de exposición prenatal e infantil al mercurio puede causar retraso mental, parálisis cerebral, sordera y ceguera. En adultos, el envenenamiento por mercurio puede afectar adversamente la fertilidad y la regulación de la presión arterial; puede causar pérdida de memoria, temblores, pérdida de la visión, entumecimiento de los dedos. También puede conducir a enfermedades cardíacas e insuficiencia renal.

Las vacunas contra la gripe contienen timerosal. Algunos contienen unos 25 microgramos de mercurio por dosis, ¡o 250 veces el límite de seguridad de la EPA! El Dr. Boyd Haley dice: *«Si le inyectas timerosal a un animal, su cerebro se enferma. Si se aplica a los tejidos vivos, las células mueren. Ponlo en una placa de Petri, el cultivo muere.»*

Verdad #9: El Aluminio En Las Vacunas Puede Conducir La Inflamación Del Cerebro Y Trastornos Auto-Inmunes

El aluminio es una conocida neuro-toxina. Puede conducir a desordenes de auto-inmunidad, a trastornos de inflamación cerebral y complicaciones neurológicas asociadas a largo plazo, y por lo tanto pueden tener profundas y amplias consecuencias perjudiciales para la salud. Según un nuevo estudio publicado en Química Médica Actual, los niños de hasta 6 meses de edad reciben de 14 a 49 veces más aluminio en las vacunas de lo establecido según los límites de seguridad de los Food and Drug Administration (FDA) de los EE.UU.

Verdad #10: El Formaldehído Provoca Cáncer, Leucemia Infantil, Insuficiencia De Un Órgano E Incluso La Muerte

El formaldehído es un carcinógeno conocido, que puede conducir al cáncer, insuficiencia de órganos e incluso la muerte. La ingesta de formaldehído produce daños en el hígado, los riñones, el bazo, el páncreas, el cerebro y el sistema nervioso central. Provoca una inflamación importante en el cuerpo humano. Algunos ven un vínculo entre el formaldehído de las vacunas y los cánceres infantiles como la leucemia, que es un cáncer en las células de la sangre, y cánceres del cerebro y del sistema nervioso central, que representan más de la *mitad* de los nuevos casos de cáncer infantil ¡Y sin embargo, esta sustancia habitualmente se inyecta en la sangre de los bebés!

Verdad #11: El Virus Vivo De La Vacuna SPR Causa Daño Cerebral

La vacuna triple viral contiene tres virus vivos: el sarampión, las paperas y la rubéola. Se ha demostrado que los virus vivos causan daño cerebral durante períodos prolongados de tiempo. Mike Adams de NaturalNews.com escribe: «La inyección de mercurio en un ser humano debe ser considerado un acto criminal. No hay un nivel seguro de mercurio que se puede inyectar en un niño humano. NO hay pruebas de seguridad para el mercurio en ninguna dosis. Cualquier médico que dice que el nivel de mercurio en una vacuna es ‹seguro› para inyectar a un niño sólo está demostrando su indignante desconocimiento de los hechos científicos. El mercurio es posiblemente el mayor elemento neurotóxico en toda la tabla de elementos. Se usa en vacunas para la conveniencia del fabricante de la vacuna a expensas de la seguridad del niño. Cualquier médico que inyecta mercurio en un niño en cualquier dosis debería ser despojado inmediatamente de su licencia médica. [...] Todas estas sustancias son tóxicas para la biología humana cuando se inyectan. Todos ellos están enlistados aún en el sitio web de los CDC como aditivos de la vacuna. No hay ningún médico racional o científico en el mundo que pueda decir que crea que inyectar a bebés y niños con mercurio, formaldehído, MSG y aluminio es ‹seguro› de ninguna forma, pero los médicos inyectan a los niños con estas sustancias cada día en forma de vacunas. <u>Los médicos que inyectar a los niños con las vacunas están practicando un holocausto médico contra la humanidad mientras fraudulentamente la llaman «Inmunización.» Y que conste, la vacunación no es igual a la inmunización</u>».

Verdad #12: La Vacuna Contra La Gripe Causó 84,000 Reacciones Adversas Y Más De 1.000 Muertes En 2012

En realidad, sólo 2,7 de cada 100 adultos contraen gripe en primer lugar. A gran escala, la revisión sistemática de 51 estudios en los que participaron más de 260.000 niños en 2006 *no se encontraron pruebas* de que la vacuna contra la gripe es más eficaz que un placebo en los niños menores de dos años. ¡**Cero por ciento efectiva!**

A finales de 2012, existían más de 84.000 informes de reacciones, hospitalizaciones, lesiones y muertes después de las vacunas contra influenza, incluyendo más de 1.000 muertes y más de 1.600 casos de síndrome de Guillain-Barré (SGB). ¡La vacuna parece ser *mucho más peligrosa que el virus!*

Verdad #13: Las Vacunas Causan Cáncer

60 estudios de laboratorio confirman que las vacunas están vinculadas con el cáncer. En 2002, la revista The Lancet publicó pruebas convincentes de que la vacuna contra la poliomielitis, que contenía el virus causante de cáncer SV40, fue responsable de la mitad de los 55.000 del linfoma no-Hodgkin de los casos que se producen cada año.

Un científico superior de vacunas de Merck llamado Maurice Hilleman, uno de los científicos de vacunas más prominentes en la historia de la industria de las vacunas, ha revelado en una entrevista antes de su muerte que las vacunas contra la polio inyectada en decenas de millones de personas durante *décadas* **estaban contaminadas con el virus de leucemia y cáncer**. Cuando estas vacunas fueron inyectadas en hámsteres, desarrollaron tumores -, *y Farmacéutica Merck sabía esto.* Hasta 98 millones de estadounidenses fueron expuestos hasta **40 tipos de virus del cáncer en las vacunas contra la polio**. El Dr. Hilleman fue el promotor de la vacuna de Merck. Él desarrolló más de tres docenas de vacunas, más que cualquier otro científico en la historia. Fue miembro de la Academia Nacional de Ciencias, el Instituto de Medicina, la Academia Americana de las Artes y las Ciencias y la Sociedad Filosófica Americana. Él incluso recibió un premio especial de la Organización Mundial de la Salud…

El Dr. W.B. Clark dijo en una entrevista del New York Times en 1909: *«El cáncer era prácticamente desconocido hasta que la vacuna contra la viruela comenzó a usarse... He visto 200 casos de cáncer, y nunca vimos un caso en una persona no vacunada).»* ¿*Las vacunas podrían* ser la razón principal del aumento masivo de cánceres en todo el mundo occidental? ¿Las vacunas están comprometiendo nuestro sistema inmunológico?

El cáncer se ha *disparado* en los Estados Unidos desde el lanzamiento de estas vacunas. Justo antes de que se publicara la nueva vacuna antipoliomielítica de Salk en 1955, se le dijo a Berenice Eddy, un bacteriólogo en el Instituto Nacional de Salud (NIH), que le realizara una prueba de seguridad. Cuando la probó en su ensayo con monos, estos se quedaron paralizados. Ella trató de retrasar la liberación de la vacuna, pero un puñado de médicos prominentes comenzó a favorecer la vacuna.

El Dr. Alton Ochsner era accionista en uno de los laboratorios que producen la vacuna contra la polio, y fue uno de los últimos Presidentes de la Sociedad Americana del Cáncer. Él era tan inflexible sobre la vacunación de toda la población estadounidense que decidió inocular públicamente a sus propios nietos con la vacuna frente a la facultad de la Escuela de Medicina de Tulane. El nieto del Ochsner murió de polio dentro de las 48 horas y su nieta quedó lisiada por eso. A pesar de esta tragedia, la inoculación masiva procedió según lo programado y en pocos días los niños cayeron enfermos de poliomielitis, algunos se convirtieron en lisiados, y algunos murieron. Fue el mayor fiasco en la historia médica de Norteamérica. Una enorme demanda estalló, el director del NIH y el secretario de Salud, Educación y Bienestar renunciaron

En 1956 Bernice Eddy fue sacada de la investigación sobre la poliomielitis y transferida a la sección de influenza. En 1959, ante la abrumadora evidencia, Eddy llegó a la conclusión: ¡acabaron inoculando A TODA UNA GENERACIÓN DE ESTADOUNIDENSES con virus de mono causante de cáncer! **Ella fue la primera en predecir una epidemia de cáncer en el futuro.**

Esta información se considera clasificada por el gobierno estadounidense. No se debe dar información al público acerca del virus que causan el cáncer administrado a 200 millones de americanos…

En octubre de 1960, Berenice Eddy dio una charla en la Sociedad del Cáncer de Nueva York y, sin previo aviso el NIH de antemano, anunció que **ella había examinado en células de riñón de mono en las que el virus de la poliomielitis había crecido, y encontró que estaban infectadas con virus que causan cáncer**, *incluyendo* SV-40. Ella llegó a pronosticar la próxima epidemia de cáncer, a su aturdida audiencia.

La sugerencia de que los virus que causan el cáncer estaban en la vacuna contra la polio no fue acogida en el NIH. La aplastaron profesionalmente. Ellos quitaron a su laboratorio, destruyeron sus animales, la pusieron bajo secreto sumarial, y retrasaron la publicación de sus trabajos científicos.

A pesar de las regulaciones federales que ordenaban quitarle el SV-40 de las vacunas en 1961, las vacunas contaminadas con SV-40 fueron administradas a niños y adultos hasta acabarlas… en 1965.

Cuando los científicos inyectaron a jóvenes hámsteres con SV-40, más del 80% desarrollaron cáncer cerebral.

Según un artículo publicado en *The Lancet*, **«*el virus SV-40 se ha encontrado en el 43% de los tumores de pacientes con linfoma no Hodgkin.* **También se ha ligado al** *cáncer de cerebro, huesos y de pulmón»*.

En un documento de 1979 de los doctores Farwell, Dohrmann, Marrett y Meigs, informaron sobre un aumento sustancial de los tumores cerebrales infantiles, especialmente meduloblastoma, cuando las madres habían sido inoculadas con vacunas que contienen SV-40.

El SV-40 es extraído repetidamente de varios tipos de tumores, incluyendo el de cáncer de cerebro, hueso, pulmón y previamente en raros cánceres de pecho. **20.000 niños mueren anualmente de los tumores cerebrales que se encuentran contienen el virus SV-40**… la gente rara vez exhibió tumores cerebrales hace cien años.

Los cánceres de tejido blando comenzaron a dispararse después del lanzamiento de la vacuna contra la polio, aumentando en un 50% en promedio durante un período de 16 años: cáncer de pulmón, cáncer de mama, cáncer de próstata, linfoma, cáncer de cerebro y melanoma. El cáncer de piel se incrementó en 70%, linfoma en 60%, en 60% de la próstata, el cáncer de mama en un 34%. Los casos de cáncer de mama en las mujeres pasaron de 130.000 al año en 1978 a 180.000 anuales en el año 1987. Los hombres nacidos entre 1948 y 1957 tienen tres veces más cáncer que sus padres.

Las vacunas han sido un factor importante en lo que ha provocado todos estos cánceres, pero los médicos no pueden hablar de esto porque constituye *un crimen contra la humanidad perpetrado por la comunidad médica.*

>‹‹En 1950, el SV40 fue uno de varias docenas de virus que contaminaron las vacunas originales Salk y Sabin contra la polio administradas a los niños en los Estados Unidos y Europa››.
>
>**Revista del Instituto Nacional del Cáncer, 1997**

Verdad #14: Las Vacunas Son Utilizadas De Manera Encubierta Para Despoblar Países

Un ejercicio de despoblación se llevó a cabo en México en 1974. El *Memorándum 200 del Estudio Estadounidense de Seguridad Nacional* resaltó el problema de la población mundial e instó a los gobiernos a encontrar formas de reducirla. **La despoblación fue planeada para 13 países clave, entre ellos la India, Bangladesh, Pakistán, Nigeria, México, Indonesia, Brasil, Filipinas, Tailandia, Egipto, Turquía, Etiopía y Colombia.** El documento leído, *‹‹Tal vez la tendencia más significativa de la población desde el punto de vista de los Estados Unidos es la perspectiva de que la población de México aumentará de 50 millones en 1970 a más de 130 millones en el año 2000››* (nota: en la actualidad asciende a 122 millones, con más de 33 millones en los EE.UU.). Para combatir este problema, «equipos de esterilización» médica comenzaron a inyectar a mujeres en todo México con fármacos anti-fertilidad disfrazados como vacunas. Quien lo señalaba era etiquetado de inmediato como un «anti-ciencia» y ridiculizado como ignorantes. Las mismas tácticas de propaganda son utilizadas en la actualidad.

Verdad #15: La Vacuna Antitetánica Contiene Esterilización Un Producto Químico Que Causa Abortos Espontáneos

Se ha confirmado que las vacunas contra el tétano dadas a millones de mujeres jóvenes en Kenia por laboratorios para contener un químico de esterilización (antígenos HCG) causan abortos espontáneos, informa la Asociación de Médicos Católicos de Kenia, una organización pro-vacuna. 2.3 millones de niñas y mujeres jóvenes estaban en proceso de recibir la vacuna, *presionados por la UNICEF y la Organización Mundial de la Salud* (*nota:* dos tercios de SU financiación proviene de las compañías farmacéuticas).

La Organización Mundial de la salud y sus filiales han estado participando activamente en la investigación y la financiación del desarrollo de vacunas anti-fertilidad que previenen que se lleven a cabo embarazos a término, por más de 20 años ¡Hay incluso un Grupo de Tareas de Vacunas De Control De Natalidad de la OMS! Las vacunas anti-fertilidad con HCG han sido el objetivo del Instituto Nacional de Inmunología de la India y *el Consejo de Población* de la Universidad Rockefeller durante más de 20 años. Un programa masivo y sospechoso de vacunación obligatoria también se ha llevado a cabo en Brasil recientemente. Este es similar a los otros programas de vacunación en los últimos años, que incluyen un agente esterilizante oculto. La campaña ordena una vacunación de rubéola para todas las mujeres en edades de 12 a 49 y para los hombres 12 a 39; un total de 70 millones de personas, a pesar del hecho de que sólo 17 de los niños brasileños por año sufren de la enfermedad...

Verdad #16: Las Vacunas Causan Infertilidad

Fluarix, la vacuna de la gripe porcina de GlaxoSmithKline, entre otras, contiene Polisorbato 80. Un estudio hecho en Eslovaquia sobre ratas hembra encontró que cuando las ratas recién nacidas eran inyectadas con la sustancia durante la primera semana del nacimiento, desarrollaban cambios hormonales, deformidades de ovario, daños en el revestimiento del útero e infertilidad. El prospecto para Fluarix menciona que el fabricante no puede garantizar si tu fertilidad saldrá ilesa... *¿Te sientes cómodo siendo inyectado con una vacuna que contiene una sustancia que ha sido fuertemente vinculada a la infertilidad?* La vacuna contra el VPH Gardasil ha producido más de 9.000 informes de problemas desde su lanzamiento en 2006, e incluye al menos 28 abortos espontáneos, y 27 muertes. Entre 2009 y 2010, las vacunas contra la gripe aumentaron los registros de muerte fetal en un 4.250% de las mujeres embarazadas.

Verdad #17: Un Empleado De Merck Revela Que La Empresa Fabricaba De Manera Rutinaria Los Resultados De Laboratorio Para Fingir Eficacia

Los mejores virólogos que trabajan para Merck han hecho sonar las alarmas y le han hecho al público revelaciones asombrosas que afirman que la empresa fabricaba de manera rutinaria los resultados de laboratorio para afirmar un 95% de tasa de eficacia en la vacuna contra las paperas, a fin de continuar recibiendo contratos del gobierno por una vacuna que no funciona.

La aclamada **historia de «éxitos» de las vacunas contra la poliomielitis y otras enfermedades es pura invención**. Esto es discutido y expuesto a detalle en el poderoso nuevo libro, *«Disolución de Ilusiones»* de la Dra. Suzanne Humphries. La mayoría de las investigaciones llamadas ‹fiables› sobre las vacunas son un engaño indiscutible. En muchos casos, las mismas empresas que *prueban* la seguridad de las vacunas… ¡son las que las venden y hacen miles de millones de dólares en ganancias cada año! Hablemos de un conflicto de intereses…

Verdad #18: EL Programa De Vacuna Contra La Polio De Bill Gates Causó 47.500 Casos De Parálisis Y Muerte En 2011

Bill Gates, ha invertido fuertemente en los OMG de Monsanto causantes de infertilidad, contrató al actor más querido de la India, Amitabh Bachchan para promover la vacuna oral contra la poliomielitis. Las vacunas orales contra la poliomielitis fueron dadas a los niños indios, y causaron 47.500 casos de parálisis y muerte solamente en 2011. El CDC bajó la oferta pública de venta de su programa de vacunas en los Estados Unidos porque estaba *causando* la poliomielitis.

Verdad #19: Bill Gates Ha Declarado Públicamente Que Las Vacunas Pueden Disminuir La Población Mundial

Es interesante observar que el padre de Bill Gates fue uno de los principales partidarios del movimiento eugénico al que los Nazis se adoptaban (promover la esterilización de «razas menores»). Bill Gates ha dicho públicamente que «*el mundo necesita menos gente*» (incluso dio una charla en TED sobre el tema). Él se ha invertido fuertemente en la producción de OGM y productoras de veneno de la Corporación Monsanto, ha recomendado el uso de vacunas para reducir la población mundial, y está gastando miles de millones de dólares para ese fin.

Su cita en TED: «El mundo de hoy tiene 6,8 millones de personas… se dirige hacia unos 9 millones. Ahora **si queremos hacer un gran trabajo sobre nuevas vacunas […] podríamos reducirlo quizás 10 o 15 por ciento**.» Él continua y dice: «Si me dieras solamente un deseo para los próximos 50 años --…Yo podría escoger una vacuna, que es algo que me encanta… -- este es el deseo que escogería»

Él está pagando millones de dólares directamente a las revistas y periódicos para que escriban artículos positivos sobre él y su fundación, y por supuesto, *omite* la verdad acerca de sus programas de vacunación.

Verdad #20: Las Vacunas Contra La Gripe Llenas De Mercurio Pueden Causar Alzheimer

Según el doctor en medicina Hugh Fudenberg, si un individuo se ha inyectado 5 vacunas de gripe consecutivas entre 1970 y 1980, sus probabilidades de contraer la enfermedad de Alzheimer es **10 veces** mayor que en el caso de que sólo se hubiera puesto uno, dos, o ninguna vacuna. Las vacunas contra la gripe contienen 25 microgramos de mercurio, 250 veces el límite de seguridad de la EPA.

Verdad #21: Los Ricos E Informados No Vacunan A Sus Hijos; Los Pobres Y Analfabetos Si

Quizá sea sorprendente que los mayores índices de personas no vacunadas están entre los *ricos y conocedores*. Por el contrario, los segmentos más pobres y analfabetas de la sociedad son los más fuertemente vacunados. <u>Mississippi tiene la más alta tasa de vacunación en los Estados Unidos, y quizá no sea de extrañar que también tenga la mayor tasa de mortalidad infantil.</u>

Verdad #22: La Mortal Alergia A Los Cacahuetes Es Causada Por Las Vacunas

¿Te has preguntado alguna vez por qué tantos niños en estos días son alérgicos a los cacahuetes, cuando esto era algo inaudito de hace sólo unas décadas? Más de 1,5 millones de niños en los Estados Unidos son alérgicos a los cacahuetes.

‹La alergia al cacahuete› ha surgido de repente como la causa de muerte #1 por reacciones alimenticias.

Inyectar proteínas extrañas en la sangre es un activador universal de la reacción alérgica. Muchos médicos en los inicios de 1900 estaban totalmente en contra de las vacunas debido a la 'hipersensibilidad de masas' esto produce.

Según Tim O'Shea en su artículo *Las Vacunas Y La Epidémica Alergia Al Cacahuete*, se observó pronto que los aditivos llamados ‹excipientes› eran necesarios para prolongar el efecto del antibiótico inyectado en el cuerpo. Sin excipientes, encontraron que el efecto de la penicilina sólo podría durar aproximadamente 2 horas. Los aceites refinados funcionaron mejor, actuando como cápsulas de liberación prolongada para el antibiótico.

El aceite de cacahuete se convirtió en el favorito, ya que funcionaba bien, estaba disponible y era barato. El aceite de cacahuete fue presentado como excipiente de vacuna a mediados de la década de 1960. Un nuevo ingrediente patentado que contiene aceite de cacahuete fue añadido como coadyuvante de una nueva vacuna contra la gripe, a fin de prolongar la ‹inmunidad›.

El primer estudio de alergias a los cacahuetes no se realizó hasta 1973. Fue un estudio sobre los excipientes de maní en las vacunas. Poco después, y como resultado de la atención a ese estudio, dejaron de obligar a los fabricantes para revelar todos los ingredientes de las vacunas- un flagrante encubrimiento.

Tras el enorme aumento de las vacunas en el Programa Obligatorio en los Estados Unidos después de 2001 (68 vacunas recomendadas), la alergia al maní pronto alcanzó proporciones epidémicas. En lugar de investigar el vínculo entre las vacunas y la alergia a los cacahuetes, los medios de comunicación hablan sobre cómo *«los investigadores están buscando un ‹vínculo genético› a la peligrosa epidemia de la alergia al maní…»* (no hay vínculo genético - esto es simplemente desinformación y propaganda).

Verdad #23: ¡La Vacuna Contra La Polio *Causa* La Poliomielitis!

¿La vacuna contra la polio no ahorro millones? La historia muestra que la poliomielitis fue causada por *la* **exposición a los pesticidas**, y fue erradicada por la disminución en el uso del DDT, y *no por el uso de la vacuna contra la polio.*

La población de Nueva York en 1950 era de 15 millones, y hubo 13 casos de poliomielitis y una muerte por cada 100.000 habitantes. Apenas una epidemia. Pero el Dr. Jonas Salk, convenció al gobierno de inocular al 97% de la población estadounidense con cultivo crecido de monos verdes muertos desde África. Como el programa de vacuna de Salk se amplió, los casos de poliomielitis paralítica empezaron a aumentar. En 1959, más de 5.000 casos de poliomielitis paralítica. Eso es un 50% *más* que en 1958, y un 100% más que en 1957. Esta tendencia se desarrolló a pesar de las 300 millones de dosis de vacuna de Salk que se administraron en los EE.UU. a fines de 1969. Seis estados de Nueva Inglaterra informaron sobre aumentos en la polio un año *después de* la vacuna de Salk.

En 1977, 20 años después de las primeras vacunas contra la poliomielitis, Jonas Salk testificó ante un subcomité del Senado que todos los brotes de poliomielitis desde 1961 fueron **causados** por la vacuna oral contra la poliomielitis. En 1985, el CDC informó de que el 87% de los casos de polio en los EE.UU. entre 1973 y 1983 *fueron causados por la vacuna* y la mayoría de los casos denunciados ocurrieron en personas totalmente inmunizadas. Alarmantemente, el CDC ha admitido que la vacuna de la poliomielitis es la única causa conocida de la poliomielitis en los Estados Unidos hoy.

Recientemente, ¡**GlaxoSmithKline fue capturado lanzando 12 galones de concentrado vivo del virus de la poliomielitis en un río belga!** Esa es la misma compañía, por cierto, que en 2012 fue hallada culpable por realización de ensayos de vacunas ilegales en Argentina, que causaron la muerte de 14 bebés.

La leche contaminada con pesticidas también fue responsable de los brotes de poliomielitis. Curiosamente, los brotes de la enfermedad inducidos por la leche fueron los responsables de la posterior creación de los mandatos de pasteurización de la leche. Pero fue la *presencia de pesticidas* y su tolerancia al virus de la poliomielitis, no el hecho de que la leche no estaba procesada, la responsable de la propagación de la enfermedad. Y, sin embargo, la creencia de que la leche cruda es peligrosa prevalece aún hoy.

Verdad #24: El Brote De ‹Gripe Española› De 1918que Mató A Millones Fue Causado Por Vacunas

Los investigadores descubrieron recientemente una aterradora verdad sobre el brote de ‹gripe española› de 1918 que mató a más de 21 millones de personas: la generalización de la enfermedad era **el resultado de la *vacunación forzosa de millones de soldados*** en lugar del desafortunado incidente de contacto con los españoles al que se le culpaba. El libro *Gripe Porcina Exposé*, escrito por la PhD. Eleanora McBean, cubre el caso en detalle. La epidemia comenzó en el cuartel. Sólo un país, Grecia, se negó a aceptar esas vacunas, y no se registró ningún resultado fatal en el país.

Verdad #25: La Vacuna Contra El VPH No Funciona *Y* Acelera El Cáncer

Los investigadores han informado que existe una falta de pruebas de que las vacunas contra el VPH previenen el cáncer de cuello uterino y no se ha realizado una evaluación de los riesgos a la salud asociados con las vacunas. Además, el <u>VPH nunca ha sido probado como patógeno de cualquier enfermedad</u>. De hecho, los estudios muestran que más del 90% de las mujeres tienen alguna forma de VPH y en casi todos los casos, **desaparece por sí sola.** Incluso el propio sitio web del CDC, afirma: *«En la mayoría de los casos el VPH desaparece por sí mismo antes de que éste cause ningún problema de salud».*

Según el Centro de Información Nacional de Vacunas, *«después de que se autorizara el Gardasil y se recomendaran tres dosis para los niños y adolescentes de entre 11-12 años, hay miles de informes de colapso repentino dentro de las primeras 24 horas con pérdida del conocimiento, convulsiones, dolor muscular, debilidad y fatiga, síndrome de Guillain-Barré, parálisis facial, inflamación cerebral, artritis reumatoide, lupus, coágulos de sangre, neuritis óptica, esclerosis múltiple, accidentes cerebrovasculares, problemas cardiacos y otros problemas de salud graves, incluso la muerte, después de recibir la vacuna Gardasil»*

Es probable que haya habido cerca de 300.000 reacciones adversas y más de 1.000 muertes. El 10% de las mujeres canadienses que reciben la vacuna contra el VPH son enviados a las salas de emergencia después de las inyecciones de la vacuna contra el VPH. Resulta que los estudios muestran que en realidad que el *VPH no* causa cáncer de cuello uterino, pero la vacuna contra el VPH sí ¿Estás listo para esto? <u>Gardasil parece **aumentar el** cáncer en un 44,6%</u> de las personas que ya eran portadoras de las mismas cepas del VPH utilizado en la vacuna. La vacuna, en otras palabras, puede acelerar el desarrollo de cáncer.

Verdad #26: La Inmunidad Colectica Inducida Por La Vacuna Es Una Mentira Usada Para Asustar A Los Médicos Y Al Público

La vacunación NO ES IGUAL a la inmunización, NO CONDUCE a la «Inmunidad colectiva», y de hecho *causa* muchos brotes. Y, sin embargo, repetidamente me dicen que los médicos, profesores y *otros padres* los obligan a vacunar a sus hijos, incluso si no quieren. Me inclino ante la presión de los compañeros. Las amenazas hechas van incluso hasta *‹servicios sociales les quitará› a* sus hijos si no los vacuna. Algunas escuelas no aceptan niños no vacunados. En Australia, quienes se niegan a vacunar a sus hijos les denegarán hasta 11.000 dólares en descuentos de puericultura y bienestar bajo las nuevas reglas por parte del Gobierno Federal. En EEUU, los pediatras pueden negarse a atender a tus hijos si no están vacunados.

El Dr. Russell conocido Blaylock dice: *«la inmunidad colectiva inducida por la vacuna es una mentira usada para asustar a los médicos, funcionarios de salud pública, personal médico, y público para producir la aceptación de las vacunas».*

Verdad #27: Las Vacunas Causan Mini Accidente Cerebrovasculares En Niños

EL Dr. Andrew Molden abandonó su carrera de medicina en 2007, a pesar de su considerable sueldo de 500.000 dólares anuales, declarando que *«das vacunas produjeron en el más profundo daño a la gente en la historia de la humanidad.»* Él murió, y fue asesinado, probablemente en 2013, antes de una demanda colectiva contra los fabricantes de vacunas prosiguiera. El Dr. Molden descubrió el vínculo entre las vacunas y una amplia variedad de graves problemas de salud, incluyendo el autismo, los cuales demostró que son causados por los mini accidentes cerebrovasculares que producen rasgos faciales anormales claramente visibles después de la vacunación. Afirmó: *«Todas las vacunas causan daño».*

Verdad #28: La Vacuna Contra La Hepatitis B Está Vinculada A La Esclerosis Múltiple, Artritis Y Guillain-Barré

La vacuna contra la hepatitis B está asociada con un mayor riesgo de esclerosis múltiple, según la revista médica «*Neurology*» (14 de septiembre de 2004). Esta vacuna está asociada con la rara condición neurológica autoinmune *mielitis transversa*. La vacuna contra la hepatitis B aumenta significativamente el riesgo de una amplia gama de enfermedades autoinmunes, según la revista médica *Autoinmunidad* (de junio de 2005). Las vacunas para adultos contra la hepatitis B y la rubeola estaban vinculadas a la artritis crónica. En los Estados Unidos, el mayor número de casos de síndrome de Guillain-Barré están asociados con las vacunas contra la gripe y la hepatitis B (*Revista De Neuromusculatura Clínica*, Septiembre 2009). También hubo 69 informes de síndrome de Guillain-Barré después de la vacunación contra el VPH con Gardasil que tuvo lugar en Estados Unidos entre 2006 y 2009.

Verdad #29: Las Vacunas Pueden Causar La Epidemia La Enfermedad ‹Autoinmune›

Las enfermedades autoinmunes son lupus, esclerosis múltiple, diabetes tipo 1, artritis, Parkinson, fibromialgia, síndrome de fatiga crónica, enfermedad celíaca, enfermedad de Addison, enfermedad de Crohn, colitis ulcerosa, enfermedad de Graves-Basedow, endometriosis, enfermedad de Lyme, la enfermedad de Sjögren, síndrome de Kawasaki, la espondilitis anquilosante, autismo, y casi un centenar de otras enfermedades.

El Dr. John Bergman culpa a las vacunas por esta epidemia ‹autoinmune›. Él dice que: *«Con las 69 diferentes vacunas inyectadas a los niños... bueno, <u>ahora vemos una respuesta en nuestros cuerpos y un aumento masivo de trastornos inflamatorios cerebrales como la encefalitis y el autismo</u> o trastornos inflamatorios pulmonares, como el asma; problemas inflamatorios sinusales como la sinusitis; reacciones inflamatorias intestinales como la colitis y SII, etc.».* La *Revista de Autoinmunidad* (febrero de 2000) dice: *«Aunque la información sobre la relación entre la vacunación y la enfermedad autoinmune sea contradictoria, algunos fenómenos autoinmunitarios están claramente relacionados con la inmunización».*

Verdad #30: La Epidemia De SIDA Fue Creada Por Vacunas Hechas Por El Hombre

Entre 1978-1981 la población gay de Nueva York y de un área específica en África Occidental - casualmente dos ubicaciones donde los fabricantes de armas biológicas Litton Bionetics tienen laboratorios - recibieron vacunas contra el virus de la hepatitis B, que contiene virus de simio mutados. Poco después, aquellas personas que habían sido vacunadas experimentaron un dramático colapso de su sistema inmunitario. Robert Gallo, un ex investigador en Litton Bionetics, quien más tarde trabajó para el CDC - sostuvo que era un nuevo virus y denominó a la enfermedad «SIDA». El Dr. Len Horowitz ha revelado documentos gubernamentales que demostraban que el «VIH» fue un arma biológica desarrollada para los militares estadounidenses *(¡Busca en Google su nombre para ver la historia completa!)*.

Verdad #31: Miembros De Alto Rango De La Comunidad Médica Advierten A Sus Amigos Para Que No Se Vacunen

Un miembro del Gobierno checo, que trata con los jefes de hospitales y médicos líderes en su país, recientemente me dijo: *«Los directores de alto nivel de los hospitales y los médicos me dicen todo el tiempo: ‹no vacunes a tus hijos. Te lo decimos a TI, pero no podemos decirle a los ciudadanos›.»* Le mienten al público, para protegerse de consecuencias legales.

Verdad #32: Al Menos El 30% De Las Vacunas Están Contaminadas Con Retrovirus Causantes De Autismo

En 2011, la Dra. Judy Mikovits, bioquímica y bióloga molecular con más de 33 años de experiencia, que se desempeñó como director del laboratorio de Mecanismos De Drogas Antivirales del Instituto Nacional del Cáncer, encontró que al menos el 30% de las vacunas están contaminadas con gamma retrovirus. Estos retrovirus son conocidos por causar **autismo, síndrome de fatiga crónica, enfermedad de Parkinson, la enfermedad de Lou Gehrig**, y **enfermedad de Alzheimer**. La amenazaron y le dijeron que destruyera sus datos; ella se negó ¡La despidieron, arrestaron, y le ordenaron guardar silencio! Ella ha sido liberada, y ahora está revelando la verdad.

Verdad #33: La Verdad Sobre Las Vacunas Es Suprimida En Los Medios De Comunicación

Los medios de comunicación reciben miles de millones de dólares al año en ingresos por publicidad de las compañías farmacéuticas para venderte sus vacunas. Si *mencionan siquiera* alguna historia de niños heridos o muertos por las vacunas, los dólares de publicidad serán retirados. Tienen un enorme incentivo financiero en el encubrimiento de este holocausto que está perjudicando a millones de niños alrededor del mundo. Pregúntate, *«¿Por qué estas fallas de vacunaciones no aparecen regularmente en las noticias?».*

* * * * * * * * * * * * * * * * * * * *

Nota: recomiendo ver el documental ‹*Vaxxed*›. **No creas en los doctores que te dicen que** *«la ciencia de las vacunas ha sido resuelto»* o que *«las vacunas son seguras»* o que estos hechos son «anti-ciencia». Esta es la propaganda de las empresas farmacéuticas - *quienes fabrican rutinariamente datos de pruebas y sobornan constantemente a los funcionarios del gobierno* - que los médicos meramente repiten textualmente sin cuestionar la fuente de su información. Los más elegantes y ricos <u>no</u> vacunan a sus hijos, sin ser muy prudente primero. Ellos no vacunan a sus hijos a una edad temprana (antes de que el sistema inmune tenga la oportunidad de desarrollarse), o con vacunas «cócteles» (por ejemplo, la vacuna SPR), o con varias vacunas en un corto intervalo de tiempo, o con vacunas conocidas por causar importantes problemas de salud, ¡o con vacunas que contengan mercurio! Por ejemplo, la vacuna contra el tétano es probablemente segura, pero asegúrate de leer el inserto para tener certeza de que no contiene timerosal, mercurio o formaldehído, y asegúrate de que tu hijo reciba una importante dosis de vitamina C previamente.

Resumen - La Verdad Sobre Las Vacunas:

❑ Un mejoramiento en el saneamiento y las condiciones de vida mejoraron la salud de las personas en los años 1900s, *no a* las vacunas.

❑ Las vacunas no confieren inmunidad. No funcionan. La «inmunidad colectiva»' es una mentira. Los niños vacunados *no están* inmunizados contra esa enfermedad en particular. Por el contrario, las vacunas a menudo *causan* brotes infecciosos.

❑ Las empresas farmacéuticas fabrican rutinariamente sus resultados de laboratorio para fingir eficacia y sobornan constantemente a los funcionarios para obtener la aprobación de venta de sus medicamentos. Esto es en realidad la norma más que la excepción.

❑ Las vacunas *dañan* el sistema inmunitario de los infantes. Los niños vacunados son 5 veces más propensos de contraer una enfermedad que los niños no vacunados.

❑ Los niños vacunados son 19 veces más propensos a desarrollar autismo que los niños no vacunados.

❑ Muchas vacunas están diseñadas *para provocar cáncer* más adelante en la vida.

❑ La vacunación mata niños rutinariamente, pero esto es suprimido por los medios de comunicación. La verdad sobre las vacunas es suprimida por los medios de comunicación, quienes dependen de la publicidad de la industria farmacéutica.

❑ Los niños vacunados tienen una mayor tasa de mortalidad infantil.

❑ El mercurio en las vacunas causa daño cerebral, retardo mental y Alzheimer.

❑ Las vacunas se usan para propósitos de ‹seguridad nacional› para esterilizar de manera encubierta a millones de mujeres en países del Tercer Mundo, para «reducir la población mundial».

❑ Las vacunas también causan infertilidad y abortos en el mundo desarrollado.

❑ El puñado de conglomerados de medios de comunicación son propiedad de la misma familia que posee los conglomerados farmacéuticos.

❑ Las compañías farmacéuticas pagan millones de dólares al año a «agentes de desinformación y relaciones públicas» en línea, para que los artículos positivos sobre sus vacunas sean los primeros en los motores de búsqueda, y para que la gente que comparta la verdad sobre las vacunas sea desacreditada, atacada, y «neutralizada» con técnicas de carácter asesinato.

❑ Las vacunas generan $25 mil millones al año en ganancias para la industria farmacéutica.

❑ El objetivo principal de los programas de vacunación es limpiar el sistema inmune de la gente, que luego se convierte en ‹pacientes de por vida› de las grandes farmacéuticas. El objetivo secundario de los programas de vacunación es reducir la población mundial, a través de baja fertilidad y longevidad reducida.

CAPÍTULO 5

La Verdad Acerca De Los Trastornos «Autoinmunes»

Las enfermedades autoinmunes son lupus, esclerosis múltiple, diabetes tipo 1, la artritis reumatoide, enfermedad de Parkinson, fibromialgia, síndrome de fatiga crónica, enfermedad celíaca, enfermedad de Addison, enfermedad de Crohn, colitis ulcerosa, dermatitis, endometriosis, enfermedad de Graves, la enfermedad de Lyme, la enfermedad de Sjögren, síndrome de Kawasaki, la espondilitis anquilosante, trastornos del espectro autista, y casi un centenar de otras enfermedades conocidas. Afecta a una de cada 12 personas en Estados Unidos (unos 24 millones de estadounidenses). Las mujeres son ocho veces más probabilidades de tener una «enfermedad autoinmune» que cáncer de mama, por ejemplo. Las tasas de diabetes tipo 1 han aumentado 5 veces en los últimos 40 años.

Wikipedia nos informa que *«Las enfermedades autoinmunes surgen de una respuesta inmunitaria anormal del cuerpo contra sustancias y tejidos normalmente presentes en el cuerpo»*. El único problema es… que esto es una gran tontería. Una mentira. Fabricación total y completa. «Autoinmune» es pura propaganda destinada a ocultar la verdad. El cuerpo *no se está* atacando a sí mismo ni tiene una respuesta ‹anormal› contra las sustancias ‹normalmente presentes› en el cuerpo. En verdad, el cuerpo está literalmente *luchando por su vida* contra las sustancias tóxicas fabricadas por el hombre que están causando estragos en nuestra salud. Llamarla ‹autoinmune› te hace culpable a *ti* en lugar de a las grandes corporaciones farmacéuticas y la gran industria, y le da a la mafia médica una excusa perfecta para vender más medicamentos mientras que nunca abordar el verdadero problema subyacente.

El fenómeno de la ‹Enfermedad Autoinmune› se está extendiendo tan rápidamente en los países industrializados que los científicos la han denominado como *‹enfermedades occidentales›*. Pero las enfermedades ‹autoinmunes› eran increíblemente raras antes de 1940. Entonces, ¿por qué se han disparado desde entonces? ¿Qué ha cambiado?

Según el Dr. John Bergman, el cuerpo está respondiendo adecuadamente a estímulos ambientales. Los factores ambientales son la clave para comprender el fenómeno de las «enfermedades autoinmunes».

75

Esto es lo que ha cambiado drásticamente desde la década de 1940:

❑ 69 diferentes vacunas son inyectadas a los niños

❑ Miles de nuevos fármacos son prescritos, con mortíferos efectos secundarios. Incluso a *los niños* se les dan ahora antidepresivos.

❑ Los alimentos genéticamente modificados (OGM), no probados en seres humanos, están ahora en nuestro suministro de alimentos.

❑ Miles de plaguicidas tóxicos se utilizan en nuestros cultivos.

❑ Miles de aditivos tóxicos y sustancias químicas están presentes en los alimentos procesados.

❑ Antibióticos, hormonas sexuales, hormonas de crecimiento rBGH, etc. ¡se encuentran en nuestra carne y nuestra agua!

❑ Miles de productos químicos tóxicos se encuentran en nuestros productos de belleza y cuidado personal.

❑ Más recientemente, el uranio empobrecido utilizado en el Oriente Medio, la radiación de Fukushima en Japón, etc.

Pero, curiosamente, *los gobiernos no están mirando los factores ambientales*. ¿Por qué? Porque no beneficia a las grandes corporaciones farmacéuticas, alimenticias o a la gran industria, cuyos intereses son a los que los gobiernos *realmente* sirven y protegen. El resultado es holocausto de enfermedad que trae más y más pacientes a la comunidad médica y más ingresos a las empresas farmacéuticas.

Es particularmente interesante observar que las vacunas están diseñadas para provocar una respuesta inflamatoria en el cuerpo. De esta manera es como se *supone* que funcionan. El Dr. Bergman culpa totalmente de la epidemia «autoinmune» a la industria de las vacunas: *«Con 69 diferentes vacunas inyectadas en niños... bueno, ahora vemos una respuesta en nuestros cuerpos y un aumento masivo de los* **trastornos inflamatorios cerebrales** *como la encefalitis y el autismo. O trastornos pulmonares inflamatorios, como el asma y problemas inflamatorios sinusales como la sinusitis y reacciones inflamatorias intestinales como la colitis y el SII, etc.».*

El Dr. John Bergman también señala que la *obesidad* es una respuesta inflamatoria, de modo que las vacunas podrían explicar el enorme aumento de la obesidad en los Estados Unidos. El cuerpo retiene agua para diluir esta toxicidad y almacena la toxicidad excesiva lejos en el *tejido graso*. Esto protege a las células en el resto del cuerpo de la inflamación, irritación, la mutación, y finalmente la muerte.

Afirma que la carne roja, grasas como mantequilla, margarina y aceite, alimentos fritos, los alimentos azucarados, comidas altamente procesadas y alimentos envasados también causan inflamación en el cuerpo.

El Dr. Bergman da el ejemplo de una niña de 14 años que fuera verla con su mamá.

Ella había sido diagnosticada con artritis reumatoide y fibromialgia, y su madre quiso ponerla como discapacitada. Ella había recibido el programa completo de vacunación; su dieta fue la «Dieta Americana Estándar» (SAD); su madre tenía deficiencias nutricionales cuando la niña se encontraba en su vientre; y finalmente, usaron Pitocin al momento del nacimiento, para inducir el trabajo de parto, y este producto químico causó daños posteriores a la niña.

Es este tipo de factores los que hicieron que nosotros tengamos **la generación de niños más enfermos**. De hecho, la salud general de los niños Americanos ha venido disminuyendo desde hace más de cincuenta años:

- ❑ El 97% de los niños estaban sanos a finales de 1960
- ❑ El 94% de los niños estaban sanos a finales de 1970
- ❑ El 88% de los niños estaban sanos en 1994
- ❑ El 74% de los niños estaban sanos en 2006
- ❑ El 26% de los niños norteamericanos sufrirá al menos *una* enfermedad crónica durante su vida
- ❑ Desde mediados de los años 90 la tasa de mortalidad infantil en EE.UU. ha *aumentado* y la vida ha *caído en picado*.

El fortalecimiento del sistema inmune es un mejor enfoque que el uso de drogas. El Dr. Bergman concluye su charla con la siguiente lista de cosas que *debilitan* nuestro sistema inmunológico y, por lo tanto, nos hacen más susceptibles a enfermar:

Lo que debilita tu sistema inmune

- ❑ El uso excesivo de antibióticos
- ❑ Vacunas / inmunizaciones
- ❑ La radiación
- ❑ Las transfusiones de sangre
- ❑ Los fármacos, por ejemplo, ibuprofeno, etc.
- ❑ Aire, agua y alimentos contaminados
- ❑ Estrés prolongado
- ❑ Cosméticos tóxicos
- ❑ Entornos de vida tóxicos; entornos de trabajo tóxicos (por ejemplo, peluquería)
- ❑ Miedo
- ❑ Familiares tóxicos
- ❑ ¡El tratamiento contra las enfermedades «autoinmunes»! El tratamiento de las enfermedades autoinmunes es típicamente con medicamentos inmunosupresores- que *disminuyen* la respuesta inmune.

Cómo Eliminar El 97% De Todas Las Enfermedades - Dr. John Bergman.

❑ Ten un sueño profundo y reparador cada noche; ve a dormir temprano.

❑ Cambia tu dieta a uno con solo alimentos orgánicos.

❑ Consume buenas grasas de Omega 3.

❑ Consume alimentos con altos niveles de antioxidantes, por ejemplo, arándanos azules y rojos, moras, frambuesas, fresas, cerezas, granos y alcachofas.

❑ Consumir resveratrol - está presente en el vino tinto, pieles de uvas enteras, semillas de uva, frambuesas, moras.

❑ Usa aceite de coco.

❑ No consumas OMG.

❑ No consumas granos y trigo inorgánicos.

❑ No consumas productos lácteos comerciales.

❑ Consume un montón de vitamina D3 (al menos 3000 UI por 100 libras de peso)

❑ Consume yodo de Lugol.

❑ Consume Vitamina C con Bioflavonoides.

❑ Ingiere mucho jugo de vegetales orgánicos frescos.

❑ Ejercítate regularmente.

❑ Elimina los químicos y toxinas de tu vida, por ejemplo, limpiadores domésticos tóxicos, jabones, ambientadores, insecticidas, pesticidas para césped, insecticidas, etc.

❑ Evita las drogas farmacéuticas - Estos medicamentos matan a miles de personas cada año.

❑ Evita alimentos fritos o a la parrilla. En su lugar, aplica calor húmedo, hierve o cocina al vapor, utiliza bajas temperaturas para cocinar, utiliza ollas de barro y come frutas y verduras crudas y granos enteros. El calor seco promueve la formación de glicosilación avanzada en el producto final (que causa inflamación) de 10 a 100 veces mayor a la de los alimentos crudos.

Te animo a ver las conferencias en línea del Dr. John Bergman, y también animo a ver la disertación del Dr. Randall E. Tent titulada *«La explosiva epidemia autoinmune»*. Él también está de acuerdo en que *las vacunas* son culpables de esta «epidemia autoinmune». Él revela la historia de cómo **se crearon nuevos patógenos en laboratorios de armas biológicas en Norteamérica que luego se inyectaron en decenas de millones de personas en los Estados Unidos y en todo el mundo bajo el disfraz de la vacunación para probar su eficacia.** Él afirma que son estos patógenos vivos los que están causando enfermedades y, por lo tanto, respuestas inmunes normales en nuestros cuerpos. Sin embargo, porque los gobiernos *no pueden* admitirlo- perderían toda la confianza de la gente - tienen que llamarlo un «trastorno autoinmune». En otras palabras, deben convencerte de que *tu cuerpo se está estropeando por ninguna buena razón.*

CAPÍTULO 6

La Calidad De Tu Salud Depende De La Salud De Tus Células

Tu cuerpo es un verdadero milagro de la tecnología de auto-sanación. Tu cuerpo se formó a partir de *una sola célula* (el óvulo fertilizado), y tu cuerpo adulto consta de **100 trillones de células**, trabajando juntas en perfecta armonía cada segundo del día sin ni siquiera tener que *pensar en* ello. Cada segundo de tres millones de células mueren en tu cuerpo… ¡y en ese mismo segundo se crean tres millones de nuevas células!

Tus células son los diminutos bloques de construcción de la vida: estos pequeños generadores son lo que nos mantienen activos y vivos, y deben ser *nutridos*. Las células son pequeños dispositivos muy sensibles protegidos por una membrana externa, extremadamente frágil y se debilitan y se descomponen cuando están expuestas a sustancias químicas tóxicas, contaminantes, pesticidas, fármacos, e interferencias electromagnéticas (líneas eléctricas, teléfonos móviles, Wi-Fi, dispositivos electrónicos). El estrés, el miedo, el resentimiento y la depresión también las debilitan.

Comprende *esto*: **tú serás lo que la salud de tus células te permita ser.** Si quieres estar sano, la pregunta clave que debes preguntarte es: « *¿Qué debo hacer para asegurar una salud óptima a nivel celular?*».

Para permanecer sanos y fuertes, **tus células necesitan oxígeno y nutrientes**, que se utilizan para producir el trifosfato de adenosina (ATP) que le dan energía a tu cuerpo, como unas pequeñas centrales eléctricas. Tus células también cumplen su función específica dentro del cuerpo. Por ejemplo, los glóbulos rojos transportan oxígeno, las células nerviosas transportan impulsos nerviosos a diferentes partes del cuerpo; las células reproductivas femeninas (óvulo) se unen con la célula masculina y proporciona alimento a la nueva célula que está siendo formado; los glóbulos blancos (leucocitos) son parte del sistema inmunológico y protegen al cuerpo contra enfermedades infecciosas e invasores extranjeros; etc.

Estos *trillones* de reacciones químicas dentro de tu cuerpo (con oxígeno y nutrientes como combustible) crean *residuos*, y, por lo tanto, para mantenerte saludable, **tus células requieren la capacidad de eliminar sus propios residuos**. De lo contrario, esta toxicidad se acumula en el cuerpo, contamina tu torrente sanguíneo, ralentiza el flujo de oxígeno, atrae un exceso de bacterias, hongos, parásitos y otros microformas, y debilita tus células. Las microformas como las bacterias y los virus *prosperan* en un ambiente ácido. Se multiplican, se alimentan de tus residuos y contribuyen a crear *aún más* desechos tóxicos en tu sistema.

Así que tus células necesitan oxígeno y nutrientes, y la capacidad de eliminar sus propios residuos. Tu torrente sanguíneo - el «río de la vida» - **transporta oxígeno y nutrientes a todas las células de tu cuerpo**, mientras que el sistema linfático *drena* los desechos que producen. Tu cuerpo entonces *elimina la* toxicidad a través del colon y tracto urinario, los pulmones y el tracto respiratorio (flema, vomitar), y tu mayor órgano eliminatorio: la piel (sudor, acné, etc.). Mientras que el torrente sanguíneo tiene una bomba (el corazón) el sistema linfático no, y requiere movimiento físico para conseguir que fluya. Esta es la razón por la cual el ejercicio diario limpia tu cuerpo y te ayuda a mantenerte saludable.

El Germen De La Teoría Falacia

Nos han enseñado que los gérmenes causan enfermedades. Eso es falso. La verdad es que *necesitas* gérmenes. De hecho, ¡estás lleno con millones de ellos ahora! Los gérmenes son carroñeros; encontrarás gérmenes en cualquier lugar que puedas encontrar una gran cantidad de *residuos*, **porque son el medio que tiene la naturaleza para «limpiar»**.

 Louis Pasteur llegó con la *teoría de los gérmenes* en 1800. Él había observado con su microscopio que cuando se abren los muertos, había un montón de gérmenes y microorganismos dentro de ellos. Así, concluyó: *« ¡Ahí está la causa de la enfermedad! ¡Los gérmenes!»* Desde entonces la medicina convencional ha funcionado con la errónea suposición de que los gérmenes y virus *causan* enfermedades. Toda la comunidad médica y farmacéutica está basada en esta teoría errónea. Pasteur había cometido un clásico error científico: «la *correlación no es causalidad»*. Sólo porque ocurren dos cosas juntas, no significa que una *causó a* la otra. Incluso Pasteur, en su lecho de muerte, admitió que estaba equivocado acerca de que los gérmenes eran los *causantes de la* enfermedad, afirmando que **«el microbio no es nada, el terreno lo es todo»,** pero ya era demasiado tarde. El germen de la teoría se había apoderado y llevado a la corriente principal de la ciencia.

Si coloca ratas en un lugar limpio donde no haya comida… no van a quedarse por mucho tiempo ¡Las ratas son atraídas a un lugar determinado sólo cuando hay «basura» para ellas alimentarse! Entonces ellas crecen, se multiplican, y se suman a la suciedad al crear sus propios residuos. Lo mismo sucede con tu terreno interior. Debes asegurarte de no tener un terreno interno comprometido (léase: «sucio», «tóxico»). Los gérmenes se alimentan de la materia muerta que creamos en nuestros cuerpos a través de nuestra moderna forma de vida antinatural.

Los gérmenes si *desempeñan* un papel en la ‹enfermedad› pero no pueden hacerlo por sus propios medios. Si tu cuerpo no tiene mucha energía, no te desintoxicas regularmente, y creas un ambiente donde los gérmenes proliferan a un punto de inflexión de desequilibrio, es natural que experimentes una ‹enfermedad›.

Realmente no debes temerle a los ‹bichos›. **Si quieres tener miedo de algo, ¡entonces teme a un estilo de vida no sano!** Todo mundo tiene gérmenes y virus en su interior, pero nunca les pasa nada. Dado que no existe tal cosa en la ciencia como una causa sin un efecto, los gérmenes *no pueden* ser la causa de la enfermedad. Y, sin embargo, te puedo garantizar que al abrir el periódico un 1ero de enero - después de los excesos de Navidad y Año Nuevo a los que has sometido a tu cuerpo - que oirás de nuevo sobre ese peligroso «virus de la gripe» llegando hasta ti y cómo obtener la vacuna antigripal...

Pensemos sobre esto racionalmente. Si cogiste *un veneno* y lo pusiste en tu torrente sanguíneo, tu cuerpo haría lo que sea para sacarlo lo más rápida posible, ¿cierto? Podría utilizar cualquier canal de eliminación disponible, para preservar la integridad de tu sistema. Podría recurrir a la fiebre (aumento de la temperatura de tu cuerpo para sudar el veneno), acné, diarrea, vomito, etc.

De hecho, tu cuerpo utilizará cada onza de energía para *luchar contra* el veneno. Tu cuerpo apagaría el sistema digestivo, para concentrar toda tu energía en deshacerse del veneno. Tu cuerpo puede restringir el flujo de sangre al cerebro para evitar que la toxicidad alcance ese delicado y vital órgano. Como resultado, usted podría experimentar dolores de cabeza. También podrías tener poca energía, fatiga, dolores articulares, incapacidad para dormir, problemas renales, convulsiones, eructos, irritaciones, etc. ¿cierto?

Ahora... ¿Sabes De Alguna Enfermedad Que No Tiene Estos Síntomas?

Un montón de las muy llamadas enfermedades no son nada más que tu organismo lidiando con *lo tóxico* que tu estilo de vida le ha hecho. Pero no hay dinero para educar a la gente sobre tener un estilo de vida más saludable. Es infinitamente más rentable para las empresas farmacéuticas gastar miles de millones de dólares en publicidad y RRPP, para convencerte de que eres frágil, débil y que estás bajo el ataque de los ‹bichos›, ‹gérmenes›, y ‹virus› exóticos.

«Sí, la «temporada de gripe» está llegando. No tiene nada que ver con tu *estilo de vida*, es el ‹virus› que viene por ti. Porque, si es tu estilo de vida, entonces podrías tener que ser «responsable». Además, no podemos venderte nada si es tu estilo de vida. De hecho, puede que ni siquiera compres algunas de las cosas que tenemos... ¡si eso fuese cierto! Por lo tanto, debemos seguir asegurándonos de que te sientas frágil y recordarte que no eres tú o tu estilo de vida, son los gérmenes que vienen por ti...»

Anthony Robbins, *Viviendo La Salud*

La Verdadera Causa De La Enfermedad: Una Deficiencia De Fuerza

El Dr. Isaac Jennings fue un famoso doctor en medicina alopática a finales del decenio de 1890. Ante la escasez de medicamentos en su ciudad un día, todo lo que podía hacer era decirles a sus pacientes que fueran a casa, descansaran y bebieran muchos líquidos. ¡*Milagro de milagros, estas personas se pusieron bien, sin ningún tipo de medicina!* Esto hizo que cuestionara sus creencias y su educación médica. Comenzó a plantearse nuevas preguntas, que lo llevaron a buscar otras posibilidades. Había sido lo suficientemente afortunado como para escapar de su «condicionamiento».

Él decidió llevar a cabo un experimento. Trataría a las personas sólo con algunas instrucciones de estilo de vida, y placebos. Había comenzado a darse cuenta de que sus pacientes simplemente ‹se hundían› (carecían de energía), por lo que simplemente les dijo que hicieran cosas que les permitieran conseguir un poco de energía nerviosa: *descansar, hacer ejercicio y beber mucha agua para limpiar su sistema.*

Según Jennings, la enfermedad se debe a una «Deficiencia de la Fuerza». En otras palabras, una baja de *energía*.

Los resultados del Dr. Jenning con sus pacientes fueron simplemente asombrosos. *Sin* el uso de la medicina. Sin embargo, en lugar de ganar un Premio Nobel por sus descubrimientos, el Dr. Jennings fue atacado violentamente, demandado, y ridiculizado por la «comunidad médica» financiada por la industria farmacéutica.

Ahora, *todos sabemos* que **nuestro cuerpo sana por sí mismo.** Pero hemos sido *programados* para apresurar al médico e inyectarnos una carga de químicos tóxicos en nuestra sangre cuando nos sentimos indispuestos...

> «‹Veinticinco años en los que he usado medicamentos recetados, y 33 años en los que no he utilizado medicamentos recetados, deberían forjar mi creencia de que las drogas son innecesarias y perjudiciales en la mayoría de los casos, vale algo para aquellos que quieran conocer la verdad››.
>
> Sr. John H. Tilden (1940)

Así es cómo se produce la enfermedad: trabajas duro, te sobre esfuerzas, comes comida chatarra (sin valor nutritivo), y como resultado se desarrolla un bajo nivel de resistencia *(«somnolencia»)*. Tu cuerpo no tiene suficiente energía para hacer todo el trabajo (una «Deficiencia de fuerza»). Pero sin importa nada, siempre *debe* hacer que tu corazón bombee y tu sangre fluya, de modo que se apaga tu proceso de eliminación. Cuando no eliminas de manera eficiente, los desechos se acumulan dentro de ti. Tu energía nerviosa disminuye, y aumentan tus niveles de toxinas. *En este punto la integridad corporal está siendo cuestionada. Tu cuerpo tiene que reaccionar o de lo contrario no van a sobrevivir.* Tu cuerpo hace lo que puede para deshacerse de la toxicidad (esto es lo que la mayoría de la gente nombra «enfermedad», ¡cuando en realidad es la *cura* para *el verdadero problema subyacente!*).

Porque hemos comprado acciones en la actual «cultura de la hipnosis», ingerimos *más* toxinas químicas y tratamos de detener la salida de estos venenos de nuestro cuerpo. Tratamos de detener la fiebre. Tratamos de detener la mucosidad que sale de nuestra nariz... ¡Tu cuerpo está expulsando los venenos, y tú estás empujándolos de vuelta! No permitir que la toxicidad salga del cuerpo sólo se traduce en una cosa: más debilitamiento, más acumulación de toxinas y finalmente... *¡un problema de salud más grande!*

La mayoría de nosotros equivocadamente pensamos que el síntoma ES la enfermedad. **Lo que *realmente necesitas* examinar es _EL ORIGEN_ de la enfermedad.** Tu «enfermedad» no es sino un *síntoma* - una señal de advertencia. Jennings observó que cuando la fuerza natural del cuerpo se agota, ya no tiene la energía para protegerse y sanarse por sí mismo. Lo que *realmente* nos hace enfermar es, por lo tanto, el hecho de que falta la energía para defendernos de las enfermedades. Por lo tanto, para ser verdaderamente saludable necesitas mucha ENERGÍA, y para tener un montón de energía, ¡necesitas cuidar realmente bien de... tus células!

La Importancia De La Alcalinidad (El Milagro Del pH)

Puesto que todas las reacciones metabólicas y las señales nerviosas dependen del nivel de pH de la sangre, ésta **debe permanecer con un pH de 7.36**, el cual es ligeramente alcalino. En este nivel la sangre también está idealmente abastecida con oxígeno. <u>A fin de sobrevivir, el cuerpo hará lo que sea necesario para mantener el adecuado equilibrio ácido-alcalino (pH)</u>.

El microbiólogo americano PhD. Robert O. Young, es el autor del best-seller *El Milagro Del pH: Balancea Tu Dieta, Recupera Tu Salud*. Los descubrimientos científicos del Dr. Young han llevado a una filosofía conocida como *La nueva biología*. Sencillamente, la nueva biología afirma que no es sólo **una enfermedad y una dolencia**, y que «esta ‹enfermedad› es la sobre-acidificación del cuerpo, debido principalmente a una forma invertida de la vida, el pensamiento y la alimentación».

Este exceso de acidificación conduce al «sobre-crecimiento en nuestro cuerpo de microorganismos (como levaduras y hongos) cuyos venenos producen la sintomatología a la que la ciencia médica se refiere como *‹enfermedad›.*»

El Dr. Young ha encontrado que cuando el cuerpo está en un sano equilibrio alcalino, los micro-organismos tóxicos - tales como gérmenes, virus, bacterias, hongos, levaduras, mohos - son incapaces de conseguir alojamiento.

Una abundancia extrema de estos microorganismos tóxicos provocan los *síntomas* que consideras la enfermedad: fiebre, vómitos, acné, sudor, diarrea, dolores de cabeza, falta de energía, dolores articulares, incapacidad para dormir, fatiga, problemas renales, convulsiones, eructos, irritaciones, etc. Lo bueno es que *tienes el poder* para detener estos síntomas en cuestión de días, por medio de la alcalinización y limpieza de tu medio interior.

Sangre enferma   Sangre saludable

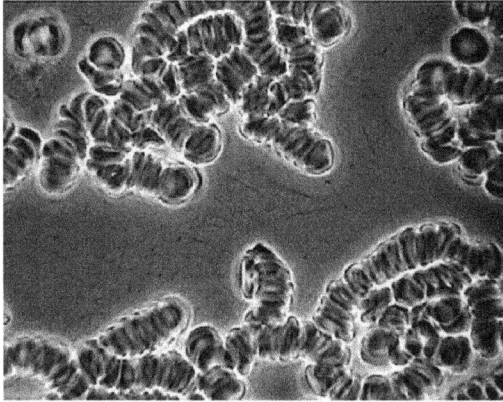

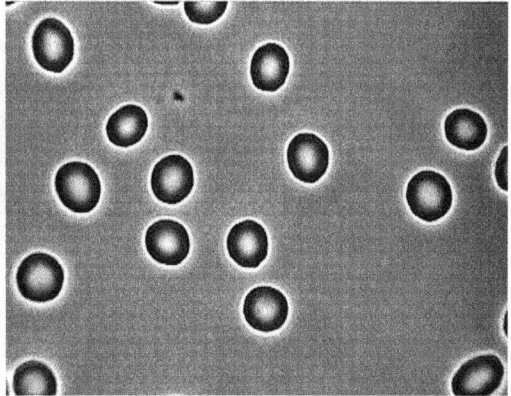

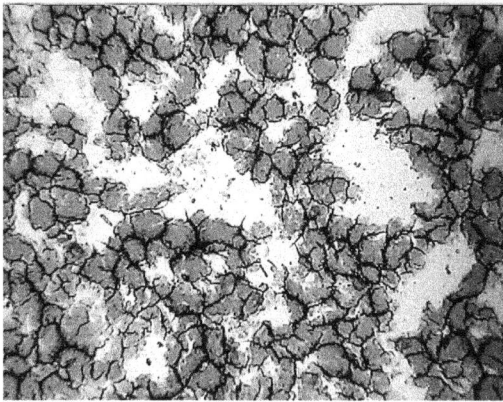

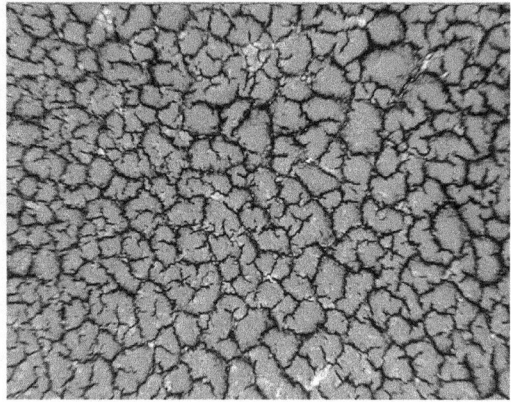

Microscopía de sangre viva realizada por el Dr. Robert O. Young; Observa cómo los glóbulos rojos se golpean uno al otro cuando se encuentran en un ambiente ácido (imagen superior izquierda), impidiendo el flujo de oxígeno y nutrientes.

La Alcalinidad Mantiene Tu Conductividad Electromagnética Interior

Lo que realmente corre por nuestro cuerpo es corriente electromagnética. Es a través de minúsculos impulsos electro-magnéticas que las señales nerviosas que se envían a través de tu cuerpo y nutrientes se transmiten a cada célula de tu cuerpo. Nuestro equilibrio de pH de 7.36 permite la conductividad de energía electromagnética por todo nuestro cuerpo. Esa energía eléctrica es creada por nuestra bioquímica interna. Este es un equilibrio muy delicado, y el *ácido que* fluye a través de nuestro sistema lo descompone completamente. *A fin de mantener esta poderosa corriente eléctrica dentro de nosotros, nuestro cuerpo debe mantener un pH de 7,36 constantemente.* De hecho, esto es tan importante, que si esto fuera a cambiar por apenas un par de puntos, podría alterar tu química de manera tan radical que **todo tu sistema simplemente se apagaría**. Podrías morir al instante.

87

Un Terreno Interior Ácido Destruye Tu Nivel De Energía

Tu sangre es el *‹río de la vida›, que lleva* oxígeno y nutrientes a todas las células de tu cuerpo. *Debe* permanecer en un pH de 7,36 para poder seguir haciéndolo. Verás, son tus glóbulos rojos los que transportan el oxígeno a través del cuerpo, y el exterior de cada glóbulo tiene una carga eléctrica negativa (-). Esto evita que las células de la sangre se peguen entre sí (constantemente se repelen).

Un ambiente ácido *elimina* estas cargas eléctricas negativas de los glóbulos rojos y, como resultado, **las células de la sangre comienza a golpearse una con otra, agrupándose** (vea la imagen de arriba), moviéndose más lento y desgarrándose (recuerda, las células son pequeños dispositivos muy sensibles). Si las células de la sangre están pegadas entre sí, van por del torrente sanguíneo más lentamente y hay menos oxígeno y nutrientes fluyendo a través de tu cuerpo. Como resultado, **tu energía cae al suelo**.

Un Terreno Interior Ácido Lleva A La Inflamación, La Artritis, La Esclerosis Múltiple, Diabetes Y Obesidad

Puesto que tu supervivencia depende de que tu sangre mantenga un pH de 7,36, el cuerpo hará lo *que sea necesario* para mantener ese equilibrio. En primer lugar, utilizará tus tiendas de alcalinidad - ‹amortiguadores alcalinos› - para neutralizar los ácidos. Pero se necesitan 10 partes de alcalinidad para neutralizar 1 parte de ácido, y pronto se acabarán estas reservas si sigues poniendo más ‹ácido› en tu cuerpo del que puedes tratar. Una vez que hayas agotado tus reservas, tienes riesgo de desarrollar una importante *‹‹enfermedad››* en tu cuerpo.

Tu cuerpo también saca los ácidos del torrente sanguíneo y los aleja de los órganos vitales del cuerpo almacenándolos en los tejidos grasos. Esto conduce a una **ganancia de peso**. Tu cuerpo también *lixivia el magnesio y calcio alcalino* de tus huesos para enlazarlos con el ácido. Esto conduce a la **Esclerosis Múltiple**. Tu cuerpo también recubre tus arterias con **colesterol** *para protegerlas* contra el exceso de acidez que fluye a través de las venas.

Cuando sus células están constantemente expuestas a un ambiente tóxico, primero se irritan, luego se debilitan y finalmente mueren. Si esto ocurre en las articulaciones, y comienzas a sentir el dolor, los médicos etiquetarán esto como ‹artritis›. Por cierto, siempre que veas una condición médica que termina en ‹‹-itis›› simplemente significa ‹‹inflamación››. Y ‹árthron› significa en griego ‹junta›. De manera que si un médico nota que tienes dolor en las articulaciones, y él lo etiqueta como... *‹‹inflamación de las articulaciones››* Bueno, caramba, eso es un gran nombre, doc, pero ¿cuál es la *causa* de esta inflamación? *‹‹No lo sabemos››* es su respuesta. ¿Cuál es el remedio? *‹‹No lo sabemos ¡pero aquí están algunos medicamentos para que no sientas dolor!››* ¡Brillante, doc!

Es lo mismo con la **Colitis** (inflamación del colon), **Sinusitis** (inflamación de los senos paranasales), **Meningitis** (las membranas que recubren el cráneo), **Cistitis**, **Bronquitis**, **Dermatitis**, **Gastritis**, **Hepatitis**, Mastitis, Poliomielitis, etc. Los médicos están viendo una inflamación de las células en una parte determinada de tu cuerpo, y en lugar de preguntar *por qué* hay dicha inflamación, en primer lugar, **¿cuál es el origen de la toxicidad que está causando esta inflamación?** - le dan un nombre griego que lo hace sonar vagamente científico y le da al paciente la *ilusión* de que el médico sabe lo qué está pasando ¡Pero nada podría estar más lejos de la verdad! Estas palabras son utilizadas por los médicos para **darle una etiqueta** a una enfermedad. De esta manera, es mucho más fácil prescribir medicamentos a un paciente que no cuestiona nada…

Un Terreno Interior Ácido Conduce A La Destrucción De Tus Células

Mientras el entorno se vuelve más y más ácido, tus células se debilitan y mueren, liberando sus desechos en el torrente sanguíneo. Esto agrava el problema. Ahora se destruyen las células más rápidamente, y como todo lo ese ácido se acumula, el ambiente interior se vuelve más y más contaminado y comprometido. Los gérmenes comienzan a multiplicarse rápidamente - bacterias, levaduras, hongos y mohos - porque has creado un terreno de alimentación para ellos. Esto se deteriora hasta que muy pronto comienzas a experimentar dolores y achaques.

Estás bien en tu manera a experimentar enfermedades debilitantes y envejecimiento…

Si, tras la constante irritación e inflamación, tus células mueren *en masa*, estas son recolectadas en pequeños ‹sacos› por tus glóbulos blancos, hasta que el cuerpo tenga la suficiente energía como para descomponerlos y eliminarlos de forma natural. La medicina convencional (Occidental) etiquetas esto como ‹cáncer›.

Keiichi Morishita escribe en su libro «La *Verdad Oculta Del Cáncer*» que como la sangre comienza a volverse ácida, las células de tu cuerpo se debilitan y mueren. Sin embargo, algunas de estas células pueden adaptarse a ese entorno mediante la *mutación* ‹anormal› de las células. Los médicos etiquetan estas como ‹células malignas› también conocido como ‹cáncer›.

Ahora que sabemos que las células cancerosas crecen en un torrente sanguíneo ácido que es deficiente en oxígeno (debido a que la toxicidad convierte tu sangre en un ‹lodo› ácido que le quita el oxígeno), es lógico que las condiciones opuestas (un pH alcalino y oxígeno) reviertan la condición.

Según el Dr. Robert Young, *«un cuerpo con un pH crónicamente más ácido corroe el tejido corporal,* **devorando lentamente los 60.000 kilómetros de nuestras venas y arterias tal como el ácido corroe al mármol**. *Si no se chequea, interrumpirá todas las actividades y funciones celulares, desde los latidos de tu corazón hasta los disparos neurales de tu cerebro. La sobre-acidificación interfiere con la vida misma, conduciendo a toda enfermedad y dolencia».*

El Dr. Robert O. Young también explica en sus conferencias cómo...

❑ **La diabetes** se debe a la descomposición del páncreas por la sobre-acidificación de tu sistema. Tú mismo «creas» la diabetes con tu estilo de vida, y puedes revertir esta condición entre 90 y 120 días.

❑ **La psoriasis, dermatitis** y **eczema** son simplemente el ácido saliendo directamente a través de tu piel.

❑ La inflamación de las células del tracto digestivo conducen a la **Colitis, enfermedad de Crohn** y ‹*Síndrome del Intestino Irritable*›.

❑ **La esclerosis múltiple** es un síntoma de que la acidez está atacando tus vainas de mielina *(la envoltura aislante de mielina que rodea el núcleo de una fibra nerviosa)*.

❑ **Las alergias** se deben a que el ácido irrita los tejidos, haciéndolos sensibles al polvo, polen, etc.

❑ La mayoría de las **«enfermedades genéticas»** no son genéticas en lo absoluto. En la mayoría de los casos simplemente tenemos que adoptar los mismos valores y duplicar los estilos de vida y hábitos dietéticos de la población con la que crecimos.

¿Qué Crea Un Terreno Interior Sobre-Acidificado?

La contaminación, los fármacos, las drogas recreativas, el azúcar (el azúcar se metaboliza en ácido), el café, el alcohol, el tabaco, los carbohidratos refinados (pan, pasta, arroz, patatas, harina blanca, etc.), todos los alimentos procesados, jugos de frutas, refrescos, mantequilla de maní, productos lácteos (leche, queso, helados, productos cárnicos, huevos cocidos, aceites, todos se metabolizan en ácido en el cuerpo.

Alcaliza tu terreno interior cortando con estos hábitos y alimentos formadores de ácido, y comiendo muchas más orgánico, **verduras verdes** y ensaladas. La regla general es comer 20% de alimentos ácidos y 80% de alimentos alcalinos. Algunos excelentes alimentos formadores de alcalinidad son: el jugo de limón (aunque el sabor ácido, se metaboliza de forma alcalino), la mayoría de las verduras y frutas crudas, hierba de trigo, hierba de cebada, higos, habas, aceite de oliva, miel, miso, té verde, la mayoría de las hierbas, granos germinados y brotes (ve la lista completa de los alimentos alcalinos aquí: www.rense.com/1.mpicons/acidalka.htm).

CAPÍTULO 7

La Enfermedad Comienza En La Mente

El investigador de salud británico Richard Moat pasó dos décadas compilando su ‹Enciclopedia› de psiconeuroinmunología, enumerando los estados emocionales y psicológicos específicos que se manifiestan externamente como enfermedades y dolencias. Asistí a un seminario suyo en 2005. Cuando llegó al escenario, después de presentarse y explicar un poco sobre su trabajo, preguntó a la audiencia si alguien sufría alguna condición de salud. Unas cuantas personas levantaron la mano. Apuntó a una dama en la primera fila, y le preguntó sobre su condición. Ella le informó que tenía cáncer de mama.

El Cáncer De Mama Reveló Donde Ella No Había Estado Amando

« ¿En cuál mama?», preguntó. «La izquierda», le respondió. Hizo una pausa por un momento, pensó y luego procedió a preguntarle: *«¿Qué persona **femenina** significativa en tu familia tuvo una gran caída con... hace aproximadamente dos años?».*

La mujer se sorprendió. « ¿Cómo puedes... cómo podrías saberlo?...», dijo, tartamudeando. «Tuve una gran discusión con mi madre hace dos años, ¡y no hemos hablado desde entonces!».

La investigación de Richard señala el hecho de que el cáncer de mama emana- o comienza con – un patrón mental de ira, rencillas entre familias, separación, baja autoestima, auto-devaluación, poniendo a los demás primero, insatisfacción, vergüenza sexual y sentimientos encontrados. Este patrón mental conduce a una debilidad específica en el cuerpo de la mujer, que con el tiempo puede manifestarse como *cáncer de mama*. Aclara el patrón mental, mediante el amor, el perdón y la comprensión... y no necesitas expresar más esa respuesta. El cáncer de mama puede ser una forma de inteligencia innata en tu cuerpo (el alma, el Universo...) para comunicarte donde no has estado amando en tu vida.

La comunidad médica moderna aconsejaría quimioterapia o cirugía para «eliminar el cáncer». Esto es a menudo ineficaz. ¿Por qué? Porque incluso si logras ‹remover› el «cáncer, <u>a menos de que cambies tu patrón mental, el cáncer regresa *más fuerte que*</u>

91

antes dentro de 2-3 años, hasta que hayas aprendido la lección debes aprender. Debe mostrar más amor, perdón y comprensión, hacia ti mismo, para empezar.

Stewart Swerdlow escribe: «La ira usualmente se acompaña con frustración, comportamiento violento, presión arterial alta, problemas de digestión. La ira conduce en última instancia a enfermedades físicas y mentales. Siempre se traduce en dificultades de relación. La ira y la frustración reprimidas son una causa de cáncer en el cuerpo».

Él Desarrolló Esclerosis Múltiple Después De Ver A Su Padre Ahorcarse

En 2012, conocí a una mujer griega en Melbourne, Australia. Hablamos de su familia, y mencionó a su marido, quien padecía de esclerosis múltiple. Yo le dije «Espera en un minuto», mientras miraba las investigaciones de Richard Moat sobre el tema. « ¡Ah, ahí está! Richard objeta que los patrones psico-emocionales que se manifiestan como EM son: sentirse atrapado, inflexibilidad, terquedad, sentirse sin apoyo, reprimir las emociones, comportarse educadamente ocultando la amargura, comportamiento endurecido o desensibilizado para evitar sufrimiento emocional».

Se echó a llorar. «Cómo… pudo haberlo sabido… esto describe perfectamente a mi marido…».

A los seis años de edad, su marido había presenciado cómo su padre se suicidó colgándose. El chico tuvo que correr a la casa para llamar a su madre y a su abuela para ayudar a bajar a su padre...

Todas esas décadas de reprimidas emociones, endureciéndose a sí mismo para evitar el dolor emocional de lo que había presenciado, combinada con la decisión que estaba «solo en el mundo, sin ayuda», ya que los adultos no pueden proporcionar seguridad, ni siquiera para ellos mismos - se manifestó como esta terrible enfermedad.

La esclerosis múltiple es la etiqueta que los médicos le dan a la colección de síntomas que surgen cuando las cubiertas aislantes de las células nerviosas en el cerebro y la médula espinal se deshacen. Ese repetido patrón mental, física y literalmente *desgarra tus nervios.*

Una y otra vez me presentaron pruebas sobre la validez de la investigación de Richard. Estamos manifestando enfermedades y dolencias a través de nuestros patrones mentales (visita www.richardmoat.com).

El Temor Al Parto Y A La Sexualidad Femenina Resulta En Endometriosis

Una de mis amigas ha sufrido de endometriosis, además de cistitis, desde su adolescencia. Por supuesto, los médicos no tienen la menor idea de cuál es la causa de estas condiciones. Ella ha sufrido un constante dolor recientemente. Ha probado de todo. A instancias de sus doctores, ha tenido una serie de cirugías. Cada una sólo hizo que la afección *empeore*. Incluso querían *retirar su útero por completo*.

Luego le comenté que, según Richard Moat, las causas psico-emocionales de la endometriosis suelen ser una o más de las siguientes: «querer tener hijos pero temer las consecuencias del parto, quizás incluso miedo de morir en el proceso. Los hombres importantes en su vida (pasada o presente) te hacen sentir angustia sobre tu sexualidad o capacidad como mujer de ser Madre» (estos son sólo *algunos* de los temas asociados con la endometriosis, según el trabajo de Richard).

Hemos discutido esto durante un tiempo, y de repente ella recordó algo. Su abuela había muerto durante el parto, en la India, hace más de 60 años, cuando su padre tenía sólo tres años. Ella describió como su padre le había dicho «un millón de veces» durante su infancia en Inglaterra, «*No quiero perderte. No quiero perderte*». Como un niño traumatizado, su enorme *temor de que las mujeres mueren en el parto* ha sido grabado en el subconsciente de su hija desde el momento en que nació. Y qué mejor manera de *asegurarse* de no quedar embarazada que tener endometriosis (los principales síntomas son dolor pélvico e infertilidad), cistitis, y una serie de condiciones relacionadas con sus órganos femeninos, que afectan a su vida sexual, sus relaciones y su capacidad para tener hijos.

Una «*gran figura masculina en su vida*»- su padre - le hizo sentir angustia sobre su sexualidad y su capacidad de ser madre, por su amor por ella y su *temor* de perderla su parto.

El Dr. John Demartini afirma: «Lo que repudias en ti es lo que atraes a tu vida de una forma u otra. Te casa con lo que reniegas en ti, tienes hijos que representan tus repudios, te asocias con lo que repudias en los negocios y los atraes como clientes y amigos. Lo que no deseas ver o apreciar en ti, se mantiene atraído a tu vida hasta que aprendes a amarlo».

Su padre necesitaba venir a terminar con lo que le sucedió a su madre, aceptarlo, e incluso «*aprender a amarlo*». Es por eso que su hija está en su vida - para ayudarle a *aprender esa lección* y superar ese dolor. Creo que lograrán sanar y avanzar, una vez que esto se haya logrado.

Es interesante observar que algunas páginas web de salud señalan que «el embarazo es la única cosa que cura de forma fiable la endometriosis, y aún proporciona alivio incluso en los raros casos en los que la endometriosis no está completamente curada. La condición siempre se detiene cuando comienza la menopausia.» Pues, ¡*dah!* Por supuesto embarazo o menopausia «curas» del estado, ya que implica llegar a términos - o eliminar totalmente, ¡el miedo de quedar embarazada! Algunas personas incluso informan que la recepción de la eyaculación masculina puede disminuir los síntomas... De nuevo, no hay sorpresa en esto, ya que esta acción implicaría que esta mujer en particular es menos propensa a « angustiarse *por su sexualidad y su capacidad de llegar a ser madre*»

¡Sácatelo Del Pecho!

Uno de mis primos fue diagnosticado a los 30 años de edad con un tumor timoma del tamaño de una toronja, en el centro de su pecho. No éramos cercanos, y todo lo que sabía de su vida era que aún vivía con sus padres, él nunca había tenido un trabajo, y su madre le ha impedido coger uno en el extranjero, según su deseo, pues «dejarla» para irse al extranjero *«la mataría»*.

Lo invité a visitarme, y me ha explicado *cómo manifiestan los problemas de salud*, y qué podemos hacer para resolverlos. Le advertí que seguir adelante con su cirugía, sin cambiar el patrón mental que le ha *causado el problema en primer lugar*, no era la respuesta. Yo temía que de 2-3 años después, el «mensaje» llegaría con mayor nitidez, por ejemplo, con un tumor que no fuera benigna. Hablé con él sobre la visión de Richard Moat sobre los problemas en el pecho, específicamente: *«un sentido de identidad en conflicto, la falta de auto-expresión y «no poder sacarse algo del pecho».»*

Él escuchó educadamente durante dos horas, y me dio las gracias por mi inquietud, pero yo podía decir que no había llegado a él. Su hermana me dijo que él es demasiado testarudo y soberbio para cambiar. Espero que lo haga, por su bien. En el momento de la escritura, su operación dio lugar a complicaciones, y él está muy adolorido. Esperemos que todo le resulte bien.

En un momento le pregunté, « ¿Los médicos te dirán *qué* causó el tumor en tu pecho?» Él parecía muy asombrado, y tuvo que admitir que no, de hecho, no lo habían hecho. *«Estas cosas ocurren simplemente»* parecía ser la brillante explicación científica de la comunidad médica. Y, sin embargo, aceptamos sus explicaciones -o la falta de - sin dudar, y nos subimos a su mesa de operaciones.

Las Úlceras Estomacales Son El Resultado De La Ira Enconada

Uno de mis vecinos me contó recientemente de su úlcera de estómago. La comunidad médica nos dice que las úlceras de estómago se producen cuando «la espesa capa de mucosa que protege el estómago de los jugos digestivos se reduce», permitiendo que los ácidos digestivos se coman los tejidos que revisten el estómago. Ah, pero ¿por qué ocurre esto? *«no sabemos»*, responden. Así que cómo se cura, uno podría preguntar. *«No sabemos, pero aquí hay algunas drogas para «tratarlo».»*

Las causas psicológicas y emocionales de las úlceras de estómago, según Richard Moat, en caso de que te interesen: *«ira enconada, sensación de impotencia, dificultades de afrontamiento, algo te está desgastando, preocuparte por extenderte demasiado».* Asimismo, la cólera reprimida, los pensamientos purulentos y deseos de venganza conducen a tener *abscesos.*

Es interminablemente fascinante para mí cómo <u>la comunidad médica no puede apuntar a la fuente de cualquier enfermedad, y, sin embargo, están dispuestos a empujarnos hacia los medicamentos y cirugías.</u> No cabe duda de que deberían estar más *informados* de lo que realmente está sucediendo en el cuerpo humano, antes de entrar él y perturbar sus delicados sistemas y equilibrio químico con medicamentos y cirugías

Aquí hay algunos ejemplos más del brillante trabajo de Richard Moat:

- ❑ **Acné** = deriva de la baja autoestima, de no aceptarse a sí mismo, la vida parece injusta, se evita el contacto con los demás, hay sentimientos enterrados, culpa, dificultades para enfrentar algo.

- ❑ **Adicciones** = se deben una sensación de vacío, de querer esconderse, para evitar problemas, desconfianza en el flujo de la vida, carencia de amor propio; (Las adicciones son un intento de evitar o automedicar nuestros sentimientos).

- ❑ **Alergias** = nacen de la intolerancia y la irritación por una persona en particular o por el comportamiento de otros, conflictos internos, por ser más sensibles, sentirse intimidado fácilmente, ansias de atención.

- ❑ **Enfermedad de Alzheimer** = deriva de tendencias de evasión de la realidad, del miedo al futuro, deseos de ser atendidos, los pensamientos de venganza, la necesidad de controlar a otros.

- ❑ **Problemas anales** = derivan del enfado reprimido, la renuencia a dejar las cosas ir, necesidad de control, por contenerse.

- ❑ **Artritis** = proviene de tener un carácter crítico, por la ira y amargura, sintiéndose rechazado, con baja autoestima, temiendo el cambio, siendo inflexible y orientado a la culpa, terco, desconfiado.

- ❑ **Asma** = se debe por no tener claro los límites, sintiéndose inadecuado, buscando el control, el exceso de amor de madre, por sentirse asfixiada, reprimir la tristeza, buscar aprobación, por el miedo al rechazo, sentirse indigno.

- ❑ **Problemas de espalda** = se debe a la sensación de sobrecarga, llevando la carga del otro, sintiéndose reprimido, sin apoyo, preocupaciones financieras, por sobrevivir.

- ❏ **La calvicie** = nace de un sentido de pérdida, protector de los demás, baja autoestima, obstinado y controlador, frustración y preocupación.

- ❏ **Trastornos de la vejiga** = deriva del embotellamiento de los sentimientos, por sentirse irritado y frustrado, el temor de la pérdida, resistencia.

- ❏ **Bulimia** = surge de la culpa y la baja autoestima, la falta de amor incondicional, autorechazo, difícil relación con la madre, desesperación por controlar los sentimientos propios, anhelar ser libre.

- ❏ **Cáncer** = deriva de la rabia no expresada, auto-censura, profundas heridas o resentimiento de larga data, carencia de amor propio, por no perdonar. *(Nota: dependiendo de la ubicación del cáncer, otras cuestiones podrían estar en juego, ejemplo, cáncer de riñón = sentirse como un marginado, solo y abandonado, temor por la propia supervivencia).*

- ❏ **Diabetes** = nace de una necesidad de control, falta de sentirse amados o asfixiado con amor, la falta de capacidad para experimentar alegría.

- ❏ **Eccema** = nace de la irritación y la ira, una frustración que sigue sin resolverse, la baja en la confianza, falta o anhelo de alguien, límites que no se respetan.

- ❏ **Fibromialgia** = deriva de la culpabilidad crónica, pensamiento y actitud rígido e inflexible, mentalidad de ‹víctima›, falta de confianza y de creatividad.

- ❏ **Dolores de cabeza** = se derivan de ser autocrítico, de sobre-intelectualizar, por la restricción de la auto-expresión, ser mezquino, tener miedo al fracaso, ser controlador, no fluir con la vida, buscar la perfección, sentirse bajo presión para entregar algo, fuertes sentimientos no expresados que salen a flote, sentirse continuamente decepcionado y defraudado.

- ❏ **Ataque cardíaco** = se deriva de las tendencias materialistas, orientado al logro de resultados, ser implacable, luchar por hacer frente, emocionalmente desprendido, exigir altos estándares.

- ❏ **Infertilidad** = puede deberse a traumas sin resolver en los primeros años, la incertidumbre en torno a la pareja o a la crianza de los hijos, el temor al cambio de vida, reticencia subyacente, aversión a la responsabilidad. *(Richard me dijo que ha trabajado con 8 parejas con problemas de infertilidad, ¡y todas quedaron embarazadas!)*

- ❏ **Cálculos Renales** = derivan de aferrarse a los viejos pensamientos, sentimientos y actitudes que hoy no sirven para nada, vivir aún con heridas del pasado; lágrimas no derramadas que se han calcificado...

❑ **Trastornos hepáticos** = ira ante la injusticia, la impotencia, crítico y demandante a los demás, encontrar siempre un culpable o los defectos, represión emocional excesivamente corrosiva.

❑ **Hipertiroidismo** = siempre gasta energía generalmente por otros más que por sí mismo, sintiéndose responsable (u obligado a diseñar la vida de sus seres queridos), actuando apresuradamente, manteniendo altas expectativas, temiendo perder.

❑ **Trastornos uterinos** = derivan de sentimientos de miedo o de resaca por culpa, incertidumbre, falta de aceptación de sí mismo, sentirse presionados.

❑ **Dolor** = sensación merecedora de castigo, culpa justo debajo de la superficie, un deseo de sentirse amado, autocrítico y crítico; un inteligente intento del cuerpo para evitar el dolor emocional.

Esto es sólo una pequeña muestra de su trabajo, la cual entra en mucho más detalle, y abarca cientos de enfermedades y dolencias. Puedes encontrar más información en www.RichardMoat.com.

Muchos autores coinciden con las conclusiones de Richard. El Dr. John Demartini afirma que un ACV representa una pérdida de la voluntad para seguir viviendo. Él escribe en *La Revolucionaria Experiencia*: «Me senté con un médico pocos días después de su ACV, que psicológicamente representaba un estado de inutilidad, pérdida de voluntad para seguir, de que no quedan más detalles dentro de su visión de la vida», continúa diciendo: «Las enfermedades son los signos y síntomas que el cuerpo utiliza para revelarnos en donde no estamos amando. Los signos y síntomas de tu cuerpo son un mecanismo de retroalimentación para ayudarte a ser fiel a ti mismo».

Louise Hay es la autora de *« Puedes Sanar Tu Vida»*. Ella revela que fue violada a la edad de cinco años, y describe cómo cincuenta años más tarde, en 1977, ella fue diagnosticada con un cáncer cervical «incurable». Llegó a la conclusión de que por aferrarse a su resentimiento por su maltrato y violación, ella había contribuido a la aparición de su enfermedad. Ella rechazó el tratamiento médico convencional, y comenzó un régimen de perdón, junto con terapia, nutrición, reflexología y una profunda «desintoxicación». Logró finalmente deshacerse del cáncer. *El amor, comprensión y compasión* fueron la respuesta.

Stewart Swerdlow, explica en su libro *‹Stewart dice›*: «La mente produce los efectos físicos según las cualidades electromagnéticas del pensamiento. Todo el mundo tiene la oportunidad de corregir un patrón mental. Si no, el pensamiento negativo se convierte en un estado emocional. Si no es correcto, entonces se convierte en una manifestación física como una enfermedad del cuerpo o de la mente. Cada parte del cuerpo representa un pensamiento, o una banda de pensamiento, que se une en un centro de energía. Cuando tienes una enfermedad, puedes determinar el patrón mental de la parte del cuerpo que está afectada. Por ejemplo, las piernas y los pies representan el adentrarse en el futuro, así como en la estructura de apoyo futura. Cuando tienes problemas emocionales profundos que no liberas, el corazón y los pulmones se ven afectados. Cuando no se sienten apoyados en la vida, la columna vertebral sufre, y así sucesivamente con otras secciones del cuerpo».

La mayoría de la gente nunca aceptará la responsabilidad de su enfermedad. Prefieren asumir el papel de «víctima» a esta «cosa terrible» que les está ocurriendo. La comunidad médica definitivamente favorece el juego del patrón mentar de victimización de la gente, reforzando el mensaje de que las enfermedades son cosas que *«acaban de sucederle»* a la gente, por lo que la única respuesta es la droga - ¡en lugar de *asumir la responsabilidad y cambiar su estilo de vida!*

Swerdlow escribe: «Los problemas de esta vida están siendo reproducidos si no fueron tratados anteriormente. Estás pasando por las mismas experiencias porque no lo has solucionado. Todos nosotros conocemos personas que en algún momento han tenido cáncer. Se operan, derrotan el cáncer. Entonces unos años después, tienen cáncer de nuevo, tan severamente, que mueren. ¿Por qué? Porque **no** curan el cáncer ¡Mantuvieron ese patrón de mental! Porque no corregir el patrón mental, este se re-organizó de una forma más intensa para que entiendas la lección. En última instancia, corresponde a esa persona hacer y afectar la curación».

Es lo mismo con la cirugía plástica: «Uno de mis clientes es un cirujano plástico. Me dijo que en el 100% de sus clientes, cualquiera que sea el trabajo que se hubiesen hecho, deberán hacerlo nuevamente en un plazo de 4-6 años. ¿Por qué? ¡Porque no cambian su forma de pensar!».

Stewart Swerdlow continúa diciendo: «Tu ADN es creado por la estructura atómica que se forman alrededor de las energías electromagnéticas de tus corrientes de pensamiento o patrones mentales. Literalmente, ¡eres lo que piensas! Tu salud, o falta de ella, es un resultado directo de tus pensamientos. Debes tomar la responsabilidad por ti mismo. El medio ambiente, los accidentes, gérmenes y toxinas son herramientas que la mente utiliza para crear la enfermedad».

El Dr. Patrick Quillin también está de acuerdo en que tenemos que centrarnos en la **causa** de la enfermedad en lugar de tratar simplemente los síntomas: «Señora Jones podría estar sufriendo de cáncer de mama metastásico, pues, en su caso, ella sigue sufriendo por un odioso divorcio de hace 2 años, que impulsa sus catecolaminas en un modo de estrés y deprime su sistema inmune; se va a la cama con una caja de galletas llenas de azúcar cada noche; tiene una deficiencia de aceite de pescado, zinc y vitamina E; y tiene un desequilibrio de estrógeno y progesterona en su cuerpo. Su oncólogo puede quitarle los senos, darle Tamoxifeno, administrarle quimioterapia y radiación; pero ninguna de estas terapias se ocupan de las causas subyacentes de la enfermedad. La cual volverá a menos que estas fuerzas que impulsan la enfermedad se reviertan».

Mi Tiroides Inflamó Hasta El Tamaño De Una Pelota De Golf

En 2014, inesperadamente mi tiroides aumentó, en el lado izquierdo de mi cuello. Estaba presionando mi esófago, lo que hacía que hablar y tragar la comida fuera difícil. Todo el mundo me decía que yo necesitaba ir inmediatamente a un médico, tomar medicinas, e incluso contemplar la cirugía. Pero yo sabía algo más. Entendí que había un *mensaje* para mí en esto. Así que hice un poco de investigación en el sentido de problemas de tiroides - en este caso, tener un agrandamiento de la tiroides.

Descubrí que Louise Hay cree que los problemas de tiroides derivan de la sensación de que nunca llegué a hacer lo que quería hacer. Su afirmación de que el tema es *«Yo voy más allá de las antiguas limitaciones y ahora me permito expresarme libremente y con creatividad»*. También: *« ¡Yo con confianza hago lo que realmente quiero hacer y lo qué se supone estoy destinada a hacer!»*.

Stewart Swerdlow tuvo la amabilidad de enviarme por correo electrónico los siguientes consejos: «El patrón mental para la tiroides es acerca de hablar por sí mismo de una manera apropiada. Cuando se inflama, hay problemas que estás suprimiendo o absteniéndote de expresar. Siempre habla con tacto y honestamente». Se recomienda visualizar el color azul hielo en el área del chacra de la garganta, tomar goma de mirra y árnica, y poner paquetes de aceite de ricino calientes a lo largo de la garganta por 30 minutos al día.

También hablé con Richard Moat por teléfono, quien confirmo la pertinencia de la auto-expresión en esta cuestión. «Se trata sobre lo que naciste para ser y el regalo que estás destinado a llevar al mundo... Has estado averiguando qué es lo que hace que tu corazón cante... y ahora canta una canción distinta de la que estamos acostumbrados».

Él agregó: «El universo te está invitando a mirar más profundamente quién y cómo estás en el mundo, y hace (aunque de forma sutil e indirectamente a veces) que busques como reconectarte con lo que hace cantar a tu corazón (¡a diferencia de lo que te aburre hasta llorar!). Es más probable que tu conflicto esté relacionado con el miedo de lo que significará cambiar tu relación por el negocio lucrativo que has creado con éxito... un cambio siempre da miedo a causa de la incertidumbre que lo acompaña. Sin embargo, te conozco por ser alguien que está personalmente muy consciente y comprometido, así que tengo la sensación de que no tardará mucho... la clave es establecer exactamente lo que se necesita para alinearte con el llamado de tu corazón. Sí, el estrés estará presente y un síntoma directo de tu conflicto interno. Y la enfermedad de la tiroides será un mensaje inteligente pero velado de tu cuerpo en cuanto a lo que necesita tu atención primero. Sin embargo, ninguna de estas cosas - el estrés o la tiroides - es el problema... son sólo el resultado final (de ahí los síntomas) de una serie de comportamientos y creencias que se han vuelto tan arraigados inconscientemente que los haces sin pensar. Cambiando tu enfoque, creo que dominarás esa habilidad pero la canalizarás en una manera más fluida, armónica y pacífica de estar en el mundo, lo que significa que los síntomas y el estrés se convertirán en una cosa del pasado».

En los días previos a que esto sucediera, había presentado más de veinte charlas seguidas, sobre temas que creía serían comercialmente rentables y de interés para mis clientes, pero que me aburrían. Yo estaba listo para seguir con mi negocio y mi vida.

El universo me había enviado un mensaje. « *¡Es tiempo de estar sobre el OBJETIVO!»* Empecé a escribir sobre salud y cuestiones más espirituales. Me he empezado a sentir feliz de nuevo. He usado las afirmaciones de Louise Hay. Decidí centrarme en la *contribución* y en *expresar amor*. En una semana la hinchazón desapareció tan rápido como había aparecido. Sin necesidad de drogas.

Pasar del viejo paradigma al «nuevo» yo me daba miedo. ¿Cómo respondería la gente a este nuevo mensaje? ¿Qué pasaría con mi negocio?

Una noche mientras me estaba quedando dormido, una fuerte sensación de seguridad se apoderó de mí. No puedo describirlo con palabras. Nunca había experimentado nada parecido. Se inundaba mi cuerpo mientras que telepáticamente recibí el mensaje, *«Ewan... está BIEN soltar el control. Relájate, ten FÉ y CONFÍA que te están cuidado.... Siempre lo han hecho...».* Era la primera vez *en 10 años* que sentí como si me pudiera relajar. No importa qué suceda... Voy a estar bien. ¿Eran mis guías espirituales?

Cuando liberas tu necesidad de control, permites que los milagros entren en tu vida.

Durante nuestra llamada, Richard compartió conmigo un poco más de su sabiduría. Dijo:

«Nuestro objetivo #1 en la vida es vivir una vida auténtica. Vivir la vida de acuerdo a nuestras sistema de orientación interno. Éste se arruina con las buenas intenciones de los padres, de los maestros, de la sociedad.... Las relaciones fallidas, los problemas de salud, las carreras insatisfactorias son mensajes velados para nosotros... para llevarnos de vuelta al camino. Son el resultado final de cómo estamos en el mundo, eso deshonra a nuestra AUTENTICIDAD. ¿No estás comunicando lo que realmente quieres decir? ¿Te encuentras diciendo sí cuando quieres decir no? ¿Permitiste que las personas violen tus límites sin decírselos a tiempo? En el corazón de quienes realmente somos está nuestro AUTÉNTICO yo LIBRE DE MIEDO., heroico, como guerrero, integrado, completo, equilibrado, y en paz. Ese es nuestro plan. Significa que dentro de nosotros hay un recuerdo de aquello. Y es ese recuerdo, lo que nos lleva a estar constantemente en busca de algo mejor, que en realidad se traduce como un regreso a esa forma de ser. La barrera más grande para esto: EL MIEDO. Todo el mundo necesita estar dispuesto a dirigirse, dominar y trabajar a través de sus MIEDOS para acceder a su auténtico yo».

Cómo Nuestros Pensamientos Controlan Nuestro ADN: La *Biología De La Creencia* De Bruce Lipton

Nos dicen que el Proyecto del Genoma Humano iniciaría una nueva era de productos farmacéuticos que nos ayudaría a activar los genes de curación y más. ¿Por qué no hemos escuchado nada al respecto en los últimos años?

La verdad es que la secuenciación del ADN y el Proyecto Genoma Humano fue un enorme (y caro) fracaso. Los científicos esperaban encontrar al menos 100.000 genes en el genoma humano, uno para cada uno de las más de 70.000 proteínas y los más de 30.000 genes de regulación encontrados en un ser humano. Pero el Proyecto Genoma reveló que sólo hay alrededor de 34.000 genes en el genoma humano ¡Dos tercios de los genes previstos no existen! Aún más humillante para el dogma de la ‹‹determinación genética›› es el hecho de que el pequeño gusano se compone de casi tantos genes (cerca de 20.000).

Una vez más el dogma de la corriente principal de la ‹‹medicina›› ha demostrado ser nada más que una propaganda basada en mentiras. Es nuestra creencia y nuestra percepción de nuestro entorno lo que activa y desactiva nuestros genes. Bruce Lipton escribe en su libro pionero *La Biología De La Creencia*:

‹‹La idea común de que el ADN determina mucho de lo que somos - no sólo nuestro color de ojos o cabello, por ejemplo, sino también nuestras adicciones, trastornos o susceptibilidad al cáncer - es un concepto erróneo. […] la percepción de una persona, no de programación genética, es lo que impulsa toda acción en el cuerpo: Es realmente nuestras creencias las que seleccionan nuestros genes, nuestro comportamiento››.

¿Qué Haría El Amor Ahora?

En el libro *Conversaciones con Dios*, «Dios» le revela al autor: «*En la verdad más elevada, el amor es todo lo que existe, todo lo que existió, y todos los que existirá jamás. Tú estás en el núcleo de tu maravilloso ser, ese aspecto de la divinidad llamado amor.*» Si el amor es nuestra verdadera esencia, la ‹verdad sobre nosotros›, tendría sentido que el equilibrio, la paz, el orden y la *buena salud*, fluyeran de tal estado. Aléjate de tu estado natural de amor, y verás como el caos y la desorganización se produce.

La canalizadora espiritual Bárbara Marciniak afirma que el *amor* es lo que devuelve a la gente a un estado de salud. Ella dice: «Entiendo que los enfermos están buscando amor. No hay suficiente amor en sus vidas. Es el AMOR lo que los trae de vuelta.» Ya que todo es *energía* y todos estamos vibrando en diferentes frecuencias, uno puede imaginar que existe una *frecuencia particular de la salud,* e inversamente, debe existir una frecuencia vibratoria para la ‹enfermedad›. Marciniak alude a la intrigante posibilidad de que un dispositivo de vibración puede ser inventado, para restaurar la salud a los cuerpos de las personas: « ¿Hay dispositivos que puedan reproducir las frecuencias de amor? Cuando se puedan desarrollar máquinas que puedan tener las frecuencias ajustada para recordarle al cuerpo su salud y restaurar la vibración de la salud, PODREMOS traer a la gente de vuelta. Luego tendrán que lidiar con la pregunta: « ¿Soy amado o **no soy** amado?».

El Dr. John Demartini confirma el poder curativo del *amor* en este pasaje de su libro La experiencia revolucionaria: «He trabajado con pacientes con cáncer terminal que tenían remisiones espontáneas, y en cada caso, alguna forma de amor y gratitud entró en sus vidas y los cambió. Una experiencia espiritual transformó su enfermedad. Incluso ver una película de amor ha demostrado aumentar los niveles de inmunoglobulina A en la saliva, la primera línea de defensa inmunológica del cuerpo. **Nos enfermamos para enseñarnos a amar**. No se trata de un castigo o una equivocación. Es un regalo».

Y añade: «La enfermedad es la forma que tiene el cuerpo de decir que estás mintiendo sobre la vida. Cada síntoma y signo en tu cuerpo físico está diseñado para revelar sobre que mientes. «Si estás enfadado y has enconado pensamientos de ira, mientes. Estás enfadado con esa parte que puedes reconocer dentro de *ti*. Tu alma revela algo acerca de *ti*. Si te sientes miserable porque trabajas en un trabajo que odias, estás *viviendo una mentira*. Estás siendo miedoso. Ese trabajo *no es* tu verdad; no estás siendo auténtico sobre quién eres realmente y *lo que realmente quieres hacer*.

Tus problemas de abandono son una mentira, porque en verdad nada en este universo jamás te abandona. Eres uno con tu familia del alma y con el pensamiento divino, en todo momento. Si embotellas tus sentimientos, no expresas cómo te sientes o lo que realmente quiere decir… *eso* es una mentira. La verdad es que estás aquí para *expresarte* poderosamente en todos los sentidos. Si no te aceptas a ti mismo o te amas a ti mismo, y tienes sentimientos de baja autoestima, bueno, esa es la *mayor mentira,* ya que eres una parte de lo Divino, un poderoso creador, y tu *esencia* es el amor y la luz.

La ira, el miedo, la baja autoestima, sentimientos de culpa, falta de auto-expresión, problemas de abandono, y muchas otras emociones negativas se manifiestan como enfermedades en el cuerpo, como hemos visto repetidamente.

‹‹Toda enfermedad es Auto-Creada››

‹‹Toda enfermedad es auto-creada. Incluso los médicos convencionales ahora están viendo cómo la gente se enferma. La mayoría de las personas se mueven a través de la vida de manera inconsciente. La gente fuma y se preguntan por qué les da cáncer. Las personas duran todas sus vidas enfadadas y se preguntan por qué tienen ataques cardiacos. La gente compite con otras personas - sin piedad y bajo un increíble estrés - y se preguntan por qué sufren un ACV.

La no tan obvia verdad es que la mayoría de la gente se muere de preocupación. La preocuparse es la peor forma de actividad mental que existe - junto al odio, que es profundamente autodestructivo. Preocuparse es inútil. Se desperdicia energía mental. También crea reacciones bioquímicas que dañan el cuerpo. La salud mejorará casi a la vez que dejes de preocuparte››.

[...] ‹‹El odio es el estado mental más severamente dañino. Envenena el cuerpo, y sus efectos son prácticamente irreversibles. El miedo es lo contrario de todo lo que eres y por lo tanto tiene un efecto de oposición a tu salud mental y física. El temor es la preocupación magnificada. La preocupación, el odio, el miedo, junto con sus ramificaciones: ansiedad, amargura, la impaciencia, la avaricia, la crueldad, juzgar y condenar - todos atacan al cuerpo a nivel celular. Es imposible tener un cuerpo saludable en estas condiciones. Toda enfermedad es creada primero en la mente. [...] no ocurre nada en tu vida - nada - que no sea primero un pensamiento. Tú puedes ‹‹resolver algunos problemas de salud››, solucionando los problemas de tu forma de pensar››.

[...] ‹‹Por el amor de Dios, cuida mejor de ti mismo. Cuidas mal de tu cuerpo, prestando poca atención a todo hasta que sospechas que algo está mal con él. Cuidas mejor tu coche que de tu cuerpo - y eso no dice mucho. [...] no lo ejercitas, por lo que se debilita por falta de uso. No lo alimentas correctamente, debilitándolo aún más. Luego lo llenas con las toxinas, venenos y sustancias más absurdas que lucen como alimento. Y aun así te funciona, este maravilloso motor; aun así, resuena, haciendo frente valientemente al ataque. Es horrible. Las condiciones bajo las cuales le pides a tu cuerpo que sobreviva son horribles. Pero harás poco o nada por eso.

Leerás esto, asentarás con la cabeza acordando arrepentido, regresarás a los malos tratos. ¿Y sabes por qué? Porque no tienes la voluntad de vivir. [...] Si alguna vez en tu vida enciendes un cigarrillo tienes muy poca voluntad de vivir. No te importa lo que hagas en tu cuerpo. Y si has puesto alcohol en tu cuerpo, tienes muy poca voluntad de vivir››.

Neale Donald Walsch, Conversaciones con Dios

Parte 2

Todo Lo Que Sabes Sobre Cáncer De Hígado Está MAL

CAPÍTULO 8

Todo Lo Que Sabes Sobre El Cáncer Está MAL

¿Qué *es exactamente* «cáncer»? Según el Instituto Nacional del Cáncer, «El cáncer es el nombre dado a un conjunto de enfermedades relacionadas. Algunas de las células del cuerpo empiezan a dividirse sin detenerse y se diseminan a los tejidos circundantes. Normalmente, las células humanas crecen y se dividen para formar nuevas células que el cuerpo necesita, pero cuando el cáncer se desarrolla, este proceso ordenado se rompe. Muchos cánceres forman tumores sólidos, que son masas de tejido. Los tumores cancerosos son malignos, lo que significa que pueden extenderse, o invadir los tejidos cercanos. Además, algunas células cancerosas pueden romperse y viajar a lugares distantes en el cuerpo a través del torrente sanguíneo o del sistema linfático, y formar nuevos tumores».

Cierto. El único problema es... **que esto es una completa tontería y desinformación.** Esta «teoría» de mutación del Cáncer ha proporcionado la explicación predominante de la causa del cáncer, donde *supuestamente*, las mutaciones acumuladas dentro de nuestras células *‹enloquecen›* a unas pocas células susceptibles, y estas células ‹maliciosas› se *‹reproducen instantáneamente›* y forman un tumor que crece y crece.

Pero, paradójicamente, estas células «maliciosas» comienzan a expresas un *comportamiento altamente organizado.* Son capaces de construir su propio suministro de sangre (angiogénesis), son capaces de defenderse a sí mismas, de alteran su metabolismo para sobrevivir en ambientes ácidos, de bajo oxígeno y con alta azúcar, y saben cómo modificar sus proteínas para evitar ser detectadas por los glóbulos blancos. Esto no parece ser ‹aleatorio›. ¿Por qué exactamente estas células actúan de esta manera? Me parece que **estas células están tratando desesperadamente de sobrevivir.**

Pregúntale a un médico« ¿Por qué a la gente le da cáncer?» y siempre tendrás una vaga respuesta *«Uhmm... so mutaciones aleatorias.* «Malos genes» en tu familia... estas cosas ‹solo suceden› con la edad...». La verdad es que, la teoría en la que basan su comprensión de «cáncer» es evidentemente falsa.

107

Entender Lo Que Tu Cuerpo Necesita A Nivel Celular

En primer lugar, algunas nociones básicas de biología: tu cuerpo se compone de trillones de células. Tu torrente sanguíneo - *tu «río de vida»* – hacen fluir oxígeno y nutrientes a todas las células de tu cuerpo. Sin esto, tus células se debilitan y mueren. Las células utilizan el oxígeno y los nutrientes Para crear el adenosin trifosfato (ATP, la energía que alimenta tu cuerpo) y para completar cualquier otra función específica para la que esa célula esté diseñada.

El sistema linfático drena los *residuos* de tu cuerpo producidos por estas reacciones químicas celulares, mediante la recogida de estos residuos y se deshace de ellos mediante los procesos la eliminación natural (sudor, orina, heces, flemas). Si tu sangre está demasiado contaminada con residuos, la toxicidad comienza a acumularse en los tejidos y el torrente sanguíneo (imagina tu torrente sanguíneo volviéndose un baldío y viscoso lodo tóxico…), dificultándole a las células la obtención de oxígeno y nutrientes que necesitan para sobrevivir.

A mediados de 1800 el químico y biólogo francés Antoine Béchamp propuso su teoría del *pleomorfismo* (del griego «cualquier forma») - la idea de que <u>las células tienen la capacidad de alterar su forma o tamaño en respuesta a las condiciones ambientales</u>. Pero el trabajo de su rival Louis Pasteur (*« ¡estás siendo atacado por los gérmenes!»*) captó la atención en su lugar y su trabajo fue casi ignorado.

A principios de los 2000 asistí a una charla dada por el microbiólogo norteamericano Dr. Robert O. Young. Él había logrado notables resultados con sus pacientes, ayudándoles a superar la diabetes, el cáncer, la artritis, la fibromialgia, y un montón de otras enfermedades en cuestión de *semanas*, simplemente cambiando su dieta y ayudándoles a desintoxicar su cuerpo.

Durante esta conferencia, procedió a mostrar al público cómo nuevos y poderosos microscopios revelan qué sucede cuando los glóbulos rojos vivos y saludables pasan de una sangre sana a una sangre «tóxica» con entorno de elevada acidez: <u>la célula de sangre de hecho *muta* y se expande, en un intento de sobrevivir en este yermo tóxico y de bajo oxígeno</u>. ¿Recuerdas la secuencia de apertura de *Los Simpsons,* cuando los peces en el estanque mutan porque el Sr. Burns vierte los desechos tóxicos en ese ambiente…? ¿O la historia de Godzilla Siendo expuesto a la radiación nuclear frente la costa de Japón? Sé que entiendes la idea: **¡las formas de vida mutan para adaptarse a un entorno tóxico!**

Si esa célula mutada fluye hacia una parte «limpia» del cuerpo, donde obtiene un montón de oxígeno y nutrientes, *vuelve a ser un glóbulo rojo saludable*. Pero si el medio ambiente *se mantiene* tóxico, la célula mostrará inflamación, irritación, se debilitará y finalmente muere. Y cuando estas células mueren *masivamente* en esa parte específica del cuerpo, el «equipo de limpieza» (los glóbulos blancos) viene y recoge estas células muertas en un pequeño «saco» (los médicos llaman a esto «tumor») para aislar esta toxicidad del resto del cuerpo, hasta que el cuerpo tenga la suficiente energía como para descomponerlo y deshacerse de él. ¡*El tumor es realmente la manera en la que tu cuerpo te protege! El cáncer no es una enfermedad; ¡es un mecanismo de supervivencia!*

El Cáncer No Es Una Enfermedad - Es Un Mecanismo De Supervivencia

A pesar del hecho de que los oncólogos son capaces de reducir el tamaño del tumor correctamente, el paciente con cáncer sigue muriendo en la mayoría de los casos. ¿Por qué? La razón es que el tamaño del tumor no tiene nada que ver con curar el cáncer, y además, los pacientes están muriendo a causa de los efectos tóxicos de los tratamientos de quimioterapia. *«La medicina ortodoxa, con su enfoque altamente rentable sobre el tumor ha* **lavado el cerebro de la gente para hacerla pensar que el tumor es el cáncer** *»* dice el experto Webster Kehr. El tumor *no es* el cáncer. El tumor es la forma que tiene el cuerpo para decirte que estás realmente tóxico, y que no tiene suficiente *energía* para descomponer y eliminar todo ese exceso de residuos.

Tu cuerpo tiene que mantener la energía suficiente para hacer funcionar tu corazón, tu cerebro, tu sistema nervioso, el sistema digestivo, el hígado, el sistema linfático, etc. y tratar con los *venenos* que ingieres varias veces al día, en forma de café, azúcar, alcohol, pesticidas, contaminación, fármacos, sustancias químicas en productos de limpieza, productos químicos, artículos de tocador, perfumes y productos para el cuidado de la piel. Tu cuerpo puede curarse solo ¡*Pero no puede si está bajo un ataque constante y no se le provee con los nutrientes y minerales que necesita para sobrevivir!*

El cáncer está sucediendo en tu cuerpo - a nivel celular - <u>porque eres demasiado *tóxico*</u>. Pero los médicos no lo etiquetan como tal, y no recomiendan lo que ahora sabemos que cura el cáncer naturalmente: limpieza y alcalinización del torrente sanguíneo, el ejercicio, el descanso y la nutrición saludable. En su lugar, lo etiquetan como «cáncer» ¡y recomiendan el cóctel químico más tóxico posible, que destruye el sistema inmunológico! Y luego, en buena medida, abren tu cuerpo creándole aún más estrés.

Como resultado, muchas personas que «mueren de cáncer» *realmente* mueres por los tratamientos convencionales mucho antes de que hubiera muerto realmente por el cáncer en sí. El autor estadounidense Anthony Robbins comienza sus seminarios «Vivir Saludable» para compartir la historia de cómo, hace muchos años, su amigo se acercó a él con lágrimas en los ojos, porque su madre había sido diagnosticada con cáncer. Ella tenía tumores del tamaño de una *pelota de béisbol* sobre sus hombros y en sus órganos femeninos. El doctor le dio 9 semanas para vivir.

Robbins le dijo a su amigo: «Mira, cientos de miles de personas han tenido cáncer y lo han superado. Sé que no se oye mucho sobre eso, pero es un hecho. <u>Todo lo que tenemos que hacer es encontrar a la gente que tuvieron cáncer y lo vencieron,</u>

averiguar exactamente lo que hicieron y lo que tenían en común, y modelar eso. Si tenemos el modelo de lo que la mayoría de la gente hacer, explicaremos lo que la mayoría de la gente obtendrá».

Él le dio a esta mujer un par de libros para leer, y en unos pocos días comenzó a desintoxicar su cuerpo - esencialmente, deshacerse de los venenos que se encontraban *en* su cuerpo. Los residuos y toxinas empezaron a salir de su sistema. En 4 semanas perdió 28 libras. Después de sólo 8 semanas, se sentía increíble, ella está en la mejor condición física de su vida, tiene la mejor salud de su vida, y no siente ninguna sensación de ‹enfermedad› en su cuerpo. Los médicos todavía insistían en llevar a cabo una operación exploratoria. Así que le abrieron, y encontraron… nada. Sin tumores. En todo el cuerpo. En 9 semanas. Los doctores no podían entender cómo era posible. Ellos dijeron: « *¡Es un milagro!»* Ella trató de explicarles lo que hizo, pero no dejaban de repetir: *« ¡No! ¡Es un milagro!»*.

El Dr. Leonard Coldwell afirma que todo tipo de cáncer, junto con *‹todos los otros tipos de enfermedades inmunitarias›*, se basan en el estrés emocional y mental, y pueden curarse en menos de 12 semanas a través de remedios holísticos para el cáncer (*ve el capítulo 7, «La Enfermedad Comienza En La Mente»*). Además, el Dr. Coldwell enumera varios tratamientos para curar el cáncer que están siendo reprimidas por las grandes farmacéuticas, incluyendo bicarbonato de sodio, semillas de albaricoque, las máquinas de Rife y plata coloidal.

Las ‹Impactantes› Opiniones Del Dr. Leonard Coldwell Sobre El Cáncer

❑ En los últimos 20 años, nadie ha muerto de cáncer, han muerto a causa de los efectos secundarios del tratamiento. La radioterapia y la quimioterapia causan la mutación de las células.

❑ La profesión médica es la causa #1 de muerte en el mundo occidental.

❑ El cáncer es el mayor productor de dinero en la historia de la industria farmacéutica.

❑ El cáncer es una industria de $60 mil millones al año, y la protección contra el cáncer y su intervención temprana traen un adicional de $162 millones cada año.

❑ Hay más de 300 curas naturales para el cáncer que no tienen efectos secundarios y de casi el 100% de tasa de curación.

❑ La profesión médica tiene una tasa de curación del cáncer de sólo 2%.

❑ Si no haces nada, tienes un 27% de probabilidades de recuperarte del cáncer.

❑ Nuestro sistema inmune se deshace de las células cancerosas de manera natural.

❑ La única causa de una enfermedad es la falta de energía. La causa principal de la falta de energía es el estrés físico y el estrés emocional de malas relaciones.

❑ El 86% de todas las visitas al médico y enfermedades, estadísticamente, están basadas o relacionados con en el estrés. Según un estudio de la Universidad de Stanford, el 95% de todas las enfermedades se deben al estrés.

El Dr. Leonard Coldwell también cree que la radiación y la quimioterapia *causan* cáncer, mientras que la cirugía esparce el cáncer *«como una explosión a través de todo el cuerpo»*. Según el Dr. Coldwell, las causas del cáncer son: vivir con constantes preocupaciones, dudas y temores, falta de amor propio, falta de autoestima, la falta de esperanza por el futuro, y la razón más grande de todas, **hacer un compromiso constante contra ti mismo.** Y añade: «*Es por eso que cuando vives en una relación que sabes que es tóxico y que te está matando, necesitas salir de ahí o literalmente, te matará. Si vas a un trabajo que no puedes soportar más, ese trabajo te matará. Por eso es que la mayoría de los mortales ataques del corazón son los lunes por la mañana entre las 8 y las 9am*».

La Mísera Tasa De Curación De 2% De La Medicina Convencional

Recomiendo altamente el libro de Ty Bollinger *Cáncer: Sal de la caja*, para una comprensión en profundidad de la industria del cáncer y los remedios naturales disponibles hoy en día (visita www.TheTruthAboutCancer.com). Aquí están algunos hechos sorprendentes sobre el cáncer de su innovador libro:

❑ «El cáncer humano es principalmente atribuible a los contaminantes químicos, horribles hábitos alimenticios y estilos de vida poco saludables, no a la genética.» - Instituto Karolinska de Estocolmo, Suecia

❑ «La causa del cáncer es clara: una dieta, un estilo de vida y una actitud mental pobre resulta en la acumulación de tóxicos que sobrecargan el mecanismo de auto-limpieza. El cáncer es la manifestación de la irritación nutricional y medioambiental a largo plazo, resultando en la necesidad de oxígeno celular, conduciendo a la replicación celular incontrolada.» - Dr. Saúl Pressman

❑ «Todo el mundo debe saber que la «guerra contra el cáncer» es en gran medida un fraude. La mayoría de la investigación sobre el cáncer es en gran medida un fraude, y las principales organizaciones de investigación sobre el cáncer son retiradas de sus funciones.» - Dr. Linus Pauling (dos veces ganador del Premio Nobel)

❑ «Si un paciente con un tumor está recibiendo radioterapia o quimioterapia, la única pregunta que se hace es, « ¿Cómo está el tumor?» nunca nadie le pregunta cómo le está yendo al paciente. […] En el cáncer primario, con pocas excepciones, el tumor no pone en peligro ni la salud ni la vida. Lo que está poniendo en peligro la salud es la propagación de esa enfermedad a través del resto del cuerpo. […] El tiempo de supervivencia de los pacientes con cáncer hoy en día no es mayor de lo que era hace cincuenta años. ¿Qué significa esto? ¡Obviamente significa que lo estamos tratando equivocadamente!» - Dr. Philip Binzel, *Vivo Y Bien*

❑ «Una verdadera tasa de curación del 90% o más pueden ser fácilmente lograda por los pacientes de cáncer que eviten la medicina ortodoxa, acude a la medicina alternativa primero, y haz sus tareas. La verdadera tasa de curación de la medicina tradicional es de 3% o menos. El 95% de los pacientes de cáncer que acuden a tratamientos alternativos contra el cáncer han tenido anteriormente un tratamiento ortodoxo y han sido enviados a casa para morir, lo que significa que la medicina alternativa ha manejado un gran número de enfermos de cáncer ya en estado crítico. Para aquellos que esperan para probar con tratamientos alternativos contra el cáncer hasta después de que los hayan enviado a casa para morir, cuentan con sólo un puñado de 300 o más tratamientos alternativas contra el cáncer que son lo suficientemente fuertes como para darles una oportunidad de sobrevivir (de alrededor del 50%). En otras palabras, si optas por la medicina alternativa en primer lugar, la probabilidad de supervivencia es del 90% o más, si haces tu tarea. Si vas con la medicina ortodoxa primero, y luego la medicina alternativa, tendrá años de sufrimiento, y si tienes suerte, entonces tendrás un 50% de probabilidad de sobrevivir.» - Webster Kehr

❏ «La mayoría de la gente piensa que el cáncer es causado por daño en el ADN y que la medicina tradicional está buscando desesperadamente una cura para el cáncer. Ambas creencias son un completo disparate y provienen de la propaganda y los engaños de la televisión. El cáncer no es causado por daño en el ADN. La definición de una célula cancerosa es una célula con baja energía ATP. […] Pero los medios glorifican a todos los «investigadores del cáncer» que están tratando diligentemente «reparar» los daños en el ADN de las células cancerosas ¡Todo es un fraude para asegurarse de que las curas para el cáncer no se encuentren nunca! La tasa de curación de 5 años de la medicina tradicional (por ejemplo, de los oncólogos) es del 2,1%. En otras palabras, en el 97,9% de los casos, los pacientes con cáncer mueren dentro de los 5 años siguientes al diagnóstico.» - Webster Kehr

❏ «Las enfermedades como el cáncer no son causadas por genes defectuosos como aclaman los genetistas, sino por factores no genéticos. De hecho, las enfermedades no son desórdenes «sin sentido», sino que en realidad son procesos biológicos significativos que intentan **salvar a** un organismo, en lugar de destruirlo.» - Dr. Joseph Mercola

❏ Según un informe de Morgan, Ward, y Barton en 2004: « Se calcula que la contribución de la quimioterapia citotóxica para la supervivencia de hasta 5 años en adultos con tumores maliciosos <u>es del 2,3% en Australia y del 2,1% en los EE.UU.</u>».

❏ «La medicina occidental le ha fallado a nuestra gente. Hoy en día, cuando incluso los medicamentos prescritos son más consumidos que nunca antes en la historia de la civilización, nuestra nación tiene los más altos índices de obesidad y enfermedades crónicas. […] <u>La medicina occidental simplemente no funciona. Es un sistema anticuado de medicina dominada por los intereses económicos de las empresas farmacéuticas</u>, por los funcionarios de la FDA hambrientos de poder y por los médicos de la vieja escuela cuya miope visión

113

de la salud les impide explorar las verdaderas causas de la curación. Las escuelas médicas modernas ni siquiera enseñan sobre curación o nutrición. **Ningún practicante de la medicina occidental me ha enseñado ni una cosa sobre ser sano.**» - Mike Adams, www.NaturalNews.com

❑ «La cirugía es a menudo responsable de la propagación del cáncer, ya que un error de un minuto o un manejo descuidado del tejido tumoral por parte del cirujano puede derramar literalmente millones de células cancerosas en el torrente sanguíneo del paciente con cáncer».

❑ Las biopsias también pueden resultar en la propagación del cáncer: «a menudo mientras se realiza una biopsia el tumor maligno es cortado, lo que tiende a diseminarlo o acelerar su crecimiento. Las biopsias pueden lograr los mismos resultados trágicos.» - Dr. Donald Kelley, *una respuesta al cáncer*

❑ «Las células cancerosas no pueden prosperar en un ambiente oxigenado. El ejercicio diario y la respiración profunda ayudan a conseguir más oxígeno a nivel celular. La terapia de oxígeno es otra forma empleada para destruir las células cancerosas.» - Hospital Johns Hopkins

❑ En 1957, P.G. Seeger quien fue dos veces nominado para el Premio Nobel, ha cambiado satisfactoriamente las células cancerosas en células normales en unos días introduciendo sustancias químicas que bloquearon la cadena respiratoria. Él descubrió que ciertos nutrientes como el inositol de la vitamina B, tienen la capacidad de restaurar la respiración celular en células cancerosas, transformándolas en células normales. En otras palabras, el cáncer es reversible.

❑ El Dr. Otto Warburg, un bioquímico de cáncer y Premio Nobel de Medicina en 1931, descubrió que el **cáncer se produce cuando a alguna célula se le niega el 60% de sus requerimientos de oxígeno**, y demostró que las células cancerosas presentan respiración anaeróbica. Su tesis era que el cáncer es una enfermedad causada por las células de levadura que han *mutado de la respiración aeróbica a respiración anaeróbica*, resultante de la fermentación de la glucosa y el crecimiento celular incontrolado. Él teorizó que **los tumores no son nada más que vertederos de residuos tóxicos amurallados dentro del cuerpo, sostenida por la fermentación de azúcar**. Según Warburg, la mayoría, si no todas las enfermedades degenerativas, son resultado de la falta de oxígeno a nivel celular. [¿Recuerdas lo que te dije acerca de la investigación del Dr. Robert O. Young? Las células mutan cuando no reciben suficiente oxígeno. Es lógico que la purificación del cuerpo y hacer cosas que lleven oxígeno a las células ayuda a los pacientes a recuperar su salud...]

❑ «En el cáncer primario (con unas pocas excepciones) el tumor no pone en peligro ni la salud ni la vida. Lo que está poniendo en peligro la salud y la vida es la diseminación del cáncer a través del resto del cuerpo. <u>La cirugía, la quimioterapia y la radiación, no previenen la propagación del cáncer</u>. Por el contrario, la acelera.» - Dr. Philip Binzel, *Vivo Y Bien*

❑ «El hecho más sorprendente del 2002 es que las ganancias combinadas de las diez compañías farmacéuticas en el Fortune 500 ($35,9 billones) fueron mayores que las ganancias de todas las otras 490 empresas juntas ($33,7 millones).» - Dra. Marcia Angell, *la verdad sobre las compañías farmacéuticas*

❑ «Podrías pensar que la quimioterapia está diseñada para detener la propagación del cáncer. La quimioterapia no se dirige a las células cancerosas. Mata a las células de crecimiento rápido, sean cancerosos o no. La quimioterapia sólo puede ralentizar el cáncer; no puede impedir que se propague y mate al paciente. <u>Cada medicamento de quimioterapia que han aprobado es prácticamente inútil o hace más daño que bien</u>. [...] <u>La quimioterapia es tóxica, carcinógena (provoca cáncer), destruye los glóbulos rojos, destruye el sistema inmunológico, y mata órganos vitales</u>. ¿Cuán tóxica es? Tu cabello se cae, tu sistema inmunológico es destruido, provoca constantemente náuseas, te enfermas y vomitas, frecuentemente te sientes mareado, y tienes fuertes dolores de cabeza. ¿Son esto signos de que quizá esta cosa sea un veneno y que no pertenece a tu cuerpo?» - Ty Bollinger.

❑ «<u>En 1953, una investigación del Senado estadounidense informó que existía una conspiración para suprimir los tratamientos efectivos para el cáncer</u>. El Senador encargado de la investigación convenientemente murió. La investigación fue detenida. No es la primera ni la última de una serie de muertes extrañas que implican a personas en posiciones que causaron daños a quienes dirigían el programa de cáncer de la nación.» - Barry Lynes – *La Cura Del Cáncer*

❑ «La comunidad médica trabaja muy de cerca con las multinacionales de medicamentos, cuyo principal objetivo es la ganancia, y <u>cuya peor pesadilla sería una epidemia de buena salud</u>. Muchas drogas deben ser vendidas. Para lograr esto, todo vale: mentiras, fraudes y sobornos. Los médicos son los principales vendedores de las compañías farmacéuticas. Son premiados con becas de investigación, regalos y privilegios. Los principales compradores son el público -desde niños a ancianos - que debe estar completamente medicado y vacunado… ¡a cualquier precio! ¿Por qué las autoridades prohíben la medicina alternativa? Porque están sirviendo a la industria, y la industria no puede hacer dinero con hierbas medicinales, vitaminas y homeopatía. No se pueden patentar los remedios naturales. Ellos controlan la medicina, y es por eso que son capaces de explicar a las escuelas médicas lo que pueden y no pueden enseñar.» - Dr. Guylaine Lanctot, *La Mafia Médica*

❑ « El 94% de la información contenida en la literatura promocional enviado a médicos por las grandes farmacéuticas no tiene ninguna base científica en lo absoluto.» - el estudio realizado por el Instituto de Medicina Basada en la Evidencia en Alemania (19 de las 20 declaraciones hechas por las compañías farmacéuticas en su literatura de mercadeo son falsas, sin justificación ni soporte de evidencia científicas)

❑ «A los médicos jóvenes se les ofrecen becas de investigación por parte de las empresas farmacéuticas. A las escuelas de medicina se les dan grandes sumas de dinero para ensayos clínicos y e investigación farmacéutica básica. Las compañías farmacéuticas regularmente organizan fastuosas cenas y cócteles para grupos de médicos. Proporcionan financiación para el establecimiento de los edificios hospitalarios, escuelas de medicina e institutos de investigación ‹independientes›… los médicos se sienten intimidados a usar regímenes de tratamiento que saben que no funcionan. Un ejemplo clarísimo es la quimioterapia del cáncer.» - Dr. Alan Levin, *El Disenso En Medicina - Nueve Médicos Hablan*

❑ «Con billones de dólares que se gastan cada año en investigación, y billones adicionales de la de la venta de drogas relacionadas al cáncer, y con políticos con hambre de votos prometiendo programas de gobierno cada vez mejores, nos encontramos con que, en la actualidad, hay más personas que viven del cáncer que personas que mueren por su causa. Si el enigma debía ser resuelto por una simple vitamina, esta gigantesca industria comercial y política podría desaparecer de la noche a la mañana.» - Edward Griffin, *Un Mundo Sin Cáncer*

❑ «En 1974, comencé a trabajar en el Memorial Sloan-Kettering Cancer Center, el líder mundial en hospitales para el tratamiento del cáncer. […] Una gran parte de mi trabajo como asistente del director de asuntos públicos era escribir comunicados de prensa para los medios de comunicación sobre el cáncer noticias y escribir el boletín del hospital. Comencé a entrevistar al Dr. Kanematsu Sugiura, quien había conseguido repetidamente resultados positivos en la reducción de tumores en estudios con ratones con una sustancia natural llamada amigdalina (alias ‹laetrib› o vitamina B17 encontrada en las semillas de manzana y de albaricoque). Le conté sobre mi «descubrimiento» del trabajo del Dr. Sugiura al Director de Asuntos Públicos y otros superiores, y planeé un artículo sobre el tema. Entonces recibí el impacto de mi vida. Insistieron en que dejará de trabajar en esa historia inmediatamente y que nunca más la retomara. ¿Por qué? Dijeron que el trabajo del Dr. Sugiura no tenía ni validez ni sentido. Pero yo había visto los resultados con mis propios ojos. Y sabía que el Dr. Sugiura fue un verdadero científico y una persona ética. Mis jefes me dijeron que mintiera. Me ordenaron escribir un artículo y comunicados de prensa para todas las estaciones de noticias principales afirmando enfáticamente que todos los estudios de la amigdalina fueron negativos y que la sustancia era inútil para el tratamiento del cáncer. Luego me enteré que los CEO de las compañías farmacéuticas que producen medicamentos contra el cáncer dominaban la junta en el Memorial Sloan-Kettering, incluyendo al presidente de Bristol-Myers Squibb, el principal productor mundial de quimioterapia. No fue sorpresa para nadie que, las ganancias de los medicamentos de la quimioterapia se dispararon.» - Dr. Ralph Moss, *La Industria Del Cáncer*

❏ «Jason Vale recibió una condena de muerte impuesta por sus médicos a mediados de 1990 cuando se descubrió que tenía cáncer terminal. A través de una extensa investigación, descubrió que las personas que una vez tuvieron cáncer hallaron propiedades curativas en algo tan sencillo como las semillas de manzana y albaricoque. Resultó que estas semillas contienen sustancias naturales que matan las células cancerosas (vitamina B17 o «daetril»). Jason inmediatamente comenzó a sentirse mejor al comer las semillas de manzana. Dentro de un corto período de tiempo, el cáncer de Jason literalmente desapareció. […] en el 2001, Jason fue coaccionado por la FDA para firmar de un decreto de consentimiento que le impide compartir su historia. A pesar del hecho de que él no había violado ninguna ley, la FDA presentó acusaciones penales en contra de Jason por distribuir semillas de albaricoque.» - Ty Bollinger, *Cáncer: Sal de la Caja.*

❏ «Los estudios experimentales realizados en 1906 indican que la leucemia (cáncer de la sangre) puede ser causada por la exposición al elemento radiactivo, radio. […] Para 1922 habían muerto más de 100 radiólogos de rayos X por cáncer inducido… He tenido un especialista en cáncer de cerebro en la sala de mi casa y me dijo que nunca usaría radiación si tuviera un tumor cerebral. Y yo le pregunté: «Pero, ¿mandas a la gente a que use radiación? Y él dijo: ‹Por supuesto. Me echarían del hospital si no lo hago›.» - Dr. Ralph Moss, *la industria del cáncer*

❏ « ¿Por qué hay «pruebas científicas no oficiales» para los tratamientos alternativos? Porque no son altamente rentables para las grandes corporaciones farmacéuticas. Es imposible, por ley, que se considere que una sustancia se someta a «pruebas científicas» salvo que las grandes farmacéuticas la presenten ante la FDA, y ellos solo presentarán las cosas que sean muy, muy rentables para ellos. Así, miles de estudios de sustancias naturales que han curado o tratado el cáncer no tienen «evidencia científica» y son ignorados por nuestro gobierno, porque no se realizaron bajo el control de las grandes farmacéuticas.» - Webster Kehr

❏ «Los cánceres secundarios son complicaciones conocidas de la quimioterapia y la irradiación utilizada para tratar la enfermedad de linfoma Hodgkin y no

Hodgkin y otros cánceres primarios.» - Revista de Nueva Inglaterra de Medicina, 21 de septiembre de 1989.

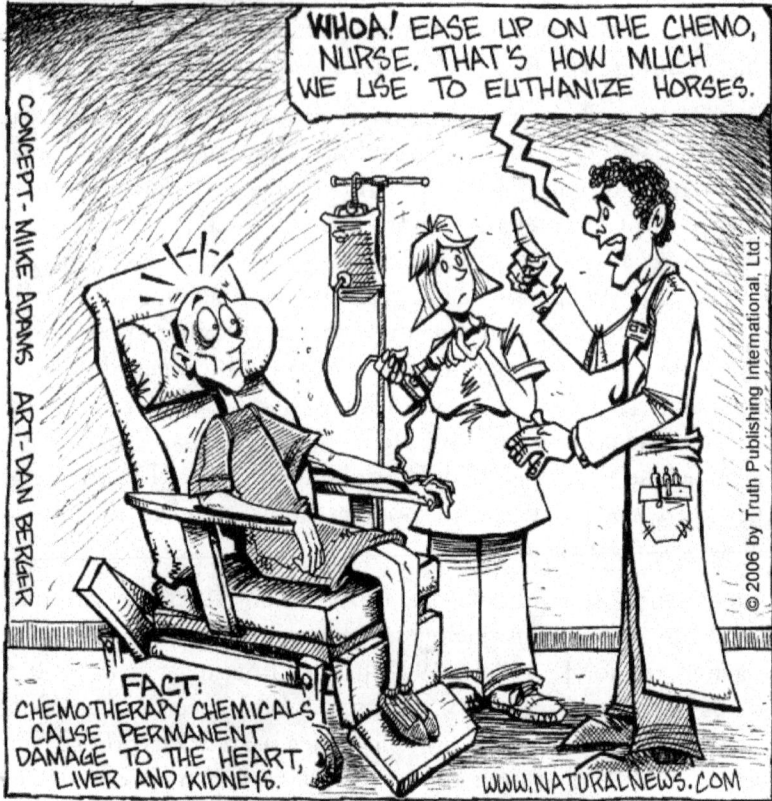

Gracias a Mike Adams y *www.NaturalNews.com* para la caricatura de arriba.

❑ «Varios estudios han demostrado que <u>los pacientes de cáncer que reciben radioterapia son más propensos a tener metástasis de cáncer en otras partes de sus cuerpos.</u> La radioactividad usada para matar las células cancerosas también desencadenan el proceso de mutación de ADN que crea nuevas células de otros tipos.» - Dr. Luciano Israel, *Venciendo El Cáncer*

❑ «Las complicaciones después de altas dosis de radioterapia para el cáncer de mama son: senos fibrosos y encogidos, fracturas de costillas, cicatrización pleural y/o pulmonar, daño en los nervios, cicatrices alrededor del corazón... supresión de todas las células de la sangre, supresión de la inmunidad. Muchas de las complicaciones por la radiación no ocurren durante varios años después del tratamiento, dando al terapeuta y al paciente una falsa sensación de seguridad el primero y segundo año después de la terapia. <u>La médula ósea,</u>

donde se producen las células de la sangre, es en gran medida suprimida en el campo de irradiación… Este es un efecto irreversible.» - Dr. Robert F. Jones, el Seattle Times, 27 de julio de 1980

❑ «Cuando la quimioterapia y la radioterapia se administran en conjunto, hay 25 veces más probabilidad de que aparezcan los tumores secundarios»- Dr. John Lasz, *Entender El Cáncer*

❑ «La mayoría de los pacientes de cáncer en este país mueren a causa de la quimioterapia. La quimioterapia no elimina el cáncer de mama, de colon o de pulmón. Este hecho ha sido documentado durante más de una década, pero los médicos todavía utilizan quimioterapia para estos tumores.» - Dr. Allen Levin, *La Cura Del Cáncer*

❑ «En un juicio sobre un medicamento de quimioterapia probado para la leucemia, el 42% de los pacientes murieron directamente a causa de la toxicidad de la quimioterapia.» - Kenny Ausubel, *Cuando La Cura Se Convierte En Un Crimen*

❑ «Se encontró que la cantidad necesaria de productos químicos tóxicos para matar a cualquier célula cancerígena mara al paciente mucho antes de eliminar el tumor… me acordé de la historia del célebre oncólogo del Sloan Kettering quien, cuando descubrió que tenía cáncer avanzado, dijo a sus colegas: «Hagan lo que quieran - pero sin quimioterapia.» era un secreto a voces que un oficial de Sloan Kettering envió a su madre a Alemania para que recibiera tratamiento alternativo… quizá la cosa más extraña acerca de la quimioterapia es que muchos de estos fármacos son cancerígenos en sí. Esto puede parecer sorprendente para el lector promedio, que combate el cáncer drogas que de por sí causan cáncer. Sin embargo, esto es un hecho innegable.» - Dr. Ralph Moss, *Cuestionando La Quimioterapia*

❑ «Un estudio de más de 10.000 pacientes, demuestra claramente que el historial supuestamente sólido sobre la quimioterapia con la enfermedad de Hodgkin (linfoma) es en realidad una mentira. **Los pacientes que se sometieron a quimioterapia tenían 14 veces más probabilidades de desarrollar leucemia y 6 veces más probabilidades de desarrollar cáncer** de huesos, de articulaciones y de los tejidos blandos que aquellos pacientes que no se sometían a quimioterapia.» - Dr. John Diamond (Diario NCI 87:10).

❑ «Los niños que han sido tratados exitosamente [con medicina convencional] para la enfermedad de Hodgkin tienen 18 veces más probabilidades de desarrollar posteriormente tumores malignos secundarios. Las niñas se enfrentan a un 35% de probabilidades de desarrollar cáncer de mama antes de los 40 – lo cual es 75 veces mayor que el promedio.» - Revista de Nueva Inglaterra de Medicina, 21 de marzo de 1996.

❑ «58 de los 64 oncólogos encuestados por el Centro de Cáncer McGill en Montreal, dicen que la quimioterapia es inaceptable para ellos y sus familiares, debido al hecho de que los fármacos no funcionan y son tóxicos para el sistema. **El 91% de los oncólogos no se sometería la quimioterapia**» - Philip Day, *Cáncer: Por Qué Todavía Estamos Muriendo Para Saber La Verdad*

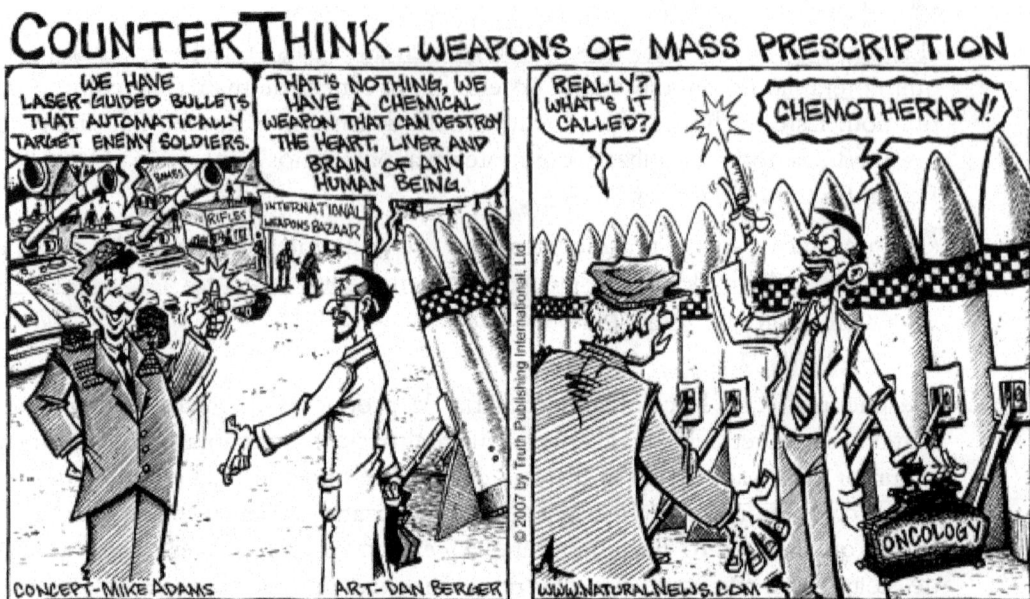

Gracias a Mike Adams y *www.NaturalNews.com* por la caricatura de arriba.

❑ «Trece de los médicos que me llamaron estaban ansiosos de saber cómo podrían obtener acceso a tratamientos tales como los elaborados por Gaston Naessens para ellos mismos, sus cónyuges, o sus parientes para tratar casos graves de cáncer que los han afligido. En cada caso, les pregunté: ‹Doctor, ¿cómo no puede recomendarse (o a las personas cercanas a usted) con la misma ruta prescrita que ha venido recomendando por tanto tiempo a sus pacientes?» y en cada ocasión la respuesta fue: ‹¡Porque sabemos que no funciona!» - Christopher Bird, *La Persecución Y El Enjuiciamiento De Gaston Naessens*

❑ «El éxito de la mayoría de las quimioterapias es terrible… **no hay evidencia científica** sobre su capacidad para ampliar de manera apreciable la vida de pacientes que padecen los cánceres orgánicos más comunes… usar quimioterapia para operar tumores malignos muy avanzados, lo cual representa el 80% de todos los cánceres, es un yermo científico.» - Dr. Ulrich Abel, la revista médica The Lancet, 1991

❑ «Irónicamente, prácticamente todos los agentes quimioterapéuticos anti-cáncer ya aprobados por la FDA para su uso o prueba en pacientes humanos con cáncer son (1) altamente o diversamente **tóxico** en dosis aplicada; (2) notablemente **inmunosupresor,** es decir, destructor de la resistencia nativa del paciente a una variedad de enfermedades, incluyendo el cáncer; y (3) generalmente **altamente cancerígenos**... estos hechos ya bien establecidos han sido denunciados en numerosas publicaciones del Instituto Nacional del Cáncer, de todo Estados Unidos y, de hecho, del mundo.»× - Dr. Dean Burk, condenando la política del Instituto Nacional del Cáncer de refrendar los medicamentos de la quimioterapia cuando todos sabían que causaban cáncer.

❑ «Tenemos una industria multimillonaria que está matando a la gente, ala derecha y a la izquierda, sólo por la ganancia financiera. Su idea de la investigación es ver si son mejores dos que tres dosis del veneno. [...] Lamentablemente, algunas personas gastarán seis cifras al año envenenando sus cuerpos porque sus «doctores les dijeron que lo hicieran».» - Dr. Glenn Warner, uno de los especialistas del cáncer más altamente calificados en los Estados Unidos.

❑ «Lo que me molesta es que la gente piensa que la FDA los está protegiendo. No es así. Lo que la FDA está haciendo y lo que el público piensa que está haciendo son tan diferentes como el día y la noche. [...] Un caso fue el de un profesor que había probado casi 100 medicamentos de 28 diferentes compañías farmacéuticas. Los pacientes que fallecieron, salieron del hospital, o abandonaron el estudio fueron sustituidos por otros pacientes en los ensayos sin notificación en los registros. Cuarenta y un pacientes notificados como participantes en los estudios murieron o no en el hospital durante los estudios.» - el ex comisionado de la FDA, el Dr. Herbert Ley (Senado de EE.UU., Problemas de Competencia en la Industria Farmacéutica, 1969), describe varios casos de deshonestidad deliberada en las pruebas de drogas.

❑ « **La tomografía computarizada (TC) causan al menos 29.000 casos de cáncer y 14.500 muertes en los Estados Unidos cada año**. Las personas pueden estar expuestas hasta cuatro veces más radiación de la estimada por estudios anteriores. Basándose en esas mediciones, el paciente podría obtener tanta radiación en una TC como en 74 mamografías o en 442 rayos X de pecho.» - Archivos de Medicina Interna (2009).

❑ «Los epidemiólogos daneses utilizaron los datos de registro de cáncer desde los años 1940 a 1980 para informar por primera vez un aumento significativo del riesgo de leucemia entre enfermeras y médicos de oncología. Otro estudio danés en más de 92.000 enfermeras encontró un riesgo elevado de cáncer de mama, tiroides, del sistema nervioso y del cerebro. Un estudio recién terminado del Centro de Control de Enfermedades de EE.UU. - 10 años de elaboración y el más grande hasta la fecha-, confirma que la quimio continúa contaminando los espacios de trabajo donde se utiliza.» - edición del 10 de Julio de 2010 de Seattle Times

❑ «El Dr. Scott Reuben, miembro del Buró de Oradores de Pfizer, acordó declararse culpable de fingir docenas de estudios de investigación que fueron publicados en revistas médicas. Reuben aceptó una donación de Pfizer de 75.000 dólares para estudiar Cerebrex y publicó su «Investigación» en una revista médica ¡Nunca se inscribió a ningún paciente en el estudio! Falseó el estudio completo y consiguió que lo publicaran de todos modos. Según el diario de Wall Street, <u>Reuben también falsificó los datos del estudio sobre Vioxx, ¡un fármaco que la FDA admite ha causado más de 50.000 muertes!</u> Reuben falsificó un total de 10 documentos «científicos» y 21 artículos publicados en revistas médicas. Resulta que Reuben había estado falsificando datos de investigaciones durante más de 13 años.» - Ty Bollinger, *Cáncer: Sal de la Caja.*

❑ «¿Por qué no has escuchado estas cosas una y mil veces en la televisión o en la radio, o en las principales revistas? Porque si dijeran estas cosas, la industria farmacéutica retiraría todo su dinero de publicidad y se lo daría a una estación o revista de la competencia. <u>Las estaciones de televisión y otros medios de difusión no se atreven a transmitir nada que pueda herir uno de sus mayores anunciantes</u>... También, en gran medida, las mismas personas que obtienen enormes beneficios abasteciendo y trabajando con la medicina tradicional también poseen grandes redes de televisión y de radio. Por ejemplo, General Electric, que tiene grandes ganancias por suministrarle a los hospitales equipos caros, y con la venta de medicamentos recetados, etc. posee la cadena NBC y al menos 30 de las principales filiales de NBC. General Electric es un miembro de la Industria Del Cáncer ¡y son dueños de la NBC! Lo que sabes sobre el cáncer ha sido cuidadosamente diseñado y fabricado por artistas de propaganda de la industria farmacéutica para mantenerte en la oscuridad respecto a la enorme superioridad de la madre naturaleza en el tratamiento del cáncer.» - Ty Bollinger.

Los Diagnósticos Falsos De Cáncer Están Matando A Millones De Personas

A muchas personas se les está diciendo que sus lesiones de tejidos son «cáncer» aunque no produzcan un daño real en el cuerpo aun si se deja sin tratar. El mismísimo Instituto Nacional del Cáncer reconoce hoy que millones de personas han sido diagnosticadas con «cáncer» por médicos corruptos y oncólogos, a fin de beneficiarse de tratamientos de quimioterapia altamente rentable, a pesar de no haber ningún tipo de afección potencialmente mortal con la cual empezar. **Estos tratamientos**

destruyen el sistema inmune del paciente y en la mayoría de los casos los lleva a la muerte.

Un panel de expertos comisionados por el Instituto Nacional del Cáncer recientemente admitieron públicamente que **decenas de millones de «casos de cáncer» no son ningún cáncer**. De hecho, dos cánceres han sido borrados recientemente la lista de «cánceres».

Según el Dr. H. Gilbert Welch, autor de *Menos Medicinas Más Salud*, «la proyección del cáncer es principalmente una campaña de terror psicológico contra la mujer para enriquecer de clínicas de tratamiento del cáncer».

El legendario futbolista holandés Johan Cruyff falleció recientemente tras ser diagnosticado con cáncer de pulmón. Declaró: *«Tengo un excelente equipo de médicos a mi alrededor»* y describió la quimioterapia como un «amigo» que los médicos habían puesto dentro de su cuerpo para derrotar el cáncer. Desafortunadamente, los médicos «excelente» y la quimio «amistosa» lo llevaron a la tumba. Ellos destruyeron su sistema inmunológico y lo mataron en cuatro meses. Pero los medios no lo mencionan. Ellos hablan en lugar de *una valiente batalla contra el cáncer*. No era el cáncer con lo que él estaba luchando. Era con la comunidad médica y su búsqueda de ganancias.

Estudio: Sólo El 34% De Los Estadounidenses Confían En Su Médico

¿Es sorprendente entonces que sólo el 34% de los americanos encuestados sientan confianza en los dirigentes de la profesión médica? Este número ha disminuido drásticamente desde el 76% en 1966. Ellos son responsables de cerca de 800.000 muertes al año y los medicamentos recetados perjudicaron a más de dos millones de norteamericanos cada año.

CAPÍTULO 9

La Verdad Sobre El Cáncer De Mama

Cada año, más de 225.000 mujeres son diagnosticadas con cáncer de mama, con una tasa de mortalidad de 25% (principalmente debido a los tratamientos convencionales). El cáncer de mama es la principal causa de muerte entre las mujeres estadounidenses entre las edades de 44 y 55 años. Lo que *realmente* causa el cáncer de mama puede sorprenderte.

Causa # 1: Afeitarse y Los Antitranspirantes

Una de las causas del cáncer de mama es el uso de antitranspirantes. La mayoría de estos contienen sustancias altamente tóxicas como el clorhidrato de aluminio (el aluminio es una conocida neurotoxina, que causa una serie de trastornos «autoinmunes» y destruye el cerebro). Esta sustancia también es peligrosa en antitranspirantes porque bloquea la eliminación de toxinas por tu piel. Aparte de la excreción normal de toxinas a través de la orina y de las heces, el cuerpo humano tiene un número de áreas que utiliza para depurar las toxinas del cuerpo a través del *sudor*. Estos incluyen el área detrás de las orejas, detrás de las rodillas, la ingle y las axilas. Es por eso que la mayoría de las personas tienen terrible olor corporal y sienten la necesidad de perfumarse - sus cuerpos son altamente tóxicos, y estos productos de desecho huelen mal.

Los antitranspirantes actúan bloqueando tus poros contra la transpiración, inhibiendo la purga de toxinas de tu cuerpo. Puesto que no puedes sudar, el cuerpo deposita estas toxinas en los ganglios linfáticos debajo de las axilas, donde se acumulan, día tras día... Esta alta concentración de toxicidad conduce al cáncer. Los estudios clínicos en los últimos 50 años han demostrado que casi todos los cánceres de mama ocurren en el cuadrante superior externo de la mama, precisamente donde se ubican estos ganglios linfáticos.

El Dr. Kris McGrath publicó un estudio en 2004, mostrando una conexión entre los antitranspirantes, las axilas, el afeitado y el cáncer. Él encontró que las mujeres que realizan estos hábitos más agresivamente en sus axilas tenían un diagnóstico de cáncer de mama 22 años antes que quienes no lo practican. Él teorizó que las sustancias encontradas en los desodorantes están entrando en el sistema linfático a través de fisuras en la piel causadas por el afeitado.

Causa #2: El Uso De Brasieres

El antropólogo médico Sidney Singer descubrió que las mujeres que no usaban nunca brasieres prácticamente no experimentaban ningún tipo de cáncer de mama, mientras que quienes usaban sostenes tenían la misma tasa de cáncer de mama que las mujeres estadounidenses. Concretamente, encontró que:

- Las mujeres que usan el brasier 24 horas al día tenían una probabilidad de 3 en 4 de desarrollar cáncer de mama (75%).

- Las mujeres que usan el brasier más de 12 horas al día, pero no a la cama, tenían una probabilidad de 1 en 7 de desarrollar cáncer de mama (14%).

- Las mujeres que usan el brasier menos de 12 horas por día tenían una probabilidad de 1 en 152 de desarrollar cáncer de mama (0,65%), mientras que las mujeres que nunca o casi nunca usaban brasier tenían probabilidad de 1 en 168 de desarrollar cáncer de mama (0,59%). ¡Quítate el brasier cuando llegues a casa!

Según el Dr. David Williams, «Llevar un brasier al menos, 14 horas al día, tiende a aumentar la hormona prolactina, la cual disminuye la circulación en el tejido de la mama. La disminución de la circulación puede impedir la eliminación natural de sustancias líquidas carcinógenas de tu cuerpo que quedan atrapadas en el saco de la mama como glándulas (ganglios linfáticos). Estas glándulas producen una mayor masa de ganglios linfáticos en la parte superior del sistema linfático de tu cuerpo.» Increíblemente, la correlación entre los brasieres y el cáncer de mama es cuatro veces mayor que el tabaquismo y el cáncer de pulmón. Se dice que los brasieres push-up son los peores.

Causa #3: La Mamografía - La Estafa De 10 Billones De Dólares

A un costo de 150 dólares cada una, las mamografías son una industria de $10 millones de dólares al año en los Estados Unidos solos. Éstas son prescritas a las 70 millones de mujeres estadounidenses mayores de 40 años. En Francia, las mujeres mayores de cierta edad están *obligadas* a hacerse una mamografía anual o si no se les recortan sus beneficios de salud. Esto será impactante para la mayoría de las personas: en la detección de tumores- resultando en muchos falsos positivos. Una mamografía es simplemente una imagen de rayos x de la mama, y como todos los rayos x, las mamografías utilizan una dosis de radiación ionizante para crear esta imagen. Esto expone el tejido mamario a la radiación causante de cáncer una y otra vez. En un artículo de julio de 2006 de la *Revista de Oncología Clínica*, los investigadores demostraron que la radiación de las mamografías en realidad *causa* cáncer de mama. Según el Dr.

Russell L. Blaylock, <u>los exámenes radiológicos anuales de las mamas aumentan el</u> <u>riesgo de cáncer de mama en un 2% anual</u>. Así que en diez años el riesgo habrá aumentado un 20%.

En su libro *La Política De Cáncer*, el Dr. Samuel Epstein afirma, « las mamografías regulares en mujeres jóvenes aumentan sus riesgos de cáncer.» y el Dr. Charles Simone afirma: »Las mamografías **aumentan** el riesgo de desarrollar cáncer de seno y elevan el riesgo de propagación o extienden un tumor existente».

En un estudio de 1.600 mujeres europeas, **los investigadores encontraron que las mujeres que se hicieron al menos una mamografía eran <u>54% más propensas a</u> <u>desarrollar cáncer de mama</u>** que aquellas que nunca se habían hecho una.

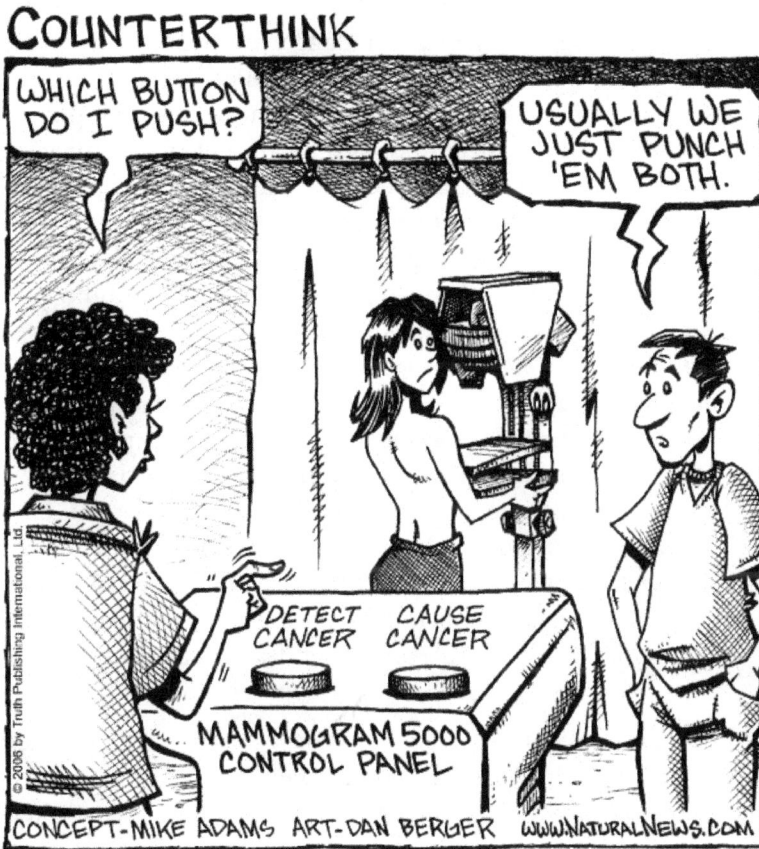

Gracias a Mike Adams y *www.NaturalNews.com* para la caricatura de arriba.

El abogado de salud Mike Adams afirma: *««si fueras un genio malvado queriendo diseñar una **máquina que causara cáncer**, sería difícil vencer al actual equipo de mamografía. Esta expone el tejido humano a radiación de alta potencia que, si se repite con la frecuencia suficiente,* *prácticamente garantiza el desarrollo eventual del cáncer. [...] Si eres un oncólogo, la mejor manera de asegurarte de que tendrás un paciente de cáncer para tratar a los 55 años de edad es comenzar a exponerlos a la radiación a los 40 años o antes».*

Muchos médicos de todo el mundo han llegado a la misma conclusión: la mamografía no es una herramienta eficaz para la detección de tumores. En un estudio sueco de más de 60.000 mujeres, **el 70% de los tumores detectados por mamografía resultaron ser falsos positivos**, pero una cuarta parte de estas mujeres *morirán* de todas maneras, a causa del denominado «tratamiento» - radiación mortal y medicamentos de quimioterapia.

Las muy financiadas campañas de relaciones públicas están tienen como propósito alentar a las mujeres a hacerse mamografías anuales para «prevenir el cáncer de mama» a través de «detección temprana». Todos hemos visto las cintas de color rosa. Tal vez has oído hablar del Mes de Conciencia del Cáncer de Seno, supuestamente lanzado para ayudar a las mujeres a *evitar el* cáncer de mama. Pero ¿sabías que el patrocinador principal de estas campañas es AstraZeneca, el fabricante del polémico fármaco Tamoxifeno para el cáncer de mama? Ellos planificaron el evento inicial en 1985, para lavarles el cerebro a las mujeres para que se hicieran las mamografías causantes de cáncer anualmente. ¿Por qué? Porque mientras más mamografías, más falsos positivos, lo cual conduce a más ventas de AstraZeneca. El 93% de la «detección temprana» no tiene ningún beneficio para el paciente según un innovador estudio publicado en la *Revista de Medicina de Nueva Inglaterra*. *«Nos dimos cuenta de que la introducción de la detección se ha asociado con alrededor de 1,5 millones adicionales de mujeres que recibieron un diagnóstico de cáncer de mama en sus primeras etapas»*, escribe el co-autor del estudio, el Dr. Gilbert Welch. El equipo de científicos ha descubierto que no existe prácticamente ninguna reducción de cáncer de seno en etapa avanzada de todos estos diagnósticos «tempranos», lo que significa que a la mayoría de las mujeres a las que dijeron que tenían cáncer de mama después de una mamografía les están mintiendo. El 93% de los casos de cáncer «detectados temprano» que fueron estudiados eran falsos positivos. Y sin embargo, les dijeron a más de un millón de mujeres que tenían cáncer en etapa temprana, la mayoría de las cuales fueron sometidas a quimioterapia destruyendo su salud.

Los médicos están ahora incluso entrenados para decirle a sus pacientes: *«Usted tiene cáncer de mama en etapa 0».* ¿Qué diablos significa *eso*? En algunos casos, las mujeres son incluso tratadas con radiación y quimioterapia, ¡y sometidas a cinco años de terapia hormonal! *¡Nunca tuvieron cáncer para empezar!*, o en el caso de las colonoscopias: *«Usted tiene lesiones precancerígenas.»* ¿Esto significa que *de hecho* tengo cáncer? ¡No, No, no! ¡Este tipo de declaraciones infunden miedo en el paciente y son utilizados por los médicos como *una táctica de ventas para vender más quimioterapia!*

A pesar de todos estos datos, los gobiernos continúan empujando a la población desprevenida a hacerse mamografías. Según el Dr. James Howenstine, *«Esta industria apoya a los radiólogos, técnicos de rayos x, cirujanos, enfermeras, fabricantes de equipos de rayos x, hospitales, etc. y no va a desaparecer por la curación y prevención de cáncer de mama».*

Causa #4: La Hormona De Monsanto De Crecimiento Bovino rBGH En La Leche

En su libro *La Leche: El Veneno Mortal*, Robert Cohen afirma que *«el único aspecto más inquietante del rBGH desde el punto de vista de la seguridad humana, es el factor de crecimiento similar a la insulina (IGF), que está vinculado con el cáncer de mama.»* Según el Dr. Samuel Epstein, *«el IGF no es destruido por la pasteurización, sobrevive el proceso digestivo, es absorbida por la sangre y produce potentes efectos que promuevan el crecimiento.»* Epstein dice que <u>es altamente probable que el IGF ayude a transformar el tejido mamario normal en células cancerosas</u>, y permite que células malignas humanas de cáncer de mama invadan y se diseminen hasta órganos distantes (más información sobre la leche luego).

Causa #5: El Medicamento De AstraZeneca, Tamoxifeno

Imagina este escenario. Tu mamografía falsamente revela un «tumor», y tu médico te dice, *«tienes cáncer de mama.»* Devastada y temerosa, estás lista para hacer lo que te recomiende el médico. No te detienes a pensar si este diagnóstico es correcto, ni a explorar sobre formas alternativas para recuperar tu salud. Él prescribe tamoxifeno. Por supuesto, no lo cuestionas. Pero, ¿qué sucede si el tratamiento que tu médico te ha prescrito algo que *realmente causa el cáncer de mama?* La revista Science publicó un estudio del Centro Médico de la Universidad Duke en 1999 mostrando que después de dos a cinco años, el tamoxifeno **inició efectivamente** el crecimiento del cáncer de mama.

Según el Dr. L.R. Wiseman de la Enfermería Royal Victoria, *« el Tamoxifeno estimula la proliferación celular mediante la sensibilización de las células a efectos proliferativas del IGF.»* En su libro *Condenado: investigación sobre el Cáncer,* el Dr. Tibor J. Hegedus escribe: *«El tamoxifeno se administra a las mujeres con cáncer de mama para bloquear la entrada de estradiol en las células tumorales dependientes de esta hormona para estimular el crecimiento. Cuando las hormonas están bloqueadas para alcanzar sus objetivos primarios, se ven obligados a viajar a otros órganos».* Esto, a su vez, estimula la proliferación de células en el revestimiento del útero ¡y puede incluso causar cáncer endometrial!

En su artículo «Tamoxifeno, Lágrimas y Terror», Betty Martini escribe: «el IGF es una hormona diseñada para crecer las cosas; también estimula y acelera el cáncer en mujeres sensibilizadas por tomar tamoxifeno. Una de las razones del alboroto en la comercialización de Monsanto de la hormona de crecimiento bovino es el escandaloso aumento del IGF que producirá una tormenta de cáncer proveniente de la leche. Una empresa química nos está vendiendo una gasolina llamada tamoxifeno para extinguir el incendio.» […] «el tamoxifeno ha sido probado y reexaminado durante más de 15 años. Los probadores admitieron el fraude, muchas contraindicaciones eran simplemente ignoradas, los resultados de la prueba fueron limitados en su duración y los efectos posteriores no contabilizados, aunque <u>las mujeres enfermaron y murieron a causa de estos</u>. Las mujeres sanas [están] comprando veneno para una enfermedad que no tienen, ¡pero que el medicamento si les causará!»

En abril de 1996, <u>la Organización Mundial de la Salud declaró que el tamoxifeno era un agente carcinógeno</u>, pero AstraZeneca sigue comercializando esta tóxica droga.

Causa #6: Plaguicidas y Xenoestrógenos

AstraZeneca también hace herbicidas y fungicidas, incluyendo al plaguicida organoclorado Acetoclor, que ha sido implicado como un factor causal en el cáncer de mama. Sólo el 3% de los 80.000 productos químicos en uso han sido probados por seguridad. Estos tóxicos destructores de la salud se encuentran en el agua, el aire y el suelo. El Dr. Robert Rowen, afirma: *«Estamos tan inundados en un mar de venenos que incluso los fetos se están marinando en hasta 200 diferentes sustancias químicas tóxicas artificiales.»* Algunas de estas toxinas provienen de los plásticos, y se denominan *xenoestrógenos* Estos xenoestrógenos imitan el estrógeno en el cuerpo, causando estragos en el sistema hormonal femenino, y se han vinculado con un mayor riesgo de cáncer de mama. La mayoría de las mujeres de hoy tienen demasiado estrógeno y poca progesterona en sus cuerpos. Esto se puede identificar por el fuerte síndrome premenstrual y los síntomas de la menopausia.

Causa #7: Anticonceptivos orales

Otra droga que causa estragos en el sistema hormonal de la mujer es la píldora anticonceptiva. Según investigaciones internacionales, las mujeres jóvenes que toman anticonceptivos orales antes de quedar embarazada de su primer hijo corren un riesgo significativamente mayor de desarrollar cáncer de mama antes de la menopausia. Los investigadores, dirigidos por el Dr. Chris Kahlenborn, encontraron que las mujeres jóvenes experimentan un 44% de aumento en el riesgo de desarrollar cáncer de mama antes de la menopausia, mientras que <u>las mujeres que tomaron la píldora durante cuatro años o más antes de su primer embarazo corrían un riesgo mayor de 52%.</u>

El Cáncer De Mama Emana De La Rabia, Dolor Y Tristeza Reprimidas

Los senos son la metáfora física para *la nutrición*. El cáncer de mama está relacionado con la necesidad de las mujeres de auto-nutrirse. Las mujeres dan y dan, pero deben nutrirse a sí mismas. La investigación de Richard Moat señala el hecho de que los problemas mamarios y el cáncer de mama suelen emanar de - o comenzar con - el comportamiento de supresión de la ira, estar involucrados o afectados por rencillas familiares, experimentar una importante separación de un ser querido, de tener baja autoestima, tender a poner a los demás primero, vergüenza de larga data y sentimientos internos en conflicto. Esos patrones, según el extenso trabajo de Richard con los clientes ha confirmado, conducen a la creación de un terreno interior tóxico que le hace posible a la enfermedad afianzarse (*ve el capítulo 7, «La Enfermedad Comienza En La Mente»*). Limpia esos patrones utilizando las herramientas de amor, perdón y comprensión… y no tendrás que volver a pasar por esa experiencia.

¿El Efecto De Angelina Jolie?

¿Recuerdas la masiva campaña mediática mundial sobre la doble mastectomía de Angelina Jolie? Algunas personas se preguntan si esto era una gran campaña de las industrias farmacéuticas y si le pagaron para decirle a los medios de comunicación, *«Mis médicos estiman que tenía un 87% de riesgo de cáncer de mama... Mis posibilidades de desarrollar cáncer de mama han disminuido de 87% a menos del 5%.»* Esta declaración a los medios de comunicación da lugar a un incremento de las acciones de los realizadores de prueba diagnóstica Myriad Genetics Inc hasta un máximo de tres años, y las mujeres de todo el mundo empezaron a cortar sus senos por motivos falsos (las mastectomías dobles aumentaron en más del 150% debido a la «efecto Angelina»). En ningún momento fueron mencionados en los medios de comunicación las dietas, sostenes, antitranspirantes, xenoestrógenos, plaguicidas, medicamentos ni píldoras anticonceptivas.

Acciones Que Puedes Tomar

Entonces, ¿qué deberías hacer si sientes un bulto en el pecho? Primero que todo, no te preocupes, ya que es muy probable que sea benigno. En segundo lugar, se puede utilizar un análisis de termografía o un ultrasonido para revisar (en lugar de una mamografía). En tercer lugar, hay más de 300 maneras de curar el cáncer naturalmente - comienza por desintoxicar tu cuerpo y cambiar tu estilo de vida. Esto incluye la eliminación del sostén, usar un desodorante natural (como PitRok™), hacer ejercicio, rebotar cada día, beber mucha agua, comer frutas y verduras orgánicas mientras te deshaces de los alimentos tóxicos, tomar suplementos nutricionales de alta calidad, y seguir los consejos de salud descritos en este libro.

La Verdad Sobre El Cáncer De Próstata - La Estafa Del Billón De Dólares

Al igual que la «estafa» del cáncer de mama descrita anteriormente, el muy nombrado «cáncer de próstata» también está bajo escrutinio. Los hombres estadounidenses tienen un 16% de probabilidades en la vida de recibir un diagnóstico de cáncer de próstata, pero sólo un 3% de probabilidades de morir por eso, porque la mayoría de los cánceres de próstata crecen **lentamente** (de nuevo, en su mayoría, mueren por el mortífero *tratamiento médico*, no por el «cáncer»).

La prueba de PSA es lo que se utiliza de manera rutinaria para detectar el cáncer de próstata. Pero ¿un nivel alto de PSA significa tener cáncer de la próstata? De acuerdo con artículos en el New York Times y el Washington Post, la prueba de PSA es esencialmente inútil. La prueba de PSA simplemente revela *cuánto antígeno prostático tiene un hombre en su sangre*, lo cual es un marcador de inflamación. Sin embargo, las infecciones, la inflamación benigna de la próstata y los medicamentos de venta libre (como el ibuprofeno) pueden elevar el nivel de PSA de un hombre, pero **ninguno** de ellos es señal de cáncer. Un nivel alto de PSA lleva a la mayoría de los hombres directamente a hacerse biopsias, y luego a la cirugía. Extraer la próstata del hombre conlleva directamente a la incontinencia y la impotencia.

La prueba de PSA es el equivalente masculino de las mamografías, ya **que da lugar a muchos falsos positivos y de hecho <u>causa más cáncer del que previene</u>**. El tratamiento convencional del cáncer de próstata es la «estafa del billón de dólares», según el Dr. David Williams.

Para prevenir el cáncer de próstata debes estar físicamente activo y caminar o rebotar cada día, ya que el movimiento de los músculos y órganos en el área pélvica aumentan la circulación en la glándula prostática, y también deberías seguir los consejos de salud descritos en este libro (*despedirte de las carnes, lácteos y alcohol, beber mucha agua, comer frutas y verduras orgánicas, eliminar los alimentos tóxicos, tomar suplementos nutricionales de alta calidad, etc.*) En cualquier caso, si alguna vez eres diagnosticado con «cáncer», debes buscar una segunda y tercera opinión, ya que el sobrediagnóstico y los falsos diagnósticos de cáncer son muy comunes hoy en día.

¿Se Está Utilizando El Cáncer Para Disminuir La Población?

En 1931, Cornelius Rhoads, un patólogo del Instituto Rockefeller para la Investigación Médica, infectó en sus pruebas a humanos en Puerto Rico con células cancerosas *a propósito*, y 13 de ellos murieron. A pesar de su afirmación de que *todos los puertorriqueños deberían ser asesinados*, trabajó posteriormente en la Comisión de Energía Atómica de Estados Unidos, ¡donde comenzó una serie de experimentos de exposición a la radiación en soldados americanos y pacientes de hospitales civiles! En 1952, Chester Southam inyectó a reclusos de la Prisión del Estado de Ohio con células cancerosas vivas. En 1963 él realizó el mismo procedimiento en 22 pacientes mujeres afroamericanas seniles en el Hospital Judío de Brooklyn para Enfermedades Crónicas con el fin de ver su respuesta inmunológica. Posteriormente, fue nombrado presidente de la Asociación Americana para la Investigación del Cáncer.

Por favor ten en cuenta que lo anterior no son meros casos aislados. Hay cientos de historias similares durante el siglo pasado. Parece que los poderes querían probar *cómo propagar el cáncer con más eficacia.* Los médicos que continuaron esos pasos fueron recompensados con altos cargos y sueldos. Lee la sórdida historia de la experimentación médica en www.naturalnews.com/019187.html.

En una dirección de pediatras en Pittsburgh, EE.UU. de 1969, El Dr. Richard Day - *Un Ejecutivo De Paternidad Planificada (el rebautizado nombre para el movimiento eugénico) y un gran trabajador de Rockefeller* - explicó cómo sería el futuro despliegue, a una aturdida multitud:

- Limitar el acceso a la atención médica económica hará que la eliminación de los ancianos sea más fácil.

- Habrá un aumento en enfermedades infecciosas hechas por el hombre.

- Suprimir las curas del cáncer **como un medio de control de la población**.

- Existe una cura para el cáncer en el Instituto Rockefeller, pero se mantiene en secreto *para fines de* **despoblación**.

Es interesante observar que las tasas de fecundidad han caído en picado, mientras que las tasas de cáncer han *aumentado vertiginosamente* en las últimas décadas. ¿Es de interés de la ‹elite› global el reducir la población humana?

Los gobiernos están informados de que la reducción de la población mundial conducirá a mejores niveles de vida para todos, y les permitirá ahorrar en planes de pensiones que los países endeudados ya no puede permitirse.

En 1969, el Asesor de Seguridad Nacional de la Casa Blanca, Henry Kissinger, ordenó la creación de armas biológicas que podría destruir el sistema inmunológico de poblaciones específicas, se han mostrado documentos gubernamentales. Kissinger fue un firme defensor de la despoblación de África. Él escribió: ***«La despoblación debería ser la máxima prioridad de la política exterior de Estados Unidos hacia el Tercer Mundo», porque este aumento de personas pobres estaría compitiendo con los norteamericanos por recursos necesarios***. Más y más personas en estas regiones pobres del mundo significarían menos y menos recursos para los norteamericanos y las empresas. Esto se consideró una amenaza importante para nosotros poder y continuó la preeminencia.

Quizás ahora se están empezando a ver por qué **nuestro sistema de salud y educación falla en educar al público** sobre cómo prevenir y curar las enfermedades de la nutrición, por qué las vacunas que destruyen el sistema inmune y la fertilidad son tan importantes para la clase dominante, y por qué una asistencia sanitaria asequible es cada vez más escasa. Su programa pide *menos* personas en nuestro planeta, no más

Resumen - La Verdad Sobre El Cáncer:

❑ Tu cuerpo se compone de trillones de células. Tu sangre le lleva oxígeno y nutrientes a todas las células del cuerpo. Cuando las células no reciben suficiente oxígeno y nutrientes se debilitan y mueren.

❑ En un ambiente tóxico, tus células mutan para sobrevivir en este ambiente con poco oxígeno.

❑ Las células vuelven a estar sanas cuando están en un lugar limpio, un ambiente alcalino.

❑ El cáncer no es una enfermedad, es un mecanismo de supervivencia. El tumor *no es* el cáncer.

❑ Generalmente, los tumores no ponen en peligro la salud ni son potencialmente mortales.

❑ La mayoría de las personas que «mueren de cáncer» mueren a causa de los tratamientos convencionales.

❑ La radiación y la quimioterapia *causan* cáncer, y la cirugía disemina el cáncer *«como una explosión a través de todo el cuerpo»*. Las biopsias son a menudo responsables de la propagación del cáncer.

❑ La cirugía, la quimioterapia y la radiación no previenen la propagación del cáncer. La aceleran.

❑ La quimioterapia es tóxica, cancerígena, destruye los glóbulos rojos, el sistema inmunológico, y mata los órganos vitales. El 91% de los oncólogos encuestados se tratarían a sí mismos con quimioterapia.

❑ El cáncer es una industria de más de $200 billones al año. Hay todo tipo de incentivo financiero para que «siga adelante».

❑ La profesión médica tiene una tasa de curación del cáncer de sólo el 2%. Los tratamientos alternativos tienen una tasa de curación del 50% al 90%. Hay más de 300 curas conocidas para el cáncer que prácticamente no tienen efectos secundarios.

❑ El cáncer está sucediendo en tu cuerpo - a nivel celular - porque tu cuerpo es demasiado tóxico.

❑ Los tratamientos para curar el cáncer suelen ser reprimidos por la comunidad médica.

❑ El cáncer humano es principalmente atribuible a los contaminantes químicos, los malos hábitos alimenticios y estilos de vida poco saludables, *no a la* genética.

❏ La mayoría de las la investigaciones de las compañías farmacéuticas sobre el cáncer son en gran medida un fraude.

❏ Los científicos y las empresas farmacéuticas rutinariamente falsifican los resultados de laboratorio para obtener la aprobación de la FDA.

❏ El tiempo de supervivencia de los pacientes con cáncer hoy no es mayor de lo que era hace 50 años porque la comunidad médica no está tratando lo que debería tratar. *¡Hay 26 veces más personas con cáncer ahora!*

❏ La medicina occidental simplemente no funciona. Es un sistema anticuado de medicina dominada por los intereses económicos de las empresas farmacéuticas.

❏ Las células cancerosas no pueden prosperar en un ambiente oxigenado.

❏ El cáncer ocurre cuando las células se les niega el 60% de sus requerimientos de oxígeno.

❏ El 94% de la información contenida en la literatura promocional enviada a los médicos por las grandes farmacéuticas es falsa y carece de fundamento (son esencialmente *mentiras de marketing*).

❏ El Dr. Sugiura Kanematsu encogió los tumores de los ratones con una sustancia natural (vitamina B17)

❏ Los pacientes de cáncer que reciben radioterapia son más propensos a tener cáncer haciendo metástasis en otras partes de sus cuerpos. Cuando la quimioterapia y la radiación se administran en conjunto, hay 25 veces más probabilidad de lo normal de que aparezcan tumores secundarios.

❏ Los pacientes que se someten a quimioterapia tienen 14 veces más probabilidades de desarrollar leucemia y 6 veces más probabilidades de desarrollar cáncer de huesos, de articulaciones y en los tejidos blandos.

❏ Los niños que son tratados «satisfactoriamente» con medicina convencional para la enfermedad de Hodgkin tienen 18 veces más probabilidades de desarrollar posteriormente tumores malignos secundarios (1.800%), y las niñas tienen 75 veces más probabilidades de desarrollar cáncer de mama (7.500% más).

❏ Los jefes de las clínicas de cáncer en EE.UU. envían a sus propios padres a clínicas de tratamiento alternativo para el cáncer en el extranjero.

❏ Los médicos y las enfermeras oncológicas tienen un riesgo elevado de cáncer, debido a la contaminación por la radiación y la quimioterapia en sus lugares de trabajo.

❏ Los grandes conglomerados de prensa son propiedad de los mismos intereses financieros que controlan la industria farmacéutica.

CAPÍTULO 10

Las Causas Emocionales Y Psicológicas Del Cáncer De Piel

Ahora que hemos explorado la verdad acerca de *lo que realmente causa el cáncer*, vamos a comenzar a tratar el cáncer de hígado en particular.

Según el autor Lise Bourbeau (*«Ton Corps Dit: Aimes-Toi!»*, un best seller francés con más de 500.000 ejemplares vendidos), nuestra piel es la «dotación» externa para nuestro cuerpo, nuestra piel, por lo tanto, representa la imagen que tenemos de nosotros mismos. Problemas de la piel pueden deberse a:

- ❑ Te importa demasiado acerca de lo que otros piensan de usted.
- ❑ No le permitirá a usted sólo «ser tú mismo».
- ❑ A menudo se siente amenazada su integridad.
- ❑ Estás híper-sensibles a lo que está sucediendo a su alrededor.
- ❑ Usted tiene dificultad en amar a ti mismo.
- ❑ Un grave problema de la piel también es una excelente manera de empujar otros lejos. La piel permite entrar en contacto con los demás, pero también puede ser utilizado para mantener a la gente en la bahía.
- ❑ Usted puede sentirse tan avergonzado de quien es usted que se niegan a ser anexo a nadie, con su problema de piel como excusa. Usted se convierte en «intocables»

Estados Bourbeau haría bien a expresarte más (ser más «auto-expresivo») y comenzar a aceptar su temor por el momento. Ella concluye: «Su mayor necesidad es amar a sí mismos, y a aceptar sus temores. Tómese el tiempo para encontrar las cosas que le dan miedo en esta situación. Su alma le está invitando a acoger este miedo y sus actuales limitaciones, como un indicador para que tome medidas, y para que adopte su verdadero valor. Sólo entonces se puede avanzar hacia lo que realmente quieres en la vida».

Como vimos en el capítulo 7, Richard Moat afirma que el cáncer comienza con un patrón mental de **rabia no expresada; auto-censura; dolor; resentimiento profundo de larga data; carencia de amor propio; y por no perdonar**.

Richard describe la mentalidad que puede conducir al cáncer, como:

«Es probable que seas una persona amorosa que ha reprimido o retenido sus sentimientos de rencor y/o resentimiento (no reconocidos); la mayoría de las veces, estos sentimientos son hacia uno de los padres en particular; la mayoría de los cánceres son respaldados por rabia no expresada, no resuelta. [...] pueden describirte como una «roca» que maneja y lleva los problemas de los demás (más a menudo familiares), nunca te quejas y pones un rostro valiente, impasible. Si es así, la versión de ti que has presentado al mundo es poco probable que sea tu verdadero yo - es más probable que sea ese tú que piensas que deberías ser.» (Encuentra más información en www.RichardMoat.com)

Para más pistas sobre el origen de su cáncer, Richard aconseja que busques la parte del cuerpo en cuestión. Por ejemplo, su investigación indica:

❑ Cáncer de mama = ira; riñas entre familiares; baja autoestima.

❑ Cáncer de colon = cerrados y rígidos de pensamiento; no dejar ir las cosas; siempre luchando contra algo; un conflicto derivado de un acto importante, vil o atroz.

❑ Cáncer de hígado = Temor de supervivencia; Ira; sentir como si el «territorio» está bajo amenaza; la injusticia, los celos y la envidia probablemente sean en tendencias subyacentes.

❑ Cáncer de riñón = sentirse fuera de tu profundidad, como un marginado, solo y / o abandonados;

❑ Cáncer de laringe = un temor de ser sofocado o ahogado por vivir plena y libremente.

❑ Cáncer de pulmón = miedo a morir, por sí mismo o por alguien más; se sienten amenazados de tal manera que da lugar al miedo y el terror.

❑ Cáncer de páncreas = Resignación al abuso de confianza y buen carácter; sentir que la dulzura se ha ido de tu vida; una percepción de amenaza al territorio y la preocupación de no poder cumplir con tu función prevista por completo.

❑ Cáncer de próstata = conflictos íntimos, a menudo de un «fea» naturaleza; el temor a la pérdida de territorio o de la persona valorada; amenaza a la virilidad, a la masculinidad o al papel de marido/padre.

❑ Cáncer Cervical = sentirse inadecuado y como un fracaso; enfadado porque tus planes fueron estropeados por alguien más; frustrados. No tener más opción que aceptar lo que te toca; sentirte atado; Conflicto de naturaleza sexual.

Según Richard Moat, cáncer de piel (melanoma) específicamente, está arraigada en el siguiente patrón mente emocional y psicológico: <u>Integridad conflictos; conflictos de protección; sentir atacado, expuestas y/o vulnerables; Sensación desfigurado y, sobre todo, viola. La ubicación en el cuerpo dará pistas sobre el probable lugar donde cualquier violación tuvo lugar.</u>

Richard Moat habla sobre el cáncer de piel en más detalle:

«Su integridad ha sido comprometida? ¿Hay algún conflicto por una cuestión de integridad? Tus límites están siendo violados? Frustración por sentirse bloqueado o retenido puede ser un tema común. Tal vez usted se sienten desprotegidos y expuestos, quizás como resultado del estrés, tensión emocional o conflicto interno. ¿Están conscientes de las cuestiones de fuerte auto-aversión? Estás cumpliendo más con otros deseos y no atender a sus propias necesidades? Hay un conflicto profundamente arraigado con respecto a y, por lo tanto, creando una aversión al contacto físico y/o tocar? ¿Quién es tan estrecha que quieres lejos de usted, pero a quien le resulta difícil comunicar esto? Qué o quién está recibiendo bajo su piel? Puedes relacionarte con inexpresada, larga ira hacia alguien? La parte del cuerpo y la ubicación específica del melanoma ayudará a revelar pistas vitales acerca de la(s) persona(s) que puede estar en el centro del conflicto».

¿Algunos de estos enunciados te suenan familiares? *Estos* son los problemas que debes abordar, a nivel psicológico y emocional, para detener la progresión del cáncer y para eliminar la posibilidad de su repetición.

Para obtener más información y recibir un poco de ayuda con estos temas, visita <u>www.RichardMoat.com</u> y ponte en contacto con Richard o su equipo directamente.

La Experiencia Cercana A La Muerte De Anita Moorjani

Anita Moorjani es la autora de *Morir Para Ser Yo*. En 2002 ella fue diagnosticada con cáncer y, tras cuatro años de luchar contra la enfermedad - habiendo desarrollado grandes tumores en todo su cuerpo - sus órganos comenzaron a fallar. Ella entró en coma, los médicos le dieron pocas horas para vivir.

Mientras su cuerpo estaba allí muriendo, Anita tuvo una experiencia fuera del cuerpo. En este estado, Anita experimentó una profunda paz y amor. También aprendió acerca de las leyes de la vida, incluyendo cómo se había causado el cáncer. Entonces se le dio la opción de permanecer en el mundo de los espíritus, o de regresar a la tierra. Le dijeron que su cuerpo podría curarse si regresaba. Anita despertó de su coma y en pocos días su cuerpo estaba totalmente curado. Sus doctores estaban en una pérdida para explicar este milagro.

Ella escribe sobre su experiencia casi mortal:

« ¡Me sentí relajada, liberada, y magnífica! Cada dolor, sufrimiento, tristeza y pena se ha ido. …luego, tuve la sensación de estar rodeada por algo que sólo puedo describir como amor pura e incondicional, pero incluso la palabra *amor* no le hace justicia… Me sentí completamente bañada y renovada en esta energía, y me hizo sentir como si *perteneciera*… finalmente llego a casa… la combinación de una sensación de alegría mezclada con una generosa rocío de júbilo y felicidad. … no me sentía como si me hubiera ido físicamente a otro lugar - era más como si me hubiera *despertado*. … ¡Mi alma finalmente veía su verdadera grandeza! […] de repente *conocía* cosas que no eran físicamente posibles, como las conversaciones entre el personal médico y mi familia que se hacían lejos de mi cama en el hospital. […] Para mi sorpresa, me he enterado de la presencia de mi padre, quien había muerto hace diez años, y sentirlo junto a mí me trajo un increíble nivel de comodidad. …Yo también estaba consciente de otros seres a mi alrededor. No los reconocía, pero sabía que me querían mucho y que me estaban protegiendo.»

Ella no había sido cercana a su padre, mientras él estaba vivo, pero en ese momento, solo sintió amor incondicional que emanaba de él. Y él le recordó esta importante verdad espiritual:

«¡Papá, siento que he llegado a casa! Estoy tan contenta de estar aquí ¡La vida es tan dolorosa! Le dije. *Pero estás siempre en casa, querida,* me explicó. *Siempre estuviste, y siempre estarás. Quiero que recuerdes eso».*

Las almas de su padre y su amigo recién fallecido, Soni, la incitaron a regresar a su cuerpo, con este mensaje: *«Ahora que sabes la verdad de quien realmente eres, ¡vuelve y vive tu vida sin miedo!»*

Cuando ella despertó en su cuerpo, asombró a sus doctores y a sus seres queridos por narrar sus conversaciones en otras partes del hospital, y más aún por librarse del cáncer *en unos pocos días*. Ella explica que su milagrosa recuperación fue debido a que ya no se sentía temor, que lo había sustituido por un sentimiento de amor incondicional *hacia ella misma*:

«La pregunta que me hacían más frecuentemente al compartir mi historia es: entonces, *¿qué causó tu cáncer?* Puedo resumir la respuesta en una sola palabra: *miedo.* ¿De qué tengo miedo? Prácticamente de todo, incluso de cometer errores, de ser rechazada, de decepcionar a la gente, y de no ser lo suficientemente buena. Yo era una complacedora de personas y temía la desaprobación, independientemente de la fuente. Me retractaba para evitar que la gente pensara mal de mí; y con el pasar de los años, me perdí en el proceso. Estaba totalmente desconectada de lo que era o qué quería, porque todo lo que hacía era diseñado para ganar aprobación. [...] He entendido que el cáncer no es un castigo ni nada que se le parezca. Es sólo mi propia energía, manifestándose como cáncer porque mis temores no me dejaban expresarme como la magnífica fuerza que estaba destinada a ser.

[...] ¿Por qué, oh por qué, he sido siempre tan dura conmigo misma? ¿Por qué siempre me castigaba? ¿Por qué siempre renunciaba a mí misma? ¿Por qué nunca me defendía y le mostraba al mundo la belleza de mi propia alma? ¿Por qué siempre reprimía mi propia inteligencia y creatividad para agradarles a los demás? ¡Me he traicionado a mí misma cada vez que decía sí cuando quería decir no! ¿Por qué abusaba de mí siempre buscando la aprobación de los demás para ser yo misma? ¿Por qué no he seguido mi propio corazón hermoso y ni he hablado mi propia verdad? ¿Por qué nunca supe que no se supone que debamos ser tan duros con nosotros mismos?

[...] Nadie me castigaba. Finalmente entendí que era *a mí* a quien no había perdonado, no a otras personas. *Yo* era la que me estaba juzgando, a quien había abandonado, y a quien no amaba lo suficiente. [...] me veía como una hermosa niña del universo. El simple hecho de existir me hacía merecedora de amor incondicional. Me di cuenta de que no es necesario *hacer* nada para merecerlo. ...Soy amada incondicionalmente, sin otro motivo más que mi simple existencia... He visto que nunca me había, valorado o visto la belleza de mi propia alma. *...somos aquello en lo que pasamos nuestras vidas tratando de alcanzar,* pero es algo que no se haya dado cuenta de ello.

[...] Tengo entendido que mi cuerpo es sólo un reflejo de mi estado interno. Si mi yo interior estuviera consciente de su grandeza y su relación con el todo lo que es, mi cuerpo lo reflejaría pronto y sanaría rápidamente».

Esta experiencia tuvo un profundo impacto en la vida de Anita, tal como uno pueda imaginar. Después de salir del hospital, su perspectiva sobre la vida se había transformado. Ella dice:

«Yo bailaba y bebía champagne alegremente. <u>Sabía más que nunca que la vida es para ser vivida con alegría y despreocupación</u>. ... He visto la divinidad en todo - en cada animal e insecto. He desarrollado un interés mucho mayor en el mundo natural del que había tenido antes. ... cada día era una nueva aventura. Yo quería caminar, conducir, explorar, sentarme en las colinas y en la arena, ¡y acababa de aceptar esta vida! ... estaba impresionada por todo. La delicia de cada día me hizo sentir como si acabara de nacer. [...] creo que la gente había perdido la capacidad de ver la magia de la vida. Ellos no comparten mi asombro o mi entusiasmo por lo que me rodea - y por simplemente estar viva.

Parecían atrapados en la rutina, y sus mentes estaban en la próxima cosa que tenían que hacer. …han olvidado cómo es solo estar en el momento».

¿Es sorprendente que tantas personas se sientan ansiosas, deprimidas o perdidas, cuando están desconectados de la verdad y la belleza?

Anita luego agrega:

«Yo entendí que me lo debía a mí misma, a todos los que conocí, y hasta a la propia vida el ser siempre una expresión de mi propia esencia. Tratar de ser algo o alguien no me hace mejor - ¡simplemente me priva de mi verdadero yo! Evitaba que otros me experimentaran por quien soy, y me priva de interactuar auténticamente con ellos. Al no ser auténtica privo al universo de lo que vine aquí a ser y a expresar. […] yo bailaba y bebía champagne alegremente. Yo sabía más que nunca que la vida es para ser vivida con alegría y despreocupación. Yo sabía que el propósito de mi vida era ampliar mi tapiz y permitir más y mejores experiencias en mi vida».

Anita Moorjani dijo que su cáncer fue debido a que no era fiel a sí misma. En el momento que se dio cuenta de su propia grandeza, y sustituyo todos sus miedos con un profundo sentimiento de *amor,* ella fue sanada. Ella escribe: *«Soy más poderosa cuando me permito ser lo que la vida me destinó ser».*

Y agrega: «Es uno de los secretos mejor guardados de nuestro tiempo: la importancia del amor propio. No puedo enfatizar lo suficiente sobre lo importante que es cultivar un profundo amor contigo mismo. No recuerdo haber tenido el coraje de cuidar de mí misma. … Mi ECM me permitió comprender que esta era la clave para mi curación. …la verdadera alegría y felicidad sólo podían ser encontradas amándome a mí misma, yendo hacia adentro, siguiendo mi corazón, y haciendo lo que me trae alegría».

Ejercicio: Coge tu diario y un lápiz. Identifica en tu propia vida donde no has sido amoroso, hacia los demás y hacia sí mismo. A continuación, escribe por qué eres digno de amor, de que estás orgulloso. Además, anota lo que te has comprometido a <u>crear</u> en tu vida.

CAPÍTULO 11

¡El Sol NO Causa Cáncer De Piel!

Según www.cancer.org.au, 12,744 casos de melanoma fueron diagnosticados en Australia en 2013, donde la incidencia del cáncer de piel es una de las más altas del mundo, de dos a tres veces las tasas de Canadá, Estados Unidos y el Reino Unido. Los cánceres de la piel representan alrededor del 80% de todos los cánceres diagnosticados recientemente en Australia.

Nos informan que esto es debido a una mayor exposición a la luz ultravioleta (UV) del sol. Esto es absolutamente FALSO.

Como explica el bloguero australiano, las sustancias químicas y el formaldehído de los protectores solares (presentes en los cigarrillos, ciertos alcoholes, productos de belleza, y las vacunas, entre otras cosas) son responsables de la epidemia de cáncer de piel en el país. Ric Lawes escribe:

«El cáncer de piel era prácticamente desconocido a finales de los 50's y hasta la década de los 70's. En Australia, la población en general solía untar su rostro con aceite de coco para broncearse. Los fines de semana en el sol eran una forma de vida. Luego, la única protección que teníamos era zinc blanco y rosa que se colocaba abundantemente en la nariz y en las mejillas. Todo iba bien hasta que llegaron las grandes farmacéuticas. El uso de vaselina y aceites minerales dentro de los productos (también pudieras frotar en tu piel petróleo/bencina), así como los productos utilizados como formaldehído, hicieron que el cáncer fuera conocido. A partir de ese momento, mientras las campañas publicitarias arrasaron con todas las marcas de aceites de bronceado, los cánceres de piel han evolucionado.

[…] Entiende esto, la piel es el órgano de respiración más grande del cuerpo, lo que se pone en la piel se absorbe en la sangre. El aceite de coco es excelente y, de hecho, tiene muchos beneficios para la salud y siempre los ha tenido. Por el otro lado, las sustancias químicas son letales para todos nosotros a pesar de promocionadas como lo que se debe utilizar.

Los medios de comunicación influyen en nuestra vida cotidiana y, por desgracia, la mayoría de la gente cree en la basura promocionada.

En climas cálidos (India, Asia los pueblos indígenas en general, etc.) los cánceres de piel no existen ya que la población no utiliza estos supuestos productos de «protección». El cáncer de piel es un resultado directo del <u>trauma inducido químicamente a la piel</u>».

«El químico del pueblo» Shane Ellison, autor de *Los Mitos De La Salud Expuestos*, también expone la propaganda sobre «la exposición UV». Él escribe:

«Los medios de comunicación, proveedores de protector solar e incluso ciertos médicos insisten en que el sol y/o el agotamiento de la capa de ozono es la principal causa del cáncer de piel. Falso. <u>La exposición al sol y el agotamiento de la capa de ozono nunca serán los principales contribuyentes al cáncer de piel</u>. Sé que esto es verdadero por el estudio de las poblaciones que viven en zonas con grave riesgo de exposición UVB, es decir, esos lugares cerca del ecuador.

¡Al viajar desde polo al Ecuador, la exposición a los rayos UV aumenta por en un increíble 5.000%! Esto se debe al cambio del ángulo en el que los rayos del sol penetran en la atmósfera. El agotamiento de la capa de ozono aumenta la exposición a los rayos UV en un miserable 20%. Si la exposición de UVB y el agotamiento de la capa de ozono fueran la causa del cáncer de piel las poblaciones que viven cerca del ecuador serían devoradas por melanoma maligno. ¡Pero la verdad es todo lo contrario! ¡<u>Hay una *disminución* en las tasas de melanoma maligno entre las personas que viven en las regiones de fuerte exposición UVB</u>! Es cierto, contrariamente a lo que los medios de comunicación y los creadores de las pantallas solares dicen, ¡el sol no es el productor del rayo de la muerte!».

Debido a que el aumento del número de diagnósticos de cáncer conducen inevitablemente a un aumento de las ventas de los costosos fármacos de «quimioterapia» de las empresas farmacéuticas, es en el interés de las grandes corporaciones farmacéuticas y de los médicos que los parámetros de lo que se <u>califica como</u> «cáncer de piel» se expandan. Esto se conoce como «diagnóstico a la deriva». <u>Cuando lesiones no cancerosas son diagnosticadas como «cáncer», sus ganancias se disparan</u>...

El Dr. Joseph Mercola comparte sus ideas sobre esta materia en un fascinante artículo titulado «**La Sorprendente Causa Del Melanoma (Y No, No Es El Exceso De Sol)**», del cual incluyo un extracto a continuación (recomiendo la lectura de todo el artículo, en línea):

«Las tasas de melanoma, la forma más mortal de cáncer de piel, han ido subiendo, al menos durante las últimas tres décadas, y este aumento ha sido atribuido a la exposición a la luz ultravioleta (UV) del sol. Sin embargo, la investigación publicada en la Revista Británica de Dermatología demuestra que el sol probablemente no sea más que el chivo expiatorio en el desarrollo de un melanoma, y el fuerte aumento de hecho puede ser «un artefacto causado por la desviación del diagnóstico».

La desviación del diagnóstico, según el estudio, se refiere a un fuerte aumento de la enfermedad que <u>está siendo alimentado por lesiones no cancerosas</u>. De hecho, durante el período de estudio de 1991 a 2004, hubo cerca de 4.000 casos de melanoma incluidos en el informe, con un incremento anual de 9.39 a 13.91 casos por cada 100.000 por año. Los investigadores revelaron que, en lugar de ser impulsado por la creciente exposición a la luz solar como comúnmente se sugiere, el aumento de la incidencia se debió casi por completo a lo mínimo, la etapa 1 de la enfermedad. Señalaron:

«No hubo cambios en la incidencia conjunta de las demás etapas de la enfermedad y la mortalidad en general sólo aumentó de 2,16 a 2,54 casos por cada 100.000 por año … por lo tanto, concluimos que <u>el gran aumento de la incidencia es probable que sea debido a la desviación del diagnóstico, que clasifica las lesiones benignas como melanoma etapa 1</u>» .

En otras palabras, <u>las personas son diagnosticadas con melanoma cáncer de piel incluso cuando tienen sólo una mínima lesión no cancerosa</u>, y estos diagnósticos parecen estar sesgando significativamente las tasas de la enfermedad. Para agregar aún más creencia al creciente cuerpo de evidencia que muestra que la exposición al sol no es la causa principal del melanoma, los investigadores señalaron que la distribución de las lesiones reportadas <u>no corresponden a los sitios de las lesiones causadas por la exposición al sol</u>.

¿Es Más Probable Que La Falta De Luz Solar Sea Responsable?

A pesar de la mala prensa que vincula a la exposición solar con el cáncer de piel, no hay casi ninguna prueba que lo apoye. No obstante, hay abundante evidencia de lo contrario. A lo largo de los años, varios estudios han confirmado que <u>realmente la adecuada exposición al sol ayuda a *prevenir el* cáncer de piel</u>. De hecho, se ha encontrado que la incidencia de melanoma disminuye con una mayor exposición al sol, y puede aumentar por los protectores solares.

Uno de los hechos más importantes que debes saber es que en realidad una epidemia de la enfermedad ha estallado entre quienes trabajan en interiores. Estos trabajadores reciben de tres a nueve veces menos radiación solar ultravioleta que los trabajadores al aire libre, pero sólo los que trabajan en interiores han aumentado las tasas de melanoma -- y las tasas han aumentado desde antes de 1940. [...] Para decirlo sencillamente, la UVB parece ser protectora contra el melanoma -- o, más bien, la vitamina D que el cuerpo produce en respuesta a la radiación UVB es protectora.

La Vitamina D Ayuda A Proteger Contra Ll Cáncer

La vitamina D es una hormona esteroide que influye en prácticamente todas las células de tu cuerpo, y es fácilmente uno de los más potentes los combatientes contra el cáncer en la naturaleza. [...] Esto no sólo se aplica al cáncer de piel, sino también para otros tipos de cáncer. Teorías que vinculan a la vitamina D con ciertos cánceres han sido probadas y confirmadas en más de 200 estudios epidemiológicos, y la comprensión de su base fisiológica deriva de más de 2.500 estudios de laboratorio, según el epidemiólogo Cedric Garland, Doctor de salud pública, Profesor de medicina preventiva y familiar en la Escuela De Medicina de la Universidad de California, San Diego.

Aquí están unos pocos destellos de algunas de las conclusiones más destacadas:

- Unos 600.000 casos de cáncer de mama y cáncer colorrectal cada año podrían prevenirse si los niveles de vitamina D entre las poblaciones de todo el mundo aumentaran, de acuerdo a los resultados de investigaciones anteriores realizadas por el Dr. Garland y colegas.
- Optimizar tus niveles de vitamina D puede ayudarte a prevenir por lo menos 16 diferentes tipos de cáncer, incluyendo el de páncreas, pulmón, próstata, ovario y cánceres de piel.
- Un estudio a gran escala, aleatorizado, controlado con placebo sobre la vitamina D y el cáncer mostró que la vitamina D puede reducir el riesgo general de cáncer en un 60 por ciento. Este fue una noticia tan innovadora que la Sociedad Canadiense del Cáncer ha comenzado realmente a refrendar la vitamina como una terapia de prevención de cáncer.

- Las mujeres de piel clara que tenían grandes cantidades de exposición al sol a largo plazo tenían la mitad del riesgo de desarrollar cáncer de mama avanzado (cáncer que se extiende más allá de la mama) que las mujeres con menores cantidades de exposición regular al sol, según un estudio publicado en la Revista Americana de Epidemiología.

- Un estudio realizado por el Dr. William Grant, PhD., científico investigador reconocido internacionalmente y experto en la vitamina D, encontró que aproximadamente el 30 por ciento de las muertes por cáncer -- que asciende a 2 millones de personas en todo el mundo y a 200.000 en los Estados Unidos -- cada año podrían prevenirse con altos niveles de vitamina D.

Tratamiento Natural Para El Cáncer De Piel No-Melanoma

El melanoma es la forma de cáncer de piel más mortífera, pero los cánceres de piel no-melanoma son mucho más comunes, los cuales afectan a millones de norteamericanos cada año.

Si tú o un ser querido está afectado, una crema que contiene extracto de berenjena, conocido como BEC y BEC5, aparenta curar y eliminar la mayoría de los cánceres de piel no melanoma en varias semanas. A diferencia de los tratamientos convencionales para el cáncer de piel, que a menudo es la cirugía, la crema de extracto de berenjena no deja cicatrices ni ningún signo visible de un tumor o lesión estaba siempre presente. El extracto de berenjena parece ser excepcionalmente seguro y sólo mata las células cancerosas, dejando intactas las células sanas, y sólo causa efectos secundarios leves, tales como picazón y ardor.

El investigador principal en este ámbito hoy es el Dr. Bill E. Cham, quien informó a principios de 1991 en Cartas del Cáncer que:

«La formulación de una crema que contiene concentraciones altas (10%) de una mezcla estándar de glucósidos solasodina (BEC) ha demostrado ser eficaz en el tratamiento de tumores malignos y benignos de piel humana.

Ahora nos informan que una preparación … que contiene concentraciones muy bajas de BEC (0.005%) es eficaz en el tratamiento de la queratosis, los carcinomas basocelulares (CB) y los carcinomas de células escamosas (CCE) de la piel de los seres humanos. En un estudio abierto, las observaciones clínicas e histológicas indicaron que todas las lesiones actínicas (56 queratosis, 39 CB y 29 CCE) tratados con [la preparación] se han revertido».

El último estudio del Dr. Cham fue publicado en la Revista Internacional de Medicina Clínica de este año. El artículo incluye dos informes de casos impresionantes de 60 y tantos hombres que sufrían grandes carcinomas basocelulares (CB) o carcinoma de células escamosas (CCE), que los han acechado desde hace años. Los resultados tras el tratamiento con una formulación en crema del BEC (extracto de berenjena) dos veces al día son asombrosos, y puedes ver las fotos aquí.

Por desgracia, simplemente comer berenjenas, tomates, pimientos o verduras similares, aunque sea beneficioso por muchas razones, no inducirá este mismo efecto porque los componentes activos no son capaces de penetrar en las células. Esto requiere la adición de glucósidos, moléculas con diversos azúcares simples conectados a ellos que pueden adherirse a los receptores encontrados en las células de cáncer de piel.

Estrategias Simples Para La Prevención De Cáncer De Piel

[…] Seguir una dieta saludable llena de antioxidantes naturales es otra estrategia útil para evitar el daño solar en la piel, ya que los alimentos frescos y crudos, sin procesar, aportan los nutrientes que tu cuerpo necesita para mantener un equilibrio saludable de ácidos grasos omega-6 y omega-3 aceites en la piel, que es la primera línea de defensa contra el sol. Las verduras crudas frescas también le proporcionan a tu cuerpo una abundancia de antioxidantes poderosos que te ayudarán a combatir los radicales libres causados por el daño solar que puede provocar quemaduras y cáncer».

Fuente: http://articles.mercola.com/sites/articles/archive/2011/11/20/deadly-melanoma-not-due-vitamin-d-deficiency.aspx

El Dr. Mercola también ha afirmado en el pasado que es el empeoramiento de las proporciones de omega-3:6 (la proporción de aceites saludables que consumes) lo que causa del aumento de los cánceres de piel.

De hecho, en 2001, la Academia Nacional de Ciencias publicó un comentario muy compresible mostrando que las proporciones de omega 6:3 fue la clave para prevenir el desarrollo del cáncer de piel.

Un estudio australiano mostró una reducción del 40 por ciento en el melanoma en aquellos que estaban comiendo pescado, que es rico en omega-3. Y esto fue sin ninguna atención a la reducción de grasas omega-6.

‹‹Se sabe que un bajo nivel sanguíneo de vitamina D aumenta el riesgo de desarrollo de cáncer de mama y de colon y también puede acelerar el crecimiento del melanoma. A causa de esto, el Dr. Gordon Ainsleigh en California cree que <u>el uso de los protectores solares provoca más muertes por cáncer de las que impide</u>. Se estima que el 17 por ciento de aumento en el cáncer de mama observado entre 1991 y 1992 puede ser el resultado del uso generalizado de los protectores solares durante el último decenio. Él también estima que 30,000 muertes por cáncer en los Estados Unidos cada año podrían prevenirse si la gente adoptara un régimen de exposición al sol de forma regular y moderada››.

Fuente: http://www.healingcancernaturally.com/healingwithlight3.html

CAPÍTULO 12

¿El Cáncer De Piel Es Causado Por La Sobre Acidificación Y Toxificación De Tu Terreno Interior?

Es importante entender que el «cáncer» es una etiqueta de nombre aterrador que la comunidad médica usa para nombrar a lo que es esencialmente *tu cuerpo curándose a sí mismo*. Lo que *tú* necesitas hacer es *ayudar a* tu cuerpo en este proceso, mediante la desintoxicación y cambio a un estilo de vida más saludable.

Que nuestras emociones «tóxicas» pueden sentar las bases para debilitar nuestro cuerpo energético, es sólo el comienzo. El cáncer se debe en gran parte a la excesiva acidificación del cuerpo, donde el ácido se acumula y rompe tus células día tras día - en las áreas del cuerpo que son demasiado débiles como para eliminarlos correctamente - causando acumulación de toxicidad, inflamación, mutación, y eventualmente la muerte celular.

Eliminar el cáncer de tu vida, por lo tanto, no es sólo algo que haces - se requiere un cambio en la mentalidad, así como un cambio en tus hábitos de vida para que se vaya no vuelva.

Es vital entender que ¡**las células mutan en un ambiente tóxico!** Si tu sangre está contaminada y como un lodo, el oxígeno y los nutrientes no van a llegar a Tus células. Tus células mutan para sobrevivir en este ambiente anaeróbico y tóxico.

Una vez que usted entienda el cáncer como una condición del medio ambiente celular más que una enfermedad de las células, comienzas a darte cuenta de cuánto control tienes sobre tu condición, y cómo puedes invertirla naturalmente. Así, la gran pregunta es: *« ¿Cómo puedo proporcionarle un entorno adecuado a mis células? ¿Qué es lo que mis células necesitan?»*.

El Dr. Robert O. Young escribe en su libro más vendido *Enfermo y Cansado*:

> *«Simplemente eliminar un tumor canceroso* **no cura los síntomas,** *ya que las condiciones de pH ácido responsable de desarrollo del cáncer aún existentes, permitiendo una recurrencia del cáncer en el mismo o en otro sitio en el cuerpo. Esta teoría de cómo un pH ácido desempeña el*

papel principal en todos los síntomas presenta un nuevo paradigma en la medicina, que hasta la fecha se ha centrado principalmente en la búsqueda y la destrucción de los gérmenes aparente con poca o ninguna consideración por el «terreno» en el que se expresan los síntomas.»

«¡Sin acidosis (una abundancia excesiva de ácido en el cuerpo) no puede haber enfermedad o enfermedad y no puede haber CÁNCER!»

«Una de las primeras cosas a hacer para deshacerse de cualquier supuesta enfermedad es deshacerse de todo el ácido. Pues es este estado de la sangre y de los tejidos lo que hace posible la enfermedad. La infección, las drogas y la intoxicación alimentaria pueden matarte pero si no lo hacen, tendrán de corta vida si eres un sujeto libre de enervación y ácido. De lo contrario, el envenenamiento permanecerá en el sistema hasta que el ácido sea derrotado».

«**Así que sólo hay una enfermedad, una condición y AHORA un tratamiento**. La única enfermedad y condición es la sobre acidificación de la sangre y los tejidos debido a una forma de vivir, comer y pensar equivocada. Estos ácidos son sistémicos y se localizan en la parte más débil del cuerpo, en forma de diabetes o cáncer de páncreas».

«Ahora, si le pidieras a un médico alopático que explicara el cáncer en pocas palabras, ¿qué diría? Podría mencionar la mutación celular o un gen faltante, o tal vez un supuesto virus, pero después de todos estos años de investigación, la profesión médica todavía no tiene respuesta en cuanto al por qué. Déjame ayudarte a entender el cáncer bajo una nueva luz. Es mi conclusión, basada en años de investigación y estudio, que el cáncer no es más ni menos que una alteración celular del equilibrio electromagnético, desorganización de los microzimas celulares, su evolución mórbida a bacterias, levaduras, hongos y moho, y su consecuente producción de exotoxinas y micotoxinas. El cáncer, por lo tanto, es una palabra de cinco letras -ácido, especialmente ácido láctico, un producto de desecho de la levadura y el hongo».

« Las levaduras, hongos y moho pueden sumergirse agresivamente en las células del cuerpo, incluso penetrar en el núcleo. El hongo puede dañar la estructura genética al alimentarse de él (fermentación). Finalmente, la célula puede pasar completamente de un metabolismo fermentativo normal (metabolismo en presencia de oxígeno - conocido como el metabolismo oxidativo en biología tradicional) a un metabolismo fermentativo anormal (metabolismo en deficiencia o ausencia de oxígeno) - EL CÁNCER».

En otras palabras, permitir que tu cuerpo se vuelva ácido resulta en que gradualmente sea tomado por levaduras, hongos y mohos desde el interior de tus propias células. Estos organismos luego se alimentan en el cuerpo, lo debilitan, se adueñan de él y causan el cáncer.

El Dr. Young añade:

«¿El problema del enfoque asesino? Básicamente, es lo que están tratando de matar: ¡los síntomas! Esto tiene poco valor y es casi universalmente dañino. Si los síntomas son inmediatamente mortales, eso es una cosa. La intervención de la crisis es la esencia o la base de la medicina occidental y, debido a nuestras indiscreciones, tiene su lugar. **Pero de manera** *rutinaria y continua se aplican métodos alopáticos de intervención de la crisis con la idea de que el bienestar de las personas es una especie de locura Frankensteniana.* Así, el uso de la medicina tradicional debería mantenerse en un mínimo absoluto en la sociedad y ser ampliamente reemplazada con medios holísticos de bienestar. John Wayne fue diagnosticado con el cáncer de pulmón, y los médicos eliminaron uno de sus pulmones. Sin embargo, él murió de cáncer de estómago. ¿Recuerdas el ejemplo del queso crema mohoso?

En lugar de matar, las disciplinas holísticas se centran en la armonía y el equilibrio. La filosofía es una de curación, devolviendo las cosas a la normalidad -esencialmente salir del camino tanto como sea posible, y dejar que este maravilloso diseño llamado cuerpo humano maneje los detalles complejos. **Si el cuerpo ha producido un síntoma porque está enfermo, ¿por qué no regresaría a la normalidad en respuesta al equilibrio?** En la mayoría de los casos, puede hacerlo. Esta es la importancia de lo que el principio de las microzimas tiene para decirnos. Tal como dijo Bechamp, los gérmenes no causan enfermedades; se desarrollan en un medio ambiente enfermo.

También se ha mostrado una correlación entre el consumo de determinados alimentos y el riesgo de cáncer de la tiroides en este estudio, los casos de cáncer tienden a consumir cantidades significativamente mayores de aves de corral, salami, jamón cocido, tocino y salchichas. También se observaron significativas asociaciones directas con el queso, mantequilla y otros aceites de oliva. El aceite de oliva es generalmente libre de micotoxinas.

Sin embargo, otro estudio en 1993 verificó la hipótesis de que **el tipo de grasa en la dieta consumida puede influir en la aparición de cáncer de endometrio, ovario y cáncer al estómago.** Los casos de cáncer consumen más grasas de origen animal y, en particular, utilizan más la mantequilla en la cocina, comían más tocino y jamón, y bebían más leche entera. Basados en la población de control de un caso de estudio llevado en Suecia en1982-84 se encontró una serie de factores dietéticos asociados con el cáncer de páncreas. En este caso, el riesgo aumenta con un mayor consumo de frituras y carnes a la brasa, así como la margarina en el pan blanco.

Aunque «la carne de cordero» no está implicada en la fiesta de arriba, en 1993 se encontró que las nitrosaminas son un factor de riesgo para el glioma (tumor en el cerebro y médula espinal) en el suroeste de Alemania. El grupo se componía de 115 casos de glioma confirmados y 81 casos de meningioma (tumor de las membranas que cubren el cerebro y la médula espinal). En particular, se encontró una correlación positiva significativa al riesgo de glioma para compuestos N-nitroso (nitrosaminas, o micotoxinas secundarias) o de sus precursores provenientes de la carne procesada y el queso. Las nitrosaminas también se relacionaron al riesgo de meningioma, aunque en menor medida. Entre los productos cárnicos, fue encontrado un riesgo de glioma significativamente mayor en el jamón cocido, carne de cerdo procesadas y tocino frito. El riesgo de glioma también fue significativamente mayor para los usuarios frecuentes de grasa vegetal para freír, en comparación con los no usuarios.

153

En 1989 una revisión documentó una fuente importante de micotoxinas en la carne de los animales - su alimentación. Adecuadamente titulado, «la importancia de la asimilación de las micotoxinas de carne animales», esta señala que las micotoxinas encontradas en el maíz, cacahuetes, semillas de algodón, cebada, avena, trigo y se muestran en los tejidos comestibles de origen animal. El importe de las micotoxinas en la carne son tolerantes al calor y por lo tanto es improbable una descomposición durante la cocción o procesamiento.

Los granos almacenados comenzarán a fermentar en 90 días bajo la mayoría de las condiciones. En un corto período de tiempo estarán llenos de micotoxinas. Ya hemos visto que es imprudente comer animales que se alimentan con granos almacenados, ¿cómo puede ser sabio que comamos estos almacenes de hongo? En 1991, los investigadores estudiaron a 112 pacientes con cáncer de esófago y encontraron correlaciones positivas entre el cáncer esofágico y los granos almacenados. Además, los investigadores documentaron en 1991 que el cereal cocido, constituye un factor de riesgo para los estadounidenses blancos, en su mayor parte de ascendencia alemana y escandinava, que desarrollaban cáncer de estómago.

Cabe señalar que las patatas almacenadas también son riesgosas. Las manchas ennegrecidas en ellas son causadas por los hongos Aspergillus y Fusarium; sus micotoxinas, aflatoxina y fumosium. La enfermedad epidémica causada por muy patatas fuertemente infestadas con hongos era en gran parte responsable de la inmigración masiva procedente de Irlanda y Alemania hacia los Estados Unidos. En 1992, los investigadores reportaron una relación entre el cáncer de tiroides y un número de alimentos amiláceos: pasta, arroz, pan, pasta y patatas. En las mujeres embarazadas que consumen grandes cantidades de patatas, aflatoxina y fumosium también han sido incriminados como causa de la espina bífida».

Al final del día, lo que importa son los resultados. Aquí están unos pocos testimonios de pacientes del Dr. Young que iniciaron la limpieza y alcalinización (fuente: www.phmiracleliving.com):

«Yo soy un hombre de 67 años. Yo estaba san hasta 1984 cuando tuve un infarto. Me hicieron un bypass en 1995. Un año más tarde, el médico había encontrado cáncer en mi riñón derecho. Tuvieron que quitarme el riñón. Un año más tarde encontraron cáncer en mi vejiga. Se eliminan los tumores, estuve en quimio durante un año. El cáncer se desapareció durante unos tres meses. Luego, volvió a aparecer en mi vejiga, así que me operaron de nuevo. Tres meses después de la cirugía, los médicos me llamaron a su consultorio para decirme que encontraron un tumor en mi pulmón derecho. Unos meses más tarde se hizo la cirugía en mi pulmón. No pudieron extraer todo el cáncer, porque estaba muy cerca de una arteria. Los médicos me quieren que me haga radioterapia, pero tengo enfisema, si me aplico la terapia podría matarme. Así que decidí no hacerla. No me quedaba mucho tiempo de vida.

*Empecé una dieta de alimentos SuperGreens, pH, y vegetales. He estado en este programa durante nueve meses. Hace tres semanas me hice un PIV, **los médicos no vieron ningún tumor en mi riñón izquierdo o mi vejiga.** Hace dos semanas tuve un CT en mi pulmón, el doctor dijo que **el tumor en mi pulmón estaba disminuyendo,** que éste no* *causaba ninguna lesión y que era del tamaño de un guisante. El doctor me dijo que me veía realmente bien, y lo que sea que estuviera haciendo «que lo siguiera haciendo». He perdido peso desde 198 a 160 libras. Puedo caminar y trabajar sin perder el aliento. Me siento genial y voy a vencer esto con mi dieta de alimentos SuperGreens, alcalinos y pH. También **era diabético y tenía colesterol y triglicéridos altos. Todos estos niveles ahora están normales.** Dios bendiga el Dr. Young», S.L. Slane*

*«Me dijeron que hace más de 10 años que tengo una condición llamada Virus del Papiloma Humano (VPH). Durante años he sido diagnosticada como VPH con alto riesgo de pre-cáncer de cuello uterino. En junio de 2003, comencé a usar alimentos SuperGreens, El 4 de marzo de 2004, me examinaron de nuevo. Mi médico me dijo **que había sido de alto riesgo… ¡ahora era de bajo riesgo!** ¡Me quedé estupefacta! También empezaron a ver cierta pérdida de peso, y músculos más tonificados, sobre lo cual hicieron comentarios positivos». - **Carmen Bennet - Ziegler,** Apple Valley, Minnesota.*

«El pasado mes de junio, me recomendaron una lumpectomía y hacerme quimioterapia, radiación y los medicamentos. Después de una seria reflexión, decidí optar por un enfoque diferente: su programa completo de alcalinización y dinamización de mi cuerpo.

*Este pasado viernes, mi doctor me llamó para decirme los resultados de mi prueba AMAS (Análisis de Anticuerpos Antimalignos para todos los tipos de cáncer). Sus palabras: **«grandes noticia, usted no tiene células cancerosas»** ¡¡Yo estaba muy emocionado!!! Nunca me he sentido más sano, y eso es debido a los cambios en mi «terreno interior» a nivel celular, regenerando mis células, y llevando mi cuerpo de vuelta al equilibrio. La alcalinización de mi cuerpo tuvo sentido para mí. Por lo tanto, pude aceptar el «cáncer» con amor desde el principio.»* - Dorothy Torrey

« ¿Quién quiere tener cáncer de hígado en etapa 4 o incluso un trasplante de hígado cuando puedes tener un hígado nuevo cada seis semanas? Así es. Tu hígado se recicla cada seis semanas. Entonces, ¿por qué no tener un nuevo hígado saludable y libre de cáncer en seis semanas?

Quería compartir acerca de un paciente mío. Con cáncer de hígado en etapa 4, de 48 años de edad y sexo masculino.

*El Centro médico U del I y varios otros médicos se habían dado por vencidos con él. Ya había intentado con la medicina tradicional y no les resultó, sabía que no podía. A Dios gracias por el Dr. Young. **Con estos productos, en 3 semanas hemos sido testigos de un cambio en sus enzimas hepáticas y función del cuerpo.** Ya sabía con cuales determinados nutrientes seguiría, pero estos productos son extraordinarios.»* - Dr. Larry Hopkins *(mi fantástico tío es John Hopkins de la famosa Escuela de Medicina Johns-Hopkins)*

La alcalinización y desintoxicación del cuerpo funcionan. Se requiere, como ya he dicho, una mentalidad diferente y un estilo de vida diferente.

El Poder de la Alcalinidad

«Acabo de recibir un mensaje de texto de Patty Webb sobre los resultados de su médico en relación a la caída de 403 puntos en su lectura CA 125 (medición del cáncer; por debajo de 35 se considera normal). Su recuento tuvo una caída de 19 puntos cuando ella comenzó con el agua de pH 8.5 (alcalino) y una drástica caída de 403pts en un periodo de dos semanas, cuando comenzó con el agua 9.5ph!!! Su doctor dijo que no era normal que esto suceda y que estaba muy sorprendido y me agradeció por «darle la oportunidad» Ella ya casi está dentro de la zona segura con su conteo de cáncer de 69, siendo la zona segura de 0-35. Veremos cuál será el resultado de la siguiente prueba y esperemos que su cuerpo tenga el apoyo que necesita para deshacerse de este cáncer ovárico, el cuál le dijeron que era terminal y que no tenía cura. Nuestros cuerpos tienen una sorprendente capacidad para sanarse si ayudamos en ese proceso de curación. Estoy tan entusiasmado con la noticia que tenía que decírsela a todos ustedes ».

Fuente: Www.healthywaterlife.com/cgi-
bin/d.cgi/kangenwaterclinic/ge/testimonios.html

Como se mencionó en el Capítulo 4, la incidencia del cáncer de piel se disparó después de la introducción de nuevas vacunas que contienen docenas de virus de simios desde 1960. En un artículo de 1979 hecho por los doctores Farwell, Dohrmann, Marrett y Meigs, se informaba de un aumento sustancial de los tumores cerebrales infantiles, especialmente meduloblastoma, cuando las madres habían sido inoculados con vacunas que contenían SV-40.

El SV-40 es extraído repetidamente de varios tipos de tumores, incluyendo los de cánceres de cerebro, hueso, pulmón y raros cánceres de pecho. **20.000 niños mueren anualmente por tumores cerebrales en los que se ha encontrado el virus SV-40**... rara vez la gente mostraba tumores cerebrales hace cien años.

Los cánceres del tejido blando comenzaron a dispararse después de la introducción de la vacuna contra la polio, aumentando en un 50% en promedio durante un período de 16 años: cáncer de pulmón, cáncer de mama, cáncer de próstata, linfoma, cáncer de erebro y melanoma. El cáncer de piel se incrementó en 70%, el linfoma en 60%, el de la próstata en 60% y el cáncer de mama en un 34%.

CAPÍTULO 13

La Causa Raíz De Los Problemas De La Piel

¿Qué causa afecciones de la piel como el eccema, la «dermatitis», o la psoriasis? ¿Y hay un vínculo con el cáncer de la piel?

El eccema se debe a la toxicidad y acidez que sale *a través de la piel*, que pasa a ser tu principal órgano eliminatorio. <u>Si estás experimentando el eccema, significa que tu cuerpo está demasiado ácido y *tóxico*.</u> La respuesta a este problema es desintoxicar el cuerpo y cambiar a una dieta más «alcalina» y natural.

El eczema se produce cuando tu cuerpo es *tan* tóxico que no puede eliminar las toxinas mediante el proceso normal de eliminación - los riñones y el hígado - y el ácido está literalmente saliendo a través de tu piel. ¡*El eccema de hecho es tu cuerpo tratando de curarse y protegerte!* Si tu cuerpo *no* lo hace, esa acidez podría devorar tus órganos y arterias, y se destruiría millones de células en el cuerpo.

La buena noticia es que la eliminación del eccema es realmente muy fácil de hacer, como veremos en capítulos posteriores.

Existen 4 vías de eliminación en tu cuerpo:

1) Los pulmones y las vías respiratorias (expectoración de flema, tos)

2) Los intestinos y el colon (una importante vía de eliminación y que la mayoría de las personas no utilizan muy eficazmente y como resultado se obstruye).

3) El tracto urinario.

4) La piel (el órgano de eliminación más grande)

Cuando el cuerpo tiene un bajo nivel de energía debido a tu «ácido» estilo de vida, tu cuerpo no tiene la energía suficiente para hacer que todo funcione. Sin importar lo que pase, él siempre debe hacer que tu corazón bombee, que tu sangre fluya, y que tu cerebro funcione. Cuando te «desactivas», lo **primero** que se apaga es el proceso de eliminación. Cuando no se elimina tan rápida o eficientemente como de costumbre, los desechos se acumulan dentro de ti. Cuando tu cuerpo alcanza el nivel de umbral, intentará deshacerse de los residuos y toxinas tan rápido como sea posible. *Ya que los* *residuos provienen de tu piel, lo llamas «Eccema» o «Acné», si se sale de la nariz, lo llamas «gripe», si sale entre los dedos de los pies, lo llamas «pie de atleta»...Los medicamentos, cremas, lociones y cosméticos que estás colocando en tu piel sólo lidian con los efectos a corto plazo, los síntomas superficiales.* **El _origen real_ del problema es tu manera de vivir la vida.**

El Dr. Robert O. Young explica la causa del eccema y psoriasis de la siguiente manera:

> *«Cuando la eliminación se lleva a cabo a través de la membrana mucosa de la nariz, se denomina resfriado - catarro de la nariz. Y donde estas crisis se repiten durante años, la membrana mucosa se engrosa y se ulcera, y los huesos se agrandan, cerrando los conductos. En esta etapa se desarrolla la fiebre del heno o el asma. Cuando la garganta y las amígdalas, o cualquiera de los conductos respiratorios, se convierten en la sede de la crisis de la acidez, tenemos tos, amigdalitis, faringitis, laringitis, bronquitis, asma, neumonía, etc. Cuando los ácidos se localizan en la cavidad craneal sufrimos demencia, Parkinson, Alzheimer, pensamiento confuso, olvido, e incluso depresión. Cuando los ácidos se localizan en el tracto gastrointestinal, padecemos de SII, dismotilidad gastrointestinal, disfunción autonómica, la estenosis de la carótida y colitis isquémica.* **Cuando los ácidos se expresan a través de la piel tenemos psoriasis***».*

> *[...] «La enfermedad hepática es muy simple de comprender ya que el hígado es uno de los muchos filtros para las toxinas y las toxinas de las que estamos hablando aquí son ácidos gastrointestinales, metabólicos, respiratorios y de ruptura celular - si eso no fuera suficiente para el hígado vertemos más ácido por nuestras gargantas con el café, té, cerveza, vino y refrescos, sólo por nombrar unos pocos y esperamos que el hígado soporte esta avalancha de ácidos sistémicos. NO es de extrañar que el hígado se descomponga. Sólo puede soportar filtrar tanto ácido y si el hígado no puede lidiar con él, entonces los riñones tienen que hacerlo, lo que conduce a una disfunción renal y daño. Y si el hígado o los riñones están filtrando el ácido este sale justo a través de nuestro tercer riñón, la piel, provocando acné, manchas, erupciones,* **eczema, psoriasis,** *etc.».*

> *[...] «_Las manchas de la piel, como el acné, el eczema y soriasis, son ácidos que el cuerpo no está eliminando correctamente._»*

Fuente: *«No Tienes Sobrepeso, Tienes Sobreacidez»*, artículo, <u>www.phmiraclecenter.com</u>

Uno de sus lectores escribe:

> «Leí un libro llamado «Enfermo y Cansado – Recupera tu terreno interior», del Dr. Robert O. Young, un microbiólogo y nutricionista. También había leído su primer libro, «El Milagro Del pH.» Estos dos libros han cambiado mi forma de ver la salud. Desde que recuerdo he estado luchando con el eccema, y cuando comencé tuve un mes con un brote realmente malo en mis manos. Se abrían, sangraban un poco, y se infectaban. Después de arrancar con los suplementos SuperGreens y

Prime pH también he dejado de usar cualquier humectante para hacerles una prueba realmente honesta. **En 4 días todas las grietas habían cicatrizado y la picazón se había ido.** En una semana apenas pude encontrar alguna de esas pequeñas ampollas en la piel. Ahora han pasado alrededor de 4 semanas, y mi piel está recuperada prácticamente normal.» - Mike

Cuando he compartido los descubrimientos y el sencillo método de curación del Dr. Young con mis clientes en 2005, estaba inundado con mensajes de agradecimientos como estos:

«Casi un año hasta hoy, el eczema se ha ido, mi vitalidad sube y simplemente no hay vuelta atrás.» - Chris

«No puedo decirles cuánta diferencia su libro sobre el eczema ha hecho hasta ahora. Ya no consumo ningún medicamento oral o tópico como antes que utilizaba doxiciclina y olux (un antibiótico y un esteroide espuma). Esto es sólo después de 1 semana después de comenzar a aplicar su información. Gracias. Ya estoy difundiendo la noticia de sus avances.» - Marilyn B.

«Yo buscaba desesperadamente una cura para mi psoriasis que tuve durante 12 años, he visitado un montón de médicos y gastado un montón de dinero en cremas y humectantes, lo cual fue muy molesto cuando los doctores me dijeron que no había cura para ello. A continuación, hace unas semanas busqué en internet las últimas noticias acerca de la psoriasis, y gracias a Dios me encontré con su libro electrónico y lo compré sin dudar ni un poco. ¡He seguido la dieta y me siento tan bien, mi psoriasis fue desactivada, no me lo podía creer, es un milagro! Me hubiera gustaría saber sobre ella hace mucho tiempo, así poder evitar todos los problemas que me ha causado los últimos 12 años. Muchas gracias, has sido de gran ayuda.» - Omar R.

«Me paseaba por tu libro e inmediatamente «capté» de qué se trataba.... He estado en esta nueva dieta alcalinizante por 2-1/2 semanas y he perdido 9 libras. Lo mejor de todo, mi eccema ha sanado por completo. Gracias por proporcionarme el «vínculo» principal para mi próxima gran aventura en la vida» - Jacqueline

«He comprado su libro. El 85% de mi psoriasis se ha ido y ahora he perdido 72 libras con su plan de dieta especial. ¡Esta información es genial!» - Carole G.

Como se mencionó en el capítulo anterior, muchas cosas pueden causar un exceso de acidificación del terreno interior (tu torrente sanguíneo): la contaminación, los fármacos, las drogas recreativas, el azúcar (el azúcar se metaboliza en ácido), el café, el alcohol, el tabaco, los carbohidratos refinados (pan, pasta, arroz, patatas, harina blanca, etc.), todos los alimentos procesados, jugos de frutas, refrescos, mantequilla de maní, productos lácteos (leche, queso, helados) productos cárnicos, huevos cocidos, aceites, todos metabolizan en ácido en el cuerpo.

Alcaliza tu terreno interior al eliminar estos hábitos y alimentos formadores de ácido, y comiendo muchas **verduras verdes más orgánicos** y ensaladas. La regla general es comer un 20% de alimentos ácidos y 80% de alimentos alcalinos. Algunos excelentes alimentos alcalino-formadores son: el zumo de limón (aunque el sabor es ácido, se metaboliza como una «ceniza» alcalina), la mayoría de las verduras y frutas crudas, hierba de trigo, la hierba de cebada, higos, habas, aceite de oliva, la miel, el miso, el té verde, la mayoría de las hierbas, granos germinados y brotes (revisa la lista completa de alimentos alcalinos aquí: www.rense.com/1.mpicons/acidalka.htm).

¿Las Vacunas Pueden Causar Problemas En La Piel?

Es interesante observar que **los niños vacunados son 268% más propensos a desarrollar eccema o erupciones**, según un estudio. ¿Por qué pasa eso? Porque las vacunas llenan a los niños con toxicidades: mercurio, aluminio, formaldehído, virus vivos, proteínas extrañas, etc.

Según un artículo publicado en la revista Pulso en 1997, los niños que reciben la vacuna contra la tos ferina eran **50% más propensos a desarrollar asma, eczema y fiebre del heno** en etapas posteriores de la vida.

De acuerdo con Wikipedia, «Las personas con eccema no deben recibir la vacuna contra la viruela, debido al riesgo de desarrollar ‹eczema vaccinatum›, una complicación potencialmente grave y a veces fatal.» Entonces, ‹Eczema Vaccinatum› es el nombre de una nueva enfermedad, ¿eh?

Además, el Dr. Julian Hopkin del Hospital Churchill de Oxford, Inglaterra, descubrió que **las inmunizaciones de la tos ferina** y el recibir **antibióticos** en los dos primeros años de vida constituyen factores de riesgo independientes para el desarrollo de eccema en etapas posteriores de la vida. Él dijo: *«Se encontró que [Estas]   variables predecían sistemáticamente el desarrollo posterior de asma, fiebre del heno y el Eccema - las asociaciones no explicada por otras variables»*.

Aparte de los efectos destructivos de las vacunas, también se sabe que los antibióticos destruyen la flora intestinal del niño, causando la malabsorción de nutrientes en el intestino («síndrome del intestino permeable»), y conduce a una amplia gama de problemas de salud (más sobre esto más adelante).

En última instancia, los eccemas y las erupciones de un niño son una indicación de que su cuerpo está **tratando de expulsar un *veneno*** a través de la piel. Las vacunas son tóxicas, y los productos químicos y farmacéuticos son tóxicos, pero hay muchas más toxicidades en nuestro entorno moderno de hoy en día, como verás a continuación. Si ha sido vacunado, **es necesario desintoxicar el cuerpo** con el fin de revertir el daño.

¿Los Plaguicidas Y Contaminantes Químicos Causan Problemas En La Piel?

Rudolf Breuss fue un naturópata austríaco (1899-1990). En un pasaje titulado *Por qué las enfermedades no suelen tener cura a pesar de un diagnóstico y tratamiento correctos* de su libro *La cura Breuss para el cáncer* (más de un millón de copias vendidas, y más de 45.000 testimonios de enfermos curados), él da una visión interesante en la causa ambiental de muchas enfermedades de la piel:

«Los insecticidas utilizados para matar las polillas y cucarachas contienen naftalina y alcanfor, que a su vez contienen arsénico. Esto ha sido 161nalysed. Si se inhala, estos vapores pueden causar todo tipo de enfermedades. Este veneno [arsénico] es el mayor asesino de la humanidad. Sus síntomas no desaparecen completamente del iris, lo cual es un signo de que la intoxicación es más o menos incurable. Basándome en mis muchos años de experiencia, podría entrar en mucho más detalle, pero estoy convencido de que **uno no puede curar una enfermedad en un hogar donde estos venenos: naftaleno, alcanfor, DDT, aerosoles, purificador de aire, etc.** *se mantienen.*

[Alice] padeció una grave enfermedad de la piel durante 42 años. Ella se había consultado con muchos médicos y dermatólogos. Nunca ha habido un momento de mejora. La he examinado más detenidamente, y descubrí que padecía una inusual intoxicación causada por el naftaleno. La inhalación de estos gases venenosos no le permitía recuperarse, incluso con el mejor tratamiento.

La mujer dudaba de mi diagnóstico y dijo que no tenía absolutamente ningún naftaleno en su casa. Yo le respondí, «Te apuesto que 300 marcas que tienes en tu casa contienen naftaleno». Entonces quise darle un té para beber, y otro para el lavado de su piel enferma. Pero ella no aceptaría el té, dijo que podía tomarlo yo mismo. Ella dijo: «Una vez más, he perdido mi tiempo».

Temprano al día siguiente fui y la llamé. Yo estaba apenas a cerca de la puerta y ya podía oler el naftaleno, lo encontré rápidamente. Ella tenía un gran candelabro de hierro forjado con una vela falsa utilizada como decoración - y estaba hecha de naftaleno. A continuación, ella explicó que se le había entregado el candelabro como regalo hace años, con la observación de que sería una bonita decoración de su sala y que nunca tendría que preocuparse por las polillas o cucarachas después de eso. Su casa olía como una cámara un veneno de naftaleno.

Ella retiró la vela y quemó resina aromática en su casa (también se puede usar incienso santo). Posteriormente, ella aceptó mi consejo, bebió el té y lavó las zonas enfermas con los otros tipos de té. Catorce días después su enfermedad de la piel estaba curada.

En una casa que contiene este veneno (arsénico) nada va a ayudar al paciente hasta que el veneno se elimine y la casa se limpie con incienso.»

*«**Cómo tratar enfermedades de la piel:** por lo que sé, hay más de 10.000 enfermedades de la piel y ningún médico en el mundo ha podido conocerlas todas. A menudo son incurables porque nadie sabe qué enfermedad de la piel está sufriendo el paciente. Pues, así sepas cual condición de la piel es o no, <u>primero bebe el té de riñón y té de salvia. Bebe el té de salvia y té de riñón durante las tres primeras semanas; y luego sigue bebiendo té de salvia por el resto de su vida. Limpia la sangre.</u> Lava la piel con té de Salvia que has dejado reposar durante 10 minutos en agua caliente. Es mejor utilizar los tallos de salvia, los cuales tienen que ser hervidos durante tres minutos»*

Aunque este libro fue escrito en el 1970 - El naftaleno puede no ser tan popular hoy en día y el plaguicida DDT fue eliminado – el arsénico y otras toxinas todavía siguen muy presentes en los alimentos procesados, en el arroz, en nuestra agua potable, en las fórmulas de bebé, juguetes de plástico desde los años setenta y ochenta, y en los *modernos* plaguicidas que son absolutamente mortales. Evita los alimentos procesados, come orgánico, utiliza un filtro de agua en toda la casa, bebe agua de manantial, y evita el arroz blanco.

La nutricionista Abby Lai escribe lo siguiente sobre su experiencia de sanación del eccema, en la que resuena el eco de todo lo que estamos diciendo en este libro:

«Yo nací con eccema, y he vivido con él durante más de 10 años - y hoy he experimentado una gran curación. Cuando tenía 15 años, mi eccema repentinamente se agravó, mi cuerpo estaba cubierto con él y solía despertarme con sangre y los restos de piel muerta sobre mi cama. Mis piernas parecían haberse quemado, y los copos eran tan grandes y numerosos que podía barrerlos y era como un gran montón de arena en el piso. Fue una experiencia aterradora.

Cuando era joven, realmente creía que el eczema había arruinado mi vida, porque me impidió hacer las cosas que quería hacer. Vivía en Hong Kong para ese entonces, y cuando regresé a Canadá durante los veranos, mi piel naturalmente sanaba por alguna extraña razón. Finalmente, cuando tenía 17 años, me mudé a Canadá para comenzar la universidad. Afortunadamente, mi piel se curó de forma natural, pero no resolví la causa raíz que originaba mis brotes de eccema. Por alguna extraña razón, cuando tenía 25 años, mi piel otra vez se recrudeció muy severamente - sin ningún motivo en particular. Todo el mundo estaba muy preocupado por mí, mi familia, mi marido, e incluso mis amigos. Estaba asustada y muy desanimada. Sentía el dolor físico y en mi trabajo incluso me dieron de baja ilimitadamente por mi enfermedad, ya que vieron lo difícil que fue para mí.

Finalmente, vi un naturópata y nutricionista, y dijo que era **las deficiencias de nutrientes, las sensibilidades a los alimentos, un intestino dañado, y sensibilidades a ciertos productos** lo que estaban lo causaba. Me hice pruebas musculares para averiguar qué sensibilidades alimenticias y medioambientales tenía. Para los próximos meses, he usado productos limpios (que eran naturales, sin productos químicos), suplementos, me hice una desintoxicación, y cambié completamente mi dieta. Cambié a productos hipo alergénicos para el eccema, que me ayudaron a disminuir la carga tóxica de mi cuerpo; también seguí una dieta extremadamente limpia durante 2 meses, ya que mi cuerpo se había vuelto tan sensible que <u>siempre que comía alimentos inadecuados (principalmente azúcar, trigo y salsas), brotaba en mi cuerpo el eccema y el hormigueo.</u>

Como he eliminado los alérgenos - trigo, azúcar, MSG, alimentos procesados, etc. - y llené mi cuerpo con los nutrientes que me faltaban (es decir, a través de porciones de **verduras, frutas, granos enteros y fuentes alimenticias**), **en 2 meses, mi cuerpo experimentó una dramática sanación** <u>¡Esto fue milagroso! Tomó alrededor de otro año para ver el 90% de mi piel sana</u> - ya que había sufrido mucho daño. Tomó otro rato para ver el último 10% de sanar.

La medicina convencional no pudo ayudarme, ni fueron los médicos convencionales. Ellos dijeron que la dieta no jugaba un papel en el mismo, sin embargo, fueron ajenos a la fuerza del recurso más importante de la naturaleza: alimentos limpios y la sanación de los intestinos. **2 meses comiendo alimentos limpios cambió más mi piel que una década de uso de esteroides y medicamentos.**

A medida que pasaba el tiempo, y que trataba bien mi cuerpo, este empezó a sanar más; mi sistema digestivo se fortaleció ya no sentía hormigueo ni reaccionaba a las comidas a las que era sensible. Hoy, soy capaz de comer alimentos normales una vez más. También soy capaz de procesar mucho mejor las toxinas porque yo uso productos naturales excelentes para el eccema, también alimento mi cuerpo con los nutrientes que necesita diariamente. Si perseveras, y le das a tu cuerpo lo que necesitas – sanará».

Fuente: Abby Lai, <u>www.primephysiquenutrition.com</u>

¿La Intoxicación Con Mercurio Causa Problemas En La Piel?

La toxicidad del mercurio ha sido vinculada con el eczema y muchas otras enfermedades. El mercurio se encuentra en las amalgamas dentales, el mercurio y los metales pesados también están presentes en la mayoría de los pesticidas y el mercurio es utilizado en la minería y la industria pesada (la cual ha envenenado los océanos y la vida marina dentro de él). Según la organización de noticias de salud ambiental:

«La exposición al mercurio está vinculada a un riesgo mayor de contraer la dermatitis atópica (eccema), informan investigadores de Corea en la revista Investigación Ambiental. Los resultados de este estudio muestran un vínculo entre el mercurio y la afección cutánea común [eccema], la cual está aumentando en los países industrializados. Los hallazgos del estudio proveen más evidencia de un efecto del mercurio sobre el sistema inmunológico.

Las causas del eccema que ignoran los expertos… […] El mercurio es una sustancia tóxica que se encuentra a nivel mundial en nuestro entorno. Los científicos están de acuerdo en que el mercurio puede dañar al feto y a los niños. Una investigación reciente ha sugerido que el mercurio puede dañar el sistema inmunológico. Los investigadores reclutaron aproximadamente 2.000 adultos en Corea. Ellos midieron las concentraciones de mercurio en la sangre, hábitos dietéticos e historial médico de eccema. Luego compararon el número de adultos que reportaron una historia de eczema en personas con niveles de mercurio en la sangre bajos versus altos.

Los científicos encontraron que los adultos con altos niveles de mercurio en la sangre eran 50 por ciento más propensos a tener eccema durante toda su vida y eran casi dos veces más propensos a tener eczema en el último año.

[…] Los resultados plantean la pregunta de cómo el mercurio pueden desempeñar un papel en la enfermedad común de la piel y en el sistema inmunológico en general».

Fuente: www.environmentalhealthnews.org/ehs/newscience/mercury-exposure-linked-to-eczema/

El eccema puede ser un síntoma de que el cuerpo está eliminando la toxicidad del mercurio o de metales pesados a través de la piel. Pero lo más probable es que el envenenamiento por mercurio promueva el sobrecrecimiento del hongo Cándida Albicans en el intestino, provocando las sensibilidades a los alimentos (las bacterias que descomponen ciertos alimentos como los productos lácteos y el gluten son destruidas - esta puede ser la razón por la cual tantas personas tienen «alergias alimentarias» o «sensibilidades a los alimentos» hoy en día).

Los estudios muestran que la Cándida y los metales pesados van de la mano. La razón es simple. **El envenenamiento por mercurio mata las bacterias buenas en el intestino**, y permite una preponderancia de Cándida o que las bacterias «malas» prosperen allí.

Personalmente, estoy convencido de que el contenido de mercurio de las vacunas es responsable de causar daños intestinales, al igual que <u>el mercurio de amalgamas dentales</u>, destruyendo la flora saludable en los intestinos ya sea directa o indirectamente.

Según Amalgam.org:

*«**El mercurio es una causa común de enfermedades crónicas relacionadas con la disfunción intestinal, como la colitis ulcerativa, el síndrome del intestino irritable, la enfermedad de Crohn y <u>la psoriasis</u>**. Cuando la permeabilidad intestinal aumenta, los alimentos y la absorción de nutrientes se ve afectada. La disfunción en la permeabilidad intestinal puede provocar síndrome del intestino permeable, donde las moléculas y toxinas más grandes en los intestinos pueden pasar a través de las membranas hacia la sangre, provocando la respuesta inmune. **Puede ocurrir un daño progresivo en la mucosa intestinal**, que eventualmente permite que las bacterias causantes de enfermedades, partículas de alimentos no digeridos y toxinas pasen directamente al torrente sanguíneo.*

*[...] **El mercurio ocasiona una destrucción significativa de las células epiteliales del estómago e intestino**, resultando en daños al revestimiento del estómago, lo cual altera la permeabilidad y altera negativamente las poblaciones bacterianas en los intestinos causando síndrome de intestino permeable, con complejos tóxicos, no digeridos completamente en la sangre y acumulación de Helicobacter pylori, lo cual se sospecha es un factor importante en las úlceras, el cáncer de estómago y Cándida albicans, así como la pobre absorción de nutrientes.*

*[...]Se ha encontrado que la sustitución de los empastes de amalgama y la **desintoxicación de metales mejora considerablemente la salud de la mayoría con condiciones relacionadas a la disfunción intestinal** y síndrome de intestino permeable.*

*Otras causas comunes o de factores en el intestino permeable y las correspondientes condiciones incluyen Alergias e Intolerancias alimentarías; (AINES, aspirina, bloqueadores estomacales de H2, esteroides, etc.); disbiosis (**sobrecrecimiento de organismos** debido al uso de antibióticos y/o bajos niveles de probióticos); **consumo de alcohol**; la exposición a sustancias sinérgicas tóxicas y sensibilidad química; infecciones crónicas; y la **insuficiencia de enzimas digestivas**. [...] **Aditivos comestibles** o **alimentos procesados** que contienen **glutamato (GMS), aspartamo, jarabe de maíz rico en fructosa**, colorantes, etc. son las causas más comunes del síndrome del intestino permeable.*

*[...] Además de las mejoras en muchos pacientes después de los reemplazos de amalgama y la desintoxicación, la **dieta y las medidas nutricionales** suelen ser eficaces en la mejora de la enfermedad de Crohn. El programa 4-R ha dado buenos resultados en muchos pacientes. Dicho programa elimina todos los alimentos cuando hay*

sospecha de alergia que puede producir inflamación. **Los alérgenos comunes incluyen trigo o gluten, lácteos, huevos, maní, tomate, maíz y carne roja.**

Además, se lleva a cabo la **eliminación de los parásitos gastrointestinales, bacterias, hongos y levaduras indeseables.** *A veces se utiliza un tratamiento como nistatina para eliminar la levadura. Luego se reemplaza los nutrientes vitales con medida dietarias y suplementación de un buen multivitamínico y de* **los minerales que se encuentren deficientes como el hierro, magnesio, calcio, selenio, zinc, yodo y vitaminas como el complejo B, B6, B12, y ácido fólico.** *Después de esto, los intestinos son re-inoculados con bacterias beneficiosas (Lactobacillus acidophilus y Lactobacilus bulgaricus). Finalmente, se adoptan medidas para reparar el intestino y corregir el aumento de la permeabilidad. Esto se realiza mediante la adición de nutrientes como la glutamina, ácido pantoténico (B5), zinc, FOS, y vitamina C. La DHEA y el butirato también han sido eficaces reduciendo la inflamación en muchos pacientes.*

Se ha encontrado que los suplementos y otros tratamientos que reducen la permeabilidad intestinal también protegen contra estas condiciones y las mejoran. Se ha encontrado que **la glutamina, la berberina, los probióticos, y la vitamina D** *reducen la permeabilidad intestinal y protegen contra los efectos causados por el síndrome del intestino permeable. Se ha encontrado que el butirato inhibe la inflamación y la carcinogénesis en los intestinos y hay niveles bajos de butirato en el cáncer de colon, colitis ulcerosa y enfermedad de Crohn. La suplementación con* **Chlorella** *ha dado como resultado efectos beneficiosos cuando se usa en pacientes con enfermedades crónicas, tales como la colitis ulcerosa, la hipertensión o la fibromialgia. Los médicos han sugerido que el mecanismo por el cual la Chlorella mejora el tratamiento de esas condiciones es la* **desintoxicación de metales**, *que es el principal mecanismo de acción de Chlorella y se ha encontrado que mejora enormemente la función intestinal».*

Fuente: http://amalgam.org/education/scientific-evidenceresearch/mercury-food-intolerances-connections-ulcerative-colitis-ibs-crohns-skin-conditions

Es interesante observar que Abby Lai, visto anteriormente, mejoró al eliminar los alimentos y aditivos (MSG, aspartamo) vinculados al «síndrome del intestino permeable» y la inflamación, mejoró su flora intestinal, y comenzó a darle a su cuerpo los nutrientes que necesitaba.

Recomiendo altamente que busques un experto en Biorresonancia cerca de ti, para realizar pruebas y determinar qué está sucediendo realmente en tu cuerpo. Visita sainutrition.com y www.naturaltherapycenter.com.

¿La Cándida Causa Problemas En La Piel?

Estudios recientes demuestran que el sobrecrecimiento de Cándida en el sistema digestivo está vinculado al eccema:

«El eccema afecta a las personas en un amplio espectro de frecuencia e intensidad. Algunas personas tienen una leve picazón y erupción cutánea durante unas pocas horas, la cual no vuelve durante semanas o meses. Otras personas experimentan un intenso prurito durante largos períodos de tiempo que les provoca desgarres en la piel resultando en ampollas y lesiones que supuran que luego forman costra y crean una cicatriz. La aparición de esta afección ocurre principalmente (85%) en niños menores de cinco años y, aunque más tarde también se produce en la edad adulta. La mitad de los bebés que están afectados por el eccema mejorarán espontáneamente a los tres años de edad, mientras que la otra mitad puede quedar afectada por el resto de sus vidas.

Normalmente, cada persona tiene diferentes desencadenantes que pueden empeorar la condición incluyendo ciertos jabones, detergentes, sudoración excesiva, estrés, ropa y joyas. Si puedes identificar qué desencadenante te afecta, evitarlos sería de sentido común.

Muchas personas afectadas por el eczema también tienen asma, alergias y/o fiebre del heno. Simplemente tratar los síntomas sin buscar los problemas subyacentes, sólo le dará un alivio temporal a la mayoría y muchas veces puede hacer que la afección empeore a lo largo del tiempo. Los enfoques médicos tradicionales incluyen esteroides tópicos que pueden provocar el adelgazamiento de la piel y debilitamiento del sistema inmunitario lo cual requiere de otros antibióticos o antimicóticos para detener las infecciones concurrentes. También hay inmunosupresores tópicos disponibles de los que la FDA ha emitido un aviso de salud pública sobre el posible riesgo de ganglios linfáticos o cáncer de piel por su uso.

Muchas personas han descubierto que pueden mejorar drásticamente o incluso curar su eccema abordando el sobrecrecimiento de Cándida en su sistema digestivo. Ha habido un par de estudios recientes que muestran el vínculo del sobrecrecimiento de la Cándida y el eccema. Algunas de las causas del sobrecrecimiento de la Cándida incluyen dietas altas en alimentos procesados y refinados (azúcar blanco, arroz blanco, harina blanca) junto con el frecuente uso de antibióticos. Estos problemas crean un ambiente perfecto para que la Cándida florezca dentro de nuestros cuerpos. Esto puede convertirse en disbiosis y en síndrome de intestino permeable explicando las respuestas inmunitarias aceleradas que resultan en inflamación de la piel, alergias y asma.

El primer paso en la corrección de este desequilibrio es incorporar una levadura de control en la dieta evitando los alimentos en los que la Cándida prospera... también puede ser necesario incluir remedios naturales que tengan un efecto antimicótico incluyendo aceite, ajo, orégano, andrographis y extracto de semilla de uva. [...] Muchas personas afligidas con eccema encontraron que atenerse a este régimen mejora notablemente o resuelve esta molesta condición y la picazón».

Fuente: www.naturalnews.com/035526_eczema_causes_skin.html

Wikipedia, un portavoz de las grandes industrias farmacéuticas, afirma la siguiente «corriente principal» sobre el Eccema:

«El eccema es aproximadamente tres veces más frecuente en los individuos con enfermedad celíaca (una enfermedad en la cual el intestino delgado es hipersensible al gluten, provocando dificultades en la digestión de los alimentos) y cerca de dos veces más frecuente en familiares de personas con enfermedad celíaca, posiblemente indicando un vínculo genético entre las condiciones».

¿Entiendes cuan sutil es la campaña de desinformación de esta corporación perteneciente a la comunidad médica? No menciona nada acerca de cómo las grandes corporaciones han envenenado a la humanidad con metales pesados y mercurio en la minería, los pesticidas, y odontología, y en su lugar hablan de «un posible vínculo genético». En otras palabras, «¡tu cuerpo tiene la culpa!»

No hay vínculo genético. Sólo tienen en común un estilo de vida, una mentalidad, una nutrición y un vínculo con un «medio ambiente tóxico». *Esas* son las cosas que estos individuos tienen en común.

¿POR QUÉ el eccema se produce un 300% Más en la gente con enfermedad celiaca? PORQUE LA FLORA INTESTINAL HA SIDO DESTRUIDA.

¿QUÉ DESTRUYE EL DELICADO EQUILIBRIO INTESTINAL EN NUESTROS CUERPOS? EL ENVENENAMIENTO POR MERCURIO, LOS ANTIBIÓTICOS, EL AZÚCAR PROCESADA, LA HARINA BLANCA, EL MSG, EL ASPARTAMO Y LOS PRODUCTOS QUÍMICOS TÓXICOS EN EL AIRE, AGUA, ALIMENTOS Y PRODUCTOS DE BELLEZA, SÓLO POR NOMBRAR UNOS POCOS.

Si el mercurio, pesticidas, productos químicos, aditivos alimentarios, u otros factores ambientales tóxicos son culpables de eccema, la causa raíz del problema - y por tanto, la solución - es obvia. Debes limpiar y purificar tu cuerpo de toda esta toxicidad (veneno) que el cuerpo está tratando de expulsar a través de su piel.

Comprendiendo La Guerra Publicitaria De La Comunidad Médica

Es importante entender cómo la propaganda corporativa (‹lavado de cerebros› a través de la publicidad y los medios de comunicación en general) se utiliza para programar las mentes de la gente para que consuma sus drogas tóxicas.

Una base importante para esto, es convencer a la gente de que están amenazados por algo «fuera» de sí mismos - algo externo; algo sobre lo cual ellos no tienen ningún control o *poder*. ‹Misteriosos virus›… ‹bichos›… ‹el sol›… ‹terroristas›… Esto mantiene la población temerosa y preocupada.

La segunda parte de esta base consiste en convencer al público de que SÓLO LAS DROGAS FARMACÉUTICAS pueden proporcionar una solución o una cura. Esto, a pesar del hecho de que <u>ningún medicamento ha curado *ninguna* enfermedad en más de 150 años</u> , y nunca lo hará.

Esta intoxicación de la opinión pública es realizada mediante:

a) La presentación de una convincente explicación que suena ‹científica› - pero que en el fondo, es completamente falsa - y reforzando este mensaje a través de la repetición y la difusión de amplio espectro (medios de comunicación, libros, sistema escolar, escuelas de medicina, instituciones gubernamentales, ONG, etc.).

b) La omisión y censura de cualquier información que contradiga el ‹dictamen› principal Quienes promulgan la historia ‹oficial› son recompensados y promovidos, y aquellos que no lo hacen están en la lista negra y son atacados.

Con esto en mente, echemos un vistazo a lo que la narrativa ‹oficial› de lo que es el cáncer de piel, según se explica en Wikipedia, y luego veamos la verdad:

> *«La principal causa del melanoma es la exposición a la luz ultravioleta en aquellos con bajos niveles de pigmento de la piel. Alrededor del 25% desarrolla de lunares. <u>Aquellas personas con muchos lunares, un historial de miembros familiar afectados, y que tienen una función inmunitaria deficiente están en mayor riesgo.</u>»* - Wikipedia

Esto es falso. La causa del melanoma no es la exposición a la luz ultravioleta. Además, ¿por qué las personas con muchos lunares están en mayor riesgo'? Porque, en primer lugar, ellos acudirán a un médico para revisarse esas manchas, y los médicos sobre diagnosticarán esas lesiones no cancerosas como ‹cáncer›. Y en segundo lugar, los lunares son un signo de que tu cuerpo está eliminando la toxicidad del cuerpo <u>a través de tu piel</u>. ¡Por lo que sería razonable pensar que las personas con muchos lunares podrían experimentar otros problemas relacionados con la piel!

Y ¿por qué las personas que tienen ‹una función inmunitaria deficiente› tienen mayor riesgo de contraer ‹cáncer de piel›? Porque su sistema inmune ha sido comprometido (probablemente por nuestra forma de vida insalubre) y por lo tanto no están eliminando las toxinas de forma adecuada.

«Normalmente el tratamiento es la extracción por medio de cirugía. La mayoría de las personas se curan si no ha habido una prolongación.» - Wikipedia

La cirugía puede «remover» el síntoma superficial, seguro, ¡pero que no «cura» nada!

«El melanoma es el tipo más peligroso de cáncer de piel. A nivel mundial, en 2012, se produjo en 232.000 personas y causó 55.000 muertes».

¡Sólo es «peligroso» y sólo «conduce a la muerte» si crees en la narrativa dominante (mentira) y «te diagnostican con cáncer»! El miedo por sí solo es suficiente para afectar los niveles de energía y el sistema inmunológico de la mayoría de las personas y luego,¡ la quimioterapia y la radiación rematan el trabajo!

«El melanoma se ha vuelto más común desde la década de 1960, en zonas que son en su mayoría de raza caucásica».

Se trata principalmente de los caucásicos, influenciado por los medios de comunicación occidentales, la publicidad, y las empresas farmacéuticas, que se embarran a sí mismos con «protectores solares» a base de petróleo.

«Los melanomas generalmente son causados por daños en el ADN derivados de la exposición a la luz ultravioleta (UV) del sol. La genética juega también un papel importante».

El cáncer no tiene nada que ver con un «daño en el ADN». En cuanto a la genética, solo juega un papel de un minuto en la aparición de enfermedades, si acaso. Como Bruce Lipton y el campo de la Epigenética han demostrado, los genes se activan o desactivan en función del *entorno de* nuestras células. ¡Términos como «daño en el ADN» y «Genética» son una cortina de humo para ocultar la verdad acerca de cómo nuestro medio ambiente y nuestros cuerpos han sido envenenado!

La solución es simple. Debemos regresar a una forma de vida más natural, y debemos purificar nuestros cuerpos.

CAPÍTULO 14

¡Para Deshacerte Del Cáncer Deber Limpiar Y Purificar Tu Cuerpo!

Para que las células puedan ser sanas y vibrantes, necesitan oxígeno, nutrientes y *la capacidad de eliminar sus propios residuos*. En su esencia básica, el proceso de la vida gira en torno a *‹Consumir y Eliminar›*. Se necesita que ambos sucedan suavemente para que las células estén sanas.

¿Qué sucede si la célula vive en un medio ambiente (es decir, la sangre) que está contaminado? Muy pronto la célula empieza a quedarse sin energía. Si día tras día consumimos más cosas que no pueden ser asimiladas por el cuerpo - la comida chatarra, alimentos procesados, alimentos ‹muertos›, el alcohol, etc. - el cuerpo acumula y almacena el exceso de residuos, en lugar de eliminarlo a través de las heces, la orina, o *a través de la piel*. Esto es más bien como nunca tirar la basura - ¡Tu casa pronto se convertiría en un asco!

No pasara mucho antes de que el torrente sanguíneo empiece a acumular residuos y toxinas. En este ambiente tóxico, el oxígeno y los nutrientes no alcanzan tus células tan eficazmente. Como las células se vuelven más débiles, la eficiencia funcional de tu sistema comienza a decaer. No produces tanta energía. El verdadero desafío para la salud que la mayoría de las personas tienen no es que algunos ‹bichos› los ataquen, sino que su medio interior se haya comprometido. Tu estilo de vida ha debilitado tu cuerpo y ha causado en su interior un medio ambiente contaminado, o que resulta en que tu cuerpo se salga del *equilibrio*. El primer paso en el camino para romper este ciclo y *volver al equilibrio*, es que: **¡DEBES LIMPIARTE!**

David Wolfe afirma en su libro *Longevidad Ahora*: «**La desintoxicación es el proceso de la purificación del cuerpo mismo de los desechos y venenos.** Estas toxinas pueden incluir desechos metabólicos, metales pesados, microorganismos patógenos, compuestos orgánicos volátiles, emociones afligidas, energía espiritualmente pegada y otras energías. Aunque cada tejido y órgano es capaz de lograr su propia desintoxicación, el hígado, los riñones, el líquido linfático, la piel, el cerebro, el tracto gastrointestinal, junto con todo el sistema inmunológico, son los principales facilitadores de este proceso. Al disminuir la carga patógena, viral y nanobacteriana en nuestros cuerpos, podemos mejorar nuestra energía física y mental y la agudeza. Los alimentos vegetales crudos, los súper alimentos, las hierbas medicinales, agua fresca de manantial, la risa, la felicidad, la alegría, los pensamientos positivos, La esperanza y el amor incondicional todos existen en el mismo rango de frecuencias. Sintonizarte en este rango de frecuencia provoca la vibración total de tu campo de energía, haciendo que cualquier cosa que vibre a una frecuencia menor, como el miedo, el dolor, la duda, el cáncer, la fealdad, la depresión, las toxinas, los parásitos, el mal calcio, y así sucesivamente, finalmente se infiltren y sean expulsado del cuerpo. Este proceso se conoce como desintoxicación».

Después de asistir a mi primer seminario sobre la salud en el verano de 2003, fui a casa y tiré todos los alimentos procesados de mi nevera y alacenas, boté la carne, queso, leche, cajas de cereales, golosinas, patatas fritas, etc. y salí a comprar mucha fruta fresca, verduras frescas, arroz integral, quínoa y una licuadora. Pasé los próximos 30 días haciendo una desintoxicación. Aunque que los primeros 4-5 días fueron muy difíciles, al final de la semana me sentía increíble. Mis niveles de energía eran tremendos, yo sólo necesitaba 6 horas de sueño (en lugar de 10 las horas de antes), mi piel se aclaró, tuve la increíble claridad de pensamiento, mis úlceras no se reactivaron más, y mi estado de ánimo se mantuvo constante y positivo.

Mi Rutina De Desintoxicación

*Ahora hago con regularidad una desintoxicación de 10 días en casa, donde elimino toda la carne, los productos lácteos y el almidón. He suprimido el azúcar de mi vida (todavía como un trozo de chocolate de vez en cuando). Comienzo mi día con un alcalinizante vaso de agua, **zumo de limón**, jugo de aloe vera, MSM en polvo y Chlorella (para ayudar a eliminar los metales pesados de mi sistema), o zumo de hierba de trigo cultivada por mí recién hecho. Voy al **sauna** una vez a la semana, además de jugar al squash y baloncesto durante los fines de semana, para sudar la toxicidad. Yo **paseo a** mi perro dos veces al día y utilizo mi **trampolín** durante 10 minutos al día para así estimular el sistema linfático. Me hago un baño con sales de Epsom dos veces al mes. He eliminado el 90% de todos los productos plásticos y químicos que utilizaba habitualmente. Me removí mis **rellenos de mercurio** con un dentista biológico. Y una vez cada dos años, mi esposa y yo vamos a hacernos **una minuciosa limpieza de la placa mucoide**.*

Limpieza De Colon - La Muerte Comienza En El Colon

Su colon - o «intestino grueso» - es una gran manera que cuerpo tiene para eliminar los residuos y toxinas. Mientras más rápido elimine los residuos tóxicos de tu sistema, mejor. Tu estómago y tus intestinos usan miles de millones de gérmenes para descomponer los alimentos, por lo que puedes digerir lo que es digerible y eliminar el resto. Imagínate si todos los desechos resultantes y miles de millones de gérmenes todo tipo se juntaran, se multiplicaran y fermentaran por un tiempo… Imagínate tener un contenedor completo de productos químicos peligrosos altamente tóxicos almacenado en tu sótano, goteando y contaminando toda tu casa. Querrás deshacerte de ese contenedor bastante rápido, ¿cierto? La*mentablemente, la mayoría de las* personas no utilizan su colon muy eficazmente, y por lo tanto se atasca. Cuando ingieres algo que el cuerpo no puede usar enseguida (alimentos vivos), atasca el sistema. La dieta moderna es increíblemente sucia, ya que consiste principalmente en *alimentos muertos.* ¡El estadounidense promedio tiene 15 libras de materia fecal depositada en su sistema! ¡Ella ha estado allí por años! Cuando su colon permanece tan sucio y tóxico, todas estas toxinas se quedan la sangre (esto se conoce como toxemia), comprometiendo la integridad de tu interior del terreno. *Estás literalmente intoxicándote a ti mismo.*

Después de leer el libro de Richard Anderson ***Límpiate Y Purifícate A Ti Mismo*** en 2006, donde él se recomienda hacer una limpieza de la placa mucoide, volé a Tailandia para pasar un par de semanas en el Santuario en la isla de Koh Pang Yang. Su protocolo de limpieza involucraba un ayuno de 10 días, hacer colónicos diarios, tomar hierbas específicas recomendadas en el libro de Anderson (diseñado para aflojar la placa mucoide de tus paredes intestinales), y beber una arcilla específica con psyllium husk y jugo de sandía (esto es para absorber toxinas y raspar la placa mucoide de tus paredes intestinales). Teníamos un fino caldo de verduras para cenar, y podíamos beber agua de coco durante el día. <u>La placa mucoide ralentiza la acción intestinal, la excreción de residuos y la absorción de nutrientes.</u> Puede contener patógenos como bacterias y parásitos.

Lo que me sorprendió inicialmente fue que a pesar de no haber comido en cinco días, mi cuerpo estaba aún excretando, um... Un montón de «residuos». ¡Realmente tenemos un montón de copia de seguridad de residuos en nuestro sistema digestivo! Pero la sorpresa más grande ocurrió en el sexto día, ¡cuando después de un lavado colónico vi que yo había excretado trozos gomosos en verde, rojo y marrón! Se podía enjuagar el resto de los residuos (se recogieron en una cesta de malla colocada en la taza del baño), pero estas extrañas piezas de placa mucoide gomosa permanecieron allí. Podrías incluso recogerlos con un guante de plástico para examinarlos. Ellos literalmente se sentían como la goma. Me pregunto si todos los plásticos y los productos químicos en nuestro entorno, cosas que nuestro cuerpo simplemente no puede descomponer naturalmente -permanecen en nuestras paredes intestinales durante toda nuestra vida.

Yo había sido un vegetariano muy consciente de la salud durante dos años hasta ese punto, y me estaba tomando mi «jugo verde» alcalinizante cada mañana durante *tres* años. ¡Otras personas excretaron todo «tubo» de un metro de largo de placa mucoide! (Ver imagen de arriba).

Creo que es muy dudoso que la gente puede mantener algún grado de buena salud pasada una cierta edad, si están caminando con alrededor de 10 a 25 libras de materia fecal alojada en su colon. Nunca tendrás una salud vibrante si no **limpias tu «cañería» personal**

Hacer un exhaustivo tratamiento de desintoxicación debería ser una cuestión de prioridad. *Por favor* límpiate y hazte una irrigación colónica - te sorprenderás por la diferencia que aporta a tus niveles de salud y energía.

Por cierto, el mal aliento a menudo es debido a la descomposición y putrefacción de la comida en el estómago y los intestinos... ¡podría deberse incluso a algo que hayas comido *hace un año!* Además, ¿por qué el olor corporal aumenta con la edad? Y ¿por qué las personas usan desodorantes y perfumes? Porque se *nos pudrimos* desde adentro. Toda esa toxicidad se escapa a través de la boca, la piel de las axilas y de la *parte posterior,* ¡y *hace que apestes!*

El Dr. Richard Schulze afirma que el 80% de todos los males, ya sean artritis, acné, sensibilidad química, o cáncer fueron disipados en un plazo de dos semanas a partir de la limpieza del intestino. Y según el Dr. Darrell Wolfe, «Hay una causa principal de enfermedad y es la acidosis (pH bajo). ¿Sabes que **su causa principal es la putrefacción de los residuos fecales reabsorbidos en tu sistema**? Esto provoca toxemia, que significa sangre sucia. Permíteme plantearte una pregunta. ¿Cree que podrías tener candidiasis sistémica, fatiga crónica, dolores de cabeza, dolor de garganta, trastornos de la piel, enfermedades del corazón, gota, artritis, problemas sinusales, incluso cáncer, sin que tu sangre esté sucia y tóxico? La única manera de que tu sangre se vuelva tóxica es reabsorbiendo tus propios residuos fecales tóxicos desde el intestino grueso».

Busca la Fórmula Correctiva Intestinal del Dr. Schulze en www.herbdoc.com.

La Limpieza MMS (Milagrosa Solución Mineral)

El MMS es bueno para eliminar alergias, artritis, cáncer, problemas cardiovasculares, cirrosis, infecciones crónicas, inflamaciones crónicas, toxicidad por metales pesados, enfermedad renal, enfermedad hepática, enfermedad de Lyme, malaria, sinusitis y problemas sinusales, problemas de tiroides, y muchas más enfermedades.

Me entusiasma probar el protocolo de limpieza MMS, para eliminar cualquier resto de parásitos y virus de mi sistema, considerando el número de vacunaciones a las que fui sometido cuando era niño en la década de los 80's.

Muchas personas han publicado videos en YouTube que describen sus resultados con el uso de MMS. Es un severo protocolo de limpieza, pero los resultados están a la vista de todos. Recientemente, las pruebas de campo realizadas con un equipo de trabajadores humanitarios de la Cruz Roja de Uganda, hallaron que el **<u>100% de las víctimas de malaria tratadas con una simple solución de MMS mezclado con agua fueron curadas en un plazo de 24 a 48 horas</u>**, ¡sin efectos secundarios! Esto tiene el potencial de mejorar la calidad de vida de millones de personas que viven en África y en otras partes, y prevenir millones de muertes. Y a pesar de todas estas pruebas de campo han sido filmadas y lanzadas al público, la Cruz Roja ahora reclama que el juicio nunca incluso sucedió… Este es otro encubrimiento de la comunidad médica, protegiendo su cártel de vacunación y fármacos.

Las Recomendaciones De Stewart Swerdlow Para Desintoxicar El Cuerpo

❑ Comienza tu día con un vaso de agua con un poco de **jugo de limón** para alcalizarla.

❑ Hazte **los tratamientos Rief** / baños de pies con frecuencia.

❑ Desintoxica tu cuerpo de los **metales pesados** como el mercurio.

❑ Toma **baños de sal marina** con frecuencia (yo uso sales de Epsom en mi baño y nado en el mar con frecuencia)

❑ Toma saunas de infrarrojo lejano tan a menudo como sea posible.

❑ Hazte una **limpieza de colon** dos veces por año.

❑ Considera la posibilidad de tomar un curso de **MMS** para matar los virus y las bacterias.

❑ **Ayuna durante 24 horas una vez al mes** y durante tres días cada 6 meses.

David Wolfe enumera las siguientes ‹herramientas› de desintoxicación en *Longevidad Ahora*:

❑ **Los productos de desintoxicación** que eliminan las toxinas ambientales artificiales: ácidos fúlvicos, MSM, zeolitas, shilajit, EDTA, arcilla, y energía cristal de Patrick Flanagan

❑ Disuelve y **elimina los parásitos** y sus productos de desecho, y elimina el **calcio malo**.

❑ Los sistemas como desintoxicación herbales como el *Triple Tesoro Herbal* y sistemas de limpieza herbal- estos están diseñados para eliminar la **placa mucoide endurecida** del intestino delgado

❑ **El ayuno**: el ayuno de zumos (usualmente comienza con zumo de vegetales verdes alcalinos y jugo de remolacha); el ayuno de licuados (ningún alimento sólido, este ayuno usualmente comienza con limonadas de desintoxicantes y sopas de hojas crudas); el ayuno de agua (debe hacerse con agua de manantial); el ayuno seco (se mostró en una investigación rusa que alternar los días de ayuno seco y ayuno de agua reduce los peligrosos niveles de deuterio o hidrógeno pesado en el cuerpo, lo que aumenta la longevidad)

- ❑ Un **dieta desintoxicante cruda** para adelgazar (con bajo contenido de grasas, azúcar y alta en fibra/alcalinidad): este tipo de dieta debe hacerse temporalmente y no como una dieta de mantenimiento

- ❑ **Sauna**: esto puede incluir la hidroterapia tradicional, terapias *banya rusas*, saunas finlandeses, variaciones de panchakarma ayurvédico, etc. La idea detrás de estas terapias es que el calor expande tus tejidos y el frío los contrae; en la dinámica entre el calor y el frío, el cuerpo es purificado y desintoxicado como cuando se exprime una esponja.

- ❑ Un programa de ejercicio de activación linfática (inversión-orientada, yoga, ejercicios con el **trampolín**, etc.).

- ❑ Enemas y **colónicos** (es importante tirar el tapón y dejar que todos los desechos se vacíen regularmente)

- ❑ **Terapia corporal de tejidos profundos** (Romi Romi, Rolfing, etc.).

- ❑ **Tecnología Zapper** *y Grounding*: los zappers extraen las toxinas a través de la piel hacia el electrodo cargado negativamente en el zapper. Conectarse a tierra tocándola directamente o a través de la tecnología de puesta a tierra altera el intercambio de gases excretados cuando respiramos.

David Wolfe también da el siguiente advertencia de «sentido común» al embarcarse en una desintoxicación: «Todas las estrategias de desintoxicación se deben adoptar con sentido común. **Un cambio demasiado repentino puede causar un «impacto» en el cuerpo**. Todo pasa como debe ser, a su propio ritmo. El universo premia a las virtudes de la disciplina y la perseverancia».

Este pasaje de su libro será de gran interés para las mujeres en particular: «Las mujeres con altos niveles de toxicidad (plaguicidas, productos químicos, solventes, derivados de petróleo, xenoestrógenos, metales pesados, etc.) tienden a experimentar **los síntomas del síndrome premenstrual más desafiantes, así como una menopausia más extrema**. Las herramientas de desintoxicación puede ayudarte en la normalización de los extremos del desequilibrio hormonal».

Ty Bollinger enumera en su libro *Cáncer: Sal de la caja* las siguientes toxicidades que deben abordarse cuando se hace una limpieza:

- ❑ **Metales pesados** como el mercurio, plomo, antimonio, cadmio, níquel, estaño, arsénico, uranio, y muchos otros. Además de causar importantes daños oxidativos, los metales pesados son doblemente peligrosos porque tienen la capacidad de desplazar a muchos de los minerales esenciales que tu cuerpo necesita para funcionar correctamente. Para añadir insulto a la injuria, los metales pesados y en particular el mercurio, causan más estragos en el sistema endocrino, el cual regula los niveles hormonales.

Hay 358 estudios que vinculan al mercurio con la enfermedad cardíaca, 643 vinculan al mercurio con el cáncer, y en 1445 estudios se vincula al mercurio con enfermedades neurodegenerativas (como el autismo, la enfermedad de Alzheimer, etc.). Y el mercurio es solo *uno* de los muchos metales pesados conocidos por producir graves problemas de salud.

❑ **Contaminantes Orgánicos Persistentes** - Estos COPs existen en pesticidas, insecticidas, barnices, soluciones de limpieza y prácticamente en todos los productos en aerosol, en alguna botella debajo del fregadero de la cocina o en el garaje. Se probó la existencia de 413 diferentes sustancias químicas industriales en la sangre del cordón umbilical de los recién nacidos y resultó ser positivo para 287 de estas sustancias, que incluía los BPC, el mercurio, el DDT, dioxinas, hidrocarburos fluorados, organofosforados, ¡y muchas otras categorías de COPs!

❑ **Frecuencias FEM** – la toxicidad energética incluye todas las ondas de energía de alta potencia que pasan a través de nuestros cuerpos cada día. En la sociedad moderna, nuestros cuerpos son bombardeados por la toxicidad energética de las cosas que no podemos ver, incluyendo la radiación electromagnética (de las líneas eléctricas y microondas) y radiación ambiental (de los móviles, sistemas de radar militares, televisores y pantallas de ordenadores). Y esta toxicidad está aumentando a un ritmo exponencial, increíblemente rápido.

❑ **Las emociones negativas** son una de las formas más tóxicas del estrés oxidativo porque son insidiosas y a menudo reprimidas. El Dr. Rashid A. Buttar escribe: *«Cada paciente con cáncer que he visto no comenzó a recuperarse hasta que dirigía sus problemas emocionales. Sólo aquellos que lograron llegar a un acuerdo y liberar su ira, para perdonar y elegir amar incondicionalmente tienen una oportunidad de ganar la batalla».*

❑ **Los miembros tóxicos de la familia** - algunas personas actúan como ‹vampiros› energéticos y pueden vaciar tu energía.

❑ **Alimentos tóxicos** - evitar completamente los productos OMG o irradiados.

❑ **Las bacterias, virus, parásitos, hongos, levaduras y un muchos otros bichos** - Todas las otras toxicidades suprimen el sistema inmune y vuelve al cuerpo vulnerable para patógenos oportunistas…

Ty también recomienda hacer las siguientes limpiezas en *Cáncer: Sal De La Caja* (reproducido con la amable autorización de Ty Bollinger):

❑ **Una limpieza de parásitos** - Los científicos han identificado **más de 300 tipos de parásitos floreciendo en EE.UU. hoy en día**, incluidos los oxiuros, solitarias, anquilostoma, tiña, tricocéfalos, ascáridos, y parásito del corazón. El USDA nos dice que en promedio una pulgada cúbica de carne contiene hasta 1.200 larvas. Se estima que más del 90% de norteamericanos sufren de parásitos y no lo saben. Para cuando aparecen los síntomas, estos parásitos probablemente has estado en su sistema durante más de una década, creciendo gracias al azúcar, alimentos procesados y el consumo excesivo de carbohidratos...

La Dra. Hulda Clark fue el principal experto en parásitos, hasta su muerte en 2009. Ella desarrolló un dispositivo llamado «Zapper», que mata los patógenos en el cuerpo. También afirmó que tres hierbas podrían eliminarte más de un centenar de tipos de parásitos: nogal negro Casco, ajenjo (del arbusto Artemisia) y clavo común (del árbol de clavo de olor). Estas tres hierbas deben usarse juntas. Según la doctora Hazel Parcells, *«no se equivoquen, los parásitos son los agentes más tóxicos en el cuerpo humano. Son una de las principales causas subyacentes de la enfermedad y son la causa más básica de un sistema inmunológico comprometido».*

Echa un vistazo a la serie de televisión «Monstruos Dentro De Mí», donde se muestran un paciente al que le tuvieron que abrir su cráneo levemente para que los médicos pudieran eliminarle los gusanos parasitarios *con pinzas...*

Cuando los profesores Henry Lai y Narendra Singh, investigadores de la Universidad de Washington, probaron la combinación de Artemisin con transferrina (una molécula de mejora de hierro), ¡vieron un 98% de reducción en las células del cáncer de mama en 16 horas! Otros estudios han demostrado que el 100% de las células de la leucemia son destruidas con esta combinación en sólo ocho horas.

La limpieza de parásitos del Dr. Clark del puede adquirirse en www.drclark.com.

❑ **Una limpieza de riñón** - cada día, sus riñones procesan la sangre y ayudan a expulsar los productos de desecho (como el mercurio, plomo, arsénico, cobre y otras toxinas) y el exceso de agua. Los desechos y el exceso de agua se convierten en orina. Entonces, la orina fluye a la vejiga a través de los uréteres. Los cristales se forman por la acumulación de las distintas sales en las superficies internas del riñón. Eventualmente, estos cristales se vuelven lo suficientemente grandes como para formar cálculos renales. Una limpieza de riñón es un procedimiento que se utiliza para disolver los depósitos dentro de los riñones que pueden conducir a cálculos renales. Ahora sabemos que los minerales duros (principalmente del agua del grifo), no puede ser asimilados por nuestro cuerpo; por lo tanto, comienzan a acumularse en los riñones y otros órganos, contribuyendo así a muchas enfermedades, incluyendo el cáncer. Según el Dr. Charles Mayo, «La dureza del agua es la causa subyacente de muchas, si acaso de todas, las enfermedades resultantes de los venenos en el tracto intestinal. Estos minerales duros pasan desde las paredes intestinales y entran en el sistema linfático, el cual ofrece todos sus productos a la sangre, que a su vez se distribuye a todas las partes del cuerpo. Esta es la causa de muchas enfermedades humanas».

Una forma popular para limpiar los riñones es hacer una limpieza de sandía. Simplemente compra unas enormes sandías y cómelas durante todo el día. Otra popular limpieza renal es la de té de semillas de apio. Echa agua de manantial hirviendo sobre una cucharada de semillas de apio recién molido y déjalas en remojo. El té de semillas de apio es muy potente en el caso de cálculos renales y de enfermedades renales crónicas. Las semillas de apio tienen una acción directa sobre los riñones, aceleran la liquidación de las toxinas acumuladas en las articulaciones. El té de semillas de apio a menudo se combina con raíz de diente de león para aumentar la eficiencia de eliminación por los riñones y el hígado. Sin embargo, ¡si estás embarazada, no tomes té de semillas de apio, ya que es un estimulante uterino! Revisa también la limpieza renal de la Dra. Hulda Clark : www.curezone.com/clark/kidney.asp.

❑ **Limpieza de hígado y vesícula biliar** - El hígado realiza más de 1.000 tareas diarias y filtros cada gota de sangre que fluye a través de él. ¡El 80% del hígado puede estar dañado sin producir ningún síntoma! ¡Además, el hígado se regenera cada 6 semanas! El Dr. Leo Roy dijo en 1994: «Ninguna enfermedad, especialmente enfermedades degenerativas e incluso el cáncer y el SIDA, podría sobrevivir más de unas cuantas semanas en la presencia de un hígado sano.» El Dr. Kasper Blond de Viena, Austria, en su libro El Hígado Y El Cáncer, se refiere al hígado como la «puerta de entrada a la enfermedad.» [...] la mejor limpieza de hígado que he visto es limpieza de hígado y de la vesícula de cinco días biliar de Jon Barron. Puedes encontrarla en www.jonbarron.org. Otra buena limpieza de hígado es la del Dr. Schulze en www.herbdoc.com. Toma un cuarto de galón de jugo de manzana orgánico sin procesar al cada día durante tres días. No tienes que ayunar durante este periodo, pero se recomienda hacerlo. En la tarde del tercer día, bebe ocho onzas de aceite de oliva virgen extra orgánico, prensado en frío. Agítalo (junto con el zumo de un limón) y bébelo rápidamente. A continuación, coge un pequeño cubo de basura y ponte en posición fetal, acomodado en el lado derecho durante media hora. Mantén la papelera cerca de tu cara sólo en caso de que vomites. La mañana siguiente, deberás encontrar un par de pequeños objetos de color verde o negro en sus heces. Estos son los cálculos biliares. El jugo de manzana es alto en ácido málico, que actúa como un disolvente para debilitar las adherencias entre glóbulos de sólidos. El aceite de oliva orgánico estimula la vesícula biliar para que se contraiga y expulse su contenido. El Dr. Schulze sostiene que nuestras dietas son simplemente demasiado dulces, que debemos consumir algunas hierbas amargas y verdes para estimular el flujo de bilis. Se recomienda comer un poco de perejil o col rizada (o cualquier hierba amarga/verde) justo antes de una comida para hacer que la bilis fluya. El jugo de remolacha, de alfalfa o de hierba de trigo, son una delicia para el hígado. Como ya he mencionado, los enemas de café también estimulan el flujo de la bilis. Cuando la sangre está sobrecargada con estas toxinas y venenos mortíferos, el hígado tiene que recoger el excedente. Tu hígado ya hace más de 500 funciones diferentes para el cuerpo y los intestinos. El hígado trabaja horas extras hasta que alcanza la fatiga crónica, y entonces el cuerpo comienza a experimentar una variedad de efectos secundarios negativos.

❑ **Limpia la sangre** - el torrente sanguíneo es el «río de la vida». Las hierbas que limpian la sangre incluyen el trébol rojo, raíz de bardana, chaparral, raíz de poke y acetosa. Estas son las hierbas que encontrarás en las famosas fórmulas de limpieza de sangre como el té Hoxsey, el té Essiac, y la fórmula del Dr. Schulze. Estos literalmente sacan los tumores del cuerpo.

CAPÍTULO 15

17 Remedios Naturales Contra El Cáncer Que No Quieren Que Conozcas

Hay cientos de remedios naturales efectivos y seguros para eliminar el cáncer. La razón por la que rara vez escuchas acerca de ellos es que la industria farmacéutica y la comunidad médica luchan con uñas y dientes para suprimir esta información, ya que amenaza los $300 millones de dólares al año que le produce « la industria del cáncer». Un montón de empleos e *ingresos* están en juego.

Es importante entender, en primer lugar y ante todo, que el **cáncer no es una enfermedad**, aunque hemos sido adoctrinados para creer que si lo es. El cáncer es en realidad un *síntoma* que se produce cuando el cuerpo humano es demasiado ácido y tóxico, y tus células no reciben suficiente oxígeno para sobrevivir - o cuando nuestras ‹emociones tóxicas› causan estragos en nuestra bioquímica.

El Dr. Otto Warburg, un bioquímico del cáncer y Premio Nobel de Medicina en 1931, descubrió que el **cáncer se produce cuando una célula no recibe el 60% de sus requerimientos de oxígeno**. Su tesis era que el cáncer es una enfermedad causada por las células de levadura que han *mutado de respiración aeróbica a respiración anaeróbica*, como resultado de la fermentación de la glucosa y del crecimiento celular incontrolado.

Los tumores no son nada más que <u>vertederos de residuos tóxicos amurallados</u> dentro del cuerpo, mantenidos por la fermentación de azúcar. Retira la fuente de residuos tóxicos, y tu cuerpo descompondrá y eliminará el «tumor» naturalmente.

Según Warburg, la mayoría, para no decir que todas las enfermedades degenerativas, son resultado de la falta de oxígeno a nivel celular. **Las células mutan cuando no reciben suficiente oxígeno.** Es lógico que la purificación del cuerpo y hacer cosas que lleven oxígeno a las células ayude a los pacientes a recuperar su salud.

181

‹‹La causa del cáncer es clara: una mala dieta, estilo de vida y una actitud mental pobre resultan en un aumento de sustancias tóxicas que sobrecarga el mecanismo de auto-limpieza. El cáncer es la manifestación de una irritación nutricional y medioambiental de larga data, <u>resultando en la necesidad de oxígeno celular</u>, lo cual lleva a una replicación celular incontrolada››.

Dr. Saul Pressman

‹‹Las células cancerosas no pueden prosperar en un ambiente oxigenado. El ejercicio diario y una respiración profunda ayudan a conseguir más oxígeno a nivel celular. La terapia de oxígeno es otra forma empleada para destruir las células de cáncer››.

Hospital Johns Hopkins

Tus células *mutan y se expanden* en un intento de sobrevivir al yermo tóxico y pobre en oxígeno de tu cuerpo. Como hemos visto en el capítulo 6 y el Capítulo 11, el Dr. Robert O. Young explica que las células sanguíneas mutan y se expanden *para sobrevivir*, cuando el flujo sanguíneo que les rodea está demasiado contaminado y tóxico. Si tu sangre se vuelve *lodosa*, los nutrientes y el oxígeno no pueden llegar a tus células, y se debilitan y mueren ¡Pero primero, ellas mutan para adaptarse a este ambiente tóxico de menos oxígeno! **¡El cáncer no es una enfermedad, es un mecanismo de supervivencia!**

Los Tratamientos Convencionales Son MORTALES Y Tienen Un Insignificante 2,1% De Tasa De Curación Del Cáncer

El cáncer no es una enfermedad. Es un mecanismo de supervivencia. Lo que es más sorprendente es que el cáncer no mata – *los tratamientos convencionales son quienes lo hacen.*

Según un informe de Morgan, Ward, y Bartin en 2004: *‹‹Se calcula que la contribución de la quimioterapia citotóxica para la supervivencia de hasta 5 años en adultos con tumores maliciosos es del 2,3% en Australia y del 2,1% en los EE.UU.››.*

A pesar del hecho de que los oncólogos son exitosamente capaces de reducir el tamaño del tumor, el paciente con cáncer sigue muriendo en la mayoría de los casos. ¿Por qué? La razón es que el tamaño del tumor no tiene nada que ver con curar el cáncer, y además, los pacientes están muriendo a causa de los efectos tóxicos de los tratamientos con quimioterapia.

«La mayoría de la gente piensa que el cáncer es causado por daño en el ADN y que la medicina tradicional está buscando desesperadamente una cura para el cáncer. Ambas creencias son un completo disparate y proceden de la propaganda y los engaños de la televisión. El cáncer no es causado por daño en el ADN. La definición de una célula cancerosa es una célula con baja energía ATP. [...] Pero los medios glorifican a todos los «investigadores del cáncer» que están tratando diligentemente de «reparar» los daños en el ADN de las células cancerosas ¡Todo es una estratagema para asegurarse de que las curas para el cáncer no se encuentren nunca!

La tasa de curación en 5 años de la medicina tradicional (por ejemplo, los oncólogos) es del 2,1%. En otras palabras, en el 97,9% de los casos, los pacientes con cáncer mueren dentro de los siguientes 5 años después del diagnóstico».

«Una verdadera tasa de curación del 90% o más pueden alcanzan fácilmente los pacientes de cáncer que eviten la medicina ortodoxa, busca la medicina alternativa, y haz sus tareas».

Webster Kehr

«La medicina ortodoxa, con su enfoque altamente rentable cobre el tumor, ha **lavado el cerebro de la gente para hacerla pensar que el tumor es el cáncer»** dice el experto Webster Kehr. El tumor *no es* el cáncer. El tumor es la forma que tiene el cuerpo de decirte que eres realmente *tóxico*, y que no tiene la suficiente *energía* para descomponer y eliminar todo ese exceso de residuos.

Tu cuerpo tiene que mantener la energía suficiente para hacer funcionar tu corazón, tu cerebro, tu sistema nervioso, sistema digestivo, hígado, sistema linfático, etc. y lidiar con los *venenos* que ingieres varias veces al día, en forma de café, azúcar, alcohol, pesticidas, contaminación, fármacos, sustancias químicas en los productos de limpieza, productos químicos en los artículos de tocador, perfumes y en los productos para el cuidado de la piel. Tu cuerpo puede curarse a sí mismo ¡*Pero no si está bajo ataque constante y si no tiene siempre los nutrientes y minerales que necesita para sobrevivir!*

El cáncer está sucediendo en tu cuerpo - a nivel celular - <u>porque eres demasiado *tóxico*</u>. Pero los médicos no lo etiquetan así, y no recomiendan lo que ahora

183

sabemos que sirve para curar el cáncer naturalmente: la limpieza y alcalinización del torrente sanguíneo, el ejercicio, el descanso y la nutrición saludable. En su lugar, lo etiquetan como «cáncer» y recomiendan el cóctel químico más tóxico posible, ¡que destruye el sistema inmunológico! Y, a continuación, en buena medida, abren tu cuerpo abierto, creándole aún más tensión.

Como resultado, muchas personas que «mueren de cáncer» *muere* por los tratamientos convencionales mucho antes de lo que hubiera realmente tardado en morir por el cáncer en sí.

El Dr. Leonard Coldwell afirma que la radiación y la quimioterapia *causan* cáncer, mientras que la cirugía disemina el cáncer *«como una explosión a través de todo el cuerpo»* .

Los tratamientos alternativos contra el cáncer se centran en desintoxicar el cuerpo y retornarlo a un estado de *salud y fuerza.* Algunos de estos pueden combinarse para lograr un tratamiento máximo, pero ultimadamente es un cambio en el *estilo de vida y en la mentalidad* lo que se requiere para mantener la salud.

Nota: asegúrate de obtener una prueba formal antes, durante y después de iniciar uno de estos tratamientos. Ty Bollinger, autor de *Cáncer: Sal de la caja*, recomienda la prueba AMAS (www.oncolabinc.com).

> *«La medicina tradicional es un fraude, y la industria de tratamiento ortodoxo para el cáncer es el fraude más grande de todos ellos. Despierta ahora o despierta después de haber perdido a tus seres queridos en la industria del cáncer. Depende totalmente de ti. Puedes curarte tu mismo de cualquier forma de cáncer, en la casa, con casi nada si simplemente te educas sobre los tratamientos que realmente funcionan contra las garantías mal concebidas y patrañas de altos precios que obtendrás del oncólogo vende-veneno de la industria del cáncer».*
>
> **Ken Adachi, Escritor y Crítico Canadiense**

Solución Natural Anti-Cáncer #1 – Comida Viva, Alcalinización Y Desintoxicación

Extraer las células *debilitadas, enfermas, mutadas, «cancerosas»* del cuerpo requiere *que le des a tus células lo que realmente necesitan: oxígeno y nutrición.*

Esto implica, como primer paso, limpieza y alcalinización tu «terreno interior» (tu sangre). Empieza por eliminar el uso de alcohol, cigarrillos, café, azúcar, caramelos, chocolate, leche, helado, queso (todos los productos lácteos), los alimentos derivados de organismos modificados genéticamente, la carne, los huevos, el flúor y el cloro del agua del grifo, productos de cuidado personal tóxicos, plaguicidas en los frutos (opta por los orgánicos), alimentos procesados, aspartame, glutamato monosódico y aditivos de alimentos, por nombrar unos cuantos.

En su lugar, adopta una dieta vegetariana o de alimentos crudos - al menos mientras te estás recuperando - que incluya un 80% de verduras y frutas verdes frescas. Los licuados pueden ser una excelente manera para lograr esta transición. Algunos excelentes **alimentos formadores de alcalino** son: jugo de limón, la mayoría de las verduras crudas, hierba de trigo, hierba de cebada, aloe vera, habas de lima, aceite de oliva, té verde, la mayoría de las hierbas, granos germinados y brotes (ve la lista completa aquí: www.rense.com/1.mpicons/acidalka.htm)

El autor estadounidense Anthony Robbins comienza sus seminarios «vivir saludable» compartiendo la historia de cómo, hace muchos años, su amigo se acercó a él con lágrimas en los ojos, porque su madre había sido diagnosticada con cáncer. Ella tenía tumores del tamaño de una *pelota de béisbol* sobre sus hombros y en sus órganos femeninos. El doctor le dio 9 semanas para vivir.

Robbins le dijo a su amigo: *«Mira, cientos de miles de personas han tenido cáncer y lo han vencido. Sé que no se oye mucho al respecto, pero es un hecho. Todo lo que tenemos que hacer es encontrar a esa gente que tuvo cáncer y lo superó, averiguar exactamente lo que hicieron y lo que tenían en común, y modelarlo. Si tenemos el modelo de lo que la mayoría de la gente hace, explicaremos lo que la mayoría de la gente puede conseguir».*

Le dio a la mujer un par de libros para que los leyera (incluyendo el clásico del Dr. Kelley *Una Respuesta Para El Cáncer*), y dentro de pocos días ella comenzó a desintoxicar su cuerpo - esencialmente, a deshacerse de los venenos que se encontraban *en* su cuerpo, sin tener que abrirlo.

Los residuos y toxinas empezaron a salir de su sistema. En 4 semanas perdió 28 libras. Después de sólo 8 semanas, ella se sentía increíble, está en la mejor condición de su vida, goza de la mejor *salud* de su vida, y no siente ninguna sensación de ‹enfermedad› en su cuerpo.

Los médicos todavía insistían en llevar a cabo una operación exploratoria. Así que la abrieron y encontraron… nada. Sin tumores. En todo el cuerpo. En 9 semanas. Los doctores no podían entender cómo fue posible. Ellos dijeron: *«¡Es un milagro!»* Ella trató de explicarles lo que hizo, pero ellos solo repetían: *«¡No! ¡Es un milagro!».*

Puedes encontrar *miles* de historias en línea de personas que se curan naturalmente de casi todas las enfermedades imaginables, incluyendo el cáncer, cuando recurren a una dieta saludable, más natural, de «alimentos crudos» que incluye mucho más «verdes». Uno de esos casos es el de Natasha Grindley, de 37 años, profesora de guardería y madre, de Liverpool, Inglaterra, que fue diagnosticada con cáncer «terminal». Los médicos le dijeron que ella sólo tenía dos semanas para vivir.

Con dos niños pequeños que cuidar, Liam de 5, y su hija Gabriela de 6 años de edad, ella se negó a aceptar su sentencia de muerte, y en su lugar procedió a *educarse* acerca del cáncer. Después de cruzarse con el autor conocido como Deliciosamente Ella, transformó su dieta: empezó con los batidos y obtuvo una nutrición mucha más adecuada para su cuerpo. Esto implicó el recorte de todo lo «malo» y un aumento drástico en su ingesta de verduras orgánicas, especialmente las zanahorias.

Ella luego le comentaría a los periodistas, *«Me di cuenta de que cada vez que hacía un cambio en mi dieta, he visto una diferencia positiva en cómo me sentía»*.

Han pasado dos años, ¡y Natasha está más saludable que nunca! Ahora comparte su mensaje con más gente a través de sus charlas y los medios de comunicación social.

Fuente: *Madre supera el cáncer con Zumos después le dijeron que le dijeron que tenía dos semanas para vivir*

Http://www.naturalnews.com/053006_juicing_beating_cancer_plant_medicine.html

Solución Natural Anti-Cáncer #2 - Bicarbonato De Sodio

El bicarbonato de sodio (bicarbonato de sodio) es extremadamente alcalino, y -bajo la supervisión médica adecuada- puede utilizarse para alcalizar la sangre rápidamente.

El Dr. Robert O. Young comenzó a curar pacientes con cáncer en etapa 4 mediante la administración de bicarbonato de sodio por vía intravenosa, junto con un protocolo completo de zumos de vegetales verdes, para desintoxicar el cuerpo, y con su «Polvo Supergreens» que incluye germen de trigo, cebada, brócoli, etc. La idea es que **las células cancerosas se vuelva** células sanas nuevamente (y que las células sanas no muten en cancerosas) cuando la sangre este limpia y alcalina. Además, se suministra oxígeno a las células mucho mejor en un entorno de este tipo (en un torrente sanguíneo limpio y alcalino).

Sus sorprendentes resultados lo pusieron directamente en la mira de la FDA y su programa de protección de los intereses financieros de la industria del cáncer. Él se encuentra actualmente en juicio, puesto que intentan impedir su labor de llegar a un público más amplio.

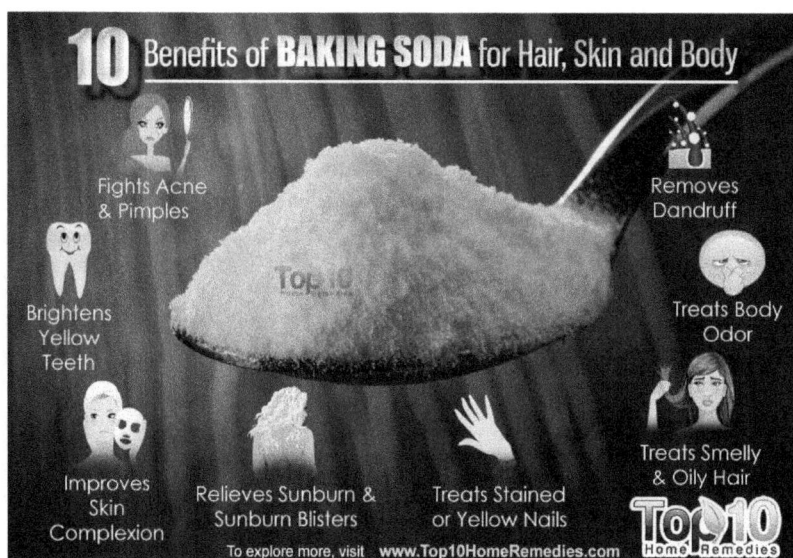

El Dr. Tullio Simoncini es un médico italiano que también utiliza el bicarbonato de sodio, quizá el éxito se deba al hecho de que el bicarbonato de sodio inunda las células cancerosas con la alcalinidad y oxígeno, revirtiendo así los niveles bajos de oxígeno normalmente presentes en el tejido canceroso.

Según el Dr. Simoncini, *«Mis métodos han curado personas durante 20 años. Muchos de mis pacientes se recuperaron completamente del cáncer, incluso en los casos a los que la oncología oficial había renunciado. […] Si los hongos son sensibles las soluciones de bicarbonato de sodio y el tamaño del tumor es inferior a 3cm, la [tasa de curación] será de alrededor de 90%, en casos donde el paciente terminal está en condiciones razonablemente buenas será de 50%»*.

Pueden localizar al Simoncini en t.simoncini@alice.it y www.cancerfungus.com.

Mira en YouTube el video corto de Vernon Johnson explicando **cómo se curó de cáncer con bicarbonato de sodio**, elevando su pH urinario a más de ocho:

Https://www.youtube.com/watch?v=Yl8Y8I_TsjI

El diagnóstico original de sus doctores fue: *«tienes cáncer de la próstata en estado IV, que ha hecho metástasis en los huesos (cáncer de hueso)»*. Su sitio web es http://www.phKillsCancer.com.

Mark A. Sircus en su libro ***El tratamiento del cáncer de hombre pobre del hombre rico*** dice que el bicarbonato de sodio es un «nada que perder todo por ganar» para el tratamiento de cáncer y demás condiciones ácidas generales detrás de un montón de enfermedades modernas.

Es también de gran ayuda para los pacientes que reciben tratamientos con radiación, ya que protege a los riñones y otros tejidos del cuerpo del daño de la radiación.

Nota: el bicarbonato de sodio no debe considerarse un tratamiento de cáncer independiente y debe utilizarse junto con un protocolo completo.

Fuente: http://www.naturalnews.com/033385_cancer_ph_levels.html

El Bicarbonato De Soda Y El Jugo De Limón Eliminan Las Células Cancerosas 10.000 Veces Mejor Que La Quimioterapia

«Más de 20 estudios que se remontan desde 1970, demostraron que el limón y los extractos de limón son capaces de destruir al menos 12 variedades diferentes de las células cancerosas, y también para previene la metástasis. Al menos un estudio demostró que el extracto de limón era 10.000 veces más fuerte que el incorporar los medicamentos de la quimioterapia tales como Adriamicina. Para preparar una bebida que aumente el pH, mezcle una cucharadita de bicarbonato de soda con aproximadamente 7 onzas (poco menos de una taza) de jugo de limón. La bebida puede ser diluida con agua destilada, tan diluida como gustes mientras consuma todo el preparado. Para obtener más beneficios, debes tomarla en ayunas, a primera hora de la mañana».

Fuente: http://www.naturalnews.com/054329_lemon_juice_baking_soda_cancer_prevention.html

No verás a tu médico u oncólogo hablar sobre el baratísimo barato bicarbonato de sodio como una simple cura para el cáncer , porque simplemente eso no le da dinero a la comunidad médica (y podría incluso hacerles perder su trabajo - o *estar* fuera de un puesto de trabajo).

Solución Natural Anti-Cáncer #3 - «El Brebaje De Ajo, Jengibre, Brócoli, Jugo De Limón, Cúrcuma Y Raíz De Diente De León».

Estudios recientes han demostrado que el ajo contiene más de 200 componentes biológicamente activos, es poderosamente antibacteriano, antifúngicos y antioxidante, y de hecho mata parásitos, bacterias malas (cándida) y hongos en el organismo.

También puede ayudar a eliminar tumores, bajar los niveles de azúcar en la sangre, bajar los niveles de azúcar y de grasas dañinas en la sangre y evitar la obstrucción de las arterias.

Hay casos en los registros donde el cáncer fue vencido con un buen programa de desintoxicación y ajo únicamente.

Ty Bollinger escribe: *«He aquí un potente brebaje anti-cáncer: mezcla algo de jengibre, cebollas, brócoli crudo, y zumo de ajo. Si puedes, soporta el sabor, es una de los brebajes disponibles más potentes para combatir el cáncer».*

Según www.NaturalNews.com, las propiedades curativas del ajo son tan intensas que es 100 veces más eficaz que los tratamientos antibióticos. Pero asegúrate de no cocinarlo, ya que ese proceso mata las propiedades del ajo que sirven para luchar contra el cáncer.

Otro increíble antibiótico natural para sobrevivir a infecciones incluyen: orégano y aceite de orégano, vinagre de sidra de manzana cruda, miel, cúrcuma, extracto de semilla de toronja, equinácea, aceite de coco Extra Virgen, alimentos fermentados y plata coloidal.

Junto con el licuado crudo de ajo, jengibre, cebollas y brócoli, recomiendo agregar jugo de limón, jengibre, cúrcuma, guanabana y raíz de diente de león a este brebaje «contra el cáncer». Aquí están cinco artículos de www.NaturalNews.com explicando el por qué:

«El Jengibre Elimina 10.000 Veces Más Células Cancerosas Que La Quimioterapia»

La Universidad del Estado de Georgia ha logrado eliminar 10.000 veces más células cancerosas en ratones de lo que la quimioterapia fue capaz. Los ratones experimentaron una reducción en el tamaño de los tumores prostáticos de un 56% cuando se les administraba 6-shoagol, un compuesto de jengibre. En comparación con el tratamiento de los sujetos control, el jengibre resultó ser 10,000 veces más fuerte. Además de ralentizar el cáncer, el jengibre ha demostrado ser eficaz para más de 100 enfermedades distintas, incluyendo la diabetes y la osteoartritis. A diferencia de la quimioterapia, el jengibre actúa como un *remedio*, prácticamente sin efectos secundarios. Vale la pena señalar que la medicina china ha estado utilizando el jengibre durante más de 2.000 años.

Fuente: http://www.naturalnews.com/053177_ginger_chemotherapy_cancer_cells.html

«El Limón Elimina 10.000 Veces Más Células Cancerosas Que Quimioterapia»

Después de más de 20 pruebas de laboratorio desde 1970, el limón ha demostrado que puede destruir células malignas de 12 tipos de cáncer, incluyendo el cáncer de mama, colon, próstata, pulmón y páncreas. Los compuestos del limonero eran 10.000 veces más eficaces que la quimioterapia con Adriamicina (también conocida como ‹Muerte Roja»). Vale la pena señalar que los limones son extremadamente alcalinizantes y purificadores, razón por la que empiezo el día con un vaso de agua con zumo de limón. Las células cancerosas no pueden prosperar en un entorno alcalino.

Fuente: http://www.naturalnews.com/054329_lemon_juice_baking_soda_cancer_prevention.html

«La Cúrcuma Es Capaz De ‹Matar Inteligentemente› Las Células Cancerosas»

Un estudio publicado en la revista de *Investigación Anticáncer* revela que el polifenol primario en la especia cúrcuma (también conocida como «curcumina») tiene la capacidad de atacar selectivamente a las células madre cancerosas, que están en la raíz de la malignidad del cáncer, y al mismo tiempo tienen poca o ninguna toxicidad sobre células madre normales, que son esenciales para la regeneración de los tejidos y la longevidad. Titulado *«La curcumina y células madre cancerosas»*, el estudio describe las potentes propiedades de la curcumina que inhiben la propagación del cáncer a nivel celular. Inhibe una enzima particular promotora de cáncer (COX-2), impide el suministro de sangre a las células cancerosas, favorece a los genes supresores de tumores, detiene la metástasis (diseminación del cáncer a lo largo de los órganos del cuerpo), mata las células del linfoma e impide la regeneración de células madre cancerosas. (Fuente: www.GreenMedInfo.com)

Lo mejor es encontrar una fuente de cúrcuma orgánica, ya que la mayoría de la cúrcuma vendida en los Estados Unidos contiene altos niveles de plomo y microbios.

«La Raíz de Diente de León Destruye Las Células Cancerosas En 48 Horas»

«Investigaciones recientes de la Universidad de Windsor en Canadá, han encontrado que la raíz de diente de león puede ser especialmente eficaz para tratar y derrotar al cáncer, y mucho más que la quimioterapia destructora del sistema inmunitario. La fórmula en uso de raíz de diente de león en el laboratorio Pandey es aproximadamente cinco veces más concentrada que el extracto que se puede comprar sin receta y ha probado que mata la leucemia, el melanoma y las células de cáncer de páncreas en ratones de laboratorio. [...] El sitio web Healthy Solutions informó el mes pasado que los ensayos encontraron que las células cancerosas fueron destruidas en un plazo de 48 horas. Las hojas de diente de león contienen vitaminas y minerales extremadamente importantes como la vitamina B6, tiamina, riboflavina, vitamina C, hierro, calcio, potasio, ácido fólico, magnesio y manganeso. Estas pueden contribuir con hasta un 535% de la ingesta diaria sugerida de vitamina K, por no mencionar el más de 110% de la ingesta diaria recomendada de vitamina A. Se cree que algunos de sus flavonoides como zeaxantina y criptoxantina tienen propiedades curativas específicas».

Fuente: http://www.naturalnews.com/053880_dandelion_root_cancer_cell_suicide_chemotherapy.html

«Las fruta tropical que prueba ser 10.000 veces más eficaces en el tratamiento del cáncer que la quimio»

Los compuestos que se encuentran en la fruta de Guanabana (alias «Guanábana», «Graviola», o «chirimoya espinosa») - especialmente sus semillas - atacan y destruyen las células cancerosas malignas, y son 10.000 veces más efectivas que la quimioterapia en el tratamiento del cáncer.

Fuente: www.naturalnews.com/042768_graviola_cancer_treatment_chemotherapy.htm

Solución Natural Anti-Cáncer #4 - La Vitamina B17 (Laetril)

Jason Vale se curó de su cáncer comiendo semillas de manzanas y damascos (que contienen vitamina B17, también conocido como *«laetril»*). Por eso la FDA lo amenazó con encarcelarlo si revelaba esto a alguien...

El Dr. Ernst Krebs teorizó en 1940 que el cáncer era causado por la falta de un compuesto alimenticio esencial en la dieta del hombre moderno, identificado como parte de la familia del nitrilosidas que se encuentra en más de 1200 plantas comestibles.

El Dr. Krebs aprendió del reino de Hunza en las montañas del Himalaya en el norte de Pakistán, donde decían que eran «libres de cáncer». Comieron cantidades enormes de albaricoques, pero no creyeron que la fruta tuviese alguna sustancia para combatir el cáncer.

Resulta que los Hunzakuts también comen *los huesos* de las semillas de albaricoque, ¡que son una de las fuentes más ricas de nitrilosidas! Las nitrilosidas se hallan especialmente en las semillas de albaricoques, melocotones, manzanas, mijo, brotes de soja, alforfón, y otras frutas y nueces, incluyendo almendras amargas. La sustancia que estas contienen recibió el nombre de «Vitamina B17».

¿Por qué no has oído hablar de la vitamina B17? La industria del Cáncer ha suprimido esta información e incluso ha hecho ilegal vender B17. Las grandes farmacéuticas han montado campañas de «miedo» muy exitosas basadas en el hecho de que la vitamina B17 contiene cierta cantidad de cianuro. Los estudios muestran que la vitamina B17 es inofensiva para el tejido sano.

Lo cierto es que, el cianuro de hidrógeno es totalmente devastador para las células cancerosas ya que la unidad de benzaldehído se desbloquea al mismo tiempo. El resultado es un veneno 100 veces más letal para las células cancerosas ya sea en forma aislada. **Las células cancerosas son literalmente eliminadas.**

Otra enzima, el rodio, siempre presente en cantidades mucho mayores que la enzima desbloqueante beta-glucosidasa en los tejidos sanos, tiene la capacidad de descomponer completamente tanto el cianuro como el benzaldehído en tiocianato (una sustancia inocua) y salicilato (que es un analgésico similar a la aspirina).

¿Por qué las grandes farmacéuticas están tan empeñadas en la eliminación de esta «competencia»? Las semillas de albaricoque son muy, muy baratas... ni se acerca al precio del último cóctel de drogas de quimioterapia.

El método más efectivo de tratamiento con B17 ha sido de seis gramos por vía intravenosa una vez al día, generalmente por tres semanas. También debes agregar **zinc,** ya que es el mecanismo de transporte del B17 en el cuerpo.

Los bioquímicos y los investigadores han encontrado que puede dar dosis masivas de B17 a un paciente, pero si este era deficiente en zinc, el B17 conseguiría llegar a los tejidos del cuerpo. En la terapia con B17 también son importantes **las enzimas pancreáticas,** que forman la primera capa de defensa del cuerpo contra el cáncer. Si tienes un bajo suministro de estas enzimas digestivas, será difícil que la B17 funcione. Además, la vitamina A emulsionada es utilizada usualmente como un suplemento adicional de la terapia con B17. Y la terapia de Laetril es más utilizada en combinación con un régimen alimenticio muy estricto, a menudo con una dieta de alimentos vivos.

Ty Bollinger escribe: *«Se recomienda comer las semillas de albaricoque en lugar de tomar la vitamina en forma de píldora. Según el Dr. Ernst Krebs, los pacientes de cáncer deben comenzar con unas pocas semillas de albaricoque al día y llegar hasta alrededor de 30 semillas por día, preferiblemente comerlas con el estómago vacío y continuar todo el día, entre las comidas, comiendo alrededor de diez semillas entre el desayuno y el almuerzo, luego diez más entre el almuerzo y la cena, luego diez más a la hora de acostarse.»*

Fuente: *Cáncer: Sal De La Caja,* por Ty Bollinger. Visite www.CancerTruth.net.

Nota del Editor: las almendras amargas son la fuente más fácilmente accesible de vitamina B17. Curiosamente, la FDA las prohibió en los EE.UU. y ahora son ilegales en ese país. El almendro amargo ya había sido prohibido en los EE.UU. en 1995.

Stewart Swerdlow ha declarado: *«Si usted come 3 almendras (amargas) crudas a diario, podrá impedir el crecimiento de células cancerosas».*

El Dr. Philip Binzel, tuvo **una tasa de curación del 81% usando laetril líquido de las semillas de albaricoque**.

Personalmente compre en línea semillas de albaricoque y agrego 3-4 a diario en mi «Jugo Verde» de aguacate licuado como fuente de nutrición y como «medida preventiva» contra el cáncer.

Solución Natural Anti-Cáncer #5 – Zumo De Hierba De Trigo

El jugo de hierba de trigo es *increíblemente* sanador. Contiene todos los minerales que tu cuerpo necesita (incluyendo calcio, fósforo, magnesio, sodio y potasio en una proporción equilibrada), así como vitaminas A, complejo B, C, E y K. Dos onzas de jugo de hierba de trigo tienen el equivalente nutricional de cinco libras de los mejores vegetales orgánicos vivos.

La hierba de trigo es una fuente completa de proteínas, que proporciona todos los aminoácidos esenciales. El jugo de hierba de trigo es una de las mejores fuentes de clorofila viva disponible (para obtener el beneficio completo, es mejor extraer el zumo de la planta viva). Inunda el cuerpo con dosis terapéuticas de vitaminas, minerales, antioxidantes, enzimas y fitonutrientes. También es un poderoso desintoxicante, especialmente del hígado y de la sangre, purifica el cuerpo de metales pesados, contaminantes y otras toxinas.

Según Webster Kehr, «**El número de formas en que la hierba de trigo lucha contra el cáncer es increíble.** *Contiene clorofila, lo que aumenta la producción de hemoglobina, lo que hace que llegue más oxígeno al cáncer.* **El selenio y el laetril también están en hierba de trigo,** *y ambos son anticancerígenos. La clorofila y el selenio también ayudan a fortalecer el sistema inmunológico. Además, la hierba de trigo es uno de los alimentos más alcalinos conocidos por la humanidad. Y la lista sigue».*

En el centro de salud alternativo Hipócrates en los Estados Unidos, su protocolo de curación del cáncer incluye tomar dos onzas de zumo de hierba de trigo dos veces al día. Se recomienda consumirlo fresco, dentro de los primeros quince minutos haberlo licuado, sin diluir y con el estómago vacío, de modo que los nutrientes seas absorbidos de forma más eficiente. Los estudios han demostrado que los polvos y suplementos de hierba de trigo tienen sólo un 2% de la efectividad del zumo de hierba de trigo recién hecho.

Dicen en su página web: *«Cuando se consume fresco es un alimento vivo y tiene bio-electricidad. Esta energía de alta vibración es literalmente la fuerza de la vida dentro del zumo. Este recurso de energía de fuerza vital tiene el potencial de desatar una poderosa renovación de vibraciones y una mayor conectividad con tu ser interior. Estos poderosos nutrientes también pueden prevenir la destrucción del ADN y ayuda a protegernos contra los efectos del envejecimiento prematuro y la ruptura celular.*

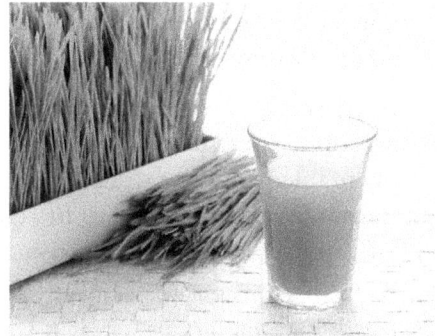

La reciente investigación muestra que sólo los alimentos y zumos vivos pueden restaurar la carga eléctrica entre los capilares y las paredes celulares que refuerzan el sistema inmunológico. Cuando está fresco, el jugo de hierba de trigo es el rey de los zumos vivos. La hierba de trigo limpia y construye la sangre debido a su alto contenido de clorofila. El alto contenido de oxígeno en la clorofila ayuda a suministrar más oxígeno a la sangre. La clorofila es el primer producto de la luz y, por lo tanto, contiene más propiedades curativas que cualquier otro elemento. Toda la vida sobre este planeta proviene del sol. Sólo las plantas verdes pueden transformar la energía del sol en clorofila, a través de la fotosíntesis. La clorofila es conocida como la «sangre» de las plantas. Este importante fitonutriente es lo que tus células necesitan para sanar y prosperar. Beber jugo de hierba de trigo es como tomar sol líquido».

Puedes comprar kits de siembra de hierba de trigo en línea, que incluyen abonos orgánicos, semillas, bandejas de crecimiento, un extractor de zumos para la hierba de trigo y las instrucciones. Es muy sano y divertido para toda la familia. Es parte de mi rutina diaria.

El «polvo Supergreens» del Dr. Robert O. Young, compuesto de más de 40 plantas y hierbas, es extremadamente alcalino y es una muy buena alternativa si no quieres cultivar tu propia hierba de trigo. Su Prime pH es un producto de oxígeno estabilizado, y lo recomiendo altamente. Toma una gota por cada dos onzas de agua.

Solución Natural Anti-Cáncer #6 - Aloe Vera y Gliconutrientes

El aloe vera contiene más de 200 componentes activos, incluyendo vitaminas, minerales, aminoácidos, enzimas, polisacáridos y ácidos grasos. El aloe vera ha sido utilizado terapéuticamente desde hace más de 5.000 años. Contiene muchas vitaminas, incluyendo A, C, E, ácido fólico, colina, B1, B2, B3 (niacina), B6, e incluso la rara la vitamina B12.

Algunos de los 20 minerales encontrados en el aloe vera son: calcio, magnesio, zinc, cromo, selenio, sodio, potasio, hierro, cobre y manganeso. También está lleno de aminoácidos y ácidos grasos (los bloques de construcción de las proteínas). Hay cerca de 22 aminoácidos que son necesarios para el cuerpo humano y se dice que 8 de estos son esenciales.

El aloe vera contiene por lo menos 18 de estos aminoácidos, incluyendo los 9 aminoácidos esenciales. También incluye una impresionante variedad de ácidos grasos, como el campesterol, y b-sitosterol, linoleico, linolénico, mirístico, caprílico, oleico, palmítico y esteárico.

Los investigadores han identificado ocho «gliconutrientes» esenciales que son cruciales para la buena estructura y función de los 60 billones de células en el cuerpo humano. Lamentablemente, seis de estos faltan en nuestra dieta moderna. Por eso es importante complementar tu dieta con un producto que contenga los ocho gliconutrientes. El Aloe Vera contiene los ocho.

Se piensa que el Aloe Vera es un potente adaptógeno, que equilibra el sistema del cuerpo, estimulando los mecanismos de defensa y adaptación del cuerpo. Esto permite una mayor capacidad para afrontar el estrés y resistir la enfermedad. Además ayuda con la digestión, promueve la pérdida de peso, suaviza y limpia el tracto digestivo. Ha sido un gran recurso para personas con problemas como el síndrome del intestino irritable y reflujo ácido. Ayuda a reducir la cantidad de bacterias hostiles en nuestro intestino manteniendo la salud de tu flora intestinal en equilibrio. Es también un vermífugo, lo cual significa que ayuda al cuerpo a deshacerse de las lombrices intestinales.

El Aloe Vera también ayuda a desintoxicar y alcalizar tu cuerpo, así como reforzar el sistema inmunológico. Los polisacáridos en el jugo de aloe vera estimulan a los macrófagos, que son los glóbulos blancos del sistema inmune que luchan contra los virus. El Aloe es también un potenciador inmune debido a su alto nivel de antioxidantes.

Es además excelente para la piel, conocido por ayudar a sanar heridas, quemaduras, abrasiones y psoriasis. También ayuda a reducir la inflamación, ¡y es también desinfectante, germicida, anti-bacteriano, anti-shock séptico, anti-hongos y anti-viral! Junto a la hierba de trigo, esta es la mejor planta que puedas tener en tu hogar.

E Dr. Robert Siegel **se curó a sí mismo de tres tipos de cáncer diferentes** (colon, próstata y riñón usando *Aloe Inmune disponible en* www.aloeimmune.com. Precauciones: Esta planta es increíblemente potente y debe ser utilizada con un nivel de respeto por su potencia. Evita consumir aloe durante el embarazo, menstruación, si tiene hemorroides o degeneración del hígado y de la vesícula biliar.

Recomiendo los gliconutrientes MPS GOLD o la gama de produtos gliconutrientes Mannatech. He visto a cientos de testimonios de personas que se han curado a sí mismos al complementar su dieta con gliconutrientes.

Ty Bollinger recomienda utilizar Aloe Arborescens como tratamiento complementario del cáncer. Se trata de la creación de una mezcla de medio kilo de miel pura, 350 gramos de hojas de Aloe Arborescens (3-4 hojas), de 40 a 50 ml de algún destilado como whisky, coñac, u otro tipo de alcohol puro (esto representa tan sólo el 1% de la mezcla, y se utiliza para conservar el producto y para dilatar los vasos sanguíneos).

Se recomienda tomar una cucharada tres veces al día, 20 minutos antes de una comida, con el estómago vacío. Agitar la botella muy bien antes de servir, no dejar que esté en contacto directo con la luz del sol, y mantenlo almacenado en un lugar fresco y oscuro.

Aparentemente, el Aloe Vera contiene 300 bioquímicos fitoterapéuticos y componentes de nutrientes que mejoran el sistema inmunológico y protegen contra las enfermedades, y su especies «prima» el Aloe Arborescens contiene 200% más de sustancias medicinales que el Aloe Vera y casi el 100% más propiedades anti-cáncer.

Puedes comprar Aloe Arborescens en www.aloeproductscenter.com.

Solución Natural Anti-Cáncer #7 - Té Essiac

En 1922 una enfermera canadiense llamada Rene Caisse encontró a una mujer que se había curado a sí misma de cáncer de mama gracias a un té de hierbas recomendado por un viejo curandero de la India. Luego de eso ella sanó a miles de víctimas de cáncer terminal con el té Essiac en su clínica entre mediados de la década de 1920 y finales de 1930. Llegó al punto de ver hasta 600 pacientes por semana.

En 1937, le presentaron al Dr. John Wolfer, en aquel entonces director de la Clínica de Cáncer en la Escuela de Medicina de la Universidad Northwestern. Wolfer hizo que Caisse tratara a 30 pacientes con cáncer terminal, bajo la dirección de cinco médicos.

Ella conmutaba desde Canadá cruzando la frontera con Chicago, llevando sus botellas de preparado de hierbas recién hecho. Después de supervisar 18 meses de terapia con Essiac, los médicos llegaron a la conclusión de que la mezcla de hierbas *«prolonga la vida, reduce los tumores y alivia el dolor»*.

Ya que el descubrimiento de Caisse amenazaba las utilidades de la comunidad médica y de las empresas farmacéuticas, fue fuertemente perseguida y amenazada continuamente con ser arrestada. Así que cerró la clínica en 1942 y se retiró.

Puedes encontrar la fórmula del té de Essiac en www.octagonalhouse.com (haz clic en el link ‹Essiac›). Incluye 6 ½ tazas de cortes de raíz de bardana, 1 libra de Alazán de oveja en polvo, ¼ de taza de polvo de corteza de Olmo y 1 onza de polvo de raíz de ruibarbo turco. ¡Estas hierbas son conocidas por ayudar a limpiar la sangre!

Fuente: *Cáncer: Sal de la caja*, por Ty Bollinger. Visite http://www.CancerTruth.net.

Esta historia es una reminiscencia de lo que sucedió con el tratamiento Hoxsey, en la década de 1920. Harry Hoxsey era hijo de un veterinario rural de Illinois que utilizaba un tónico herbal en animales. La fórmula, altamente utilizada por los curanderos nativos americanos, fue muy exitosa en seres humanos con cáncer. Se compone de flor de trébol rojo, raíz de regaliz, corteza de espino cerval, raíz de bardana, raíz de Stillingia, Phytolacca, raíz de bérbero, raíz de la Uva de Oregon, corteza sagrada, corteza de fresno espinoso, raíz de índigo silvestre y algas del mar, todas poseen propiedades anticancerígenas.

Un suplemento de yoduro de potasio fue incluido junto con el tónico, y se aconseja una dieta que excluya la carne de cerdo, productos de harina blanca blanqueada, alcohol, azúcar, refrescos y el exceso de sal.

El periodista James Burke fue enviado por la revista Esquire en 1939 para exponer a Hoxsey como un fraude. Tras presenciar la generosidad de Hoxsey y cómo docenas de sus pacientes estaban recuperándose de cáncer, presentó un artículo en favor de su tratamiento. Esquire jamás lo publicó.

Después de que se negó a venderle su fórmula al jefe de la Asociación Médica Americana, Harry Hoxsey fue hostigado y perseguido por la AMA durante 40 años, hasta que cerró su clínica en los EE.UU. en 1960. Su trabajo continuó en el Centro de Biomedicina en Tijuana, México.

Fuente: http://www.naturalnews.com/027020_cancer_AMA_treatment.html

Solución Natural Anti-Cáncer #8 - Terapias Bio-Oxidativas

Ty Bollinger escribe en su «Biblia» de terapias alternativas contra el cáncer, *Cáncer: Sal de la* caja:

« El Dr. Otto Warburg señaló que cualquier sustancia que priva a una célula de oxígeno era un carcinógeno. En 1966, él declaró que era inútil buscar nuevos agentes carcinógenos, porque el resultado final en cada uno de ellos fue el mismo: privación celular de oxígeno. La búsqueda incesante de nuevos agentes carcinógenos fue contraproducente porque oscurecía la causa principal, la falta de oxígeno y, por tanto, impedía el tratamiento apropiado.

El Dr. Charles H. Farr fue nominado para el Premio Nobel de Medicina en 1993 por su trabajo. Él fue el principal investigador de las terapias bio-oxidativas, que usan **peróxido de hidrógeno** *(H_2O_2) y* **ozono** *(O_3). Si el sistema de oxígeno del cuerpo es débil o deficiente (debido a la falta de ejercicio, una dieta deficiente, la contaminación ambiental, fumar o respirar inapropiadamente), se utilizan estos tratamientos para proporcionarle al cuerpo formas activas de oxígeno (por vía oral, intravenosa o a través de la piel) para eliminar toxinas y combatir la enfermedad.*

El ozono *es una forma activada de oxígeno con tres átomos (el oxígeno es* **O_2** *y es el ozono es* **O_3***). La ozonoterapia acelera el metabolismo de oxígeno y estimula la liberación de átomos de oxígeno en el torrente sanguíneo. Se ha demostrado que el ozono puede «abrir» agujeros a través de las membranas de los virus (VIH), hongos, levaduras, bacterias y células de tejido anormal (las células cancerosas) antes de matarlas, sin dañar los tejidos normales. En Alemania, fue utilizado con éxito para tratar a pacientes que sufrían de trastornos inflamatorios intestinales.*

¿Cómo puedes meter ozono en tu cuerpo? Un excelente método es a través de ozono IV (inyectando un líquido saturado con ozono en la sangre). Otro método eficaz es a través de la autohemoterapia (vía infusión) donde 10-15 mL de sangre se extraen del cuerpo, se saturan con el ozono, y luego se vuelven a poner en el cuerpo. Quizás la terapia con ozono más efectiva de todas es el sauna de ozono, con la doble aplicación de ozono e hipertermia.

El ozono ha sido utilizado para la salud humana desde 1860, y actualmente es utilizado en más de 16 países. Se usa mayormente en Alemania, donde más de 7.000 médicos han atendido a más de 12.000.000 de personas desde la Segunda Guerra Mundial. Sin embargo, como era de esperar, la FDA no ha permitido probar el ozono, y ha perseguido activamente a los médicos que lo usan. Según el Dr. Hans Nieper, quien utilizó ozono en Hanover, Alemania, «No creerías cuántos funcionarios de la FDA vienen a verme como pacientes en Hannover. No lo creerías, directores de AMA, o ACA, o los presidentes de institutos ortodoxos de cáncer. Esa es la realidad.» El presidente Ronald Reagan, John Wayne, y la Princesa Carolina de Mónaco han ido también.

El peróxido de hidrógeno *está involucrado en todos los procesos vitales y debe estar presente para que el sistema inmunitario funcione correctamente. El calostro, que se encuentra en la leche materna, contiene muy altas concentraciones de* **H_2O_2***. Las células en el cuerpo que combaten las infecciones producen* **H_2O_2** *naturalmente como una primera línea de defensa contra organismos invasores (es decir, parásitos, virus, bacterias y levaduras). El Dr. Charles Farr ha mostrado que el* **H_2O_2** *estimula los sistemas enzimáticos oxidativos en todo el cuerpo, lo que provoca un aumento en la tasa metabólica, hace que las pequeñas arterias se dilaten y aumente el flujo de la sangre, elimina las toxinas, aumenta la temperatura del cuerpo, y mejora la distribución y el consumo de oxígeno en el cuerpo. El* **H_2O_2** *también estimula la producción de glóbulos blancos, que son necesarios para combatir la infección.*

En la década de 1950, el Dr. Reginald Holman realizó experimentos que involucran el uso de **H_2O_2** *añadido al agua potable de ratas que tenían tumores malignos.* <u>*Los tumores desaparecieron por completo en un plazo de quince a sesenta días.*</u>

En la década de 1960, los médicos europeos comenzaron la prescripción de **H₂O₂** para sus pacientes. En poco tiempo, el uso de **H₂O₂** fue aceptado por la corriente médica en Alemania y Rusia, así como en Cuba. El Dr. Kurt Donsback escribió: «Una onza de peróxido de hidrógeno al 35% (por cada galón de agua) en un vaporizador cada noche en un dormitorio enfisémico ¡y respirarán más libres que nunca! Hago esto con mis pacientes con cáncer de pulmón».

Los tratamientos se dan aproximadamente una vez por semana en una enfermedad crónica, pero pueden ser administrados diariamente en pacientes con enfermedades como el VIH y el cáncer. Decenas de miles de pacientes han recibido tratamiento de **H₂O₂** sin efectos secundarios graves.

Bañarse con peróxido de hidrógeno es la mejor manera de meterlo en el cuerpo y es un tratamiento barato. La dosis recomendada es de 8 onzas de peróxido de hidrógeno al 35% en una tina de agua no clorada, permanecer allí dentro por 30 minutos. Si sientes que estás enfermando, intenta dejar caer unas cuantas gotas de H₂O₂ en cada oreja. El H₂O₂ comienza a trabajar en cuestión de minutos matando el resfriado o la gripe. Es probable que burbujee, lo cual es un signo de que está matando a los «chicos malos». El peróxido de hidrógeno es una de las pocas sustancias «milagrosas» que todavía están disponibles para el público en general. ¡Y lo mejor de todo, es seguro y muy barato!

Quiero subrayar muy enfáticamente que, por motivos internos, no debe utilizar cualquier tipo de peróxido de hidrógeno a menos que sea al «35% de grado alimentario». El peróxido de hidrógeno que comprar en el supermercado está a sólo 3% y contiene productos químicos tóxicos. Es **sólo para uso externo.** Los pacientes de cáncer deben alejarse de esta presentación de **H₂O₂**.

Además, los pacientes de cáncer que usen **H₂O₂** internamente también deben usar una enzima proteolítica de calidad (como Vitälzym) que atravesará la capa de proteína en las células cancerosas y permitirá que el **H₂O₂** penetre la pared celular.

Hace casi 200 años, la gente en la India encontró que el **H₂O₂** añadido en pequeñas cantidades al agua potable curaba una variedad de enfermedades, incluyendo resfriados, la gripe, el cólera y la malaria. Este conocimiento amenazaba las ventas de las «grandes farmacéuticas británicas», por lo que Gran Bretaña envió un «agente encubierto» que enmascarado como médico afirmó que el consumo de **H₂O₂** provocaba daños virales en el cerebro. La historia inventada fue aceptada como «verdad», y la gente de la India compró los medicamentos británicos.

Una gran parte de la comunidad médica sigue olvidando o ignorando deliberadamente estos tratamientos increíblemente sencillos y baratos. Una clínica que utiliza terapias bio-oxidativa es la del Centro de Medicina Alternativa y Antienvejecimiento del Dr. Frank Shallenberger en Nevada.

Fuente: *Cáncer: Sal de la caja*, por Ty Bollinger. Visita http://www.CancerTruth.net

Solución Natural Anti-Cáncer #9 – La Vitamina C Por Vía Intravenosa

El Dr. Linus Pauling y el Dr. Ewan Cameron en 1976 informaron que los pacientes tratados con altas dosis de vitamina C habían <u>sobrevivido de tres a cuatro veces más que los pacientes similares que no recibieron suplementos de vitamina C.</u>

Los estudios muestran que la vitamina C mata las células cancerosas dejando solo las células normales. La vitamina C por vía intravenosa es el mejor protocolo. Por supuesto, tendrá que estar bajo la supervisión de un médico. La clave es ser consistente con grandes cantidades de vitamina C. Se debe tomar varias veces al día.

Echa un vistazo a la clínica Riordan en Wichita, Kansas. Y todo protocolo del Dr. Cameron está disponible en www.doctoryourself.com/cameron.html.

El Dr. Leonard Coldwell afirma que:

> *«El cáncer puede desaparecer en 2 a 16 semanas. A veces en pocos días. 100cc de vitamina C al día, inyecciones intravenosas, tres veces a la semana. Muy a menudo, <u>los tumores y el crecimiento canceroso desaparecen en un par de días</u>. Sin embargo, ten cuidado. Ahora están produciendo vitamina E y vitamina C artificiales, con productos químicos. Y qué sorpresa, no funcionan».*

Solución Natural Anti-Cáncer #10 – El Protocolo De Bob Beck

El Dr. Bob Beck escribe: *«He leído un artículo en Science News que […] afirma que el Dr. Steven Kaali, de la Escuela de Medicina Albert Einstein, ha encontrado una manera de inhibir el VIH/SIDA en la sangre, pero que se necesitarían años de prueba antes de que el dispositivo que electrocuta al virus estuviese listo para su uso. […] La Oficina de Patentes del Gobierno de los ESTADOS UNIDOS describió todo el proceso. Puedes obtener la patente #5188738 en la que el mismo Dr. Kaali describe un proceso que atenúa cualquier bacteria o virus (incluido el VIH/SIDA), parásitos y hongos contenidos en la sangre, haciéndolos ineficaces de infectar una célula humana normalmente saludable. […] Nos encontramos con una patente #4665898 de fecha 19 de mayo de 1987. Este cura todo tipo de cáncer ¿Por qué esto ha sido suprimido? ¿Por qué tu doctor no te ha hablado acerca de la cura para el cáncer absolutamente probada y establecida? La respuesta es que los médicos ganan 375.000 dólares por paciente por cirugía, quimioterapia, rayos x, hospitalización, médicos y anestesiólogos. Lamentablemente, un paciente curado es un cliente perdido».*

Las primeras investigaciones del Dr. Beck tuvieron que realizarse fuera de los Estados Unidos. Su primera máquina de electromedicina se denomina Purificador de Sangre o Electrificador de Sangre. […] Luego desarrolló su segunda máquina de electromedicina (el Emisor de Impulsos Magnéticos) para desactivar esos microbios que no estaban circulando en la sangre. <u>El protocolo del Dr. Beck también incluía plata coloidal y agua ozonizada.</u> Dado que este protocolo podría destruir las bacterias «amigables» en el tracto digestivo, debes considerar la adición de algunos probióticos potentes en tu dieta para ayudar a reponerlos.

Importante: ningún otro tratamiento alternativo puede ser utilizado con el Protocolo de Bob Beck. Este protocolo debe ser usado por sí mismo (sin fármacos prescritos, sin hierbas, etc.).

Visita http://www.cancertutor.com/bobbeck-bp si decides utilizar el protocolo de Bob Beck. Estudia la lista de «sustancias prohibidas» y asegúrate de leer todo el artículo.

Fuente: *Cáncer: Sal de la caja*, por Ty Bollinger. Visita http://www.CancerTruth.net

Solución Natural Anti-Cáncer #11 - El Cloruro De Cesio / DMSO / MSM

El cloruro de cesio es uno de los tratamientos alternativos más populares para pacientes de cáncer que han sido «*enviados a casa para morir*». A menudo se combina con otros tratamientos, como el DMSO, peróxido de hidrógeno (H_2O_2), ozono (O_3), etc.

Por desgracia, los tratamientos convencionales, tales como las tóxicas quimioterapia y radioterapia o la cirugía a menudo han suprimen el sistema inmune del paciente y dañan críticamente uno o más de sus órganos vitales por esa etapa... Y, sin embargo, el cloruro de cesio consigue alcanzar un sorprendente 50% de sobrevivencia en pacientes que recibieron «sólo semanas para vivir».

El protocolo descrito aquí se considera como una «terapia de alto pH para el cáncer», al igual que lo que el bicarbonato de soda con jugo de limón propone alcanzar. El cloruro de cesio es **un mineral extremadamente alcalino**. Este tratamiento puede ayudar a *todos* los pacientes de cáncer, pero ha demostrado ser particularmente efectivo para sarcoma, carcinoma con metástasis ósea y para el cáncer de colon (un 97% de mejora).

Cuando el cesio es transportado a la célula, es capaz de aumentar radicalmente su pH intracelular (sólo hace el interior de las células cancerosas se vuelva alcalino, no alcaliniza la sangre), limita la ingesta de glucosa en la célula cancerígena y detiene el proceso de fermentación (las células cancerígenas sobreviven en ambientes anaeróbicos mediante la fermentación del azúcar), y neutralizan el ácido láctico.

En un estudio, aproximadamente el 50% de los pacientes con cáncer de mama, colon, próstata, páncreas y cáncer de pulmón que usan el cloruro de cesio sobrevivieron durante al menos tres años, a pesar del hecho de que los médicos convencionales les daban sólo unas pocas semanas de vida.

Trece pacientes murieron en las dos primeras semanas de tratamiento, pero se debe tener en cuenta lo que la medicina convencional había hecho en su sistema inmune y órganos. Los resultados de la autopsia en cada uno de ellos revelaron reducción del tamaño del tumor a causa de la terapia de cesio en sólo dos semanas. Sorprendentemente, el dolor desapareció en todos los pacientes en un plazo de uno a tres días después de la iniciación de la terapia de Cesio.

Por otro lado, aquellos que utilizan el cloruro de cesio PRIMERO, en lugar de la medicina ortodoxa, y sin perder tiempo en tratamientos ortodoxos, **tienen una muy**

alta probabilidad de supervivencia, lo más probable es que alrededor del 95% si hacen sus deberes y mantienen una dieta estricta para el cáncer.

El Dr. Keith Brewer determinó que el cesio podría elevar el pH de las células cancerosas, y que un número de vitaminas y minerales (incluido el DMSO y la vitamina B17) mejoran considerablemente la *absorción* de estos elementos en las células cancerosas. Mediante la administración de estas sustancias junto con el cesio, el nivel de cesio absorbido era suficiente como para matar a las células cancerosas. El cesio procedió a alcalizar las células cancerosas, provocando así que se restableciera el metabolismo aeróbico. También provocó que la apoptosis normal ocurriera en pocos días.

En 1981, se realizaron pruebas en 30 pacientes con cáncer, y en los 30 pacientes, los tumores cancerosos desaparecieron y el dolor cesó dentro de un par de días. Este protocolo se convirtió en la base para lo que no es comúnmente conocido como «terapia de alto pH».

Según el Dr. Robert R. desenmascara en su libro *El factor calcio*, *«el cloruro de cesio es una sal natural, y donde se encuentra, no existe el cáncer. Esto se debe a que el cesio es el mineral más cáustico que existe y cuando entra en el cuerpo, busca todos los puntos ácidos de cáncer, apagando el fuego del cáncer, por lo cual, el cáncer se extingue en días. También, cuando el dimetilsulfóxido (DMSO) se frota cerca de un doloroso cáncer, el dolor se retira y* **el DMSO hace que el cesio penetre en el tumor cancerígeno mucho más rápido»**.

Sin embargo, dado que esto también puede causar hinchazón excesiva, en algunos casos es mejor no frotar el DMSO directamente sobre el tumor. Cualquier nivel de hinchazón o inflamación puede ser peligroso, por lo que el cloruro de cesio *con* DMSO no es recomendado para todos.

Es interesante observar que los Hunzakuts del norte de Pakistán consumen agua con alto contenido de cesio y **nunca** desarrollan cáncer, a menos que se alejen de su patria. Los Hunzakuts también comen semillas de albaricoque (que contienen vitamina B17) regularmente.

Webster Kehr escribe: *«a la hora de tratar los cánceres avanzados, de rápido crecimiento, que se han propagado significativamente, de alta letalidad, cánceres que se han diseminado a los huesos, etc. el protocolo del cloruro de cesio, es uno de los tratamientos más probados en la existencia. Este tratamiento puede ser utilizado en pacientes con cáncer en cualquier etapa, del estado I al estadio IV, incluso si están siendo alimentados por tubos de alimentación o I.V. El único inconveniente de este tratamiento es el potencial para la hinchazón e inflamación causada por el ataque del sistema inmunitario a las células cancerosas que se encuentran en proceso de muerte. La buena noticia es que los expertos en este protocolo saben cómo ajustar las dosis y agregar otros productos para mantener los niveles de hinchazón e inflamación seguros. Es realmente un tratamiento muy seguro y fácil de usar»*.

Se recomienda trabajar con el equipo de Essense of Life que pueden proporcionar cloruro de cesio seguro y de alta calidad y dar el asesoramiento y apoyo apropiado vía telefónica. Han trabajado con varios miles de pacientes de cáncer a lo largo de los años: http://www.essense-of-life.com

El Dimetilsulfóxido (DMSO) es un compuesto de azufre orgánico con fórmula (CH₃)₂. El metilsulfonilmetano (MSM) es un compuesto de azufre orgánico con fórmula (CH₃)₂SO₂. También es conocido por varios otros nombres, incluyendo DMSO₂. DMSO y MSM pueden trabajar en sinergia con otros tratamientos, tales como el cloruro de cesio. El DMSO coge el cloruro de cesio y lo conduce a través de la piel y al interior de las células cancerosas. **Para pacientes con cáncer cerebral, traspasa la barrera sangre-cerebro** como si ni siquiera existiera.

Kehr, sin embargo, da una advertencia: *«Aunque el DMSO no sea para nada tóxico, puede ser levemente peligroso de manejar, por lo que es absolutamente crítico para leer este artículo que cubre las advertencias de seguridad sobre el uso de DMSO (p. ej., no debe ser utilizado por mujeres embarazadas o que puedas estar embarazadas, no debe tocar la tela o guantes, etc.)».*

Kehr también recomienda la siguiente suplementos para una «dieta anti-cáncer» que contienen concentraciones muy altas de nutrientes, mientras se sigue este protocolo: Fucoidan (16 onzas al día si es posible) proveniente del zumo de Limu; zumo de uvas negras, rojas o púrpuras (con semillas si es posible); zumo de arándano; Complejo Multi-Vitamínico Mineral Youngevity; jugo Xango de Mangostán; Jugo de Tahitian Noni; zumo de una de las Wolfberry (o zumo de Bayas de Goji).

Fuentes: http://www.cancertutor.com/alkaline y el *Cáncer: Sal de la Caja*, por Ty Bollinger.

Solución Natural Anti-Cáncer #12 - Vitamina D

La vitamina D reduce el riesgo de cáncer en un sorprendente 77%. La emocionante nueva investigación realizada en la Escuela de Medicina de la Universidad de Creighton en Nebraska ha revelado que la suplementación con vitamina D y calcio puede reducir el riesgo de cáncer hasta un asombroso 77 por ciento.

Esto incluye el cáncer de mama, cáncer de colon, cáncer de piel y otras formas de cáncer.

Y, sin embargo, la Sociedad Americana de Cáncer - *que sigue teniendo fuertes vínculos financieros con compañías farmacéuticas* - se opone a la vitamina D.

(Fuente: http://www.naturalnews.com/021892_vitamin_D_American_Cancer_Society.html)

Muchas personas están informando curarse de artritis, enfermedad de Crohn, fatiga y otra serie de condiciones **tomando dosis extremadamente altas** de vitamina D3 (de 5.000 a 30.000 UI por día o más).

En el libro de Jeff Bowles «*Los Resultados Milagrosos De Dosis Extremadamente Altas De La Hormona Del Vitamina D3 - Mi Experimento Con Grandes Dosis De D3 De 25.000 A 50.000 A 100.000 UI Al Día*», afirma que:

> «*La suplementación adecuada de vitamina D hace que la mayoría de los fármacos y tratamientos convencionales queden obsoletos (por ejemplo, osteoporosis, fibromialgia, cáncer, esquizofrenia, psoriasis o artritis).* **La vitamina D en cantidades suficientes impide todos los tipos de cáncer e incluso la depresión.** *La vitamina D es antiestrogénica, anticortisol, y promueve un metabolismo androgénico de hormonas saludables*».

Nuevos estudios muestran que más del 87% de todos los recién nacidos y a más del 67% de las madres tenían graves deficiencias de vitamina D. Un nivel suficientes de vitamina D puede disminuir el riesgo de tener un parto prematuro. También puede ayudar a proteger al bebé recién nacido de otros problemas de salud:

❑ Las madres que tomaron 4.000 UI de vitamina D todos los días durante el embarazo redujeron el riesgo de parto prematuro en un 50%.

❑ Las mujeres que toman dosis altas de vitamina D tenían un 25% de reducción de infecciones, especialmente las infecciones respiratorias, como resfriados, y menos infecciones en la vagina y en las encías.

❑ Las «co-morbilidades del embarazo» se redujeron en un 30% en las mujeres que tomaron dosis altas de vitamina D (incluyendo diabetes, presión arterial alta, y la pre-eclampsia).

❑ Los bebés que obtienen mayores cantidades de vitamina D después de su nacimiento tenían menos resfriados y eccema. Además, numerosos estudios han encontrado que <u>la vitamina D puede proteger contra numerosos defectos de nacimiento y autismo</u>.

Solución Natural Anti-Cáncer #13 - El Protocolo metabólico Kelley

El Dr. William Donald Kelley es el autor de *Cáncer: El Incurable Curado Sin Necesidad De Cirugía, Quimioterapia O Radiación*. Logró una sorprendente tasa de curación del 93% en pacientes que no se hicieron quimioterapia, radiación o cirugía. Trabajó con más de 30.000 pacientes con cáncer. Este protocolo no es necesariamente de rápida acción, por lo que podría no ser apropiado para pacientes que pasaron por tratamientos convencionales y fueron «*enviados a casa a morir…*».

Su protocolo de tratamiento incluye:

❑ <u>Eliminar la leche pasteurizada, maní, harina y azúcar blanca, agua clorada, y</u> todos **los alimentos procesados**

❑ Proteínas restringidas

❑ Una dieta que es de **70% a 80% cruda**, y subraya los granos enteros, las frutas, las verduras, zumos vivos, coles y enzimas pancreáticas. Él recomienda altas dosis de zumo de determinadas combinaciones de vegetales, y trabajó para reconstruir la función glandular del cuerpo con suplementos glandulares.

❑ **Enemas de café** para ayudar al cuerpo a desintoxicar y eliminar toxinas secretadas por tumores ya que se disuelven; su protocolo incluyó un agresivo programa de desintoxicación, hecho en secuencia, muy cuidadosamente.

❑ **Enzimas pancreáticas** *(ayudan al sistema digestivo y fortalecen el sistema inmunológico; también estira la capa de proteína de las células cancerosas de modo que el sistema inmune puede identificarlas y eliminarlas)*; El Dr. Kelley habló de la importancia del páncreas en la eliminación del cáncer, ya que trabaja con el hígado para regular las hormonas y produce más de 30 enzimas diferentes. El Dr. Kelley considera que hay una estrecha correlación entre la diabetes y el cáncer.

Un estudio evaluó a 22 pacientes con cáncer de páncreas que habían sido tratados por el Dr. Kelley entre 1974 y 1982. Curiosamente, los cinco pacientes que siguieron el protocolo lograron la remisión a largo plazo por completo. Todos aquellos que nunca entraron en el protocolo murieron.

Webster Kehr recomienda combinar este protocolo con un gran tratamiento para el cáncer, tal como el protocolo Cellect-Budwig. También recomienda Life Clinic (de Protocolo Kelley) en Hong Kong, una clínica especializada en este protocolo.

Fuentes: http://www.cancertutor.com/metabolic y el *cáncer: Paso fuera de la caja*, por Ty Bollinger.

Solución Natural Anti-Cáncer #14 - MMS

El dióxido de cloro (ClO2) es una sustancia que libera oxígeno en el cuerpo, ayudando a oxigenar las células y a eliminar las levaduras y hongos al mismo tiempo. MMS significa *«Suplemento Mineral Milagroso»*. Puede hacerse en el hogar mediante la combinación de gotas de cloruro de sodio con un poco de zumo de limón o un 50% de ácido cítrico (mejor opción) para producir dióxido de cloro.

El creador del MMS, Jim Humble, escribió en su boletín de noticias:

*«**Ellos No Quieren Que Sepan Cómo El MMS Mata El Cáncer**... Durante los últimos 100 años han habido más de 100 curas exitosas para el cáncer. Royal Rife y William F. Koch [...] tenían los registros de más de cien mil casos de cáncer tratados con éxito.*

Permítanme decirles cómo el MMS cura, porque es una de las pocas curas para el cáncer disponible para el público de todo el mundo, de forma gratuita. Básicamente, el MMS es una solución altamente diluida de dióxido de cloro y agua. Las soluciones de 1.250 a 10.000 veces más fuerte que el MMS son utilizados en la industria como blanqueadores industriales. [...] el dióxido de cloro está aprobado por la FDA para su uso en contacto con alimentos, y los blanqueadores domésticos no pueden ser utilizados para ese fin. [...] El año pasado, en 2011, más de 7 millones de enfermos de cáncer en todo el mundo murieron mientras estaban bajo el cuidado de un médico ortodoxo, pero si una sola paciente de cáncer muere bajo el cuidado de un médico alternativo utilizando la medicina herbaria, la opinión pública se arma y el médico alternativo suele ser enjuiciado. [...] ¿No es obvio que los médicos están en el lado equivocado cuando buscas ayuda para el cáncer? Tuvieron 7 millones de fracasos el pasado año. Compruébalo. No es algo que se pueda ocultar. [...]

El MMS destruye los cánceres de todo tipo. La razón es que el dióxido de cloro con la fórmula de ClO2 es un oxidante con características muy singulares. Un punto importante es que el dióxido de cloro en el MMS es 1000 veces más diluido que la lejía más débil. Corre a través del cuerpo sin tocarlo pero mata a los agentes patógenos. Simplemente está demasiado diluido como para dañar el cuerpo de alguna manera. [...] El MMS mata al organismo pleomorfo en la célula cancerosa. La célula entonces vuelve a ser una célula normal del cuerpo o se muere y es transportada por la sangre en una acción normal del cuerpo. El organismo pleomorfo es destruido mediante la oxidación, ya que el MMS no tiene otra reacción química. [...] Ha habido unos cuantos cientos de testimonios de curas para el cáncer con MMS en internet. [...] Si tienes un cáncer mortal y comienzas con los protocolos para el cáncer de MMS, tendrás, en mi opinión cerca de un 90% de posibilidades de curación. Sin embargo, si te has hecho radiación, quimioterapia o tratamientos quirúrgicos, tus posibilidades de curación mediante protocolos MMS bajan a alrededor de un 50 por ciento de sobrevivir después de la experiencia. Mientras más tratamientos de radiación, quimioterapia o cirugía hayas tenido, menores serán tus posibilidades de recuperación. Si continúas desde el punto de vista médico, según los informes de la AMA de hace varios años, tus posibilidades de sobrevivir caen a menos del 3 por ciento. No ha habido ninguna mejora o cambio en el tratamiento médico para el cáncer durante 100 años. No hago dinero vendiendo MMS directamente o indirectamente. Mi objetivo y el objetivo de esta iglesia es un mundo sin enfermedad. [...] normalmente se reduce el dolor en horas y generalmente desaparece en menos de una semana. El cáncer generalmente se cura en un par de semanas, pero puede tardar meses».

Fuente: http://educate-yourself.org/cn/humblemmsandcancer07jan12.shtml

Solución Natural Anti-Cáncer #15 – La Cura De Uva De Brandt/Kehr

Johanna Brandt de Sudáfrica compartió en la década de 1920 cómo se había curado de cáncer de estómago con ‹*La Cura De La Uva*›, comiendo muchas uvas, incluyendo sus pieles y semillas.

Las uvas -especialmente las uvas púrpura de Concord- contienen varios nutrientes que son conocidos por matar las células cancerosas, tales como **resveratrol, ácido elágico, licopeno, Proantocianidinas oligoméricas (OPC), selenio, catequina, quercetina, ácido gálico y vitamina B17**. Una potente combinación.

Este tratamiento normalmente implica:

- ❏ Doce horas de ayuno;

- ❏ Seguidas por doce horas de consumo de uva (uva, puré de uva y zumo de uva fresca, consumidos lentamente durante el periodo de 12 horas. Usa uvas púrpuras orgánicas de Concord, ya que la mayoría de las uvas compradas están llenas de pesticidas peligrosos.

- ❏ Bebe por lo menos un galón de agua pura de manantial o de pozo artesiano, repartidas en dos períodos de 12 horas, tomadas con el puré de uva durante el período de consumo.

Webster Kehr escribe: «*Este es un tratamiento para el cáncer muy potente. Sin embargo, no todas las personas pueden vivir de uvas rojas, moradas o negras durante varias semanas. Asimismo, las uvas deben ser prácticamente libres de pesticidas, ya que el paciente comerá muchas uvas. Hay varias opciones que se describen en este artículo que potenciarán este protocolo. [...] Yo no recomiendo este tratamiento para cánceres de rápido crecimiento, como el cáncer de páncreas. Además, no se recomienda este tratamiento para cualquier tipo de cáncer cerebral. [...] Si tienes cáncer de hueso, este no es el mejor tratamiento. [...] para aquellos que no pueden obtener una uva, este se puede sustituir por un jugo de vegetales que contenga zumo de zanahoria y un poco de zumo de remolacha. [...] El ayuno de agua se utiliza para «engañar» a las células cancerosas para que consuman la primera cosa que les llegue. El agua en ayunas es absolutamente crítica para este tratamiento, y no debe ser tomado a la ligera*».

Añade que esta «cura de la uva» no debe mezclarse con otros tratamientos de cáncer (el cloruro de cesio bloquea la penetración de la glucosa en las células cancerosas). Sin embargo, lo que *si recomienda* es:

- ❏ Plata coloidal (lo antes posible o Plata Angstrom).

- ❏ El Polvo Cellect (*contiene calcio, magnesio, vitamina A, vitamina C, vitamina D3, Vitamina E natural, Cromo Polynicotinate, Zinc, hierro, yodo, cartílago de tiburón, calostro, selenio, L-Glicina USP, AlgaeCal™, Cardo Mariano y 74 minerales*).

- ❏ Fucoidan, presente en el zumo de Limu (16 onzas al día)

- ❏ Punto de transferencia Beta-1, 3D Glucano

- ❏ Gliconutrientes de Aloe inmune (de la planta de Aloe Vera)

- ❏ Ejercicio - «*El ejercicio es esencial para los pacientes de cáncer. Bombea el sistema linfático y es imprescindible para sacar las toxinas del cuerpo*».

Fuente: http://www.cancertutor.com/grapecure y *Cáncer: Sal de la Caja* por Ty Bollinger.

Solución Natural Anti-Cáncer #16 - La Dieta Cellect-Budwig

La bioquímico alemana, la Dra. Johanna Budwig descubrió que la sangre de los pacientes gravemente enfermos de cáncer era deficiente en algunos ingredientes esenciales importantes, incluyendo fosfátidos y lipoproteínas (Grasas Omega 3 y Omega 6), mientras que la sangre de una persona sana siempre contenía cantidades suficientes de estos ingredientes (personalmente, esta es la razón por la que utilizo aceite Udo's cada día).

La teoría detrás de la dieta Budwig es que: **el uso de oxígeno en el organismo puede ser estimulado por las lipoproteínas** (proteínas ricas en azufre y ácido linoleico). Las grasas ricas en electrones interactúan con las proteínas ricas en azufre para enlazar el oxígeno y promover el metabolismo aeróbico en las células.

Bill Henderson (autor de *Venciendo al Cáncer Gentilmente*) ha trabajado con más de 1.000 pacientes con cáncer «terminal». El punto clave de su protocolo de tratamiento es la dieta Budwig.

Este tratamiento usa Cellect, un suplemento multi-mineral, multi-aminoácido y multivitamínico, con algunos productos anti-cáncer añadidos. El bioquímico Fred Eichhorn tuvo cáncer de páncreas «terminal» en 1976. Él está vivo hasta hoy gracias a este protocolo.

Webster Kehr afirma que Cellect-Budwig es *«una de las joyas de la corona de la medicina alternativa. Es el tratamiento alternativo contra el cáncer más fuerte y de más rápida acción y no tiene restricciones sobre su uso. No causa ningún tipo de inflamación o hinchazón. Frecuentemente achica los tumores y reduce el dolor en un par de semanas. Puede ser utilizado por cualquier paciente con cáncer avanzado y con cualquier tipo de cáncer».*

Mike Vrentas de la Fundación Independiente de Investigación sobre el Cáncer ha añadido la dieta Budwig, Vitamina B17 y los zumos a *Cellect*, logrando un tratamiento muy potente:

1 – **Polvo Cellect** *(puede adquirirse en www.cellect.org; elegir «polvo para mega-batido»)*

2 - **La Dieta Budwig** *(pero no lo tomes con Cellect, debe haber entre 1,5 horas entre cada una).*

3 - **Vitamina B17**

4 - **Zumos de vegetales orgánicos** *(los vegetales suelen ser muy ricos en nutrientes que combaten el cáncer y en fitoquímicos. Además, si te llenas con jugo de vegetales frescos y orgánicos no tendrás mucho margen para esos alimentos tóxicos que a la mayoría de la gente les encanta comer, por lo que es recomendable beber el zumo en varias porciones pequeñas a lo largo del día, en lugar de beber todo el zumo en una sola sentada).*

5 – **Baños de Sol** *(Vitamina D; toma sol diariamente durante 30 minutos).*

Fuentes: *Cáncer: Sal de la caja*, por Ty Bollinger. Visita http://www.CancerTruth.net

Solución Natural Anti-Cáncer #17 - El Protocolo Del Poder Ilimitado

El «Protocolo Del Poder Ilimitado» fue creado por Webster Kehr. Incluye más de **30 remedios naturales económicos pero muy potentes** para que las células cancerosas se vuelvan células normales y saludables. Muchos de estos tratamientos son conocidos por curar el cáncer de por sí. La combinación de ellos puede ser muy poderosa, según Kehr. Este protocolo de tratamiento incluye:

❑ Protandim - **requerido**

Este producto se compone de extracto de semillas de cardo mariano, extracto de Bacopa (Brahmi), raíz de ashwagandha, extracto de hoja de té verde, extracto de rizoma de cúrcuma. Se afirma que esta fórmula es 18 veces más potente cuando se combina en la proporción disponible en este producto. El protandim ha demostrado científicamente ser **un millón de veces más eficaz para deshacerse de los radicales libres de anti-oxidantes**. Activa la enzima superóxido dismutasa en el cuerpo, un depurador de radicales libres y, al parecer, una sola enzima superóxido dismutasa puede neutralizar hasta un millón de radicales libres cada segundo, *durante dos semanas*. El protandim está diseñado para acceder al interior de las células cancerosas, y ha demostrado **disminuir el tamaño de tumores**.

❑ MSM/LIPH o MSM/vitamina c - **Requerido**

❑ Beta glucano (por «punto de transferencia») - **Necesario**

Según Webster Kehr, *«el Punto de transferencia del Beta glucano es, por mucho, el mejor producto para construir el sistema inmune»*

❑ Varios «enjuagues hígado» cada día durante dos o tres semanas - **requerido**

(Generador de alta frecuencia RF con un amplificador de plasma, el Fotón Genie, etc.).

❑ Vitamina D3 - *«La vitamina D3 es esencial para muchas reacciones bioquímicas en el cuerpo. Para el cáncer, el D3 debe ser combinado con MSM porque también mata a los microbios y el MSM ayudará al D3 a meterse dentro de las células cancerosas».*

❑ Polvo Cellect (Protocolo de Cáncer Cellect-Budwig)

❑ Jugo de uva púrpura natural y orgánico, (contiene 12 diferentes compuestos que destruyen el cáncer)

❑ Fucoidan (presente en el zumo de Limu, hecho con algas de Hawái) - Estudios científicos demuestran cómo se dirige y elimina de forma segura las células cancerosas. Un tratamiento para el cáncer muy potente.

❑ Jugo de Moringa (Moringa oleífera)

❑ Jugo de zanahoria con jugo de remolacha (muchos se han curado solo este)

❑ Ácido oxálico (presente en las espinacas, por ejemplo)

❑ Aceite de Oliva Extra Virgen (el oleocantal en el aceite de oliva extra virgen mata las células cancerosas)

- ❏ Salvestrol o Silvestrol (también mata las células cancerosas)
- ❏ La dieta metabólica de Kelley (con enzimas pancreáticas)
- ❏ DCA (el dicloroacetato de sodio estimula la apoptosis en células cancerosas)
- ❏ Jugo de Mangostán
- ❏ Jugo de Tahitian Noni
- ❏ Zumo NingXia de Bayas de Goji rojas
- ❏ Zumo de Goji (www.gojijuiceandvitamins.com)
- ❏ Zumo de arándanos
- ❏ Pepino de mar
- ❏ Adelfa
- ❏ El agua de coco
- ❏ Tratamiento con células cancerosas (protocolo)
- ❏ 3-bromopiruvato (3BP) (sólo disponible en clínicas)
- ❏ Espárragos (muy alcalinos y desintoxicantes, conocido por curar el cáncer por sí solo)
- ❏ Brócoli fresco
- ❏ 6 limones al día, congelados y ralladas (dos a la vez, tres veces al día).
- ❏ Té de Essiac
- ❏ Laetril o vitamina B17 (presentes en las semillas de albaricoque, Semillas de manzana, almendras amargas)
- ❏ Hierba de trigo
- ❏ Vitamineral Green (de *HealthForce*)
- ❏ Oceans Alive 2.0 (fitoplancton marino)
- ❏ PolyMVA (por vía I.V. utilizado frecuentemente en las clínicas de cáncer)
- ❏ Neguilla (semillas de Nigella Sativa)
- ❏ Melón amargo
- ❏ Vitamina K
- ❏ Terapia de Potenciación de DMSO (DPT)
- ❏ La guanabana (alias Guanábana, Graviola o chirimoya espinosa)
- ❏ Fruta Paw Paw
- ❏ Protocel (hace que las células cancerosas que se desmoronen) - No se puede utilizar con DMSO, MSM, o dispositivos de electromedicina.
- ❏ Cantron (hace que las células cancerosas que se desmoronen)
- ❏ La pectina de cítricos modificada (también los quelatos metales pesados)
- ❏ Escozine (derivado del Caribe el veneno del escorpión azul)
- ❏ Plata coloidal
- ❏ El aceite de cáñamo
- ❏ Raíz de diente de león (Té de diente de león)
- ❏ Agua ozonizada
- ❏ Agua alcalina ionizada (Agua Kangen, o Ionizadores de Agua Júpiter)
- ❏ Hierbas anti-cancerosas (ver la lista de abajo)

Lista de hierbas anti-cancerosas:

- Pimienta de cayena
- Pimiento Habanero
- Acetosa (en el té de Essiac)
- Raíz de bardana (en el té de Essiac)
- Olmo (en el té de Essiac)
- El ruibarbo indio (en el té de Essiac)
- Chaparral
- Ajenjo
- Trébol rojo
- Raíz de Poke
- Equinácea
- Bérbero
- Ajo
- Cúrcuma (Curcumina) (mezclado con miel)
- Jengibre (mezclado con miel)
- Canela (mezclado con miel)
- Planta de Aloe Vera (mezclado con miel)
- Aloe Arborescens planta (mezclado con miel)
- Extracto de la hoja de té verde (Camellia sinensis)
- Bacopa (Brahmi, o hisopo de agua)
- Ginkgo Biloba
- Planta de eucalipto
- Grosellera negra
- Raíz de Ashwagandha
- Blushwood
- Dong Ling Cao
- Yi Yi Ren (Semen Coicis)
- Tu Fu Ling
- Ling Zhi
- Ren Shen

Verás que los elementos enumerados ayudan a **alcalizar** y limpiar la sangre, traen mucho más **nutrientes** a las células, o aumentan los niveles de oxigenación en su cuerpo. ¿Por qué curan el cáncer? ¡Porque tus células necesitan oxígeno, nutrientes y un terreno interior limpio **para sobrevivir!**

Reglas Del Protocolo El Poder Ilimitado

Según Kehr, existen dos normas muy importantes cuando se sigue este protocolo. En primer lugar, deben utilizarse diariamente al menos 14 elementos de la lista anterior.

Puedes utilizar hasta 30 diferentes elementos de la lista cada día. En segundo lugar, sólo se debe utilizar un protocolo altamente alcalino al día(p. ej. **Bicarbonato de sodio**, o una taza de **espárragos**, o **hierba de trigo**, o **el cloruro de cesio,**...). Puede alternar entre uno y otro cada día, pero sólo se puede utilizar uno diario.

Y por supuesto, no hace falta decir que necesitas seguir una dieta anti cancerosa. Esto significa que no debes ingerir cosas que *alimenten* al cáncer como, por ejemplo, azúcar, glucosa, productos lácteos, carnes procesadas, comida chatarra, alimentos fritos, alimentos procesados, bebidas sin alcohol, etc.

Por supuesto, debes decirle «NO» al alcohol, tabaco y las drogas.

Lee más en: https://www.cancertutor.com/unlimited_power_protocol

¿Cuánto Cáncer Tienes? (Cómo Medir Tu Progreso).

Kehr también recomienda el uso de pruebas de cáncer con regularidad para determinar cómo va tu tratamiento. Las pruebas incluyen «el perfil de CA» (una prueba de orina y de sangre que mide una combinación de 6 diferentes biomarcadores); la prueba de orina de Navarro (no es tan precisa como las pruebas de sangre, pero son muy útiles, porque son muy económicas - www.navarromedicalclinic.com); termografía Infrarroja (puede decirte exactamente donde se encuentra el cáncer o los tumores).

Si la cantidad de cáncer ha permanecido igual o ha subido, entonces cambia a un protocolo diferente, o utiliza más elementos del Protocolo de Poder Ilimitado.

Lee más en http://www.cancertutor.com/reference

Revisa también, «la tormenta perfecta» de Webster Kehr que combina el protocolo de cáncer DMSO y el dióxido de cloro (la solución de «MMS» mencionada anteriormente). *«Esto está clasificado como uno de los mejores tratamientos para el cáncer en el planeta tierra, incluyendo las clínicas de medicina natural para el cáncer»*, escribe Kehr. Consigue más información en https://www.cancertutor.com/perfect_storm

CAPÍTULO 16

Curarse Del Cáncer De Piel Usando El Poder De Tu Mente

¿Tienes una inmensa «voluntad de vivir»? Quizás te sorprendas al darte cuenta de cuántas personas se sienten resignadas e incluso *le dan la bienvenida a la muerte*. Se experimentan muchas más «ganancias secundarias» (subconscientemente) al ser diagnosticado con cáncer, como ganar la atención y la simpatía de los demás, escapar de una vida que no te llena, hacer que tus seres queridos se sientan culpables, tener una excusa incorporada para no ir tras sus sueños, etc.

Ejercicio: ¿Qué «beneficios secundarios», si los hay, experimentarías de tu condición?

Webster Kehr destaca la importancia de disponer de una «voluntad por vivir» inquebrantable y poderosa a medida que se embarca en su viaje de regreso a la salud. **DEBES TENER LA DETERMINACIÓN Y ESTAR 100% COMPROMETIDO Y ENFOCADO EN SUPERAR EL CÁNCER.** No hay espacio para la negatividad o duda, de ti o dentro de tu entorno (familia, compañeros, amigos, cónyuge, colegas).

Aquellos que no creen en la medicina natural deberían alejarse o guardarse sus opiniones para sí mismos. **No pases tiempo con gente negativa que se centra en las enfermedades, las malas noticias, y los «problemas», en lugar de centrarse en las soluciones y en recuperar la salud.**

Si no tienes voluntad de vivir, o tienes *una débil voluntad para vivir*, pues… no habrá cantidad de nutrición, curación, desintoxicación o alcalinización que sirva para ayudarte ¡Este viaje comienza con la adopción de una actitud positiva, optimista y decidida!

Ejercicio: ¡escribir 100 Razones por las cuales debes recuperar tu salud!

¡Este ejercicio te dará una motivación tremenda para estar sano nuevamente! ¡Hazlo!

Las Creencias Limitadoras De Los Pacientes Con Cáncer

Según Jen Caruso (« La Holística Jen»), las creencias limitadoras de los pacientes con cáncer incluyen:

«Es normal y natural que muchas personas tengan cáncer...».

«La enfermedad es normal...».

«Voy a necesitar quimio…».

«Será difícil recuperarme…».

«Tardaré mucho tiempo para mejorarme…».

«Probablemente va a morir…».

«Me queda poco tiempo…».

«Mejor empiezo a hacer los arreglos para mi muerte…».

«Todo es mi culpa...».

«¡Todo es SU culpa…!».

«No tengo el dinero suficiente para curarme…».

«Ya que no puedo dejar de fumar, espero que las cosas continúen mal…»

«Sé que tendré que cambiar mi estilo de vida y mi dieta, y no creo que pueda hacerlo...»

«Todos los médicos dicen que sólo tengo 6 meses de vida…».

«Mi médico no favorecerá mis ideas…».

«Es muy difícil tener cáncer...»

«No quiero estar enfermo…».

«No quiero vivir con dolor...».

«No quiero ser una carga para mi familia…».

«Soy incapaz de cuidar de mi familia con esto…»

A menos que todas y cada una de estas creencias sean eliminadas y sustituidas por nuevas creencias POTENCIADORAS, es dudoso que un paciente pueda superar su condición y regresar a un buen estado de salud, independientemente de su dieta, suplementos o tratamiento.

Ejercicio:

1) *Autoanalízate para identificar tus propias creencias limitadoras y creencias negativas.*

2) *Anota 10 razones por las que cada creencia limitadora es errónea.*

Escribe una nueva creencia opuesta y potenciadora para cada una, ¡y anota las 10 razones por las que estas nuevas creencias son ciertas!

Reprograma Tu Mente Subconsciente

Ten en cuenta que tu mente subconsciente no procesa los negativos. Si te dices a ti mismo *«no quiero estar enfermo…»* tu subconsciente simplemente oye repetidamente, *«quiero estar enfermo»*.

Yo uso un software de ‹mensaje subliminal› para reprogramar mi subconsciente y ayudarme a lograr los resultados deseados. Este software de afirmaciones positivas parpadea en la pantalla de mi computadora cada cinco segundos, por solo 1/10 de segundo - afirmaciones como:

Salud Vibrante

- *Estoy sano y fuerte*
- *Cada día estoy más fuerte y saludable en todos los sentidos*
- *Mi cuerpo es mi templo*
- *Estoy tranquilo y estoy contento*
- *Estoy sano, curado y completo*
- *Cada célula de mi cuerpo vibra con energía y salud*
- *Elijo la salud*
- *Yo, naturalmente, tomo las decisiones que son buenas para mí*
- *Puedo cuidar amorosamente de mi cuerpo*
- *Mi cuerpo se recupera rápida y fácilmente*
- *Tengo energía ilimitada*
- *Mis células disfrutan de los beneficios de una nutrición máxima*
- *Yo hidrato mi cuerpo regularmente con agua pura*

Juventud Y Sentirse Más Joven

- *Cada día estoy más fuerte y saludable en todos los sentidos*
- *Soy joven y vibrante cada día de mi vida*
- *Soy positivo, enérgico y entusiasta.*
- *Yo vivo mi vida con pasión*
- *Me veo increíble*
- *Cada día me siento más joven y fuerte en todos los sentidos*
- *Cada día mi cuerpo rejuvenece*
- *Estoy lleno de salud radiante y energía juvenil*
- *Yo vivo con contundencia en el momento actual*
- *Hoy bendigo mi ser con la juventud infinita*
- *Las personas constantemente lo joven que luzco*
- *Me veo 20 años más joven de lo que soy*
- *Estoy sano, curado y completo*
- *Mi cuerpo se ve y se siente cada día más joven*
- *Mi piel brilla con esplendor juvenil*

- ❑ *Tengo un aspecto más joven y saludable cada día*
- ❑ *Cuido amorosamente de mi cuerpo*
- ❑ *Me veo y siento eternamente joven, fuerte y vibrante.*
- ❑ *Me encanta verme 20 años más joven de lo que soy*
- ❑ *Cada célula de mi cuerpo vibra con energía y salud*

Aumento De Energía

- ❑ *Estoy saludable y lleno de energía*
- ❑ *Tengo energía ilimitada*
- ❑ *Me siento vivo y lleno de energía*
- ❑ *Me gusta la máxima vitalidad y energía*
- ❑ *Soy energético*
- ❑ *Cada día estoy más fuerte y saludable en todos los sentidos*
- ❑ *Cada día soy más poderoso y energético en todos los sentidos*
- ❑ *Cada día mi aumenta la energía en todos los sentidos*
- ❑ *Me gusta mi abundancia de energía y de sentimientos maravillosos*
- ❑ *Me encanta mi vida y me divierto mucho*
- ❑ *Estoy contento con mi propósito de vida y mi visión*

Cicatrización (Después De Una Cirugía O Tratamiento Médico)

- ❑ *Mi cuerpo se recupera rápida y fácilmente*
- ❑ *Cada día estoy más fuerte y saludable en todos los sentidos*
- ❑ *Sé que mi curación ya está en proceso*
- ❑ *Cada mano que me toca una mano sanadora*
- ❑ *Yo ahora recibo el tratamiento que necesito en el momento, el lugar y el modo perfecto para mí*
- ❑ *Estoy sano y fuerte*
- ❑ *Mi cuerpo es mi templo*
- ❑ *Estoy tranquilo y estoy contento*
- ❑ *Estoy sano, curado y completo*
- ❑ *Cada célula de mi cuerpo vibra con energía y salud*
- ❑ *Cuido amorosamente de mi cuerpo*
- ❑ *Estoy agradecido por mi increíble cuerpo*

Si estás interesado en descargar el software de ‹mensaje subliminal› para reprogramar tu mente subconsciente sin esfuerzo, envíanos un correo electrónico a info@thenewbiology.co.uk

216

El Poder De La Visualización Y Las Afirmaciones

Si te concentras en tu enfermedad, sólo experimentarás *más* enfermedad. En cambio, debes centrarte -e imaginarte estando sano y vibrante. **Visualizarte y concentrarte en una imagen mental de ti mismo estando sano, dinámico y feliz**. Visualízate estando sano, vibrante, fuerte, feliz y sonriente, disfrutando de la vida.

Utiliza **afirmaciones** diariamente, tales como « *estoy más fuerte y saludable cada día en todos los sentidos*», *«cada día en todos los sentidos mis pechos están sanando y mi cuerpo es cada vez más fuerte»*.

217

CAPÍTULO 17

Curarse Del Cáncer De Piel Naturalmente - Las Historias

Mis fuentes «en el campo» me han enviado muchas historias de personas que naturalmente se curaron del cáncer, a través de los años. En este capítulo comparto algunas de estas maravillosas historias. Que estas historias te den esperanza e inspiración.

Cómo Corrie Se Curó Del Cáncer De Manera Natural Gracias Al Aceite De Cannabis

«Mi nombre es Corrie Yelland. Tengo 55 años de edad. En mayo de 2007, tuve un ataque cardíaco y posteriormente me hicieron un bypass doble. Como resultado de la cirugía cardíaca, durante 4 años o más, me ha plagado un dolor crónico debilitante por una neuralgia/síndrome post esternotomía y esternón maligno. Yo estaba ingiriendo grandes cantidades de distintos analgésicos 24/7. Apenas alcanzaban el dolor. Pasaba mis días en agonía, esperando la noche para tratar de dormir. Tomaba pastillas para dormir todas las noches en un intento vano de huir del infierno que estaba pasando y fracasé miserablemente. A las 2 horas de haber tomado la píldora, me despertaba en agonía.

Adelantémonos hasta julio de 2011. Ya lidiaba con 2 puntos de cáncer de piel en mi clavícula, y quedé estupefacta cuando me diagnosticaron cáncer del canal anal. **Tras 2 cirugías, el doctor me dijo que no extrajo todo el cáncer y que tendría que soportar un régimen de tratamientos de radiación**. Empecé a investigar lo que esto implicaría, y asistí a una reunión en la admisión de la Clínica del Cáncer. Se me informó que «esta es la peor zona del cuerpo para irradiar», el haz de radiación golpearía tanto mi coxis y hueso púbico potencialmente causando daño permanente.» Ellos intentarían no golpear mi espina dorsal.

Además, sufriría quemaduras de segundo y tercer grado por vía vaginal, rectal, entre mis nalgas, así como todas mis «partes bajas», había una «buena posibilidad» de que mi vagina y mi recto se fusionaran ya que se quemarían y subsiguientemente cicatrizarían.

La lista de efectos secundarios tanto a corto como a largo plazo era interminable y horrible, pero esto era lo esencial. Le dije al doctor que necesitaba tiempo para pensar. Su respuesta fue hostil, ya que me dijo que yo tenía de 2-4 meses, posiblemente 6. Él murmuraba algo sobre un «deseo de muerte» y se fue. **Un día alguien me envió el video de Rick Simpson, *Huye De La Cura*. Me tomó días para empezar a verlo, pero cuando lo hice quedé fascinada**. Aquí estaba este hombre, aparentemente un pueblerino muy recto de Nova Scotian, hablando de estos sorprendentes resultados que había visto en él y otras personas que tomaban Cannabis y se curaban a sí mismos de una variedad de enfermedades, incluyendo los cánceres en etapa final.

Después de oír lo que Rick tenía que decir, y viendo los testimonios en el video, sentí cierta esperanza por primera vez. Durante 2 semanas no hice nada más que investigar sobre el cannabis como medicina. Me quedé sorprendida por el gran número de estudios en Pub Med indicando que el cannabis tiene efectivamente la capacidad de sanar. Comencé a usar cannabis hace 2 meses según protocolo del vídeo de Rick Simpson. (Se recomienda comenzar con poco y elevar lentamente la dosis hasta que el cuerpo se acostumbre a ella, sin que sea constantemente alta. Como una persona que no ha fumado marihuana desde mi adolescencia, hasta los 20, el aspecto no alto me atraía). Yo tenía grandes esperanzas de curar mi cáncer, y me embarqué en mi lucha por vivir.

Mientras ingería el aceite de cannabis, lo he aplicado tópicamente en los 2 puntos de cáncer de piel en mi clavícula. Dentro de las 48 horas, hubo cambios visibles. En poco más de una semana, los 2 puntos habían desaparecido completamente. Eufórica, seguí con la ingesta del aceite, con la esperanza de que funcionara para los otros cánceres que atacaban mi cuerpo. Nada me preparó para lo que sucedió a continuación. Alrededor de 2 semanas en mi régimen, el dolor en el esternón, así como el dolor del nervio pasaron a ser casi inexistentes.

Tienes que entender, me había condenado a mí misma a una sentencia de cadena perpetua de dolor y agonía. Habían sido 4 años de dolor que estuvieron conmigo 24/7 y nunca, ni en mis sueños, imaginaba que estaría sin dolor otra vez. Yo era capaz erguirme, los sacudones de dolor tan intensos que me hacía llorar, cesó por completo. Empecé a dormir toda la noche y dejé de tomar pastillas para dormir. Vi a uno de mis médicos hace un par de semanas y estaba encantado de oír que él cree que hay una disminución en el número y tamaño de los tumores. En mi corazón sé que es sólo cuestión de tiempo antes de que esté completamente curada. **Incluso los más escépticos de mis amigos comentaban los cambios visibles en mí.** He evolucionado desde ser un individuo destrozado por el dolor, encorvado, que se arrastraba a ser una persona una vibrante, con mucha energía. Incluso mi cutis ha mejorado.

Antes de comenzar a usar el cannabis, generalmente tomaba de 10-15 Tylenol 3 al día, junto con una variedad de otras medicinas. Ahora, en un período de 24 horas, todo lo que necesito es una mitad del Tylenol 3. Creo que es comprensible cuando digo me pongo muy emocional cuando pienso en lo lejos que he llegado. El cannabis no sólo ha cambiado mi vida, está SALVANDO mi vida.

Lo anterior fue escrito en marzo de 2012. Seguí ingiriendo el aceite diariamente, lentamente, aumentando siempre lentamente la cantidad que estaba tomando. Además, comencé a llenar cápsulas de gelatina con una mezcla de aceite de oliva y aceite de cannabis y las insertaba por vía rectal. Pensé, si el aceite funciona siendo aplicado directamente en los cánceres de piel, heridas, etc. ¿Por qué no habría de funcionar ahí?? Acércalo a la fuente, hazlo llegar lo más cerca posible de la zona del problema. A finales de mayo, visité al médico que descubrió mi cáncer. Yo estaba en la sala de operaciones por otro problema no relacionado. En ese momento, me dijeron que ya no podía detectar manualmente o visualmente ningún cáncer. **Eufórica, por primera vez, me atreví a la esperanza, que quizás, sólo QUIZÁS el aceite de cannabis estaba funcionando.**

Ya que el cáncer en particular no era el área de experiencia de este doctor, yo estaba reacia emocionarme demasiado. Ya no estaba tomando analgésicos y me encontré pensando que si todo el cannabis si era para mantenerlo a raya, me considero afortunada. El 20 de septiembre de 2012, vi a mi especialista/cirujano, a quien no había visto durante aproximadamente 6 meses. Él me examinó una vez, y luego una segunda y una tercera vez. Mi corazón estaba latiendo tan fuerte que podía oír su sonido en mis oídos. Y luego la única noticia que me había atrevido a esperar. «¡Se ha ido! No puedo encontrar nada en absoluto. Si no fuera por la cicatriz nunca hubiera sabido que tuviste cáncer.» **Yo estaba temblando, buscando incredulidad en él.** Las lágrimas corrían por mi cara, yo lo abrazaba balbuceando, «gracias, gracias.» Él me miró: «No, Gracias a ti! Eres la única que lo hizo. ¡Lo hiciste Corrie! ¡Lo lograste, lo lograste! Ningún médico, EL ACEITE DE CANNABIS y lo lograste! He recibido la confirmación de que el cáncer está bien y se confirmó verdaderamente que ha desaparecido en un 100% ».

Fuente: http://www.cannabiscure.info/corrie-yelland/

Cómo Rick Simpson Se Curó A Sí Mismo De Cáncer De Piel Gracias Al Aceite De Cannabis

«El viaje de Rick para encontrar la cura para el cáncer comienza en 2003. En 2003, Rick fue diagnosticado con <u>cáncer de piel de carcinoma de células basales</u>. Tenía 3 puntos de cáncer en su cuerpo. 2 en su rostro y 1 en su cuello. La decisión de Rick sobre cómo manejar este diagnóstico cambiaría el mundo.

Después de no tener mucha suerte con la cirugía Rick decidió intentar algo diferente. Hace casi un año, Rick ha estado extrayendo el aceite de la planta de cannabis y lo ingiere oralmente. Él había estado tomando el aceite por otras razones de salud, pero el diagnóstico de cáncer le recordaba algo y le dio una idea. Recordaba un titular que había oído en la radio hace casi 30 años. El titular de la radio afirmaba que la Universidad de Virginia había encontrado los cannabinoides del cannabis THC podría matar el cáncer en ratones. Pensó que si eso mataba el cáncer en ratones también mataría su cáncer. La decisión de Rick fue aplicar el aceite de cannabis en su cáncer de piel. <u>Él aplicaba su aceite de cannabis en algunas vendas y las colocaba sobre el cáncer de la piel</u>. Después de 4 días de espera, decidió que era el momento de ver si algo había sucedido bajo las vendas. <u>Para sorpresa de Rick el cáncer había desaparecido.</u> **Su aceite de cannabis había curado su cáncer.**

Rick trató de contarle a su médico, pero no lo escuchaba. Incluso llegó a las organizaciones de cáncer y trató de obtener su ayuda, pero nadie quería nada que ver con su descubrimiento. En ese momento, Rick tomó el asunto en sus propias manos. Él comenzó a cultivar el cannabis en sus propias tierras y a producir su propio aceite de cannabis. Él le daba el aceite de forma gratuita a cualquiera que lo necesitara. Incluso después de que su hogar fuera allanado varias veces por la Real Policía Montada del Canadá y que le cortaran y quitaran más de 2600 plantas de cannabis él continuó produciendo aceite y ayudando a los demás.

En 2008, Rick sacó un documental gratis en YouTube «Huye De La Cura». Si no lo has visto debes hacerlo. <u>Este documental ha sido visto millones de veces en todo el mundo y ha ayudado a millones de personas</u>. Si no fuera por Rick y «Huye De La Cura» quién sabe dónde estaría la medicina de cannabis hoy.

Ya han pasado más de 10 años desde que Rick comenzó su viaje para decirles a todos que el aceite de cannabis puede curar el cáncer. <u>Rick ha sanado a más de 5.000 personas personalmente con este increíble aceite</u> sin mencionar las innumerables personas de todo el mundo que han escuchado su historia y se han curado. Rick fue la inspiración para que comenzara a

CurarTuPropioCáncer y ayudara a los demás. El mundo le debe a este gran hombre un agradecimiento por su valentía y perseverancia por asegurarse de que todo el mundo supiera todo sobre el aceite de cannabis y lo que puede hacer».

Fuente:http://www.cureyourowncancer.org/testimonials.html#sthash.EkT1yZPF.dpuf

Cómo Mike McShane Curó Su Cáncer De Piel Con El Aceite De Cannabis

«Mike McShane ha soportado cinco episodios de cáncer de células escamosas. Ha gastado un millón de dólares y ha sido tratado con radioterapia, quimioterapia y cirugía por un equipo de médicos en el Centro Médico de Detroit. Hoy, él cree que los tratamientos invasivos fueron innecesarios. Dice que ha curado su último episodio de la enfermedad usando una forma de aceite de cannabis altamente concentrada.

[…] Hace tres años, no hubiera creído las supuestas, «propiedades curativas del cannabis», pero no hoy. No con un McShane de 51 años sentado enfrente de mí, sonriendo a través del humo y asintiendo con la cabeza. Él es un extasiado público de uno, sentado en la primera fila en la iglesia de la curación.

Hace 25 años, McShane fue diagnosticado con VIH. Esto fue a finales de los 80, cuando nada se sabía acerca de la enfermedad. Los médicos le dieron una sentencia de muerte inmediata. «Las enfermedades oportunistas que matan con VIH son el cáncer y la neumonía», dice. «Fui con problemas respiratorios y preguntando a qué hora salía. Ellos dijeron, «tendrás suerte si sales vivo de aquí en dos semanas.» El doctor llegó y le dijo a McShane, «te doy seis meses de vida. ¿Tienes alguna pregunta?».

[…]El primer episodio de cáncer de McShane se produjo pocos años después. Sus doctores cortaron un trozo de su labio. Poco después, notó una protuberancia en el cuello. Fue sometido a una cirugía radical del cuello que le quitó parte de su vena yugular. También se sometió a tratamiento de radiación. «Para cuando terminaron no podía hablar, además cortaron el nervio de mi cuello. Tuve que aprender a hablar de nuevo. La radiación que usaron en mí era tan fuerte que quemo mi garganta».

Pocos años después de la disección del cuello, McShane experimentó el cáncer de colon, lo que se tradujo en cirugía y quimioterapia. «El cáncer de colon es un dolor en el trasero», se ríe, «pero no fue como la cirugía del cuello».

Después de lo del colon McShane tuvo un brote importante de cáncer en cuatro áreas de su rostro. Realizaron una cirugía en su frente, ambos labios y mejillas en un quirófano, con anestesia local, mientras que McShane estaba despierto. Él dice que podía sentir todo y que pedía más anestesia.

El médico primero habría extraído tejido y, a continuación, lo envió a un laboratorio cercano para realizar pruebas mientras McShane esperó en la silla. Él repitió este proceso hasta que todo su cáncer desapareciera. Para ese entonces, habían removido una cantidad sustancial del rostro de Michael McShane.

[…] En junio de 2011, el cáncer en su rostro volvió, creciendo otra vez en los mismos lugares de donde había sido extirpado quirúrgicamente. Para ese entonces él cultivaba marihuana, actuando como cuidador en virtud de la ley de marihuana médica. McShane recuerda un de haber aprendido en un potente amanecer que la marihuana curaba el cáncer.

«Yo estaba en el sótano, con el cultivo de plantas, y las luces y el zumbido de los ventiladores. No lo podía creer. Pensar en curar mi cáncer con este aceite fue casi demasiado».

«Conseguí el aceite de Simpson y empecé a ponérmelo y después de diez días, diez días lo vi. El cáncer comenzó a desarticularse ante mis ojos. Se veía como una gran callosidad blanca, y empezó a fragmentarse y dividirse. Yo estaba llorando. Fue increíble».

[…] Se dirigió al consultorio de su doctor. «Tienes cáncer en la cara», le dijo McShane. «Yo sé», respondió. «Esa es la razón por la que estoy aquí. Quiero que lo ponga en mi cuadro y lo anote porque cuando regresa no creo que siga allí. Habrá desaparecido porque estoy usando este aceite de marihuana». Su médico le dijo, «bien, pero ve a dermatología inmediatamente. Eso es cáncer».

McShane no fue a dermatología. Él continuó con el aceite y el cáncer comenzó a perder la batalla muy rápidamente. Tomó alrededor de tres meses para llegar a la capa debajo de la piel viva. Durante ese tiempo fue a ver a su médico cerca de cuatro veces y él le dijo que podía ver las cosas mejoraban.

Después de tres meses de tratamiento con el aceite de Simpson, el cáncer había se había descompuesto y expuesto una capa de piel viva. Durante ese tiempo, McShane vio a su médico cerca de cuatro veces, quien confirmó que su condición estaba mejorando.

Cuando McShane fue a ver a su médico para su última visita, confiaba en que proclamara un milagro. «Él me miró a la cara y estaba sorprendido, pero no hizo ningún comentario en absoluto, como si realmente no supiera qué hacer. Creo que recibió una llamada telefónica de Newman y había estado «hablando» porque cuando él entró a verme fue más una cosa política que un examen médico.» […] «fue lo más extraño que me haya pasado jamás. Pensé que estaríamos en Fox News y que tendríamos un desfile en Woodward».

«Con el cáncer es un sistema basado en el temor real, una mentalidad basada en la lucha, alimentada por el temor al cáncer y de morir y la trilogía de estas tres cosas es tu seguro; eso es lo que hará que todo funcione. He sido diagnosticado y cortado en pocas horas. Todo se trata de ir hacia ti con armas nucleares y cuchillos».

«Son sinceros en sus acciones, solo que están mal informados».

Fuente: http://www.cureyourowncancer.org/michael-mcshanes-story-beating-squamous-cell-carcinoma-skin-cancer-with-cannabis-oil.html#sthash.l9BlzIQC.dpuf

Recuperado De Melanoma Maligno Naturalmente Gracias A Las Hierbas Curativas, A Pesar De Que Me Dijeron Que Me Quedaban 3 Meses De Vida

«El siguiente testimonio de curación del cáncer del melanoma maligno es del año 2003 o un poco antes y ya no está disponible en internet. Se refiere a la pronta recuperación de T. Schab, un hombre al que le dieron tres meses a vivir hace 20 años. Cuando se enfrentó a su «sentencia de muerte» en forma de diagnóstico de cáncer terminal, esta víctima del cáncer que salió victoriosa era bendecido de tener una esposa que estaba informada y por haberse decidido a rechazar tanto el diagnóstico como el tratamiento invasivo que le fue sugerido. Su historia también incluye todos los elementos comunes de la arrogancia de los médicos si no el acoso del paciente que se atreve a no «seguir las órdenes del doctor» y un excelente asesoramiento integral para las personas que lidian con un diagnóstico de cáncer. Aquí está lo que dice el autor en sus propias palabras:

«Fui diagnosticado con melanoma cuando tenía 33 años de edad en 1983. El melanoma fue descubierto cuando contraje varicela. Mi esposa, quien tenía antecedentes médicos sospechaba de un lunar en mi espalda que comenzó a ponerse de muchos colores. Al tomar una biopsia, **el médico me informó que era maligno y que tenía sólo tres meses de vida**. ¡En otras palabras, yo era un hombre muerto! Si esto no son tácticas de miedo, entonces ¿qué es?

Aún con estas probabilidades, el cirujano programaba una cirugía dentro de una semana. No para alarmarme, el especialista dijo, «que él solamente iba a extraer una pequeña cantidad de piel de mi espalda alrededor del lunar». Mi esposa no estaba trabajando en ese momento y decidió cuidar a nuestros niños. Ella me aconsejó que no pasara por cirugía o quimioterapia. Ella me explicó lo que la cirugía real sería como mediante el uso de un esquema ilustrado de su libro médico. Me explicó que mi melanoma maligno sería tratado cortando una amplia banda local en la espalda, de unas tres y media pulgadas de ancho incluyendo la piel circundante, grasa (lípidos) y la fascia (músculo), incluyendo los ganglios linfáticos regionales bajo las axilas. La cirugía me desfiguraría y probablemente me impediría la movilidad.

Cuando me negué a esta cirugía, el cirujano comenzó a acosar a mi esposa y a mí. Sin embargo, nos mantuvimos firmes y optamos por la medicina alternativa. El médico en su arrogancia respondió, «no hay garantía de que el cáncer pueda ser curados con artes de curación natural». Yo repliqué ¿podría la profesión alopática garantizarme una cura? ¡Después de eso se quedaron callados! La medicina moderna funciona detrás de una gran fachada alardeando que tienen control sobre todas las enfermedades del mundo. En realidad, son un fracaso en muchas maneras.

Los tratamientos modernos del cáncer provienen de los campos de concentración nazis. Aquí se realizaron experimentos para inducir cáncer en reclusos retirando sus ganglios linfáticos, lo cual resultó en la muerte del recluso. Aún hoy la medicina moderna afirma que el cáncer se puede diseminar mediante la permeación a lo largo de los vasos linfáticos a través de la linfa (ganglios linfáticos, bazo y amígdalas y timo). La linfa (líquido alcalino) es un producto de digestión que entra en el torrente sanguíneo donde los ganglios linfáticos actúan como filtros contra las células cancerosas entrando en el torrente sanguíneo. ¿Cómo puede una persona que sobrevivir al cáncer cuando la defensa del cuerpo para detener el cáncer es eliminado?

La información anterior sobre el sistema linfático provenía de un diccionario médico. Fue la intuición de mi esposa y sus conocimientos médicos lo que realmente me salvó la vida. Tuve la suerte de tener un cónyuge que caminó conmigo a través de la burocracia de las enfermedades. Siempre he vivido una vida limpia sin tabaco, sin alcohol excesivo y vigilando mi dieta. Mi médico sabía que no podría sobrevivir a sus prácticas. Estoy cansado de que los médicos tomen ventaja de los pacientes moribundos con mutilantes cirugías invasivas. **Debo decir que fui bendecido de ser guiados y por no dejarme intimidar por los médicos alopáticos.**

Consulte primero con un proveedor alternativo. Investiga y compara diferentes filosofías de curación para que tu vida esté en tus manos. Si destruyes tu cuerpo con medicamentos químicos invasivos y cirugía te debilitas a ti mismo, entonces tu cuerpo podría ser condenado a muerte. Tienes una oportunidad antes de que los médicos desfiguren tu cuerpo.

Después de haber tomado tu dinero, al final, tu médico te dirá «no puedo ayudarte más». Luego te encontrarás en problemas y generalmente buscarás ayuda médica alternativa, pero normalmente es demasiado tarde. Cuando tu cuerpo está intacto, tienes una buena oportunidad con los tratamientos naturales. La mayoría de los tratamientos alopáticos pueden dejarte como un ordenado con piezas faltantes y lleno de cortocircuitos. ¡Sabemos lo que ocurrirá con ese ordenador!

La historia de la remisión de mi cáncer remisión incluye un agricultor y mi esposa. La esposa de este agricultor tenía cáncer de vejiga. Él estaba repugnado por los mortíferos tratamientos invasivos que sus amigos habían experimentado. En un libro herborista alemán él había urdido un remedio fabricado a partir de varias hierbas curativas del cáncer solucionando así a su esposa. Ha ayudado a muchas personas con cáncer a lo largo de los años. Me sentí enfermo mientras me daba su remedio durante ocho meses. Después de eso me sentí mejor que nunca antes.

Secretamente, los médicos le envían a sus esposas cuando son diagnosticadas con cáncer. Los médicos no usan sus propios tratamientos invasivos. ¡Sorpresa, sorpresa! La F.D.A. intentó clausurarlo pero no pudieron porque él no cobra una tarifa. Este amable hombre constantemente fue hostigado por la comunidad médica por curar a la gente. Este hombre murió, muchos años después de la tercera edad tomando su fórmula hasta la muerte. La asociación para el cáncer habría aplastado este sencillo pero efectivo tratamiento porque ayudar a las personas con remedios naturales no está dentro de su mandato.

No te dejes intimidar por los oncólogos alopáticos que piensan que son LOS DIOSES SANTOS DE LOS FÁRMACOS con MILAGROS en botellas y escalpelos. Si te sientes incómodo cuando atacan tus ideas cuando mencionas otras artes curativas, camina hacia la puerta. Hay otras maneras de manejar el cáncer.

Me he recuperado del cáncer y diecisiete años más tarde me he recuperado de un ACV mediante el uso de la medicina alternativa. Nadie puede convencerme de que los herbolarios y naturópatas son charlatanes. Yo soy una prueba viviente de que no lo son. Estoy enfadado por el hecho de que la industria alopática suprime los tratamientos alternativos contra el cáncer. Tengo empatía por las personas diagnosticadas con cáncer; el paciente y la familia sienten miedo, shock, enojo y depresión cuando les dan el pronóstico del cáncer. Los médicos utilizan la táctica del miedo en los pacientes asustados para que resistan la quimio y radioterapia.

Un enfoque positivo cuando sabes que tienes cáncer - haz algo al respecto. Estás en un punto de inflexión en tu vida, así que deja de preocuparte por morir y piensa en la vida y en cómo superar tu problema.

En primer lugar mantén un buen espíritu y obtén el apoyo de familiares y amigos. […] Si es posible, inicia un proyecto de largo plazo de bajo estrés, preferiblemente el logro de una meta en tu vida, en lugar de preocuparte por tu enfermedad. Un proyecto puede forzar a una persona destrozada a proseguir con su vida en lugar de pensar en la muerte. Sugiero tener un pasatiempo u otros proyectos, como la jardinería o música o alguna otra cosa que puedas disfrutar. En pocas palabras, olvídate de morir manteniendo tu mente centrada en la vida. Yo mismo lo he hecho y me he recuperado del cáncer mediante la restauración de un viejo coche deportivo. Cuando tuve el ACV no era capaz de leer ni escribir, y en ese momento no tenía conocimientos informáticos. Un año y medio después podía escribir, crear un sitio web y me convertí en el productor de Sky Radio. ¡¡¡Gente, piensen en positivo y vivan!!!

Dos médicos diferentes diagnosticaron un amigo mío que estaba en la industria del cine con cáncer de colon. Mi amigo no quiere ir en la ruta de los invasivos tratamientos de quimioterapia. Por lo tanto, mi amigo dejó Los Ángeles para vivir en su rancho en Texas, donde trabajó para olvidarse de sus problemas. Después de un año fue declarado libre de cáncer. Esta fue una increíble recuperación del cáncer sólo con aire fresco, bajo estrés y un propósito para vivir».

Fuente: http://www.healingcancernaturally.com/malignant-melanoma-testimonial.html

Cómo Kyneret Curó A Su Madre De Cáncer De Piel Naturalmente

«Durante los últimos 3 años, mi madre había estado sufriendo con un tipo de cáncer de piel llamado carcinoma de células basales. Esta es la forma menos agresiva de cáncer de piel, considerado como no mortal por la industria médica, en contraste con la forma más maligna de cáncer de la piel conocida como melanoma.

La primera célula basal comenzó como una pequeña lesión roja en la corona de la cabeza de mi madre. Empezaba a sangrar, luego formaba una costra, luego sangraba de nuevo y, a continuación, otra costra más.

La costra siguió creciendo y en el transcurso de 3 años casi cuadruplicó su tamaño. No sólo se hacía más amplia, sino que también creció en altura. Lamentablemente, tomó todo este tiempo antes de que mi madre finalmente decidiera ir al médico.

Ella fue referida por su médico general a un dermatólogo. Se realizó una biopsia y fue confirmada la lesión como cancerosa. En la consulta inicial, el dermatólogo dijo lo que cualquier médico dice: «No hay cura para el carcinoma de células basales, pero podemos extraerlo quirúrgicamente.» Él no podía garantizar que no volvería. Independientemente, ha programado una cita para removerlo.

No pasó mucho después de la cirugía, la célula basal regresó - esta vez con una venganza. Parecía que crecía mucho más rápido, y dos semanas después de la cirugía, el sangrado y la formación de la costra regresaron. Es sumamente frustrante presenciar esto, y realmente me sentí impotente sobre el asunto. Tomé la decisión de ir al dermatólogo con mi madre en su próxima visita, y estaba dispuesto a hacerle una plétora de preguntas, siendo mi primera pregunta, «¿¿¿Qué diablos es esto???».

Cuando me enteré de que es el término médico para este tipo de cáncer de piel. Equipado con el término «Carcinoma basocelular» y Google, investigué todo lo que pude sobre ella, incluyendo tratamientos naturales. Recordé la lectura de algunos artículos sobre cómo o bicarbonato de sodio, bicarbonato de soda, tiene una alta tasa de éxito con diversos tipos de cáncer, así que miré en el uso tópico de bicarbonato de soda de células basales. Sorprendentemente, he encontrado algunos testimonios personales de gente que había curado completamente de células basales, utilizando sólo el bicarbonato de soda y agua. El cáncer no puede prosperar en un ambiente alcalino. Y eso es exactamente lo que produce bicarbonato de sodio.

Mi madre tenía la célula basal extraído quirúrgicamente dos veces más antes de finalmente, permítanme tratar el bicarbonato de soda del tratamiento. Y hace 5 semanas, es cuando este tratamiento comenzó. He modificado el aderezo con aceite de coco en lugar de agua, el aceite de coco como materia orgánica contribuye a la regeneración de las células de la piel. <u>He mezclado una parte de bicarbonato de soda y una parte de aceite de coco (una cucharadita de cada una)</u> en un vaso de vidrio y revuelve hasta que se convirtió en una pasta maleable, que es lo que he aplicado a la zona afectada. Los resultados son verdaderamente sorprendentes.

Por favor tenga en cuenta que desde muy temprana edad, mi madre comenzó a experimentar pérdida del cabello. Sin embargo, como resultado de menos de pelo era mucho más fácil de aplicar el tratamiento, y el efecto del tratamiento fue más visible.

1) Feb 13 - Día 1: En la primera noche después de 2 aplicaciones durante ese día, toda la costra se cayó sobre su propio. La zona era muy sensible y el carcinoma de células basales se reveló como un bulbo carnoso de piel que

podrían fácilmente sangran cuando incluso la más mínima presión fue aplicada.

2) Feb 17 - Día 5: El carcinoma de células basales comenzó a reducirse de tamaño. La zona alrededor de donde la costra había sido fue todo desconchado, pero el aceite de coco está ayudando a borrar toda la piel muerta.

3) Feb 18 - Día 6: El carcinoma de células basales habían desaparecido completamente, y no hubo más sangrado.

4) Feb 23 - Día 11: la piel donde las células basales se había sido muy sensible, por lo que aplicamos Polysporin en la noche para permitir la cicatrización y prevenir la infección.

5) Feb 26 - Día 14: La herida abierta donde el basocelular había sido estaba empezando a conseguir más pequeño.

6) El 2 de marzo -Día 18: La zona afectada comenzó a parches a sí mismo, cerrar la herida. La zona era todavía muy tierna y dolorida, así que nos dejó de utilizar el bicarbonato de sodio y aceite de coco y Polysporin aplicada en su lugar.

7) Mar 6 - Día 22: La herida se había cerrado por completo. Hemos limpiado la zona y recogido suavemente lejos de todos los restos de piel muerta.

8) 6 de marzo: PRESENTE: La superficie de la piel se ha mantenido alejado de las células basales. Por ahora estoy todavía continúan para aplicar el bicarbonato de sodio y aceite de coco a diario, junto con el vinagre de sidra de manzana almohadillas de algodón empapado que pongo sobre el área para llegar a la raíz de células basales. Mi madre será la programación de seguimiento regular con su médico, así como otra biopsia.

El método que he utilizado:

- Materia Orgánica Aceite de coco (la marca que utilicé era Artisana)

- Libre de aluminio bicarbonato de soda (que lo compré en una tienda de alimentos de salud integral)

- Un cristal del tiro, efectivamente agitar la mezcla dentro

- Algo para revolver la mezcla con estrechas, he utilizado el mango de una cuchara de metal pequeño.

- Polysporin Triple 3 antibióticos, o cualquier otro ungüento antibiótico para aplicar por la noche

Me revuelve 1 parte de bicarbonato de soda y 1 parte de aceite de coco en un cristal del tiro hasta que se convirtió en una pasta maleable que era fácil de aplicar. Ayudó a aplicar un poco de calor para derretir el aceite de coco más rápido - Dejo el cristal del tiro se ejecute bajo el agua caliente un poco.

Utilizando el mango de la cuchara que me revuelve, me aplica la mezcla en la zona afectada. Yo no lo frote. En cambio yo slathered suavemente el área con la pasta y dejarlo permanecer allí tanto tiempo como sea posible. Luego apliqué un gorro de ducha para mantener el tratamiento en el lugar.

He apuntado para 3 aplicaciones al día durante la primera semana y 2 la segunda semana avanzando y asegurarse de limpiar correctamente la zona afectada antes de cada aplicación.

Un basocelular tiene raíces que alcanzan mucho más profundo en la piel que aparece, no es sólo en la superficie, por lo tanto he aprendido que es importante continuar con el tratamiento durante mucho más tiempo, incluso cuando la piel esté completamente remendado.

Mirando atrás en el inicio de toda esta experiencia, me doy cuenta que no era tan escéptico como la mayoría de las personas con respecto a un tratamiento exitoso que sólo cuesta unos pocos dólares, para no mencionar una que está sentado en la despensa de mi cocina! Entiendo perfectamente por qué una solución simple como el bicarbonato de sodio y aceite de coco sería desechado en favor de un tratamiento más 'sophisticated'.

Si bien no estoy completamente en contra de incorporar, o la medicina alopática, es mi opinión que hemos sido fuertemente condicionado por la industria médica para creer que no tenemos absolutamente ningún poder sobre nuestra propia salud física y mental, y que las soluciones y curas a nuestros males se encuentran mucho más allá de nuestro alcance; que sólo una gran suma de dinero puede comprar una cura.

No puedo enfatizar suficientemente que esto simplemente no es verdad.

Todo el progreso de mi madre de la curación, toda mi familia ha experimentado de primera mano cuán eficaz puede ser un tratamiento alternativo. No sólo es eficaz - es asequible, seguro y libre de efectos secundarios. Huelga decir que la opinión de mi familia en incorporar/medicina alopática ha cambiado significativamente.

Mi esperanza es que las personas que están pasando por una experiencia similar puede llegar a comprender el poder está en sus manos para sanar a sí mismos. Nadie va a cuchara nosotros la verdad acerca de cómo podemos sanar usando métodos simples y asequibles, especialmente la industria médica. Debemos hacer nuestra propia investigación y reclamar nuestro poder de curación».

Fuente: http://www.collective-evolution.com/2014/03/24/how-i-healed-my-mothers-skin-cancer-at-home/

Cómo Fred Davidson Curado Su Cáncer De Piel Gracias A La Vitamina B17

«En 2004 me fui a mi médico y ha extraído el cáncer de la piel de mi cara y espalda. El cáncer en mi cara estaba determinado a ser basocelular pero uno en mi espalda llegó a ser el melanoma. Desde ese momento han regresado y el doctor quería hacer más extracción pero **decidí probar remedios naturales.**

En septiembre de 2005 he encontrado información sobre semillas de albaricoque y vitamina B17. He comenzado a comer las semillas y tomar vitamina B17. **El cáncer en mi cara estaba roja y dolorida, pero hoy en día el enrojecimiento se ha ido y el dolor.** La parte más notable es el melanoma en mi espalda es cada vez menor. [...] **Quiero decirles a todos que estoy hablando de la curación natural para el cáncer, que es justo, semillas de albaricoque otro regalo de Dios».**

Fuente: http://www.myapricotseeds.com/testimonies.html

Las Increíbles Propiedades Curativas De Las Semillas De Albaricoque

«En 1987, una mancha solar de muchos en el cuero cabelludo se convirtió en un maligno tumor canceroso que creció durante diez meses. Sólo para las últimas tres de esos meses empecé a consumir aproximadamente 100 semillas de albaricoque diariamente, pero el tumor había crecido a un tamaño considerable; la invasión del hueso (cráneo) era sospechoso. Me convino finalmente en operación para extirpar el carcinoma de células escamosas en 28/6/1988. **El cirujano plástico estaba confundido en cuanto a cómo el cáncer por entonces no se había propagado a otras áreas.**

Durante el año siguiente un nuevo tumor comenzó lentamente junto al área del injerto de piel mientras yo seguía ingerir los kernels, tres veces al día antes de las comidas, el nuevo tumor se extirpó sin injertos de piel en 2/5/89. Me he negado a someterse a radioterapia de seguimiento después de la operación, a pesar de las terribles advertencias del personal médico que sería casi seguro el cáncer diseminado.

Muchos años más tarde el cáncer no ha desarrollado hasta ahora. He seguido a comer un puñado de almendras al día antes de las comidas, beber un poco de agua antes de masticar para reducir el contacto con la saliva. **Los médicos en el Hospital Royal Perth expresa su sorpresa por el hecho de que sus predicciones no se ha concretado.** Sigo también a concentrarse en una dieta alta en fibra y baja en grasa. La combinación con el selenio se dice para mejorar el proceso.

La teoría de la anterior es que el contenido de cianuro de frutales de hueso (principalmente los albaricoques) penetra y ataca las células cancerosas pero deja las células sanas intactas. La profesión médica que vierte desprecio sobre esta teoría y el gobierno han causado la venta de los granos a ser prohibidos en las tiendas y en otros lugares. Por lo tanto tengo que obtener mi propio suministro de piedras y luego tienen la aburrida tarea de descascarado con un mazo. Yo no sufren malos efectos de comerlos. Por cierto que he encontrado los granos son libremente para su venta en el Reino Unido!».

Fuente: http://www.myapricotseeds.com/testimonies.html

Cómo Guarda Agua Alcalina Stephan Y Rhonda Grúa

«Nosotros sólo comenzó a beber Agua Kangen hace poco más de una semana. Tomamos la vía rápida a 9,5 pH. Empezamos a pH 8.5. Stephan doler la espalda durante los próximos tres días - él era desintoxicante. La parte inferior de la espalda es la parte más débil de su anatomía y es donde todo el dolor y la inflamación es cuando llega realmente enfermo. Después de los tres primeros días fuimos a pH 9.0.; Aquí viene el gran parte: Stephan **tenía un lunar canceroso** en el pecho, que había hecho de oscuridad y fue creciendo. A continuación, comenzamos con el Agua Kangen. **Dentro de una semana, el crecimiento reciente de la mole había vuelto negro, encogida, y caen. ¡Alabado sea Dios!** Este es un ejemplo visible de lo que está sucediendo dentro de su cuerpo. Las malas cosas está teniendo un tiempo difícil tratar con su nuevo entorno».

Fuente: http://www.healthywaterlife.com/cgi-bin/d.cgi/vines/ge/testimonials.html

Los Beneficios De Electromedicina Para El Cáncer De La Piel

«Hace un año me diagnosticaron cáncer de piel en mi espalda. Mi médico me dijo que necesitaba una cirugía para extirpar la cuarta parte del tamaño de la herida abierta en mi espalda. Me dijeron que no era melanoma, sino que tendría que ser eliminado. **Yo no desean someterse a una cirugía y pensé que intente usar mi sangre primera unidad de electrificación.** Comencé a pulsos de una o dos horas al día y ya estoy jubilado y tienen un montón de tiempo, me gustaría a veces pulso 6 o incluso 7 horas al día. Hice esto durante 3 semanas en línea recta.

Unos seis meses más tarde, me fui a mi chequeo físico anual. La enfermera notó el dolor en mi espalda se ha ido y **mi médico dice que esto fue fantástico.** Tuve nueva piel rosada donde la herida abierta había sido. Me preguntó qué me había hecho y porque no me pareció que iban a entender acerca de la tecnología de Bob Beck, les dije que comer saludable y beber bebidas verde».

Fuente: http://www.altcancer.net/emf/eng/cancergone.html

Monique Usados Electromedicina Para Encoger Su Melanoma

«... Yo tenía una mancha marrón de 1/8" en el lado del puente de mi nariz, parecía un lugar o un plano de edad lunar. Tuve uno hace años en el otro lado de mi nariz y había lasered apagado porque aunque era plana-mirando, no era realmente plana, pero era un poco elevada y se forma una costra de luz y sangrar un poco. Cada vez que me ducho, yo utilizaría un buff pad para buff hasta llegar a ser plana, pero después de un día o dos, que volvería a ser levantada y la costra de nuevo. Estos son algunos tipos de piel melanomas. De todas formas, el nuevo uno conseguí hace un año y nunca ha habido un cambio. He utilizado el Ultimate Zapper acabo de hace una semana y el melanoma y utilizó el buff pad como es habitual en mi ducha y el melanoma es plana y es mantenerse plana y el total de la circunferencia de la mancha marrón ha encogido!!!» - Monique 22 de noviembre, 2006

Fuente: http://barbfeick.com/Zapper/testimonials/cancer.htm

CAPÍTULO 18

Acciones Que Puedes Tomar Ahora Mismo Para Curarte Del Cáncer De Hígado

Si un ser querido es diagnosticado alguna vez con «Cáncer De Mama», yo recomendaría lo siguiente: *Capítulo 18:*

Como un primer paso crítico, considera realizar una **desintoxicación de 30 días**. Considera realizar una limpieza de la **placa mucoide** también (limpieza del colon) y **desparasitarte**.

❑ Cambia a una forma de vida más **orgánica, limpia** y **alcalina**. Comer una dieta que sea entre 70-80% «verde». Algunos excelentes alimentos formadores de alcalinidad son: jugo de limón, la mayoría de las verduras crudas, hierba de trigo, hierba de cebada, hierba de trigo, higos, habas de lima, aceite de oliva, miel, el miso, el té verde, la mayoría de las hierbas, granos germinados y brotes (mira la lista completa de los alimentos alcalinos aquí: www.rense.com/1.mpicons/acidalka.htm). Considera la posibilidad de cosechar y extraer zumo de **tu propia hierba de trigo** cada día. Puedes comprar un kit sencillo de siembra de hierba de trigo. Esto hará maravillas por tu salud. También puedes utilizar los productos «Supergreens» del Dr. Young, disponibles en www.phmiracleliving.com.

❑ **Eliminar el azúcar de su dieta.** El azúcar se metaboliza en forma de *ácido* y el azúcar alimenta el cáncer. El azúcar conduce al cáncer de mama, de ovarios, de próstata, y recto, entre muchas otras enfermedades.

❑ Cortar el azúcar de su dieta va un largo camino hacia la eliminación del sobrecrecimiento de *Candida* en el sistema digestivo, uno de los factores que contribuyen a la acidificación de su interior del terreno (en un terreno interior ácidas, microformas tales como bacterias, hongos, virus, etc. prosperan y se multiplican, liberando su propia toxicidad en tu torrente sanguíneo). Según www.NaturalNews.com:

*«Muchas personas han descubierto que pueden mejorar drásticamente o incluso resolver su eccema abordando el sobrecrecimiento de Candida en su sistema digestivo. Ha habido un par de estudios recientes que muestran el vínculo de Candida sobrecrecimiento de eccema. Algunas de las causas de la Candida sobrecrecimiento incluyen dietas altas en dietas procesados y refinados (**azúcar blanco, arroz blanco, harina blanca**) junto con el uso frecuente de **antibióticos**. Estos problemas crean un ambiente perfecto para la Cándida a florecer dentro de nuestros cuerpos. Esto puede desarrollar en dysbiosis y Síndrome del intestino permeable explicando las respuestas inmunitarias overachieving resultando en inflamación de la piel, alergias y asma. <u>También puede ser necesario incluir remedios naturales que tienen un efecto antimicótico incluyendo</u> **aceite de orégano, ajo, andrographis y Grapefruit Seed Extract**».*

Fuente: <u>www.naturalnews.com/035526_eczema_causes_skin.html</u>

- ❑ ***Eliminar los productos lácteos de su dieta.*** *Una ingesta alta de productos lácteos está vinculada a* **un mayor riesgo de cáncer**, *acné, alergias alimentarias, diabetes tipo 1, y tasas más altas de esclerosis múltiple.*

- ❑ *Elimine de su vida las toxicidades enumeradas en este libro, incluyendo el* **ALCOHOL, CIGARRILLOS, CAFÉ, LOS TÓXICOS PRODUCTOS DE CUIDADO PERSONAL y JABONES, y FLUORUROS.**

- ❑ *<u>Hazte una biorresonancia</u> para hallar tu sensibilidad alimentaria. Por ejemplo, encontré que mis sensibilidades alimentarias (alimentos que causan inflamación en mi cuerpo): incluyen todos los productos lácteos, patatas, tomates, berenjenas, pimientos, setas; todo el gluten de trigo, pan, pasta, avena, cebada, centeno, levadura, azúcar, vinagre, limón y toronja (debido al exceso de consumo durante muchos años); el chocolate, el cacao, el té, el café y el alcohol. Encontrar un médico local. ¡Esto cambiará tu vida!*

Visita www.naturaltherapycenter.com y www.sainutrition.com y hazte la prueba.

- ❑ *Considera la posibilidad de iniciar alguno de los protocolos de remedios naturales contra el cáncer enumerados en el Capítulo 15*

- ❑ *Considere la posibilidad de tomar un suplemento de vitamina D. Según el Dr. Mercola:*

Unos <u>600.000 casos de cáncer de mama y cáncer colorrectal cada año podrían prevenirse si los niveles de vitamina D entre las poblaciones de todo el mundo aumentaron</u>, de acuerdo a los resultados de investigaciones anteriores realizadas por el Dr. Garland y colegas.

- ❑ <u>Optimizar sus niveles de vitamina D puede ayudarle a prevenir por lo menos 16 diferentes tipos de cáncer,</u> incluidos los de páncreas, pulmón, próstata, ovario y cáncer de piel.

- ❑ A gran escala, aleatorizado, controlado con placebo sobre la vitamina D y el cáncer mostraron que la <u>vitamina D puede reducir el riesgo general de cáncer</u>

en un 60 por ciento. Este fue innovadora la noticia de que la Sociedad Canadiense del Cáncer ha comenzado realmente refrendando la vitamina como una terapia de prevención de cáncer.

❑ Considere la posibilidad de utilizar el aceite de cannabis, si puede ser obtenida en su país.

❑ Considere la posibilidad de consumir semillas de albaricoque (que contienen vitamina B17).

❑ Considere la posibilidad de adquirir un dispositivo 'Ultimate zapper' de Ken Presner's website (enviados desde Canadá).

❑ Siga los consejos de Dr. Mercola: "Tu cuerpo necesita para mantener <u>un equilibrio saludable de ácidos grasos omega-6 y omega-3 aceites en la piel</u>. Fresca, verduras crudas también proporcionar a su cuerpo con una abundancia de antioxidantes poderosos".

❑ Considere la posibilidad de utilizar el "bicarbonato de sodio y aceite de coco" salve (aplicado tópicamente) recomendado por Kyrenet en el capítulo anterior.

❑ Considere la posibilidad de utilizar la crema BEC: "<u>Una crema que contiene extracto de berenjena, conocido como BEC y BEC5, aparece para curar y eliminar la mayoría de los cánceres de piel no melanoma en varias semanas</u>. A diferencia de las convencionales en el tratamiento del cáncer de la piel, que a menudo es la cirugía, el extracto de berenjena crema no deja cicatrices y ningún signo visible de un tumor o lesión estaba siempre presente. El extracto de berenjena parece ser excepcionalmente seguro y sólo mata las células cancerosas, dejando intactas las células sanas." - Dr. Joseph Mercola

❑ *Deshazte de las **AMALGAMAS DENTALES** (mercurio, metales pesados) y de los **CONDUCTOS RADICULARES**, utilizando las precauciones mencionadas en este libro. (Nota: el diente #21 está vinculado al meridiano del «Ovario» en el cuerpo; ¿Tienes una amalgama dental o un conducto radicular en ese diente?)*

❑ ***Revisa los niveles de mercurio y metales pesados*** *en tu cuerpo.*

❑ *Reducir el estrés y empezar a hacer lo que le gusta y lo que te hace feliz.*

❑ Consigue un **filtro de agua** para toda tu casa para protegerte a ti y a tu familia del flúor, cloro, medicamentos y otros compuestos tóxicos en el agua de grifo.

❑ Invierte en algunos **suplementos nutricionales de alta calidad** (ve el Capítulo 28).

❑ Consigue un buen suplemento de **Yodo**. La deficiencia de yodo conduce a cánceres de mama, próstata, ovarios, útero y tiroides.

❑ Come nueces de Brasil cada día - son extremadamente ricas en **selenio**.

El Dr. Joel Wallach, en su libro, Créeme, Soy Doctor, escribe:

*«Ahora sin duda la enfermedad más temida en los Estados Unidos es el **cáncer**. Todo mundo se horroriza cuando hablamos del cáncer. Las personas se ponen nerviosas. Y en mi cinta «Los Doctores Muertos No Mienten» habló de la dieta anti-cáncer que se encontró. Todo el mundo enloquece cuando digo cosas así «No, no hay tal dieta anti-cáncer», y ahí lo ves. Este es un artículo de periódico, de hecho era un comunicado de prensa del Instituto Nacional del Cáncer. Se hizo un estudio de cinco años en la provincia de Henan, en China, y decidieron ir a la provincia de Henan en China porque tenía la tasa más alta de cáncer en todo el mundo. Tomaron 29.000 personas sanas, de edades comprendidas entre los 40 y 69 años, divididos en pequeños grupos, les dieron a cada grupo una vitamina diferente, un mineral diferente y combinaciones de vitaminas y minerales, a ver si algún nutriente o combinación de nutrientes reducía esta horrible tasa de cáncer en la provincia Henan. Lo que descubrieron fue, si se toma una sola vitamina, no esperes que sucedan cosas muy buenas. No estamos muy sorprendidos por eso. Lynus Pauling, uno de nuestros hijos favoritos de aquí de California, dos premios Nobel, tomó 10,000mg de vitamina C cada día durante 35 años, y murió de cáncer de próstata a la edad de 93, 7 años por debajo de la cifra mágica de los 100. Así que encontré un grupo que mostró un beneficio significativo. Este grupo, tomaba 3 nutrientes al día por 20 centavos de dólar, una dosis lastimosamente baja, duplica el RDA americano -**Beta Caroteno, Vitamina E y el selenio mineral traza**. El grupo mostró una reducción de un 9% de la mortalidad para todas las causas. El suicidio, los accidentes automovilísticos, cosas como la neumonía, enfermedad del corazón, ruptura de aneurismas, diabetes y cáncer. Se redujo las muertes por cáncer en este grupo en un 13%, y los tipos de cáncer más comunes en la provincia Henon, el cáncer de estómago y el cáncer esofágico inferior se redujeron en un 21%. Salvó a casi 1 de cada 4 de los que estaban proyectados para morir de cáncer de estómago y esófago. Simplemente a partir de estos tres nutrientes, **Beta Caroteno, Vitamina E y Selenio**. La Universidad de Arizona volvió a hacer esto, y fue publicado en la JAMA (Revista de la Asociación Médica Americana) el 25 de diciembre de 1996, el día de Navidad, y esto debió haber sido la más grande historia médica y de curación en la historia. Ni siquiera llegó al top 10 de noticias Associated Press en 1996. Así de sesgada está la profesión médica contra la nutrición. Esta debería haber sido la más grande historia de salud registrada en la historia».*

❑ **El ácido elágico** es una sustancia natural que se encuentra en casi 50 diferentes frutas y nueces (como frambuesas, fresas, arándanos, uvas, granadas, y nueces). El Instituto de Cáncer Hollings en la Universidad de Carolina del Sur llevó a cabo un estudio de nueve años, en 500 pacientes con cáncer cervical. El estudio, publicado en 1999, mostró que el **ácido elágico detiene la mitosis (división celular) en las siguientes 48 horas e induce la apoptosis (muerte celular normal) dentro de las 72 horas**, en las células cancerosas en las mamas, páncreas, piel, colon, esófago, y próstata. Además, el ácido elágico ha demostrado que induce la muerte celular del carcinoma cervical (apoptosis) dentro de las 72 horas.

❑ **Mantente hidratado,** con agua, para que el torrente sanguíneo pueda llevar oxígeno y nutrientes a las células más eficientemente y para que el hígado y los riñones puedan desintoxicar el cuerpo más fácilmente.

Beba de 2 a 3 litros de agua por día de primavera, idealmente con un poco de zumo de limón o una cucharada de 'Supergreens polvo verde", añadió. Un vaso de agua cada 15 minutos (pero no 30 minutos antes o después de comer alimentos).

❑ **Se ha demostrado que el jengibre y la cúrcuma matan las células cancerosas.**

❑ Aplicar los consejos del Dr. John Bergman para eliminar el 97% de las llamadas enfermedades «autoinmunes»: Obtener un **sueño profundo y reparador** cada noche; ir a dormir temprano; cambiar tu dieta por una de **alimentos enteros y orgánicos**; Obtener mucha **vitamina D3** (al menos 3000 UI por cada 100 libras de peso al día); consumir buenas **grasas de omega 3**; Consumir alimentos ricos en antioxidantes, por ejemplo, arándanos, arándanos, moras, frambuesas, fresas, cerezas, habas y alcachofas, todos orgánicos; consumir **resveratrol** - vino tinto, piel de uva entera, semillas de uva, frambuesas, moras; Usar **aceite de coco**; Consumir yodo de Lugol; Consumir Vitamina C con Bioflavinoides; Consumir mucho zumo de vegetales orgánicos frescos; Hacer **ejercicio regularmente**.

No consumir OMG; no consumir granos no orgánicos; no consumir productos lácteos comerciales; eliminar los químicos y las toxinas de su vida, por ejemplo, limpiadores domésticos tóxicos, jabones, productos de higiene personal, ambientadores, insecticidas, pesticidas, insecticidas, etc.; evitar los medicamentos farmacéuticos.

❑ Deja de utilizar **aceites vegetales refinados**. Los aceites vegetales contienen niveles muy altos de grasas poliinsaturadas (PUFA) que son muy inestables, se oxidan fácilmente, causando inflamación y mutación en las células. Dicha oxidación está vinculada a todo tipo de problemas de cáncer, enfermedad cardíaca, endometriosis, síndrome de ovarios poliquísticos (SOP), y mucho más.

❑ Come pequeñas cantidades de carne, y **sólo si proviene de fuentes limpias y orgánicas**.

❑ No comas carne procesada o ‹producida masivamente›. Según aconseja el Dr. Robert O. Young, en su libro *Enfermo y Cansado*:

*«Especialmente en los Estados Unidos, los animales son súper-engordados con hormonas. **Los residuos hormonales (y micotoxinas) tienden a acumularse en la capa grasa.** La investigación ha observado la **correlación nacional entre el consumo de grasa animal y la tasa de mortalidad por cáncer de próstata.** Esto ha planteado la hipótesis de que el consumo de grasas animales aumenta el riesgo de esta enfermedad, y encontraron que la asociación se debía principalmente a las grasas animales, en contrasten a la grasa vegetal.*

*Al notar que el cáncer de mama era poco común en las mujeres japonesas antes de la Segunda Guerra Mundial, los investigadores estudiaron la relación de los diversos elementos de la dieta occidental que invadieron a Japón y la incidencia del cáncer de mama. Los resultados indicaron que las mujeres japonesas con hábitos dietéticos occidentalizados tenían **un mayor riesgo de cáncer de mama cuando comen grandes cantidades de carne.** También se ha mostrado una correlación entre el consumo de determinados alimentos y el riesgo de cáncer de tiroides. En este estudio, los pacientes con cáncer solían consumir **cantidades significativamente mayores de aves de corral, jamón cocido, salami, panceta y salchichas.** También fueron observadas asociaciones directas significativas con el **queso, mantequilla y otros aceites** excepto el de oliva. El aceite de oliva es generalmente libre de micotoxinas».*

*[...] «Sin embargo, otro estudio en 1993 verificó la hipótesis de que el tipo de grasa consumida en la dieta puede influir en la aparición de cáncer de endometrio, ovario y cáncer de estómago. Quienes sufrían cáncer consumían más grasas de origen animal y, en particular, utilizaban más mantequilla en la cocina, comían más tocino y jamón, y bebían más leche entera. En la población de un caso de estudio de control realizado en Suecia en 1982-1984 se encontró una serie de factores dietéticos en asociación con el cáncer de páncreas. En este caso, el riesgo aumenta con un mayor consumo de **carnes fritas y a la brasa**, así como de **margarina** sobre **pan blanco»** .*

PERO aunque recomiendo reducir la carne procesada en la dieta, aun aconsejo comer *algo* de carne, de fuentes limpias. Stewart Swerdlow asegura que:

«Hemos dejado muy claro a lo largo de los años que los seres humanos son omnívoros, no herbívoros. Las plantas en granjas también sufren y tienen sentimientos. Las plantas y los animales están aquí con el propósito de nutrir a todos los que estén por encima de ellos en la cadena alimentaria. El ADN humano se compone de bases de proteína animal. Tenemos que reparar y hacer crecer nuestras células. De lo contrario, es como una máquina copiadora que se queda sin tinta.

Los vegetarianos, se debilitan y eventualmente mueren antes que los demás. [...] Esto también ha sido demostrado en estudios en Rusia, América del Sur y Asia.

*Las proteínas de las plantas son bueno para nosotros, pero no lo suficiente. **La mujer que trajo el vegetarianismo macrobiótico a EEUU murió de cáncer de ovario siendo muy joven, porque su cuerpo no fue lo suficientemente***

240

fuerte como para combatirlo. *Los seres humanos necesitan proteínas animales. Necesitas material para construir el cuerpo».*

❑ Evita los pesticidas. Come orgánico. Desintoxícate regularmente, si has estado expuestos a pesticidas. El Diazinón en los insecticidas fue asociado con el cáncer de ovario (duplicó el riesgo), y los autores de un estudio observaron incremento del riesgo para el cáncer de mama, tiroides y cánceres ováricos por el uso de fosfatos orgánicos.

❑ Evitar las vacunas, si es posible. "En un documento de 1979 por los doctores Farwell, Dohrmann, Marrett y Meigs, informaron de un aumento sustancial de los tumores cerebrales infantiles, especialmente medullo-blastoma, cuando las madres habían sido inoculados con vacunas que contienen SV-40. SV-40 es repetidamente extraídos de varios tipos de tumores, incluyendo el cerebro, hueso, pulmón y cánceres de pecho raras anteriormente. **20.000 niños mueren anualmente de los tumores cerebrales que se encuentran para contener el virus SV-40**… gente rara vez exhiben los tumores cerebrales hace cien años.

Los cánceres del tejido blando comenzó disparando después de la introducción de la vacuna contra la polio, aumentando en un 50% en promedio durante un período de 16 años: El cáncer de pulmón, cáncer de mama, cáncer de próstata, linfoma, cáncer de cerebro y el melanoma. El cáncer de piel se incrementó en 70%, el 60% de linfoma, próstata, cáncer de mama, de 60% a 34%".

❑ Llegar a **la raíz de la causa** de lo que está causando el cáncer de piel. Autoanalizarse. Aprender a dejar ir y *perdonar.* Obtenga algunas curaciones. Mirar a cambiar su actitud, como por Richard Moat, abordando temas tales como:

"Rabia inexpresada; auto-censura; duele; profundo resentimiento de larga data; carente de amor propio; y ser implacable".

"Integridad conflictos; conflictos de protección; sentir atacado, expuestas y/o vulnerables; Sensación desfigurado y, sobre todo, viola. La ubicación en el cuerpo dará pistas sobre el probable lugar donde cualquier violación tuvo lugar".

❑ Enfócate y visualízate estando sano y vibrante. **Visualizar y concentrarse en una imagen mental de ti mismo estando sano, dinámico y feliz. Visualízate** SANO, VIBRANTE, FUERTE, FELIZ, SONRIENTE, DISFRUTANDO DE LA VIDA. Utiliza **afirmaciones** diariamente, tales como *«en todos los sentidos cada día estoy más fuerte y saludable», «cada día en todos los sentidos mis huesos están sanando y haciéndose más fuertes».* Utiliza la **tecnología del mensaje subliminal** (un software de mensajes que parpadea en la pantalla de tu ordenador) para programar tu subconsciente hacia el éxito, miles de veces al día, sin esfuerzo.

❑ **¡Escribe 100 motivos por los que debes recuperar tu salud!** Esto te dará la motivación necesaria para lograrlo, transformará tu Jerarquía De Valores (en la vida, tenemos lo que está EN LO MÁS ALTO de nuestra jerarquía de valores), y tratará de reprogramar tus creencias subconsciente sobre la salud. Automáticamente tomarás mejores decisiones, sin tener que pensar en ello conscientemente.

❑ Considere la posibilidad de tomar Chlorella, glutamina, berberina, probióticos, y vitamina D, para ayudar a corregir "síndrome del intestino agujereado":

*"El**mercurio es una causa común de enfermedades crónicas relacionadas con la disfunción intestinal, como la colitis ulcerativa, síndrome del intestino irritable, enfermedad de Crohn y <u>la psoriasis</u>.** Cuando se aumenta la permeabilidad intestinal, los alimentos y la absorción de nutrientes se ve afectada. Disfunción en la permeabilidad intestinal puede provocar síndrome del intestino permeable, donde las moléculas más grandes y toxinas en los intestinos puede pasar a través de las membranas y en la sangre, provocando la respuesta inmune. **Puede ocurrir daño progresivo al forro intestinal,** dejando finalmente enfermedad-causando las bacterias y partículas de alimentos no digeridos y toxinas para pasar directamente en el torrente sanguíneo.*

*[…] **El mercurio ocasiona destrucción significativa de estómago e intestino células epiteliales,** resultando en daños al revestimiento del estómago, lo cual altera la permeabilidad y altera negativamente las poblaciones bacterianas en los intestinos causando leaky gut síndrome con tóxicos, incompletamente digeridos complejos en la sangre y acumulación de Heliobacter pylori, la sospecha de un factor importante en las úlceras y el cáncer de estómago y Candida albicans, así como la absorción pobre de nutrientes.*

*[…] La sustitución de los empastes de amalgama y **detoxificación de metales se han encontrado para mejorar considerablemente la salud de la mayoría de los con condiciones relacionadas a la disfunción intestinal** y leaky gut síndrome.*

*Otras causas comunes o de factores en leaky gut y las correspondientes condiciones incluyen Alergias e Intolerancias alimentarías; (AINES, aspirina, estómago bloqueadores H2, esteroides, etc.); dysbiosis **(sobrecrecimiento de organismos** debido al uso de antibióticos y/o bajos niveles de probióticos); **consumo de alcohol;** la exposición a sustancias tóxicas y sinérgica sensibilidad química; infecciones crónicas; y la **insuficiencia de enzimas digestivas.** […] **Aditivos alimentarios** o **alimentos procesados** que contienen **glutamato (MSG), el aspartamo, el jarabe de maíz de alta fructosa,** tinturas, etc. son las causas más comunes del síndrome del intestino permeable.*

*[…] Además de mejoras en muchos pacientes después de reemplazo de amalgama y desintoxicación, **dieta y medidas nutricionales** suelen ser eficaces en la mejora de la enfermedad de Crohn. 4-R El programa ha dado buenos resultados en muchos pacientes. El programa elimina todos los alimentos cuando hay sospecha de alergia que puede producir inflamación. **Los alergenos comunes incluyen trigo o gluten, lácteos, huevos, maní, tomate, maíz y carne roja.***

*Además, la **eliminación de los parásitos gastrointestinales indeseables, bacterias, hongos y levaduras** se llevan a cabo. A veces un tratamiento como nystantin se utiliza para eliminar la levadura. A continuación, nutrientes vitales son reemplazadas por medidas dietéticas y suplementos de un buen multivitamínico y mineral, **deficiencia de minerales como el hierro, magnesio, calcio, selenio, zinc, yodo y vitaminas como el complejo B, B6, B12, y ácido fólico.** Siguiente los intestinos son re-inoculadas con bacterias beneficiosas (Lactobacillus acidophilus y Lactobacilus bulgaricus). Finalmente, se adoptan medidas para reparar el intestino para corregir el aumento de la permeabilidad. Esto se realiza mediante la adición de nutrientes como la glutamina, ácido pathothenic (B5), zinc, FOS, y vitamina C. La DHEA y butirato también han sido eficaces en muchos pacientes a reducir la inflamación.*

*Suplementos y otros tratamientos que reducen la permeabilidad intestinal también se han encontrado para ser protectora contra y mejorar estas condiciones. **La glutamina, berberina, probióticos, y vitamina D** se han encontrado para reducir la permeabilidad intestinal y proteger contra los efectos causados por el síndrome del intestino permeable. El butirato se ha encontrado para inhibir la inflamación y carcinogénesis en los intestinos y bajos niveles de butirato se encuentran en el cáncer de colon, colitis ulcerosa y enfermedad de Crohn. La suplementación con **chlorella** ha dado como resultado efectos beneficiosos cuando se usa en pacientes de enfermedades crónicas, tales como la colitis ulcerosa, la hipertensión o la fibromialgia. Los médicos han sugerido que el mecanismo por el cual la Chlorella mejora el tratamiento de esas condiciones es la **detoxificación de metales**, que es el principal mecanismo de acción de Chlorella y se ha encontrado para mejorar enormemente la función intestinal".*

Fuente: http://amalgam.org/education/scientific-evidenceresearch/mercury-food-intolerances-connections-ulcerative-colitis-ibs-crohns-skin-conditions

Si tienes alguna pregunta o deseas ayuda en la aplicación de las orientaciones contenidas en este libro - después de haber consultado con tu profesional de la salud - ponte en contacto con nosotros en info@TheNewBiology.co.uk.

Parte 3

La Nueva Biología

CAPÍTULO 19

La Buena Salud Comienza Antes Del Nacimiento

A medida que te embarcas en tu viaje de curación, a veces es útil saber por vuestros padres acerca de sus condiciones de parto. ¿Naciste por cesárea? ¿Fue un parto largo? ¿Cuál era el estado mental de tu madre? ¿Fuiste amamantado? ¿Fuiste vacunado? ¿Te enfermabas con frecuencia de niño?

Si estás pensando en convertirte en padre por primera vez, también es importante ser consciente de cómo la buena salud comienza en el útero, para que tu hijo tenga el mejor comienzo en la vida. Una de las cosas más importantes es *el estado de ánimo* de la madre. ¿Ella es feliz? ¿Ella espera a su hijo? Y en segundo lugar: la *nutrición* que la madre está recibiendo durante la concepción y durante el embarazo es *fundamental*.

La Deficiencia De Minerales Puede Provocar Abortos Espontáneos Y Defectos De Nacimiento

El Dr. Joel Wallach afirma que hay 90 nutrientes esenciales requeridos por nuestros cuerpos para una óptima salud y longevidad, pero la mayoría de estos están ausentes en nuestra dieta moderna. Fue nominado para el Premio Nobel de Medicina en 1991 por sus impresionantes descubrimientos en el uso de los oligoelementos *para prevenir enfermedades en los recién nacidos.* Es muy importante que las madres gestantes complementen su dieta.

En 1977 el Dr. Wallach descubrió que la Fibrosis Quística en monos se debía a una deficiencia nutricional - específicamente, la falta de *selenio* en su dieta. Él también encontró que la deficiencia de vitamina A en niños causaba queratitis, úlceras corneales y ceguera. La deficiencia de calcio causaba artritis y la Esclerosis Múltiple en adultos. Las deficiencias de yodo y cobre provocaban abortos espontáneos y bocio. Los bebés nacen con espina bífida y paladar fisurado graves como resultado de deficiencias de ácido fólico o zinc. El beriberi con insuficiencia cardiaca congestiva resultante fue el resultado de la deficiencia de tiamina o vitamina B1. Él afirma que en la mayoría de los casos los «defectos genéticos» son simplemente ‹huella dactilar› reproducible que las deficiencias minerales dejan en un gen específico. Las eficiencias minerales son la causa principal de la mayoría de las enfermedades que erróneamente se pensaba eran «transmitidas genéticamente».

Desintoxica Y Limpia Tu Terreno Interior *Antes De* Quedar Embarazada

Asegúrate de que estás comiendo orgánicamente, utiliza productos de limpieza, productos de belleza natural y el menor maquillaje posible. Evita *a toda costa el fluoruro*. El fluoruro está vinculado a la infertilidad, defectos de nacimiento, un CI bajo, y al cáncer. Desintoxícate cuidadosamente *antes* incluso de comenzar a intentar concebir un bebé. Debido a los productos químicos tóxicos en los plaguicidas, productos de cuidado personal, y a los aditivos alimentarios, muchos bebés nacen hoy con más de 200 químicos en su sangre, y la mayoría son altamente cancerígenos. Un estudio de la EWG descubrió que las muestras de sangre de los recién nacidos contiene un promedio de 287 sustancias tóxicas como mercurio, retardantes de fuego, pesticidas y químicos de Teflón. ¡180 de estos productos químicos causan cáncer en los seres humanos, 217 son tóxicos para el cerebro y el sistema nervioso, y 208 de causan defectos de nacimiento o desarrollo anormal en pruebas en animales! Los expertos creen que el aumento de las tasas de defectos de nacimiento, el asma, los trastornos del desarrollo neurológico y otras enfermedades graves en los niños norteamericanos son resultado de estas exposiciones químicas tempranas.

Los Fármacos NO Son Seguros Durante El Embarazo

Además, por el amor de Dios, no uses medicamentos durante el embarazo. La mayoría de los medicamentos no son probados para usarse con seguridad durante el embarazo y pueden causar defectos de nacimiento graves.

Se estima que el 14 por ciento de las mujeres embarazadas usa antidepresivos. Lamentablemente, el uso del antidepresivo Paxil (paroxetina) estuvo asociado con un mayor riesgo de cinco defectos de nacimiento, incluyendo defectos cardíacos y anencefalia, que es la formación anormal del cerebro y del cráneo. El uso de Prozac (fluoxetina, hecho de flúor) se asoció con dos defectos de nacimiento, incluyendo defectos de la pared cardíaca y forma craneal anormal. Los defectos de nacimiento ocurrieron dos a tres veces más frecuentemente en los bebés que nacen de mujeres que toman medicamentos. Más preocupante aún… estos fármacos han encontrado su camino en los EE.UU. ¡el suministro de agua! *¿Están tratando de medicar a toda la población de EEUU con antidepresivos contra su voluntad?* ¿O no se están eliminando los fármacos en la orina de las personas por métodos de tratamiento de agua? ¡Yo, desde luego, no me sorprendo si son ambas!

Los Peligros De La Radiación Del Teléfono Celular y Wi-Fi

La exposición directa a la radiación emanada por los teléfonos celulares mientras se está en el útero y posteriormente puede afectar profundamente la salud de los niños. La canalizadora espiritual Bárbara Marciniak afirma: *«Una madre embarazada que está llevando celulares, quien está sentada delante de la televisión o que va al cine, ve películas violentas y recibe señales inalámbricas de todas parte... y cada aparatito en la casa es eléctrico... todo esto bombardea al feto. No puede sobrevivir. No es un ambiente nutritivo. Así que vamos a ver un gran aumento en las enfermedades. Va a haber un despertar... ‹No podemos seguir haciéndonos esto a nosotros mismos›... ‹No podemos hacerle esto a nuestros hijos y nietos nunca más...›*

El presidente de Environmental Health Trust, Devra Davis, afirma que «la *radiación de Wi-Fi puede causar una disminución el tiempo de reacción en los niños, disminución de la función motora, aumento de la distracción, hiperactividad e incapacidad para concentrarse.*» Además, los fetos reaccionan muy negativamente a las **ecografías** y esto puede conducir a problemas de desarrollo más tarde. Esta es la razón por la que sólo aceptamos dos ecografías muy breves cuando mi esposa estaba embarazada.

Los Beneficios Del Hipnoparto Y Los Partos Naturales

Si eres mujer, yo recomiendo ir a un curso de Hipnoparto, para prepararte para experimentar un parto natural y sin dolor *sin* el uso de medicamentos ni necesidad de una cesárea. Un amigo mío enseña Hipnoparto en Europa, y el 87% de sus 900 alumnas hasta el momento dio a luz de forma natural, sin ninguna droga en absoluto, en tan sólo 4 a 8 horas, y estaban fuera del hospital dentro de un día o dos. ¡Tu cuerpo está *diseñado* para hacer esto!

En el reino animal, cuando la mujer está a punto de dar a luz, ella encuentra un lugar oscuro y tranquilo, donde se siente *segura*, y ella se mete en un estado tipo trance (o ‹meditativo›). Las contracciones se vuelven progresivamente más intensas, pero permiten que haya un tiempo de descanso entre ellas. Estas contracciones ‹expulsan› naturalmente al bebé del cuerpo de la mujer. Ella no necesita ‹pujar como loca›, en contraste con lo que vemos en la televisión.

Cuando mi esposa dio a luz hace un año, insistí en que la habitación de la clínica fuese oscura, puse música suave y algunas velas, he colocado grandes almohadas mullidas sobre el terreno, e instruí a las enfermeras: *«Pueden revisarla ahora al principio, pero luego nos dejan solos durante unas horas. Yo las buscaré cuando llegue el momento. Si alguno de vosotros entra antes y la saca de su ‹estado›, arrancaré vuestras cabezas.»* OK, no les *dije* la última parte, pero si fue algo parecido que causó el mismo efecto. Les había sorprendido, pero sonrieron y nos dejaron con nuestros propios dispositivos. Las enfermeras y los médicos suelen entrar y salir de tu habitación cada pocos minutos, es ruidoso, es luminoso, conectando máquinas y con la IV goteando hacia tu cuerpo, escanean, realizan pruebas, ecografías... se vuelve increíblemente *estresante* para la futura mamá. ¡¿Cómo puede *posiblemente* relájese y dejar que su cuerpo haga lo que tiene que hacer?!

Habíamos escrito nuestro plan de nacimiento, el cual les dimos, y también habíamos escrito cómo ese día se iba a desarrollar. Queríamos programarlo en nuestro subconsciente: *«Cuando se rompa la fuente, tranquilamente, conduciremos a la clínica, y tendremos una bonita y tranquila travesía en el camino. Estamos tan contentos y esperamos conocer a nuestro bebé. No haré ninguna pregunta (ya que esto estimularía su neocórtex y la sacaría de su ‹Estado›) ya que está pasando por técnicas de relajación y técnicas de visualización para su hipnoparto. Las enfermeras y el médico serán muy atentos, encantadores y amables, y van a consentir nuestros deseos de parto. Nuestro bebé nacerá dentro de unas pocas horas…».* Sé que entiendes la idea. Hemos *aprendido de* esto, y adivina qué: ¡eso es exactamente lo que sucedió! Mi esposa dio a luz de forma natural, sin necesidad de analgésicos ni una epidural, sin Pitosin y sin cesárea. Sentía una fuerte ‹presión› al final, pero nada más. *«como un fuerte dolor menstrual»* según ella misma dice.

Los Bebés Que Nacen Por Cesárea Sufren Más Trastornos Crónicos

Los bebés nacidos por cesárea nacen en *trauma*. Están traumatizados desde el comienzo de sus vidas. Los estudios demuestran que su salud sufre esos traumas a lo *largo de* sus vidas. En un gran estudio realizado por científicos daneses en 2014, los resultados demostraron que las personas nacidas por cesárea sufren de afecciones crónicas como asma, reumatismo, alergias, trastornos intestinales, y leucemia con más frecuencia que las personas nacidas en forma natural. *«Es evidente que los niños nacidos por cesárea tienen peor salud»,* concluyó el Dr. Jan Blustein. Quizá no era sorprendente encontrar que los médicos ganan más por llevar a cabo esta cirugía, que en el caso de un parto natural. También puede planificarse mejor, programar una cesárea en un momento dado en un día específico, en lugar de recibir llamadas 24/7 durante la noche y los fines de semana.

Los nacimientos en los hospitales son extremadamente traumáticos. Mi esposa asistió unos partos en un hospital, y ella dijo que era parecido a presenciar una violación… tanto ella como la madre quedaron traumatizadas, por no decir nada del niño. Un médico tomó el plan de nacimiento que le habían entregado, lo arrugó y lo arrojó al suelo, gritando airadamente a la aterrorizada madre, *«¿Quién te crees que eres, para decirme cómo hacer que nazca bebé?».*

Somos afortunados por haber podido pagar una clínica privada, pero no todo el mundo tiene esa oportunidad. Creo que los partos hospitalarios son *así de* traumáticos y estresantes *por diseño.* ¿Por qué? Porque traumatizar a un niño al nacer fragmenta su mente, y lo hace mucho más receptivos a las técnicas de control mental y programación (lavado de cerebro) del estado. Esto crea un ser humano que constantemente busca tranquilidad y aceptación, conformándose con el statu quo imperante, *haciendo lo que se le diga.*

Bajo las condiciones estresantes y traumáticas de un nacimiento en un hospital (luces brillantes, ruidos fuertes, el goteo del IV, ecografías, constantes interrupciones, químicos, cesáreas…), la madre no se encuentra en estado para dar a luz de forma natural. El estrés entra en juego, lo que significa que ella está en modo «lucha o huye» - el modo *exactamente opuesto* a lo que su cuerpo en realidad necesita para dar a luz de forma natural. Y el médico te dice *«El bebé no está saliendo. Necesitamos darte oxitocina para acelerar las contracciones.»* Bueno, *por supuesto* que el bebé no está saliendo. ¡Se ha interrumpido totalmente el proceso de parto! Y esa oxitocina no es oxitocina EN VERDAD. Es un químico llamado ‹Pitosin›, *lo cual perjudica el bebé*, y hace que las contracciones se vuelvan fuertes y violentas, llegando todas a la vez (sin descanso entre ellas), y con mucho dolor. Y esto generalmente no *induce aun* el trabajo de parto. Y es ahí cuando te dicen, *«Tenemos que realizar una cesárea. El bebé está en peligro.»* El hospital y el médico hacen más dinero mientras más medicamentos y cirugías te venden. El bebé está en peligro por los niveles de estrés de a madre, por los productos químicos inyectados a ella, por los ultrasonidos…

Según la terapeuta psico-genética rusa Galina Šeremetěvová, «Si un niño nace por cesárea, simplemente no podrá manejar los problemas posteriores en la vida. Si un nacimiento es generalmente largo, pero termina bien (un parto natural), el niño tendrá un sentimiento de seguridad cuando se ponga en contacto con problemas más tarde en la vida. Un nacimiento complicado y difícil imprime en la psique humana el sentimiento de pesimismo y fracaso. El niño crece hasta sentirse como «oooh, la vida es tan dura… todo es un problema… la vida es demasiado complicado como para que tenga éxito». Él se siente impotente e indigno, y siempre huirá de las situaciones o problemas más complicados. Asimismo, muchos de los niños nacidos con cesárea tienen mucha tensión en sus intestinos. Si eliges los anestésicos, estos realmente tendrán un efecto profundo sobre la psicología del niño: «La única manera de lidiar con los problemas es el escape que consigo al drogarme a mí mismo». ¿Será que la epidemia actual de uso de drogas es causada por la epidural en el momento del nacimiento?».

Encontrarás enfoques de parto infinitamente diferentes , dependiendo de dónde vivas. Por ejemplo, solamente en Europa, Chipre tiene una tasa de nacimientos por cesárea sorprendentemente alta de 68%, en comparación con el 7% en Finlandia, Noruega y los Países Bajos, y el 9% en Inglaterra. Tómate tu tiempo para encontrar una clínica y el obstetra que te proporcionará la mejor experiencia posible en el parto. ‹La Paternidad Consciente› y ‹La Crianza de Contacto› son temas importantes a cubrir cuando se trata de criar a un niño sano, pero estos están fuera del alcance de este libro. Yo insto enérgicamente a que los revisen. *Si tienes preguntas acerca de la paternidad consciente o del Hipnoparto envíanos un correo electrónico a info@thenewbiology.co.uk.*

Recientemente la ‹Oxitocina› inyectada en las mujeres durante el parto (‹Pitosin›) estuvo vinculada a miles de casos de parálisis cerebral. En el Reino Unido, el 70% de los reclamos presentados contra el NHS en relación a los partos eran sobre el Pitosin.

Los Beneficios De Amamantar A Tu Hijo

La leche materna contiene más de 200 compuestos que combaten infecciones, ayudan a madura el sistema inmunitario, ayudan en la digestión, y apoyan el crecimiento del cerebro. La leche de fórmula, por otra parte, carece de muchos de los nutrientes y anticuerpos que la leche materna provee. La leche materna contiene la cantidad adecuada de nutrientes esenciales para el cerebro y los nervios, el desarrollo y puede proteger al bebé de muchas enfermedades e infecciones potenciales. También me han dicho que el cuerpo de la madre *sabe producir la nutrición específica que el bebé necesita* en su leche de pecho en cada momento, tan solo por mantener al bebé cerca de ella. ¿Cómo es posible? Aparte de explicaciones esotéricas, se dice que los bebés dejan células madre dentro de la madre, que *se comunican* con las células del bebé. Esta es la forma en la que algunos científicos explican el fuerte vínculo y la conexión casi telepática que las madres tienen con sus hijos. Además:

❑ Los niños alimentados exclusivamente con leche materna durante los primeros 6 meses tienen **14 veces más probabilidades de sobrevivir** que aquellos que no lo son (consulta las *«101 razones para amamantar»* en www.notmilk.com/101.html).

❑ La lactancia materna reduce el riesgo de asma, alergias, obesidad y cáncer infantil.

❑ **Las madres que usan biberones son más propensas a sufrir cáncer de mama y de ovarios,** y sus bebés a sufrir cánceres infantiles (como la leucemia) y cáncer de intestino en su vida futura.

❑ La lactancia materna reduce en un 25% el riesgo de que las bebes eventualmente desarrollen cáncer de mama (*«la exposición a la leche materna en la infancia y el riesgo de cáncer de mama»* Freudenheim, J. 1994)

❑ Un bebé amamantado durante un mes tiene un **reduce su riesgo de tener de leucemia infantil en un 21%.** Esa reducción del riesgo se convierte en un 30% después de 6 meses. (Robison, L. de la Universidad de Minnesota, 1999)

❑ La lactancia materna reduce el riesgo de cáncer de mama en edad premenopáusica a un 59% (Stuebe en la Universidad de Carolina del Norte, publicado en Archivos de Medicina Interna, agosto de 2009).

❑ Los bebés alimentados con leche de fórmula son de 6 a 20 veces más propensos a desarrollar alguna enfermedad intestinal grave.

❑ Los bebés amamantados tienden a ser más inteligentes que los bebés que fueron alimentados con fórmula.

❑ *«Los Bebés Alimentados Con Fórmula Duplican La Mortalidad Infantil En América»* - Según un estudio publicado en la revista Pediatrics, (mayo de 2004), titulado *«La Lactancia Materna Y El Riesgo De muerte Posneonatal en Estados*

Unidos», el cual reporta un 56% más muertes infantiles de aquellos que reciben más fórmula.

❑ En un estudio a gran escala que está teniendo lugar en las zonas pobres de Ghana, India y Perú se encontró un sorprendente **que el número de defunciones para de bebés que no son amamantados es 10,5 veces mayor** frente a los bebés que fueron amamantados exclusivamente con leche materna.

❑ La mayoría de las fórmulas para bebés en realidad están bastante llenas de algunos químicos peligrosos, razón por la que recomendamos la marca o la marca de leche orgánica para bebé **Holle**. Mike Adams de NaturalNews.com afirma que: «*Armas químicas y contaminantes bacterianos pueden entrar en juego cuando se alimenta a los bebés con biberón. Mezclar la leche en polvo para lactantes con agua del grifo, o incluso el agua potable embotellada, puede abrir la puerta a numerosos contaminantes en el agua, incluyendo subproductos del cloro, pesticidas, plomo, disolventes, arsénico o nitratos de la escorrentía de fertilizantes. Algunas fórmulas pueden contener niveles excesivos de metales como el aluminio, el cadmio, el plomo o peor*».

Los Niños Vacunados Son Cinco Veces Más Propensos A Enfermarse

Como hemos mencionado en el capítulo 12, en algunos países occidentales, más de *50 dosis* de 14 diferentes vacunas se administran a los niños antes de que alcancen la edad preescolar, incluyendo 26 dosis en su primer año. Un estudio reveló que:

❑ Los niños vacunados tienen aproximadamente dos veces y media más probabilidades (¡250% más!) de desarrollar **dolores de cabeza tipo migraña** en comparación con los niños no vacunados.

❑ Los niños vacunados tienen ocho veces más probabilidades (¡800% más!) a desarrollar **asma** y **bronquitis crónica** (problemas respiratorios).

❑ Los niños vacunados tienen tres veces más probabilidades (¡300% más!) de desarrollar **hiperactividad**, son cuatro veces más propensos (400% más!) a sufrir de **fiebre del heno**, y sorprendentemente son 17 veces más propensos (¡1.700% más!) a experimentar **la enfermedad tiroidea**, en comparación con los niños no vacunados.

❑ Los niños vacunados tienen 22 veces más probabilidades (2.200% más!) de desarrollar **infecciones de oído**.

❑ Menos del 10% de los niños no vacunados sufren **alergias** de ningún tipo. Esto se compara con el 40% de los niños en los Estados Unidos entre las edades de 3-17 años que reportan una alergia a al menos un alérgeno.

❑ Los niños vacunados son 19 veces más propensos a desarrollar formas graves de **autismo**.

COUNTERTHINK

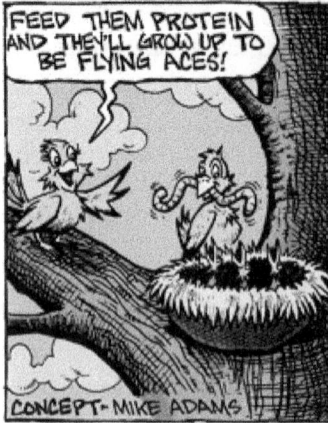

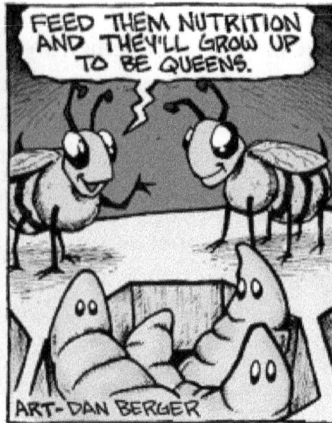

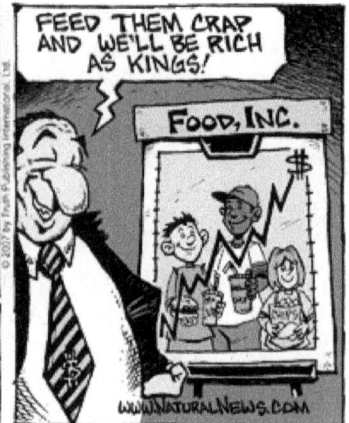

Gracias a Mike Adams y a *www.NaturalNews.com* por la caricatura de arriba.

Andreas Moritz, autor de **El Cáncer No Es Una Enfermedad, Es Un Mecanismo De Supervivencia**, señala en su libro que:

- ❑ Algunas de las más poderosas influencias que un niño puede experimentar ocurren mientras todavía está en el vientre de la madre. Es un hecho científico que lo que una madre atraviesa emocional y físicamente tiene un fuerte impacto en la salud física y emocional de su hijo.

- ❑ El estrés en la niñez puede conducir al cáncer y los seres humanos experimentan estrés temprano, incluso antes de que nazcan. Haber nacido por cesárea puede tener efectos traumáticos en los bebés.

- ❑ Además, no amamantar a un bebé y mantener al bebé en una habitación separada de la madre puede causar un conflicto de separación biológica que incluso puede causar la muerte súbita. No detectar o sentir el latido de la madre puede provocarle ansiedad al bebé. Los niños prematuros están particularmente traumatizados por la ansiedad de separación.

- ❑ Las vacunas causan perturbaciones biológicas, similares a una mini apoplejía, además de exponer al bebé a las numerosas toxinas cancerígenas contenidas en las vacunas.

- ❑ Una dieta inadecuada que incluya azúcar, leche de vaca, proteínas de origen animal, alimentos fritos y otras comidas chatarra, también afecta en gran medida a los niños. El que las madres beban alcohol, coman comida chatarra, tomen medicamentos durante el embarazo, o sean vacunadas, también tiene un efecto perjudicial sobre la salud del bebé.

❑ Tratar las infecciones de los bebés con antibióticos daña gravemente su sistema inmunológico.

❑ El tóxico *fluoruro*, añadido al agua potable municipal en los Estados Unidos y en otros países, ha sido claramente vinculado como causante de cáncer de hueso, y otros tipos de cáncer.

❑ Apretar el cordón umbilical demasiado pronto, en lugar de los 40-60 minutos después del nacimiento, puede reducir la oxigenación de la sangre en el bebé por encima del 40%, y evita que se expulsen las toxinas de la sangre a través de la placenta. Esta práctica tiene un efecto muy negativo en el crecimiento de los niños.

Descarga El Informe Especial:

‹‹Cómo Incrementar El Coeficiente Intelectual De Tu Hijo En Un 27% En 90 Días O Menos, ¡Y Dale Rienda Suelta A Su Genio Interior!››.

Gratis en www.TheNewBiology.co.uk/smartchildren

CAPÍTULO 20

Los Médicos Muertos No Mienten, O ‹Por Qué Tu Cuerpo Necesita Minerales›

El Dr. Joel Wallach fue veterinario durante 30 años y trabajó como patólogo veterinario de investigación con el Instituto Nacional de la Salud, realizando más de 17.500 autopsias de 454 especies de animales y 3.000 en seres humanos. Debido a sus antecedentes y a la naturaleza de su trabajo, él estaba en una posición única para observar cómo las deficiencias nutricionales causaban problemas de salud específicos en los animales, así como en los seres humanos.

En 1977, descubrió que la Fibrosis Quística en monos se debía a una deficiencia nutricional -concretamente, la falta de *selenio* en su dieta, lo que brindo una gran esperanza para los niños que padecen esta afección. Sin embargo, cuando hizo público su descubrimiento, volando en la cara de la creencia generalizada de que *‹‹la fibrosis quística es genética››*, el Instituto lo despidió de inmediato. Disgustado y perplejo, él tomó la decisión de ir a la escuela de medicina, para poder tratar a niños con fibrosis quística él mismo.

Fue nominado para el Premio Nobel de Medicina en 1991 por sus impresionantes descubrimientos en el uso de oligoelementos para prevenir enfermedades en los recién nacidos. Miles de personas han asistido a sus conferencias sobre nutrición, y millones han leído su libro *Los Médicos Muertos No Mienten*, en el que afirma:

❏ **Hay 90 nutrientes esenciales requeridos por nuestros cuerpos para una óptima salud y longevidad** (60 minerales esenciales, 16 vitaminas esenciales, 12 aminoácidos esenciales, y 3 ácidos grasos esenciales), pero la mayoría de estos están totalmente ausentes o en disponibilidad variable en nuestra dieta moderna. Es importante señalar que las plantas no pueden *producir* minerales, éstas sólo los tomas desde el suelo. Y si la tierra está agotada por prácticas de agricultura intensiva, entonces, la mayoría de estos minerales estarán simplemente *ausentes* en nuestras dietas, de ahí la necesidad de suplementos nutricionales.

257

❑ **El potencial genético humano de longevidad es de 120 a 140 años**, pero la esperanza media de vida en EEUU es sólo de 75,5 años. Necesitas complementar tu dieta con estos nutrientes esenciales, a fin de vivir una vida larga y saludable.

❑ **Los médicos ni son más sanos ni viven más que la población promedio**. Por el contrario… los médicos estadounidenses en realidad viven hasta los 62 años de edad promedio, en comparación con los 75,5 años del estadounidense promedio. ¿Por qué les pedimos asesoramiento médico? «Si los médicos supieran de lo que hablan en cuanto a salud y longevidad se refiere, deberían ser más saludables y vivir más que el estadounidense promedio», concluye el Dr. Wallach.

❑ Para hacer que la agricultura, la ganadería y la agricultura sea predecible y rentable para las industrias, **los agricultores y ganaderos aprendieron a añadir vitaminas, minerales y oligoelementos en el alimento de los animales, para prevenir enfermedades, eliminar la infertilidad, prevenir defectos de nacimiento, reducir las pérdidas por muerte**, y reducir facturas de veterinario, las cuales son totalmente contraproducentes. Ellos encontraron que podrían <u>prevenir hasta un 98% de los defectos de nacimiento en animales, complementando la alimentación de la hembra con los nutrientes adecuados antes de la concepción</u>. En la mayoría de los casos, los «defectos genéticos» son simples deficiencias minerales que dejan una «huella dactilar» reproducible en un gen específico en un cromosoma. Las deficiencias minerales son la causa principal de la mayoría de las enfermedades que erróneamente se pensaron que eran «transmitidas genéticamente». El Dr. Wallach afirma: «Hicimos a un gran esfuerzo para asegurarnos de que el ganado tuviese las cantidades óptimas de vitaminas, minerales y oligoelementos en su alimentación. ¡Nadie parecía demasiado preocupado por la necesidad de darle a los seres humanos estos mismos suplementos vitales!».

❑ Es muy importante que las madres y las mujeres embarazadas complementen su dieta: «Las familias Amish que no se suplementan con vitaminas y minerales tenían niños pequeños con defectos congénitos como paladar hendido, espina bífida, síndrome de Down, autismo, PKU, TDA, malformación en los pies, hernias, distrofia muscular, y defectos en el corazón. Las Amish también amamantaban a sus bebés. Si no se suplementaba a la madre, ella se volvería más desprovista de minerales con cada hijo sucesivo. Como resultado de este patrón, los niños pequeños tienden a tener los defectos de nacimiento y las madres a edad media tendían a tener una variedad de enfermedades degenerativas como lupus, artritis, esclerosis múltiple, alta presión sanguínea, diabetes y enfermedades cardiacas».

❑ Estudios de la vegetación y análisis en el agua de Sudáfrica demostró que **los animales más grandes y más saludables provenían de zonas que eran ricas en minerales**. Las poblaciones de animales silvestres evitaban las aguas, forraje y suelos pobres en minerales. Las jirafas a veces comen huesos de antílope. Los elefantes, rinocerontes y otros animales pasaban mucho tiempo comiendo nidos de termitas (minerales de arcilla son traídos desde cientos de metros bajo tierra por estos insectos) y también comen lechos de caliza triturados para obtener calcio y oligoelementos.

❑ Muchas «enfermedades carenciales» ocurren cuando uno o múltiples nutrientes están ausentes de la ración de un animal. **La deficiencia de calcio** por sí sola puede resultar una 147 diferentes enfermedades que van desde la Esclerosis Múltiple hasta la osteoartritis.

❑ **La deficiencia del selenio** causa infertilidad, abortos, fibrosis quística del páncreas, Síndrome de Muerte Súbita del Lactante en animales, cirrosis hepática, enfermedad cordero tieso, enfermedad del músculo blanco, distrofia muscular, anemia, enfermedad de Alzheimer, y cardiomiopatía. En cada caso, el suplemento de selenio impidió la enfermedad y en muchos casos *revirtió* las enfermedades existentes.

❑ Los seres humanos manejamos con fibromialgia, distrofia muscular, cirrosis hepática y cardiomiopatía tratando los *síntomas* con relajantes musculares, prednisona, trasplantes de hígado, marcapasos y trasplantes de corazón - ninguno de estos cura la fibromialgia - en lugar de abordar las deficiencias nutricionales que *causan* fibromialgia en primer lugar.

❑ **El cobre** es necesario como un cofactor para la fabricación de pigmento, y una deficiencia de cobre en los seres humanos se comienza a manifestar como canas. Los síntomas adicionales abarcan las patas de gallo, arrugas en la piel, venas varicosas, hemorroides, cirrosis hepática y aneurismas. Cuando los seres humanos suplementan su dieta con cobre coloidal derivado de plantas, el pelo puede regresar a su color original.

❑ Mientras trabajaba en una reserva natural en Botswana, África, el Dr. Wallach también trató a los niños locales, y encontró que las deficiencias nutricionales eran muy comunes. **Las deficiencias de vitamina A** en niños causaba queratitis, úlceras corneales y ceguera. **La deficiencia de calcio** causaba Osteomalacia en niños y artritis y esclerosis múltiple en adultos. **Las deficiencias de yodo y cobre** causaron bocio en adultos y abortos espontáneos. Los bebés nacen con espina bífida y paladar fisurado graves como resultado de **deficiencias de zinc** o ácido fólico. El beriberi con la consiguiente insuficiencia cardiaca congestiva fue común, es resultado de la **deficiencia de vitamina B1** o tiamina.

❑ El Dr. Wallach ha tenido excelentes resultados en el tratamiento de la artritis, al complementar la dieta de sus pacientes. Señala que los tratamientos médicos tradicionales rara vez resuelven el problema, y pueden traer terribles efectos secundarios: «los analgésicos y antiinflamatorios son el tratamiento de elección para la artritis, aunque sus peligrosos - incluso mortales - efectos secundarios rara vez se mencionan. Ninguno puede prevenir o curar la artritis. La aspirina no cura la artritis y puede causar sangrado gástrico y la muerte. El Tylenol™ no cura la artritis y causa 50.000 casos de insuficiencia renal cada año, de los cuales el 10% de los casos (5.000) son lo suficientemente graves como para requerir un trasplante de riñón. El Ibuprofeno, Advil™ y Aleve™ tampoco curan la artritis, pero pueden causar daños en el hígado hasta en un diez por ciento de los usuarios, incluso algunos requieren un trasplante de hígado. La cortisona y prednisona no solucionan la artritis pero suprimen el sistema inmune, dejando la puerta abierta para enfermedades mucho peor que la artritis. Y cuando los medicamentos recetados ya no alivian el dolor y la inflamación, lo único que queda médicamente hablando es la cirugía de reemplazo articular. Estas cirugías no suelen resultar bien».

❑ Él continúa diciendo que la artritis es como una «señal de advertencia» de que tu cuerpo es deficiente en minerales esenciales. Los fármacos y analgésicos sólo sirven para *ocultar* estas señales de advertencia, mientras que empeora el problema subyacente. Se recomienda complementar la dieta con 2.000 mg/día de calcio; 800-1000 mg/día de magnesio; 1000 mg/día de vitamina C; vitamina B6 (100 mg dos veces al día); Vitamina B3 (450 mg dos veces al día en cápsulas de liberación prolongada); Vitamina E de 1000 UI/día; 2 mg/día de cobre, 300 mg/día de selenio; 50 mg de zinc tres veces al día; y 1000 mg de cartílago (colágeno, sulfato de glucosamina y sulfato de condroitina) tres veces por día. El H2O2 de grado alimenticio oral es también muy útil. Él dice: «He visto decenas de miles de personas que han tenido un recrecimiento de cartílago, ligamentos, tendones, tejido conectivo, fundación ósea, matriz ósea. No importa si tienen 20 o 90 años, he visto gente de 97 años regenerar cartílago y hueso, incluso si tenían artritis de hueso a hueso. Si hay suministro de sangre a esa articulación y a ese hueso, volverá a recrecer el hueso y el cartílago».

❑ Él comparte la siguiente historia acerca de cómo incorporar a la comunidad médica que ha reaccionado ante sus opiniones «herejes» sobre la artritis: «La Escuela Médica de Harvard quería demostrar que me equivoco, así que se tomaron 29 pacientes con artritis que no habían respondido en cualquier forma de tratamiento médico de la artritis de más de 15 años. Ellos eliminaron su medicación, de todos modos no estaba funcionando, los enviaron para una cirugía de reemplazo de articulaciones, y durante 90 días antes de su cirugía les dieron una cucharada llena de cartílago de pollo molido en su jugo de naranja, cada mañana durante 90 días. Ellos se reían con su cerveza como diciendo «no va a pasar nada». Pues, en 10 días, estas personas tenían un alivio completo del dolor en la inflamación que no tenían de 15 a 20 años. En 30 días podían abrir un tarro de pepinillos que nunca había sido abierto sin dolor en sus dedos, manos, muñecas, codos u hombros. En 90 días, 28 de los 29 estaban clínicamente curados. Ahora esto es de la Escuela de Medicina de Harvard. Eso significaba que tenían un retorno completo del rango de movimiento, todo el dolor y la inflamación se había ido, y si pensabas que me llamarían, estos profesores de la Escuela de Medicina de Harvard, y me dirían: «Mira, Wallach, tenemos que pedirte disculpas.» Pues esto es lo que en realidad me dijeron: «Después de 3 meses, es evidente que el fármaco fue beneficiosa». ¡El cartílago de pollo se había convertido en un fármaco en 90 días! Y tú también, por $3.500 mensuales, puedes obtener el cartílago de pollo en cápsula que la Escuela de Medicina de Harvard hizo para la artritis (esto realmente cuesta sólo 30 centavos por día…). Y por supuesto, el cartílago o la gelatina, el sulfato de condroitina, sulfato de glucosamina, Colágeno, todas son materias primas orgánicas para reconstruir el cartílago y el hueso, las cosas de las que les he venido hablando a mis pacientes desde hace unos 20 años».

❏ Con respecto a la pérdida de peso, el Dr. Wallach explica que ese gran número de estadounidenses son obesos debido a *una falta de minerales en su dieta,* que los conduce a comer en exceso y a comer un snack constantemente.

❏ «Un buen agricultor sabe que cuando un caballo hurta, es porque el animal realmente tiene un ansia de minerales. El agricultor complementa la dieta del animal con minerales para salvar la vida del animal, ahorrar en las facturas, veterinarios y se salva de tener que reconstruir el cerco, porque un animal con una deficiencia mineral literalmente se comerá la valla en busca de minerales. […] **Los «bocadillos» son una plaga que muestran que toda Norteamérica es mineralmente deficiente…** exhibiendo síntomas de ansia de mineral visto principalmente entre las madres gestantes. Lamentablemente, nuestros cuerpos interpretan temporalmente la ingesta de sal y azúcar como un cumplimiento de los antojos de minerales esenciales».

❏ Él observó que las personas con sobrepeso tienen antojos y atracones similares a los de las mujeres embarazadas. Les apetecía la sal, el azúcar, los alimentos fritos, los alimentos picantes, e incluso cosas no comestibles, tales como la arcilla, el cabello, las uñas o mascaban papel. El hilo común entre el comportamiento «ansioso» mostrado por las mujeres embarazadas y el paciente obeso es *una deficiencia de minerales.* Como resultado, los programas de pérdida de peso del Dr. Wallach contenían programas de suplementación mineral completos, personalizados a cada individuo basándose en un análisis del cabello.

❑ Los niños a menudo se comen la pintura a base de plomo y en un estudio se informó que el 25% de los niños comen tierra, porque sus cuerpos están gritando por los minerales que carecen.

❑ Él describe cómo miles de estadounidenses abandonar el sistema médico para visitar clínicas de medicina alternativa en el extranjero: «La profesión médica ortodoxa ha atacado despiadadamente la filosofía de la medicina alternativa como charlatanería, pero decenas de miles de personas iban a México por los estos tratamientos «heterodoxos». Los pacientes enfermos crónicos y terminales, incluidos los pacientes con cáncer, diabéticos, artríticos, los pacientes con accidente cerebrovascular y los pacientes de Alzheimer se colaron hacia México. Decenas de miles de personas huyeron de los Estados Unidos. ¡Huían de los médicos ortodoxos con sus tratamientos de «cortar, quemar y envenenar» que rara vez se curan algo! En primer lugar, el enfoque médico ortodoxo era **caro**; segundo, **no curaba nada**; y, en tercer lugar, ¡el tratamiento médico en sí podría ser **peligroso y mortal!**»

❑ En un comunicado de prensa de enero de 1993, Ralph Nader, declaró que *«los médicos mataban de 150,000 a 300,000 estadounidenses cada año en los hospitales solo, como resultado de la negligencia médica.»* El 5 de noviembre de 1996, la Corporación Rand y la Facultad de Medicina de Harvard, publicaron conjuntamente un estudio que muestra que **los médicos mataban a 180.000 estadounidenses cada año *en los hospitales* como resultado de *negligencia médica.*** Además demostró que 1,3 millones de personas resultan *heridas* cada año por negligencia médica. En marzo de 1998, el CDC dijo que dos millones de *infecciones* ocurren cada año en los hospitales como resultado de negligencia médica. Pero los médicos raramente admite cualquier fechoría: *«Los médicos como grupo son demasiado arrogantes como para admitir que se pudieron equivocar».*

❑ El Dr. Wallach comparte la historia de Inge Reagen, una mujer de 50 años que sufrió durante 12 años de **esclerosis múltiple**, **osteoartritis**, espolones óseos, **espondilitis anquilosante**, **fibromialgia**, y presión arterial alta. Inge tenía 9 médicos, incluyendo cirujanos ortopédicos, reumatólogos, un internista, un endocrinólogo y un podólogo. Para pagar todos esos médicos se gastó todo su seguro de vida, después de que su esposo murió, refinanció su casa *y* gastó 250.000 dólares para instalar rampas de sillas de ruedas, ascensores y plomería especial para acomodar su silla de ruedas.

Su hijo Rudy debía sacarla de la cama cada mañana, la ataba en la silla de ruedas, ala alimentaba, y luego ir a trabajar. Cada noche volvía del trabajo e invertía el proceso. Esto continuó día tras día, *cada* día, durante doce años.

Inge tenía las vértebras cervicales fusionadas. Ella había tenido varias sustituciones articulares en sus dedos. Los cirujanos no podían reemplazar sus caderas, rodillas y hombros, porque sus huesos estaban demasiado «grumosos». Ella seguía quejándose de dolor de cadera y rodilla así que los cirujanos sugirieron amputar sus piernas.

Inge comenzó con el protocolo de suplementación de la «Fórmula de Cerdo para la Artritis» del Dr. Wallach. En seis semanas ella fue capaz de cambiar la silla de ruedas por una andadora. Después de varias semanas fue capaz de caminar con el uso de un bastón. Unas semanas más tarde, Inge fue capaz de funcionar al 100% sin dolor ni movimiento restringido.

CAPÍTULO 21

Secretos De La Longevidad: Cómo Vivir Hasta Los 100 Años Y Más Allá

En el libro de Dan Buettner de 2008 *«Las Zonas Azules: Lecciones Para Vivir Más Que La Gente Que Más Ha Vivido», él* enumera las características de las cinco comunidades en todo el mundo que tienen las concentraciones más altas de centenarios - gente que vive hasta los 100 años de edad o más.

Estas incluyen:

- ❏ La región Barbagia de Cerdeña en Italia
- ❏ Okinawa en Japón
- ❏ La comunidad de los Adventistas del Séptimo Día en Loma Linda en California
- ❏ La Península de Nicoya en Costa Rica
- ❏ La isla griega de Ikaria

Estas comunidades viven una vida larga y saludable, y rara vez experimentan las enfermedades que diezman a las poblaciones de los países occidentales. Echemos un vistazo a lo que tienen en común.

La Región Barbagia De Cerdeña En Italia

Los habitantes de las zonas montañosas del interior de la zona Barbagia de Cerdeña consumen una dieta a base de vegetales en gran medida con un énfasis en los frijoles, el salvado de trigo, hortalizas y vino Connanau. No tienen un trabajo estresante o extenuante pero hacen suficiente actividad física de baja intensidad a diario. Ellos incluyen el aceite de masilla en su dieta. Consumen gran cantidad de recursos naturales, la leche y el queso de cabra sin procesar, rico en calcio, vitamina B6, vitamina A, potasio y niacina (vitamina B3). Tienen un gran sentido del humor. La cercanía de la familia es una de sus principales prioridades en la vida.

265

Okinawa En Japón

Okinawa se compone de 150 islas en el Mar de la China oriental entre Taiwán y Japón continental. Es conocido por su clima tropical, amplias playas y arrecifes de coral. Sus habitantes se apegan al *ikigai*, un concepto japonés que significa *«razón de ser» (todo el mundo, según el japonés, tiene un ikigai. Encontrarlo requiere una profundo y a menudo prolongada autobúsqueda).* Llevan una vida impulsada por el propósito que los hacen sentir necesarios y deseados, lo que explica su ánimo para *levantarse y salir* cada mañana.

Su tradición de ‹moai› (en Japonés, «cumplir con un propósito en común»; los grupos de apoyo social) les proporciona una red social segura y estable, dándoles un apoyo financiero y emocional a lo largo de sus vidas.

La gente depende principalmente de una dieta a base de vegetales, alta en nutrientes y baja en calorías. Consumen Goya, un melón amargo que es alto en antioxidantes y otros compuestos que disminuyen el nivel de azúcar en la sangre. Las dietas ricas en productos de soja, como el tofu y la sopa de miso (Nota: la soya no modificada genéticamente).

Cultivan hierbas medicinales como artemisa vulgar, jengibre y cúrcuma, que les ayudan a protegerse contra las enfermedades. Ellos practican jardinería, *mucho*. Esta es la fuente número uno de su actividad física diaria, lo que explica por qué están sanos y en forma, incluso en la vejez. Les proporciona una manera de manejar el estrés mientras ponen hortalizas frescas sobre la mesa. Salen al sol lo suficiente, para obtener vitamina D necesaria. La gente de Okinawa son senderistas y pasan mucho tiempo haciendo esta actividad en particular.

La Comunidad Adventista Del Séptimo Día En Loma Linda Al Sur De California

La Comunidad Adventista del Séptimo Día en Loma Linda al sur de California se encuentran habitualmente con algún santuario a tiempo, para volver a centrarse en la familia, Dios, la camaradería y la naturaleza. Esto les ayuda a gestionar sus niveles de estrés, a fortalecer sus redes sociales y les proporciona ejercicio constante.

Ellos se mantienen activos y sólo comen lo que necesitan para nutrir sus cuerpos. Su dieta incluye un montón de nueces y semillas. Siguen la regla de *«desayunar como un rey, almorzar como un príncipe y cenar como un mendigo»*, y siguen una dieta principalmente vegetariana.

Pasan mucho tiempo con personas afines. La Iglesia Adventista del Séptimo Día anima a sus miembros a ser voluntarios, lo cual les ayuda a mantenerse activos y a tener un *objetivo* en la vida, ayudando a otros.

La Península De Nicoya En Costa Rica

Los habitantes de la Península de Nicoya en Costa Rica tienen un *«plan de Vida»*, que significa que tienen un fuerte sentido de propósito en la vida, por lo que sienten necesitados y quieren contribuir al bien común.

Comen cenas ligeras temprano en la noche. Ellos mantienen su enfoque familiar, viven en grupos familiares que les brindan apoyo y un sentido de propósito y pertenencia.

Siguen trabajando duro, disfrutando de las formas físicas de trabajo porque encuentran la alegría en los quehaceres físicos cotidianos. Les encanta salir al sol, lo cual aumenta sus niveles de vitamina D de forma natural.

La Isla De Icaria Zona Azul En El Mar Egeo

Los habitantes de Icaria consumen una gran cantidad de leche de cabra, que les proporciona una gran fuente de calcio, potasio y triptófano. Siguen una dieta mediterránea, consumen una gran cantidad de frutas y verduras, granos enteros, frijoles, papas y aceite de oliva.

Se ejercitan diariamente haciendo jardinería, caminando hacia las casas de los vecinos, y trabajando en el patio.

Hacen de la familia y los amigos una prioridad, fomentan las relaciones sociales, que a su vez beneficia su salud general y longevidad. Les encanta beber té de hierbas ricos en antioxidantes. Incluyen el romero, salvia y orégano en su dieta. Ellos regularmente toman siestas de media tarde. Los Icarianos también ayunan ocasionalmente, ayudando al cuerpo a purificarse.

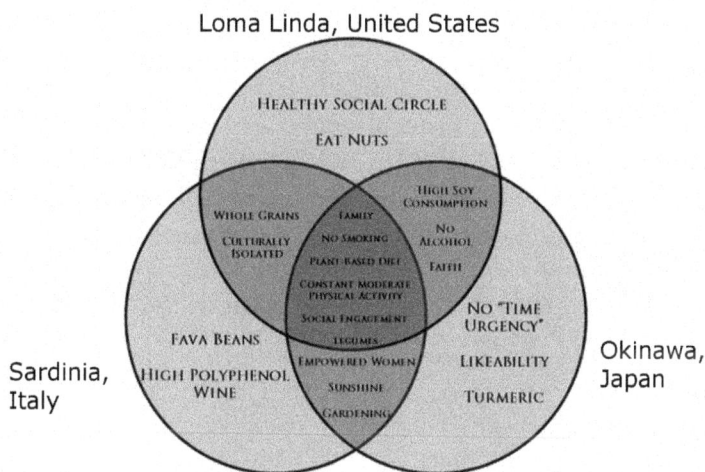

Diagrama de Venn de pistas de longevidad de Okinawa, Cerdeña, y Loma Linda (fuente: Wikipedia).

Según Dan Buettner, las nueve lecciones para la longevidad que derivan de los estilos de vida de las comunidades de la zona azul son:

- ❑ Hacer la actividad física regular moderada. Manténgase activo.

- ❑ Tener un fuerte sentido de *propósito de vida*.

- ❑ Reducir o eliminar el estrés.

- ❑ Tener una ingesta calórica moderada (esto es, por supuesto, ayudado por el consumo de alimentos densos en nutrientes). Los centenarios de las zonas azules siguen una dieta de no más de 2.000 calorías por día.

- ❑ Seguir una dieta basada en vegetales principalmente.

- ❑ Moderar el consumo de alcohol, especialmente el vino.

- ❑ Participar en la espiritualidad o religión. Dar gracias por los alimentos.

- ❑ Tener una fuerte participación en la vida familiar.

- ❑ Tener una fuerte participación en la vida social.

La Importancia De Las Dietas Ricas En Minerales

En su libro *Los Médicos Muertos No Mienten,* el Dr. Joel Wallach señala que las poblaciones más longevas del mundo consumen alimentos *ricos en minerales* y *nutrientes*. Afirma que el potencial genético o límite superior de longevidad de los seres humanos es de 168 años.

Estados Unidos tiene el sistema de salud más caro y «avanzado» del mundo, y sin embargo los estadounidenses viven sólo 75 años en promedio. Él aconseja a la gente a *evitar* ir al médico, si es posible, porque «dada la menor oportunidad, te matarán».

Él aboga por consumir los 90 nutrientes esenciales en cantidad óptima cada día para garantizar que desarrollarás, mantendrás y repararás tu cuerpo de manera correcta: «Nada funciona en el cuerpo sin cofactores minerales - ¡nada! Vitaminas, ADN, ARN, cromosomas, enzimas, hormonas, energía, ni siquiera el oxígeno funciona si no hay cofactores minerales. **Los minerales son, de hecho, el factor limitante para la salud y la longevidad, que son en realidad esa «fuente de juventud» que se ha buscado desde hace tanto tiempo. […] 900 enfermedades son potencialmente prevenibles, si se suplementa la dieta con los 90 nutrientes esenciales».**

El Dr. Wallach se manifiesta en contra el ejercicio intenso, ya que los atletas que no toman suplementos están en riesgo de perder a través del sudor sus minerales esenciales, tales como el cobre, el selenio, el cromo, el vanadio, el calcio, el magnesio y el azufre. «Los grande corredores de fondo, Jim Fixx y el Dr. George Sheehan, creían que el ejercicio era el elixir de la salud y la base de la longevidad. A tal fin corrieron y trotaron cada día de su vida adulta. Tampoco tomaron suplementos de vitaminas o minerales. Jim Fixx murió a la edad de 52. El Dr. Sheehan murió de cáncer de próstata a la edad de 76 años».

Muchas de las poblaciones de larga duración son pueblos que huían de la persecución que buscaban refugio en los valles de alta montaña desolada que van desde 8.500 a 14.000 pies de altura. Estas regiones suelen tener de 60 a 72 minerales en la matriz de rocas y suelo, y tiene un clima árido, con menos de dos pulgadas de lluvia por año (esto evita que los minerales vitales sean «lavados» del suelo). Estas regiones también dependen comúnmente de los glaciares como fuente de agua permanente. Como resultado, muchos viven hasta los 120 o 140 años de edad, y hay casos extraordinarios de individuos que llegan a los 150 o 160 años.

«Los Glaciares pesan literalmente millones de toneladas. A medida que mueven las pendientes de las montañas hacia arriba y hacia abajo en sincronía con las estaciones, cada año se machacan decenas de miles de toneladas de roca hasta hacerse «harina».

Esta harina de roca que contiene de 60 a 72 minerales sale desde abajo del glaciar y se suspende en el agua por la turbulencia y el pequeño tamaño de sus partículas. Esta suspensión de harina de roca se conoce como «leche glaciar».

Estos campeones de la edad no solo beben la «leche glaciar», sino que también riegan con esta leche glacial cargada de minerales o tienen campos en las planicies de inundación que se repondrán con sedimentos cargados de minerales cada primavera con las inundaciones. Sus granos, verduras, frutas y nueces convierten los minerales elementales inorgánicos en los campos en minerales coloidales derivados de plantas. Esos minerales coloidales derivados de plantas están en sus granos, verduras, frutas y nueces que son los hilos comunes que le brindan a estos campeones su salud y longevidad», escribe el Dr. Wallach.

El Dr. Wallach enumera las siguientes culturas cuyos pueblos viven habitualmente hasta su máximo potencial genético, de 120 a 140 años de edad:

- ❑ Los tibetanos del Himalaya del noroeste de China
- ❑ Los Hunzakuts de las montañas Karakarum de Pakistán oriental
- ❑ La Federación de los georgianos de las montañas del Cáucaso (y sus culturas hermanas de Armenia, Azerbaiyán, Abjasia, y Turquía)
- ❑ Los Vilcabamba desde los Andes de Ecuador y del Titicaca de los Andes del Perú.

El denominador común de estas culturas longevas incluye:

- ❑ Las comunidades se encuentran en altitudes que van desde 8,500 pies a 14.000 pies en los valles protegidos.
- ❑ La precipitación anual es de menos de dos pulgadas (los minerales no son lavados).

❑ Su fuente de agua potable y de riego proviene del derretimiento glaciar y es conocida como «leche glaciar» porque el agua es altamente mineralizada con un opaco color blanco.

❑ No hay industria pesada o la agricultura moderna que contamine el aire, el agua o la comida.

❑ Sólo usan fertilizante natural, el estiércol animal, los restos vegetales, y la leche glacial se aplican en sus campos. Sin pesticidas ni productos químicos que contaminen sus suelos y cultivos.

❑ Su ingesta calórica es de 1200 a 1900 calorías por día, en comparación con el promedio de la ingesta calórica diaria americana de 3800.

❑ La medicina alopática occidental históricamente no ha estado disponible para estas culturas.

Es interesante señalar que estas culturas son de países del «Tercer Mundo» en lugar de las naciones occidentales *«modernas», «avanzadas» y «civilizadas»*, y sin embargo, ¡viven más tiempo que nosotros!

La Salud Del Himalaya

El Dr. Wallach escribe: «Los tibetanos son devotos budistas. Su dieta se basa en «Tsampa», que una apestosa mezcla hecha a mano de pasta de harina de cebada ligeramente tostadas, mantequilla de yak, sal y té negro. Se sirve con nabos, coles, patatas, trucha, tortillas, huevos y frijoles. Los tibetanos rutinariamente beben 30 a 40 tazas de té negro o verde diariamente para prevenir la deshidratación, debido a la sequedad del aire encontrado en las altas elevaciones. Cada taza de té está aromatizada con un trozo de sal de roca del tamaño de una uva Concord y dos palmaditas de yak o mantequilla de cabra. Hay decenas de miles de hectáreas de terrazas alimentadas y regadas con leche glacial rica en minerales que procede de los glaciares del Himalaya y suministra una fuente inagotable de minerales para reponer los campos. […] Li-Ching-Yun según se informa habría vivido hasta una edad de 256, sobreviviendo ante 23 esposas. A la edad de 250, Li dio una conferencia ante un millar de estudiantes de medicina en Beijing sobre el arte de vivir una vida larga y saludable. Su consejo: «mantener un corazón tranquilo, sentarse como una tortuga, dormir como un perro».

La Longevidad Georgiana

«La Federación rusa de los Georgianos de las montañas del Cáucaso viven en simples casas de piedra sin electricidad. Suelen beber un vaso de ocho onzas de vodka con el desayuno y beben una copa de vino con la comida. Casi todas las personas ancianas son de origen rural, o con ocupaciones tales como agricultores, pastores y cazadores. 5.000 de los 500.000 habitantes tienen más de 100 años de edad. Sienten que la juventud es de hasta 80 años de edad, de los 80 a 100 años son personas de mediana edad y de 100 a 160 años de edad son personas mayores. Los estudios han demostrado que sólo las personas casadas alcanzaron la edad avanzada, y todavía tienen una vida sexual activa después de los 100 años de edad. Las mujeres siguen teniendo hijos después de los 52 años. La dieta de la región del Cáucaso incluye pollo, cordero, carne de vacuno, leche de cabra, queso, yogur, mantequilla, pan, harina de maíz hervida mush, pimienta roja, té, vino y sal. Su ingesta calórica es de 1.900. Sus campos han sido regados con leche glacial durante más de 2.500 años.

La persona más vieja conocida en la región del Cáucaso en 1973 fue Shirali Mislimov. A sus 167, él todavía trabajaba en la aldea plantación de té en la pequeña aldea de Azerbaiyana de Barzavu en la frontera iraní. Su esposa tenía 107 cuando él cumplió 168 en mayo de 1973».

Los Centenarios Ecuatorianos

El «Valle Sagrado de la Longevidad» con forma de estrella en Ecuador es en realidad cinco valles que convergen y yacen entre dos montañas andinas a 12.434 pies sobre el nivel del mar. Tienen nueve centenarios por cada 819 personas en su población, ¡o una increíble cifra de un centenario por cada 100 personas! La dieta de los indios de Vilcabamba incluye maíz, frijoles, carne de cabra, pollo, huevos, leche, queso y sopa conocida como «repe» que está hecha de plátanos, frijoles, queso blanco, sal y manteca. Miguel Carpio a la edad de 123 era el hombre vivo más antiguo encontrado en el censo de Vilcabamba - él todavía fumaba, bebía vino, y «perseguía mujeres.» El promedio de la ingesta calórica total de los centenarios de Vilcabamba varía de 1.200 a 1.800 calorías por día. Lago Titicaca, alimentado con leche glacial, tiene 3.200 millas cuadradas de superficie».

Los Hunza En Pakistán Oriental

«Los Hunza consumen leche, suero de leche, yogur y mantequilla (la cual ponen en su té). Los niños Hunza son amamantados hasta los dos o cuatro años de edad. Las plantas cultivadas incluyen la cebada, mijo, trigo sarraceno, patatas, nabos, zanahorias, habas, guisantes, calabazas, tomates, melones, cebollas, ajo, col, espinacas, coliflores, albaricoques, moras, avellanas, manzanas, ciruelas, duraznos, cerezas, peras y granadas. El Hunza no cocina la mayoría de sus alimentos por falta de combustible. Su dieta básica es de granos enteros, verduras y frutas. Sus suelos agrícolas están mantenidos por prácticas de agricultura orgánica. La leche glacial es la única fuente de agua utilizada para beber y para el riego. Si hay disponibilidad, comen cordero, cabra, yak, carne, aves de corral, cerebro, riñón e hígado. Diariamente consumen un vino de uva conocido como Pani. El Hunza consume 1,800 a 2,000 calorías cada día. Hay una ausencia total de aditivos, conservantes o químicos en el aire, los alimentos y el agua. No hay aspersores agrícolas o productos químicos de ningún tipo. No hay vacunas o antibióticos. Sus hierbas nativas son utilizadas como medicina, condimentos y alimentos. No hay hospitales o médicos de estilo occidental en Hunza. Todos los Hunza trabajan 12 horas al día, siete días a la semana. […] durante más de 2.300 años, el pueblo Hunza ha bebido y regado sus campos de terrazas con leche glacial, ¡asegurando una ingesta de más de 60 minerales en la leche glacial del Ultar Sar!».

Él concluye afirmando: «Es el comer de las plantas ricas en minerales coloidales orgánicos el secreto de la salud y la longevidad de las ocho culturas de larga duración».

Según el Dr. Joseph Mercola, ¡los humanos solían consumir de **2 a 10 veces más nutrientes** que hoy! Yo, por mi parte, he aumentado drásticamente mi ingesta nutricional, para maximizar mi longevidad potencial. Os invito a hacer lo mismo.

Resumen - La Nueva Biología

❑ Para experimentar niveles extraordinarios de salud, la pregunta clave que debes hacerte es: *«¿Qué debo hacer para asegurar una salud óptima a nivel celular?».*

❑ Las células necesitan **oxígeno**, **nutrientes** (minerales), y la capacidad de eliminar sus propios **residuos**.

❑ Según el Dr. Joel Wallach, tus células necesitan 90 nutrientes esenciales. Muchas enfermedades son, en realidad, **«afecciones que se deben a la carencia de nutrientes»**.

❑ El cáncer ocurre cuando a las células se les niega el 60% de sus requerimientos de oxígeno (y entonces mutan *para sobrevivir*). El cáncer no es una enfermedad, es *un mecanismo de supervivencia*.

❑ La enfermedad se debe a una *deficiencia de la fuerza*. Cuando la fuerza natural del cuerpo se agota, éste ya no tiene la *energía* para eliminar la toxicidad, curarse, y defenderse de la enfermedad. Por lo tanto, para estar verdaderamente saludable **necesitas un montón de *energía*.**

❑ Tu cuerpo *debe* mantener un terreno interior alcalino - **un nivel de pH de 7,36**. Tu cuerpo hará lo que sea necesario para mantener ese equilibrio. Sigue una dieta que sea 80% alcalina.

❑ Un terreno interior ácido destruye tus niveles de energía. Cuando éste es demasiado ácido, los glóbulos rojos (que transportan oxígeno y nutrientes a cada parte de su cuerpo) se comienzan a agrupar, a moverse más lentamente, rompiéndose, y tu nivel de energía «cae hasta el suelo».

❑ Un terreno interior ácido conlleva a la **inflamación** y destrucción de tus células, artritis, esclerosis múltiple, diabetes, colesterol, aumento de peso y una serie de otras «enfermedades».

❏ Las personas que viven más tiempo tienen en común los siguientes rasgos: comen una dieta principalmente a base de vegetales y **rica en nutrientes** (aunque también comen carne), un fuerte sentido de **propósito**, una fuerte **vida familiar y comunitaria**, un enfoque en asuntos espirituales, **ejercicio diario moderado**, poco o ningún estrés.

❏ Muchas de las supuestas enfermedades no son nada más que tu cuerpo lidiando con tu *toxicidad*. Si coges *un veneno* y lo pones en tu sangre, tu cuerpo hará lo que sea para sacarlo de la forma más rápida posible, utilizando cualquier canal de eliminación disponible: **fiebre** para sudar el veneno, **moco**, residuos que salen **a través de la piel**, **diarrea**, vómitos, etc. Tu cuerpo utilizará cada onza de energía para *luchar contra* el veneno. Tu cuerpo apaga el sistema digestivo, restringe el flujo de sangre a tu cerebro... por lo que experimentarás dolores de cabeza, falta de energía, fatiga, dolores articulares, incapacidad para dormir, problemas de riñón, eructos, gases, irritaciones, etc., de ahí la importancia de una ***desintoxicación regular*** *de tu sistema* (ve capítulo 32, *limpiar y purificar su cuerpo*).

❏ **Para que los niños tengan el mejor comienzo en la vida**, realiza una desintoxicación de tu cuerpo *antes de* concebir; toma suplementos nutricionales antes, durante y después del parto; *evita* tomar medicamentos durante el embarazo; da a luz de manera natural con un «hipnoparto», sin drogas; evita la cesárea; amamanta a tu hijo tanto como sea posible; evita alimentar a tu bebé con leche de fórmula comercial con fluoruro, mantén a tu hijo cerca de ti y déjalo dormir en la misma habitación contigo durante los primeros 18 meses; NUNCA le pongas a tu hijo NINGUNA vacuna.

❏ **Lo que hace que tu sistema inmune se debilite**: Vacunas; antibióticos; medicamentos; la radiación; las transfusiones de sangre; aire, agua y alimentos contaminados; el estrés y las preocupaciones; los cosméticos tóxicos; ambientes de vida tóxicos; familiares tóxicos (negativos); el miedo.

❏ La enfermedad comienza en la mente. Cuando tienes una enfermedad, puedes determinar **la forma de pensar que ha provocado que** parte de tu cuerpo esté afectada. La enfermedad es la manera en la que tu cuerpo te indica donde estás nos hemos estado mintiendo en la vida. Nos enfermamos para enseñarnos a **amar**. Aprende a dejar pasar el pasado, a perdonar y a seguir adelante.

❏ **Toda enfermedad es auto-creada**. La mayoría de la gente se preocupa *por morir.*

¡Los médicos no saben cómo vivir una vida larga y saludable!

Irónicamente, la mayoría de los doctores en general son gente muy insalubre. Su esperanza de vida es de 6 a 12 años *menor* que la persona promedia.

Ellos saben muy poco acerca de la nutrición y sobre como estar «sano», ya que tan sólo recibieron 3 horas de capacitación sobre nutrición en la escuela de medicina, de sus 3.500 horas de formación médica, y tienden a ingerir más fármacos.

¿Por qué estás les pides asesoramiento médico?

El Dr. Leonard Coldwell afirma: *«Los médicos estadísticamente tienen la menor expectativa de vida, la mayor tasa de abuso de drogas y alcohol, la mayor tasa de suicidios después de los psiquiatras... ¿y sin embargo vamos al médico para preguntarle cómo vivir una vida larga, saludable y feliz? Debemos reconsiderar esto».*

CAPÍTULO 22

Estas Cinco «Adicciones Ácidas» Están Destruyendo Tu Salud

Con el objetivo de recuperar tu salud, debes acabar con los hábitos autodestructivos que son tan frecuentes en el mundo occidental, y eso comienza arrojando ese paquete de cigarrillos.

Adicción Ácida #1 - FUMAR

El humo del cigarrillo contiene más de 4,000 químicos, incluyendo 43 compuestos cancerígenos conocidos y otras 400 toxinas. Estos incluyen la nicotina, alquitrán y monóxido de carbono, así como el DDT, formaldehído, amoníaco, cianuro de hidrógeno y arsénico. No es ninguna sorpresa que el **tabaco ha matado a más de 100 millones de personas en el siglo XX.**

Simplemente *no se puede* fumar Y estar sano. Haz lo que sea necesario para dejarlo. Basta con mirar lo que hace a los pulmones y al cerebro. Si las imágenes que aparecen a continuación no te convencen, ¡nada lo hará!

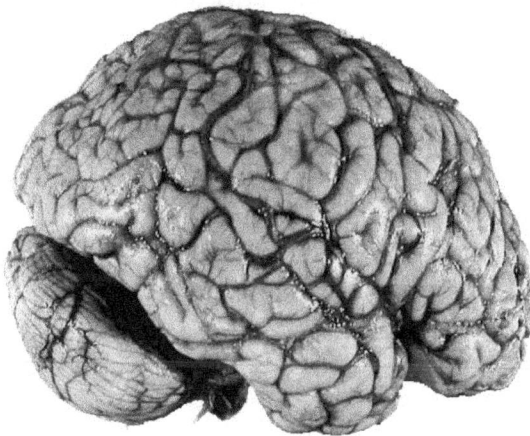

El cerebro de un fumador

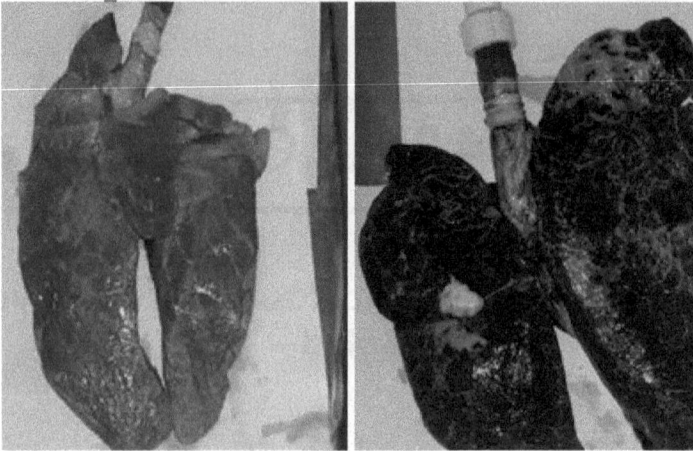

Pulmones Sanos vs Pulmones De Un Fumador

Adicción Ácida #2 - CAFÉ

El café es *ácido puro*, y es una potente toxina nerviosa. Esta adicción ácida convierte tu sangre en *lodo*. El café es uno de las cosas más ácidas puedas consumir, y no te da energía. Es una toxina nerviosa que *punza tu adrenalina* porque tu cuerpo está *luchando para deshacerse de este veneno*, por eso es que te sientes como si estuvieras «eléctrico» por un rato, y luego «te apagas» porque el café de hecho *te roba* la energía. ¿De verdad crees que el café nutre tu cuerpo en alguna forma? ¡No!

La cafeína *aumenta* las catecolaminas, tus hormonas de estrés. Para responder al estrés se evoca el cortisol y se aumenta la insulina. La insulina aumenta la inflamación y esto te hace sentir pésimo, por no hablar de que aumenta el riesgo de mortalidad relacionado con la enfermedad cardiovascular. La acidez del café está asociada con las molestias digestivas, indigestión, quemadura del corazón, ERGE y desequilibrios en la flora intestinal. El café con leche y azúcar, es el epítome de la falta de alimentos y nutrición ¡y también te hace sentir muy mal! Los bebedores de café corren el riesgo de tener niveles bajos de serotonina, lo cual es necesario para tener un sueño, una función intestinal, un estado de ánimo y niveles de energía normales. Así es; la cafeína puede perturbar el sueño y promover la ansiedad y la depresión. El café también interfiere con la desintoxicación del hígado. El café es tan ácido que agota los minerales vitales de tu cuerpo como el calcio, el magnesio y el potasio - ¡tu cuerpo lixivia estos elementos alcalinos de tus huesos cuando bebes café! ¡El café es totalmente destructivo para tu cuerpo! La única razón por la que bebes café es porque has estado condicionado a hacerlo. Tomas esta toxina a diario a causa de la hipnosis social. *¡Despierta y sal de esta adicción tóxica!*

Adicción Ácida #3 - ALCOHOL

El alcohol destruye tu capacidad para digerir cualquier otra cosa. Irrita y altera el cuerpo y destruye radicalmente la cantidad de oxígeno que fluye al cerebro. Te «emborrachas» a causa de los bajos niveles de oxígeno en el cerebro. Esto sucede porque el cuerpo está activamente tratando *de restringir el flujo de sangre tóxico empapada de alcohol* al cerebro, a fin de cuidarlo de este destructivo veneno. Incluso antes de tragarte ese Jack Daniels, los vapores alcohólicos se han filtrada a través de tu paladar hacia tu cerebro, causando daños inmediatos. Beber alcohol debilita tu sistema inmune, daña el cerebro, el sistema nervioso central, el hígado, el páncreas, la vesícula biliar, lo cual aumenta las probabilidades de tener diabetes y cáncer de hígado; puede dar lugar a accidentes cerebrovasculares, causa úlceras en el esófago y el estómago y causa estragos en tu sistema digestivo. A largo plazo, beber puede encoger los lóbulos frontales del cerebro y causar demencia. El alcohol hace que sea más difícil para el tracto digestivo absorber los nutrientes y las vitaminas B. Los alcohólicos a menudo sufren de malnutrición. La disfunción eréctil es un efecto secundario común del abuso del alcohol en los hombres. También puede inhibir la producción hormonal, afectar la función testicular y causar infertilidad. Mientras que una copa ocasional de vino tinto de calidad, libre de pesticidas y sulfitos esté bien, yo no recomiendo que consumas *nada* de alcohol a menos que esté en un nivel pico de salud física, haciendo todo lo demás que recomendamos en este libro.

Por cierto, la mayoría de la cerveza americana está cargada de jarabe de maíz de alto contenido de fructosa, sabores artificiales e ingredientes tóxicos como el líquido descongelante de avión, colorante de caramelo, propilenglicol, MSG (una *excitotoxina* que puede causar daño cerebral, desórdenes nerviosos, y causar fluctuaciones hormonales radicales), OMG, vejigas de pescado, estabilizadores como carragenano que están vinculados a la inflamación intestinal, y muchos otros carcinógenos.

Muchas de las empresas cerveceras americanas ni siquiera siguen haciendo la fermentación, lo que significa esencialmente, que ni siquiera estás bebiendo cerveza. MillerCoors ni siquiera está usando lúpulo de verdad. Tienen una patente sobre algo llamado *tetrahops*, que es un producto químico sintético que imita el sabor de lúpulo (y que es mucho *más barato* de producir). El colorante de caramelo utilizado a menudo es un demostrado carcinógeno que causa tumores hepáticos, pulmonares y tiroideos en ratas y ratones. Pero no importa, ya que la publicidad hace que los consumidores compren lo que sea. *Sorprendentemente, ¡los fabricantes de cerveza no están obligados a colocar una lista de todos sus ingredientes en la etiqueta!*

Mantente alejado del alcohol - realmente ni sabes *que* ponen en estos productos de todos modos - *y, de hecho, ¡mantente alejado de todos los alimentos procesados!*

Adicción Ácida #4 - Azúcar.

PhD. Nancy Appleton, autora de «*Venciendo El Hábito Del Azúcar*», enumera **124 maneras en las que el azúcar puede arruinar tu salud**, sobre la base de las investigaciones publicadas en revistas médicas y otras publicaciones científicas, entre ellas:

- El azúcar se metaboliza como ácido en tu cuerpo. Los virus, las bacterias y las células cancerosas, prosperan en un ambiente ácido (el azúcar alimenta el cáncer)

- El azúcar trastorna la relación de minerales en el cuerpo

- El azúcar causa deficiencia de cromo, de cobre, e interfiere con la absorción de calcio y magnesio

- El azúcar conduce al cáncer de mama, de ovarios, postrado y recto

- El azúcar provoca envejecimiento prematuro.

- El azúcar suprime el sistema inmune.

- El azúcar provoca hiperactividad, ansiedad, dificultad de concentración e irritabilidad.

- Cuando se sometía a los niños en una dieta baja en azúcar, hubo un descenso de 44% en el comportamiento antisocial

- El azúcar contribuye a: artritis, asma, cálculos biliares, enfermedades del corazón, cándida, esclerosis múltiple, hemorroides, varices, gota, colesterol, alergias alimentarias, diabetes, eczema, Parkinson, Alzheimer, aumento del tamaño del riñón, cálculos renales, daño al páncreas, cáncer pancreático en mujeres, reducción de la visión, disminución de la capacidad de aprender en los niños, y más.

Es especialmente alarmante cómo la industria alimentaria pone azúcar en casi *todos* los alimentos procesados. Es **una industria de $50 millones de dólares al año**, que está utilizando las mismas técnicas empleadas por *la industria tabacalera* para mantener al público ignorante de sus efectos sobre la salud. En el excelente documental de Damon Gameau, *Esa Película Del Azúcar,* expone cómo el *azúcar* está matando a millones de personas al año, y cómo las empresas de fabricación de alimentos conspiran para mantener esto fuera de los titulares. Según este documental, el australiano medio consume *40 cucharaditas de azúcar al día* (aproximadamente 160 gramos de azúcar por día). Una familia australiana de cuatro consume 6 kg de azúcar a la semana (en su mayoría ocultos en los alimentos procesados de su día a día como los cereales del desayuno, sopas, zumos de fruta, té helado, bebidas energéticas, salsas, yogures). De hecho, ¡el 80% de los productos en los estantes de los supermercados contienen azúcar!

Me sorprendió descubrir que ***los cereales de desayuno*** *comúnmente tienen de 26% a 46% de azúcar, a menudo son producidos a partir de Organismos Genéticamente Modificados, que no contienen ningún valor nutricional real, ¡y las vitaminas y minerales sintéticos que aportan no pueden ser absorbidos por el cuerpo!* ¡Yo crecí con estas cosas! ¡Maldita sea!

En los años 70's, un médico británico llamado John Yudkin creía que el *azúcar* era el culpable de la explosión en la enfermedad cardíaca en todo el mundo occidental. Él dijo: *«Yo sería muy feliz si todos comieron sólo cuatro libras de azúcar al año... ¡Ellos comen cien libras!»* eso es 45 kilos de azúcar al año... y eso fue en la *década de los 70's.* Hoy en día es mucho peor. En los últimos 20 años, la cantidad de azúcar que cada persona consume anualmente en los Estados Unidos se ha disparado desde 26 libras por persona a más de 150 libras por persona (¡una enorme cantidad de 80 kilos de azúcar al año!).

Después de sólo 18 días de comer tanta azúcar como el australiano (40 cucharaditas al día), aparte de sentirse triste y cansado, las células hepáticas de Damon Gameau mostraron signos de daño o muerte, y tenía síntomas de hígado graso. Damon explica lo que le ocurre a nuestro cuerpo cuando consumimos azúcar:

«Después de que el azúcar entra en el cuerpo, se divide en dos partes... fructosa y glucosa. Ambas hacen su camino hacia el hígado. Una vez en el hígado, la glucosa es atendida con eficiencia. Es utilizada inmediatamente para producir energía o se almacena para su uso posterior, como una batería de repuesto. Pero la otra mitad, la fructosa, es muy diferente. **El hígado no tiene un sistema para regular la fructosa** porque esta es muy rara en la naturaleza, así que se saca del torrente sanguíneo, así se necesite o no. Y si todas nuestras baterías de repuesto están llenas, entonces, **rápidamente se convierten en grasa**. Algo de esa grasa va a permanecer en el hígado y tendrás mayor riesgo de sufrir resistencia a la insulina y diabetes. Lo que también ocurre es que esta grasa en el hígado es entonces enviado como triglicéridos a la sangre, lo cual puede llevar a un exceso de peso más arterias bloqueadas y a enfermedades del corazón. Ahora, cuando estamos consumimos mucho azúcar y otros carbohidratos, como pan y pasta, estamos creando un montón de glucosa. Una hormona llamada insulina es liberada, que es como una llave que ayuda a abrir las puertas de nuestras células para que puedan absorber toda la glucosa, sacarla del torrente sanguíneo y quemarla para obtener energía. **Mientras más glucosa haya en la sangre, más la insulina se libera**. Pero el punto clave para nosotros es que mientras esta insulina esté en la sangre lidiando con toda la glucosa, le dice a nuestras células de grasa que se aferren a la grasa. De hecho, nuestros procesos quemadores de grasa se apagan. Así que cuando comemos mucho azúcar, estamos poniendo grasa en nuestros cuerpos a través del hígado graso. Además, debido a toda la glucosa, mantenemos el nivel de insulina, que le indica a nuestras células grasas que retengan la grasa. ¡No podemos quemar grasa cuando la insulina está por ahí tratando con todo el azúcar! Esto es lo que puede estar ocurriendo con gran parte de la población».

El científico en alimentos Howard Moskowitz le mostró a Damon su reciente creación de un nuevo sabor de soda para ‹Dr. Pepper›. Empezó con 61 niveles de edulcorantes en la formulación, sometido a más de 3.000 pruebas de gustos del consumidor, luego cogió toda esa información para sacar *el nivel óptimo de dulzor* que garantizaría que su soda saldrá volando de los estantes. Esta cantidad óptima de azúcar es llamada ‹punto felicidad›. «*No se puede subestimar la cantidad de esfuerzo científico que estas empresas pondrán en maximizar el atractivo de sus productos*», declaró a un periodista.

La creación de ‹puntos de felicidad› en los productos alimenticios está explotando la biología de los niños, formando la expectativa de que «todo lo que comen debe tener un sabor dulce». Esto hace que sea más difícil para los padres que quieren que sus hijos opten por el brócoli o coliflor…«*Las empresas alimentarias siempre han sabido... que añadir dulzura (azúcar) pueden hacer cualquier cosa apetecible.*»

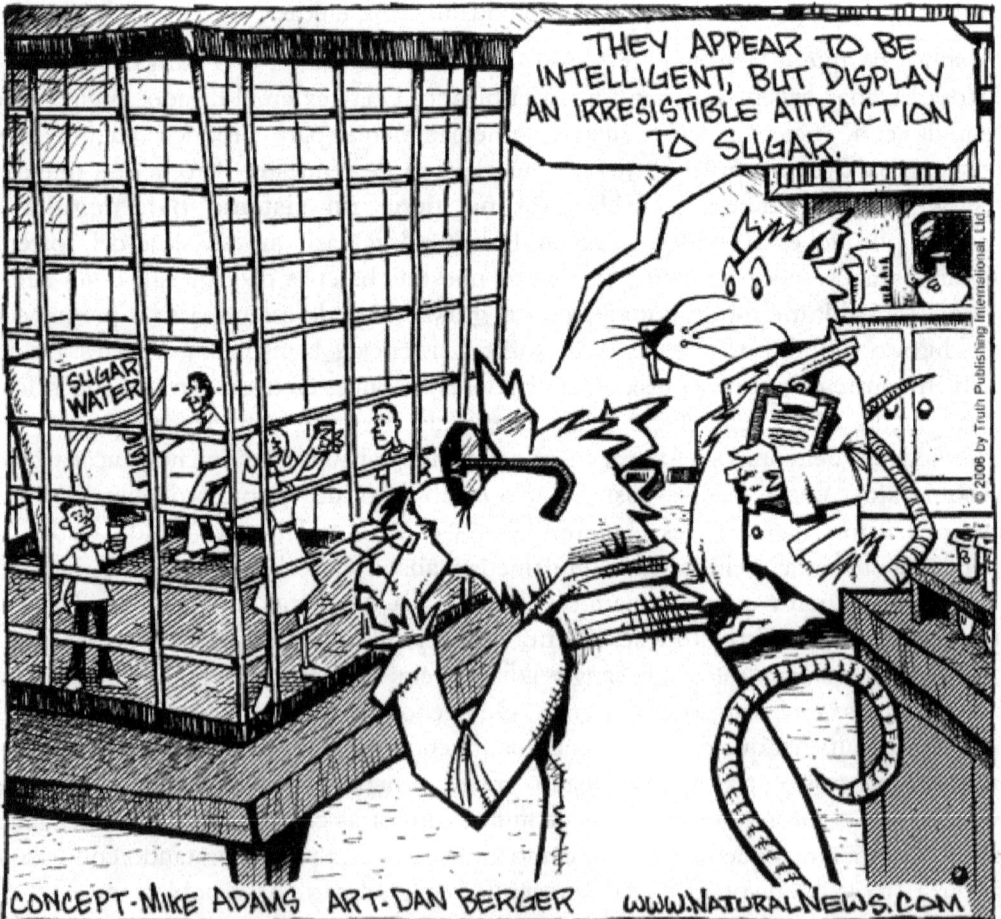

Gracias a Mike Adams y *www.NaturalNews.com* por la caricatura arriba

Las cargas de azúcar tienen las mismas áreas de recompensa que la nicotina, cocaína y sexo, pero no duran mucho (algunos dirían que ni siquiera el sexo dura mucho...). No es de extrañar que las personas se vuelvan adictas a los snacks azucarados y golosinas. Vivimos en una era de gratificación instantánea, nadie quiere esperar nada, y quizá esa es la razón por la que la gente no se puede imaginar una vida sin azúcar. Nuestro cerebro responde al efecto químico del azúcar de la misma manera que responde al *amor.* **«*Si tenemos sensación de malestar, ¿qué hacemos? Comemos algo de azúcar.* *Si no hay suficiente dulzura en nuestra vida, no hay suficiente amor, «Oh, sólo comeré un poco de chocolate».»* Pero los efectos sobre la salud pueden ser funestos.

Las enfermedades crónicas relacionadas con la obesidad y la diabetes... enfermedad del corazón, muchos tipos de cáncer, gota, hipertensión, presión arterial alta, posiblemente la enfermedad de Alzheimer... La industria alimentaria y la industria azucarera han estado suprimiendo la verdad acerca de los efectos del azúcar desde los 70's, similar a lo que la industria del tabaco hizo para restringir o combatir las acciones de salud pública que podrían reducir el hábito de fumar. Por ejemplo:

- La Asociación Azucarera contrató a una compañía de RRPP.

- Ellos le pagaron a los científicos para que hicieran estudios. Los comentarios que dicen, *«no hay pruebas de que el azúcar está asociado con enfermedad metabólica de ningún tipo»* son financiados por la industria azucarera.

- Pagaron a organizaciones profesionales como organizaciones relacionadas con el corazón y relacionadas con el cáncer.

- Presentaron declaraciones engañosas en la prensa, para garantizar que el azúcar no fuese calumniado y hacer que la ciencia se viera «ambigua».

- Presionaron al gobierno de los Estados Unidos. Se enviaron 25.000 copias de un «estudio científico» de aspecto oficial titulado *«El Azúcar En La Dieta Del Hombre»*, sin hacer mención de que fue pagado por la industria azucarera.

- Categorizan a la ciencia que demuestra el vínculo entre el azúcar y las enfermedades metabólicas como *«Ciencia Basura»*.

- Afirman que la obesidad es causada por «demasiadas calorías y poco ejercicio», lo que implica que una caloría de azúcar no es diferente a una caloría de brócoli, y que toda persona tiene sobrepeso es simplemente perezoso o codicioso... en lugar de admitir que el azúcar está causando la epidemia de obesidad.

Jack Tatem, presidente de la Asociación Azucarera se presentó a su Junta Ejecutiva, y dijo, *«Miren, este es el alma de nuestra organización. Si alguien vincula azúcar a estas enfermedades, estamos muertos. Así nuestro trabajo, lo que tenemos que hacer... es asegurarnos de que no haya consenso».*

Damon Gameau, al final de su experimento de 30 días de consumir tanta azúcar como un australiano, declaró: *«Puedo funcionar. Pero, uh... No soy tan eficiente como era antes, mi mecha es mucho más corta. Estoy agotado. Y creo que esa es la forma en la que un montón de gente viviendo sus vidas. La gente está animada y desanimada todo el día, pero esa es su realidad, por lo que lo aceptan y nunca han experimentado algo diferente. Si has vivido siempre de esta manera, no tienes ni idea de cómo puede ser la vida. Siempre consumen azúcar y están confundidos, y su mente está nublado todo el tiempo.»* Visita www.ThatSugarFilm.com.

El TDAH es una farsa. Quítale al niño el azúcar, los alimentos procesados, la harina blanca, somételo a una dieta más alcalina, y te sorprenderás de la diferencia que esto hará. Los médicos prescriben medicamentos como el Ritalin para un trastorno que no existe.

Adicción Ácida #5 – BEBIDAS AZUCARADAS

Debes eliminar los refrescos de tu vida. Contienen *grandes cantidades de azúcar y ningún tipo de nutrientes.* Las gaseosas azucaradas son malas para los dientes, pero la combinación de azúcar con ácido fosfórico y ácido carbónico francamente hace de los refrescos *las armas de destrucción en masa* en cuanto a salud dental se trata. Además, debido a su carga extremadamente alta de azúcar que se ingiere rápidamente, las bebidas azucaradas, como las sodas y los jugos de frutas son *lo más engordador* en nuestra dieta moderna. Este masivo y rápido consumo de azúcar se convierte en grasa en el hígado.

Los refrescos dañan el hígado. La fructosa en las bebidas parece aumentar drásticamente la peligrosa grasa alrededor del abdomen y los órganos (grasa visceral). Además, el páncreas debe producir aún más insulina para eliminar la glucosa del torrente sanguíneo, por lo que los niveles de insulina en la sangre se disparan (esto se conoce como resistencia a la insulina, un paso hacia la Diabetes y la enfermedad del corazón). También hay fuertes vínculos entre el consumo de refrescos y enfermedades cardiovasculares, e incluso el cáncer. Los refrescos están vinculados a un 75% más de riesgo de gota en mujeres, y casi el doble de riesgo en los hombres.

Las bebidas azucaradas no sólo causan estragos en la salud metabólica, parecen ser seriamente perjudiciales para el cerebro, ya que la ingesta de refrescos y gaseosas ha sido vinculada a la demencia. Además, dos conservantes comúnmente añadidos a los refrescos (ácido ascórbico y benzoato de sodio) reaccionan para producir **benceno**, que es muy cancerígeno.

La acidez de la Coca Cola, literalmente, *lixivia* el calcio, magnesio y zinc de tu cuerpo. Tras un estudio de 40.000 hombres durante dos décadas, se encontró que aquellos que bebieron una bebida azucarada al día tenían un 20% más riesgo de tener o morir de un ataque al corazón, en comparación con los hombres que rara vez consumían bebidas azucaradas. Otro estudio encontró que aquellos que bebían dos o más refrescos a la semana tienen <u>87% más probabilidades de desarrollar cáncer de páncreas que quienes no beben soda</u>. Un refresco de dieta al día aumenta el riesgo de leucemia en un 42%, el riesgo de mieloma múltiple en un 102%, el riesgo de linfoma no Hodgkin en un 31% y aumenta el riesgo de ataques cardíacos y accidentes cerebrovasculares en un 44%, según un estudio de 2012 de la Universidad de Miami. Los refrescos también pueden causar envejecimiento prematuro, así como insuficiencia renal crónica y calcificación cardiovascular.

Las mujeres embarazadas fueron advertidas sobre beber bebidas gaseosas de dieta después de un estudio realizado en Dinamarca en 60.000 mujeres. Las mujeres que bebían refrescos endulzados artificialmente, resultaron ser <u>más propensas a dar a luz prematuramente</u>. Se pensó que los productos químicos de los edulcorantes artificiales cambiaba el útero de las mujeres. Las mujeres posmenopáusicas con alto consumo de refrescos azucarados también parecen tener un mayor riesgo de cáncer en el revestimiento interior del útero, llamado cáncer de endometrio.

Un estudio de 2015 sostenía que <u>los refrescos causaban 184.000 muertes al año</u>.

CAPÍTULO 23

Evita Estos 6 Alimentos Letales A Toda Costa

Alimento Tóxico #1 - Aspartamo

El aspartamo es una «excitotoxina» que estimula la muerte de las células nerviosas. Existen más de 900 estudios publicados, revelando los efectos nocivos del aspartamo, incluyendo obesidad, tumores cerebrales, y la enfermedad de Alzheimer. «*Los ingredientes en el aspartame estimulan la muerte de las neuronas del cerebro, causando daño cerebral de diversos grados*» según el conocido Dr. Russell Blaylock.

El aspartamo es más comúnmente utilizado como un edulcorante artificial en bebidas bajas en calorías y sin azúcar, bocadillos como cereales, barras de granola y barras de proteína, chicles, papas fritas, agua aromatizada, yogurt bajo en grasa, leche, gelatina y tazas de fruta, algunas ketchups, aliños, salsas y aderezos. De hecho, desde 1981 **se ha utilizado en más de 6.000 productos** por 250 millones de personas en todo el mundo.

Según el Dr. Joseph Mercola, el aspartame es la fuente número uno de las quejas de efectos secundarios en la FDA y el consumo de aspartamo está vinculado a 91 síntomas documentados, incluyendo dolores de cabeza y migrañas, espasmos musculares, irritabilidad, palpitaciones del corazón, tinnitus, mareos, latidos cardíacos irregulares, dificultad respiratoria, convulsiones, erupciones, insomnio, ataques de ansiedad, pérdida de memoria, nauseas, depresión, problemas de visión, dolor, adormecimiento y cansancio.

El aspartame también puede desencadenar o empeorar condiciones de salud tales como tumores cerebrales, Alzheimer, diabetes, esclerosis múltiple, linfoma, síndrome de fatiga crónica, depresión, Parkinson, cáncer de los nervios periféricos, epilepsia y fibromialgia. Se cree que muchas instituciones de salud mental están llenas de pacientes que no son sino las víctimas de aspartame. Éste desencadena una serie de defectos de nacimiento desde autismo hasta paladar hendido, puede provocar abortos, y es un agente de alteración endocrino que puede causar infertilidad.

Las pruebas iniciales de la sustancia en 1971 por el neurocientífico John Olney llegaron a resultados preocupantes: el aspartame produce orificios microscópicos y tumores en el cerebro de los ratones y ataques epilépticos en monos. Los propios investigadores de Searle confirmaron las conclusiones del Dr. Olney en un estudio similar. No obstante, Searle se movió para confutar esta investigación, y se presionó la búsqueda de aprobación de la FDA, presentando más de 100 estudios que ellos *afirmaban* que apoyan que el aspartame era seguro Una investigación de la FDA de 1976 de las prácticas de laboratorio de Searle encontró que sus procedimientos de ensayo estaban lleno de inexactitudes y los datos de prueba estaban *«manipulados»*, y los investigadores comentaban que *«nunca habían visto algo tan malo como las pruebas de Searle»*. Un grupo de trabajo gubernamental reveló al año siguiente que Searle había falsificado información presentando pruebas de sangre falsificadas. Tras una tercera investigación, Searle se vio forzado a admitir que <u>los tumores uterinos encontrados en animales de laboratorio se debieron al aspartamo</u>.

La FDA solicitó formalmente cargos criminales contra Searle para tergiversar los resultados y *«ocultación de hechos materiales y hacer declaraciones falsas»* en las pruebas de seguridad del aspartamo, pero en 1980 el C.E.O. de Searle, Donald Rumsfeld, fue parte del equipo de transición de Ronald Reagan ya que el último fue elegido Presidente. Según un ex vendedor de Searle, Rumsfeld le dijo a su fuerza de ventas que *«no importaba nada, él se encargaría de que el aspartamo fuese aprobado ese año»*.

Su deseo se cumplió, y la intoxicación masiva de la población desprevenida inició. Cuando **Monsanto** compró Searle en 1985, Donald Rumsfeld recibió un bono de $12 millones.

Alimento Tóxico #2 - Organismos Genéticamente Modificados (OGM)

Los científicos están insertando *genes humanos* en el maíz, arroz y caña de azúcar; *genes de medusas* en el maíz; *genes de pescado* en tomates y fresas; e incluso *genes de araña* en cabras. Nos dicen que las plantas tienen que ser modificadas genéticamente para *aumentar el rendimiento de los cultivos y alimentar al planeta*. Nada podría estar más lejos de la verdad. Los cultivos de OGM realmente producen un menor rendimiento, y a ellos no les importa menos el hambre de las poblaciones del Tercer Mundo. **La razón principal de las plantas de OGM es que les permite** *soportar y absorber más veneno mortal* - dosis tóxicas de herbicidas, fungicidas e insecticidas. Casi todos los cultivos transgénicos son descritos como «plantas de plaguicidas» porque ni tolerar dosis de herbicidas (tales como el Roundup de Monsanto®) ni producen *toxina Bt* tipo insecticida. Estos venenos son llevados a nuestro suministro de alimentos. Se calcula que el 75% de los alimentos. tiendas de comestibles en EE.UU están hechos a partir de los derivados de OMG (los principales alimentos de OMG son soja, maíz, algodón, canola y remolacha azucarera).

Sus estudios muestran <u>la exposición al glifosato puede causar defectos en el cerebro, los intestinos y el corazón de los fetos</u>. ¡Además, la cantidad de Roundup® utilizado en campos de soya transgénica era unas 1.500 veces mayor que esas que creaban defectos!

El Comité de Investigación e Información sobre ingeniería genética (CRIIGEN) estudió tres tipos diferentes de maíz transgénico, y encontró *«efectos adversos en los riñones, el hígado y los órganos de desintoxicación, así como diferentes niveles de daño al corazón, las glándulas suprarrenales, el bazo y el sistema hematopoyético.»*

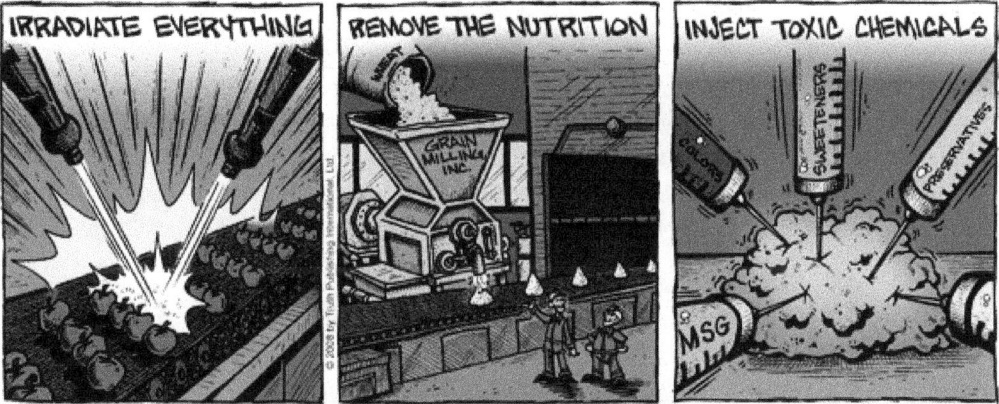

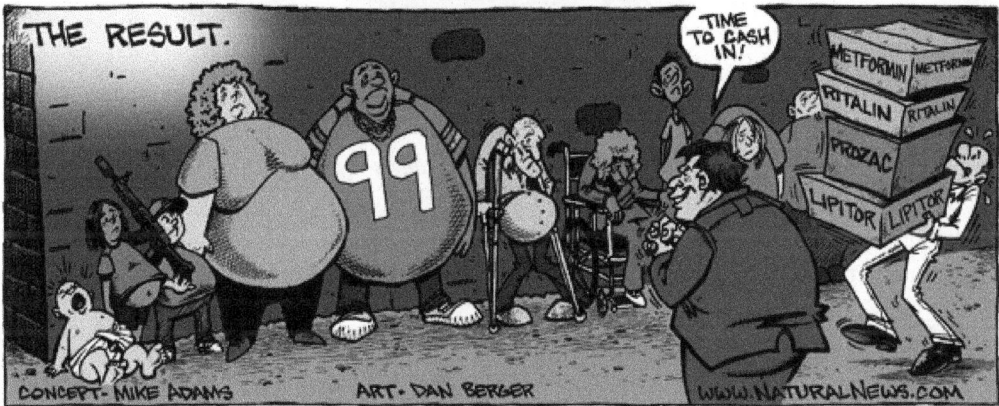

Gracias a Mike Adams y *www.NaturalNews.com* por la caricatura arriba

Los investigadores de la Academia de Ciencias de Rusia encontraron que la soya transgénica causaba **esterilidad** en hámsteres de tercera generación. En 2005 la Dra. Irina Ermakova de la Academia Nacional de Ciencias Rusa informó de que más del 50% de los bebés de ratas madres que fueron alimentadas con soya transgénica murieron en tres semanas. Su jefe le dijo que no hiciera más estudios de alimentos transgénicos sobre animales, sus documentos fueron quemados en su escritorio, las muestras fueron robadas de su laboratorio, y uno de los colegas intentó consolarla diciendo, «*Bueno, tal vez la soya GM va a solucionar el problema de superpoblación en la tierra*».

Según Jeffrey M. Smith, autor de *Semillas De Engaño*, «*Los alimentos modificados genéticamente son especialmente peligrosos para las mamás embarazadas y niños. Después de que las ratas hembra fueron alimentadas con soya GM, la mayoría de sus bebés fallecieron - en comparación al 10% de las muertes en el grupo de control alimentados a base de soya natural. Los bebés alimentados con GM eran más pequeños, y posiblemente infértiles. Los testículos de los ratones alimentados con soya GM cambiaron de su normal color rosa a azul oscuro. Los ratones alimentados con soya GM también tenían alteración del esperma joven. Los embriones de padres ratones alimentados con soya GM tenían un ADN modificado y los ratones alimentados con maíz GM tenían menos bebés y eran más pequeños. En la India, la mayoría de los búfalos que comían algodón GM tenían complicaciones reproductivas como partos prematuros, abortos e infertilidad; muchos terneros murieron. Alrededor de dos docenas de agricultores estadounidenses dice que miles de cerdos se tornaron estériles por ciertas variedades de maíz GM. Algunos tenían embarazos falsos; otros dieron a luz a bolsas de agua. Las vacas y toros también se volvieron infértiles. En los EE.UU., la incidencia de bebés con bajo peso al nacer, la infertilidad y la mortalidad infantil siguen aumentando...*».

Según el Dr. Joseph Mercola, «*casi TODAS las especies de animales a las que se le ofrecía un alimentos transgénicos frente a un alimentos no transgénicos, evitará el OMG. Muchas veces lo harán al punto de morir de hambre, ya que tienen un sentido intuitivo del peligro de este alimento*».

Los peligros de los OGM son trascendentales. Un estudio publicado en *Nature Biotechnology* afirmaba que: «*Después de que comemos soya transgénica, algunos de los genes de los OGM se transfieren a la microflora del intestino y esos genes transgénicos están todavía activos.*» Otro estudio, publicado en la revista *Toxicología Reproductiva*, «*encontró la toxina Bt (utilizada en el maíz Bt modificado genéticamente) en la sangre del 93% de las mujeres embarazadas estudiadas y en sus bebés.*» En un estudio independiente, el gen insertado en la soya se transfiere al ADN de las bacterias intestinales de los sujetos, ¡y han seguido funcionando mucho después de dejar de comer la soya transgénica!

La Academia Americana de Medicina Ambiental (AAEM) pidió «*a los médicos que educaran a sus pacientes, la comunidad médica y al público para que eviten los alimentos genéticamente modificados (GM) [ya que] varios estudios en animales indicaron serios riesgos a la salud asociados con los alimentos GM*», incluyendo la infertilidad, problemas inmunológicos, envejecimiento acelerado, regulación de la insulina, y cambios en los órganos principales y el sistema gastrointestinal. Ellos concluyeron que, «*no es más que una asociación casual entre alimentos GM y efectos adversos para la salud. No hay relación de causalidad*».

¿Por qué una *productora de venenos* está haciendo tanta presión para controlar el suministro mundial de alimentos? Monsanto es la empresa que creó el Agente Naranja (millones de personas siguen sufriendo sus efectos en Vietnam), la dioxina causante de cáncer, el DDT y los PCB, la hormona de crecimiento bovino rBGH, y el pesticida causante de cáncer, Roundup®. Ellos son los responsables de la introducción de OMG venenosos y esterilizante en nuestro suministro de alimentos. Sus semillas transgénicas son responsables del 93% de los cultivos de soya estadounidenses, del 86% de los cultivos de maíz, y la producción de trigo estadounidense es el siguiente su punto en su mira.

Los principales productores mundiales de cultivos GM son Estados Unidos, Argentina, Brasil, Canadá, China y la India. La producción de cultivos GM también alcanzó niveles notables en Pakistán, Paraguay, Uruguay, Bolivia, Australia y Sudáfrica. En Portugal, España, Alemania, Francia y la República Checa, los cultivos transgénicos son cultivados principalmente para ensayos de campo a pequeña escala. A partir de 2015, 28 países cultivaban OGM y 38 países han *prohibido* los cultivos GM. Muchos fabricantes de alimentos en Europa y otros países han prohibido los alimentos genéticamente modificados, pero Monsanto está cabildeando para conseguir el acceso a esos mercados...

Hasta el día de hoy, los OGM siguen estando presentes en la **gran mayoría de los alimentos procesados** en los EE.UU. y Canadá, a pesar de los considerables riesgos para la salud que plantean. Si consumes alimentos procesados, pan, pasta, galletas, mezclas de pastelería, aceite de canola, mayonesa, leche de soja, hamburguesas vegetarianas, tortillas de maíz, chips de maíz, aceite de maíz, jarabe de maíz, o cualquier cosa hecha de maíz, soya o algodón, usualmente consumes OMG.

Se calcula que una persona promedio en los Estados Unidos consume 200 libras de alimentos OMG por año. Como regla general, debes comprar alimentos orgánicos, y evitar los productos hechos con cultivos transgénicos, como maíz, soya, canola, algodón, papaya y azúcar. Visita www.NonGMOshoppingGuide.com.

Recientemente, muchos países de todo el mundo han prohibido el Roundup®, como lo han hecho los supermercados y centros de jardinería. El ingrediente principal de su herbicida altamente rentable, el glifosato, utilizado a menudo en conjunción con los cultivos GM, ha sido declarado un «probable carcinógeno». También ha sido un fuerte sospechoso de haber contribuido a la epidemia de autismo. En una sorprendente decisión, la Agencia de Protección Ambiental de California le asestó un duro revés a Monsanto recientemente, nombrando al glifosato como *«conocido causante cáncer»*.

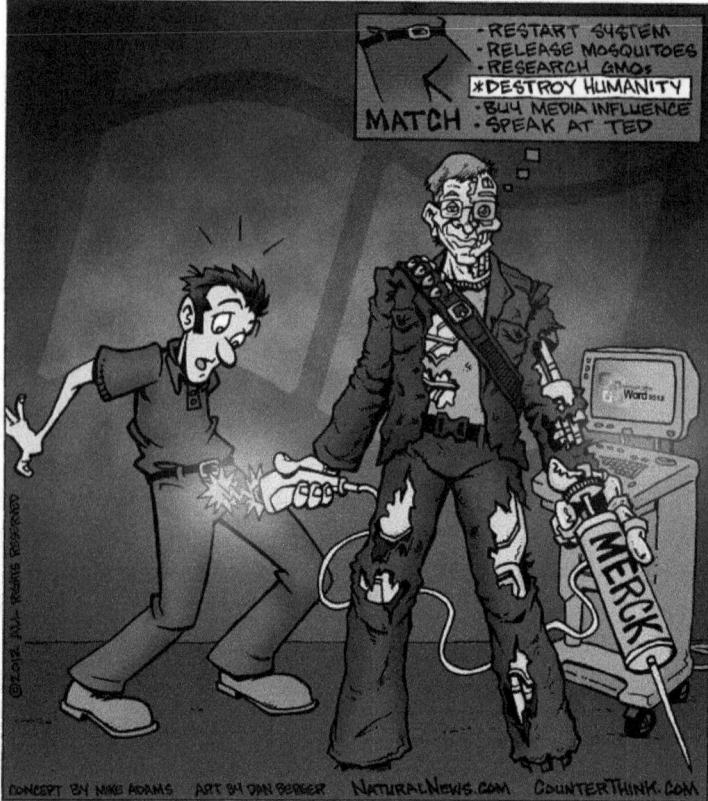

Gracias a Mike Adams y *www.NaturalNews.com* por la caricatura de arriba.

En mayo de 2015, los ciudadanos del mundo organizaron protestas masivas en contra de Monsanto en 38 países y 428 ciudades, furiosos contra las prácticas genocidas de la corporación más malvada del mundo. Los medios de comunicación no informaron sobre esto en lo absoluto. Mike Adams escribió: «*Los manifestantes de Nueva York, Londres, Berlín, París, e incluso en toda América del Sur, Asia e India se unieron contra las prácticas agrícolas tóxicas de Monsanto, una empresa cuyo modelo de negocio depende del envenenamiento de los ciudadanos del planeta, destruyendo el ecosistema agrícola, monopolizando el suministro de semillas y contratando personajes asesinos en línea para atacar a cualquiera que se oponga a su programa*».

A pesar de la investigación que muestra que los cultivos transgénicos producen **menos** y no más alimentos, Bill Gates compró 500.000 acciones de Monsanto y está fomentando activamente los cultivos transgénicos en el mundo en desarrollo, en colaboración con los infames de la Fundación Rockefeller y Monsanto.

Alimento Tóxicos #3 - El Consumo De Soya Conduce A La Infertilidad Y Cáncer

Más del 93% de la soya en los Estados Unidos ahora es genéticamente modificada y también tiene uno de los porcentajes más elevados de contaminación por plaguicidas que cualquiera de nuestras comidas. Durante muchas décadas, los estudios científicos han vinculado el consumo de soya a un aumento en la incidencia de cáncer de mama, enfermedad del corazón, alergias, hipotiroidismo, esclerosis múltiple, daño cerebral, disfunción del sistema inmunitario, endometriosis y problemas reproductivos – Investigadores rusos descubrieron recientemente que la soya transgénica causaba esterilidad en hámsteres, como se mencionó anteriormente, pero **las corporaciones alimenticias han suprimido la evidencia**.

Como si eso no fuera suficientemente malo, la soya también contiene ácido fítico, que bloquea la absorción de minerales esenciales como el calcio, magnesio, cobre, hierro y zinc en el tracto intestinal. La soya literalmente chupa los nutrientes y los saca de tu cuerpo, y se sabe que contribuyen a la deficiencia de minerales generalizada en los países del tercer mundo.

Un reciente estudio de hombres japoneses que viven en Hawái encontró que consumir dos o más porciones semanales de tofu estaba vinculado al desarrollo de la demencia. En tiempos tan lejanos como 1950, los fitoestrógenos estaban vinculados a un aumento de los casos de cáncer, infertilidad y la leucemia. Según el Dr. William Wong, *«La soya es un veneno, ¡punto!»*.

Hagas lo que hagas, *no* alimentes a tus hijos con las fórmulas infantiles a base de soya. En julio de 1996, el *Departamento Británico de la Salud* emitió una advertencia de que los fitoestrógenos encontrados en las fórmulas infantiles a base de soya podrían afectar negativamente la salud infantil.

Algunos fabricantes de alimentos «naturales» están utilizando un compuesto químico tóxico llamado **hexano** para procesar la soya en sus productos. Los vapores de hexano van directamente a tu cerebro y causan daños casi instantáneamente. El hexano es tan tóxico que la EPA lo ha catalogado como un químico peligroso que provoca cáncer y defectos de nacimiento e incluso la enfermedad de Parkinson.

En 2009, un laboratorio independiente encontró que los niveles de residuos de hexano altísimos de 21 partes por millón en el aceite de soya y en la harina de soya que se utiliza en la fórmula infantil de soya y barras de proteína. La fórmula de soya es uno de los peores alimentos con los que puedes alimentar a tu hijo. Aparte de los efectos hormonales, también tiene 1.000% más aluminio que las fórmulas convencionales a base de leche.

La soya provoca cáncer, destruye los huesos y causa estragos en nuestros sistemas hormonales. Mantente alejado de ella.

Alimento Tóxico #4 - Grasas Y Aceites No Saludables

Los aceites refinados **son producidos y perfeccionados de tal manera que contienen toxinas y envenenan tu sistema inmunológico,** y te hacen sumamente vulnerables al cáncer.

El aceite de canola, por ejemplo, en realidad versión híbrida de canola genéticamente modificadas que ha sido tratada severamente con plaguicidas. Las semillas de colza modificadas son calentadas a altas temperaturas para que se oxiden, luego son procesadas con un solvente para extraer los aceites, el ácido se utiliza para quitar cualquier sólido de cera desagradable formado durante la primera transformación, el aceite marrón rancio es entonces tratado con más productos químicos para mejorar el color y, a continuación, se utilizan *aún más* productos químicos para desodorizar el aceite para enmascarar el olor horrible de la transformación química. ¡Mmm... delicioso!

Los aceites vegetales también contienen niveles muy altos de grasas poliinsaturadas (PUFA) que son muy inestables, se oxidan fácilmente, causando inflamación y mutación en las células. Esa oxidación está vinculada a todo tipo de problemas de cáncer, enfermedad cardíaca, endometriosis, síndrome de ovarios poliquísticos (SOP), y mucho más.

Muchos aceites vegetales contienen BHA y BHT (Butilhidroxianisol y Butilhidroxitolueno), antioxidantes artificiales que evita que los alimentos se estropeen rápidamente. Se ha demostrado que estos producen compuestos de potencial de cancerígeno en el cuerpo, y han sido vinculados a cosas como problemas del sistema inmunológico, problemas hormonales, infertilidad, problemas de comportamiento, deterioro mental, y daños al hígado y los riñones.

Las personas con dietas a base de grasa y poco saludables a menudo están cansadas y enfermas, porque <u>un exceso de grasas no saludables hace que los glóbulos rojos se peguen y se mueven más lentamente, lo que se traduce en mucho menos oxígeno</u> que llega a las células. Tus células se vuelven más débiles e incluso pueden mutar y morir. *Es por eso* que muchos estudios muestran que una alta ingesta de grasa está relacionada con el cáncer.

David Gillespie, autor de *Aceite Tóxico*, revela que un exceso de aceites de semillas no sólo provoca cáncer y enfermedades del corazón, ¡sino que también daña los ojos y el sistema inmunológico! Evita totalmente el aceite de canola, aceite de maíz, aceite de soya, aceite «vegetal», aceite de cacahuete, aceite de girasol, aceite de cártamo, aceite de semilla de algodón, aceite de semilla de uva, margarina y todos los falsos sustitutos de la mantequilla.

Además, cuando agregas hidrógeno al aceite vegetal, obtienes «grasas trans». Las grasas trans son consideradas por muchos médicos como el peor tipo de grasa puedas comer. Las grasas trans y los aceites hidrogenados se usan en el procesamiento de alimentos (productos horneados envasados, snacks, margarina, papas fritas, papas fritas, donas…) para prolongar la vida útil de los alimentos procesados. Han sido implicados en el aumento de los niveles de colesterol, enfermedades cardíacas y cáncer. Una vez más, <u>es aconsejable que te mantengas alejado de todos los alimentos procesados</u>.

En 1900 la cantidad de aceites vegetales consumidos era prácticamente nula. Hoy en día la persona promedio en los Estados Unidos consume 70 libras (31 kg) de aceite vegetal al año.

Advertencia: ¡Evita los alimentos procesados de cualquier tipo, y los alimentos que contengan aditivos químicos!

La mayoría de los alimentos procesados contienen OMG ocultos, aceites insalubres y sustancias químicas que ni siquiera figuran en las etiquetas. Los alimentos procesados que vienen en cajas, latas, cajas, etc. permanecen en los estantes de los supermercados durante meses, ¡o incluso *años!* Eso debería decirle cuán inertes y «químicos» son. Casi todos los alimentos procesados son alimentos *muertos* que le dan a tu cuerpo cero nutrición. Es posible que estés comiendo un tazón de cemento. Un amigo nuestro es un tecnólogo en alimentos. Nos dijo que **la industria alimentaria le paga a los científicos *para ocultar ciertas sustancias químicas en los alimentos*.** *«Queremos poner este químico en nuestro producto. Díganos cómo podemos hacerlo para que sea ilocalizable.»* ¡Debes comer solamente productos orgánicos y *evitar los alimentos procesados!*

Alimento Tóxico #5 – La Leche Es Un Veneno Que Provoca Esclerosis Múltiple Y Cáncer

¿Te acuerdas de cuando la leche se ponía mala en la nevera después de unos pocos días? Ahora rara vez sucede, a causa de la transformación química que sufre. La leche procesada se calienta hasta el punto de destruir cualquier nutriente natural que contiene. Esto pone la leche *marrón*, así que tiene que ser procesada químicamente para que sea blanca de nuevo. La leche procesada que encuentras en los supermercados no le da a tu cuerpo nada que necesites, y que en realidad **contiene hormonas de crecimiento, hormonas sexuales, pus, residuos de plaguicidas, antibióticos y grasas modificadas artificialmente**. ¡Un estudio reveló que los niños con desarrollo sexual prematuro volvían a la normalidad cuando dejan de tomar leche de vaca! Como si eso no fuera lo suficientemente malo, la leche cubre las paredes intestinales, donde se endurece como el concreto, lo que le impide la absorción de nutrientes vitales.

Un estudio realizado en Suecia reveló que las mujeres que consumen más de tres vasos de leche al día tenían <u>casi el doble de la tasa de mortalidad en 20 años</u> en comparación con aquellas mujeres que consumen menos de un vaso al día, y también tenían más fracturas, especialmente en fracturas de cadera. Según el Dr. Robert Ellis - el experto más destacado del mundo en el metabolismo del calcio, quien ha realizado más de 50.000 exámenes de sangre en personas - ¡quienes consumen más de 2-3 vasos de leche al día tienen los niveles de calcio en la sangre más bajos que cualquier grupo evaluado! Así que aquí está la ironía del asunto: ¡beber leche de hecho *agota* tus reservas de calcio y puede *causar* Esclerosis Múltiple! Esto sucede porque los azúcares de la leche (lactosa) se metabolizan en ácido. Para capturar esta acidez tu cuerpo lixivia el calcio alcalino de tus huesos y lo une al ácido de modo que pueda eliminarlo.

En 1994 Monsanto presentó la rBGH (hormona de crecimiento bovina recombinante), un potente fármaco genéticamente modificado que se inyecta en las vacas lecheras para aumentar su producción de leche. En 1997, dos reporteros de Fox News investigaron cómo el **consumir leche de vacas rBGH promueve el cáncer** en los seres humanos. Monsanto presionó a Fox y se ofreció a pagarles a los dos reporteros para guardar silencio sobre su informe. Después de que se negó a aguar su informe, fueron inmediatamente despedidos por Fox.

En 1998, científicos canadienses lograron adquirir el estudio completo de Monsanto que la FDA había mantenido en secreto, debido al *«daño irreparable»* potencial hacia Monsanto. ¡Los científicos se enteraron que esos estudios de Monsanto demostraban que el rBGH causaba cáncer de próstata y el cáncer de tiroides en ratas de laboratorio!

Desde la aparición de la rBGH, cada país industrializado en el mundo lo ha prohibido - excepto los EE.UU. La leche y los productos lácteos americanos han sido prohibidas en más de 100 países del mundo por esto.

En su libro **La Leche: El Veneno Mortal**, Robert Cohen afirma que *«el único aspecto más inquietante de la rBGH desde un punto de vista de la seguridad humana, es el factor de crecimiento insulínico (IGF), que está vinculado con el cáncer de mama.»* Según el Dr. Samuel Epstein, *«El IGF no es destruido por la pasteurización, sobrevive el proceso digestivo, es absorbida por la sangre y produce potentes efectos que promuevan el crecimiento.»* Epstein dice que es altamente probable que el IGF ayude a transformar el tejido mamario normal en células cancerosas, y permite que las células malignas humanas de cáncer de mama invadan y se diseminen a órganos distantes.

Una alta ingesta de productos lácteos se ha vinculado al acné, alergias alimentarias, aumento del riesgo de cáncer de próstata, mayor riesgo de cáncer de ovario, la diabetes tipo 1, las mayores tasas de esclerosis múltiple, y un aumento de la IGF-1 (factor de crecimiento insulínico tipo 1), niveles que han sido implicados en varios tipos de cáncer.

Una anécdota divertida: ¿Sabías que los quesos en muchos alimentos procesados y pizzas *no es queso en lo absoluto*, sino un químico artificial sustituto más barato llamado «queso análogo»? ¡En el Reino Unido, uno paseo por algunos sitios de comida para llevar reveló que 19 de 20 lugares de pizza usan queso y jamón falsos!

Alimento Tóxico #6 - La Tóxica Carne De «fábrica»

Como carne dos veces a la semana, siempre y cuando esté «limpia» y que mi dieta sea de 70 a 80% alimentos «verdes», orgánicos y frescos ya que la carne, el pescado y los huevos son formadores de ácido (en lugar de ser «alcalinizantes» para nuestro cuerpo). Si vas a comer carne, te recomiendo que sea de origen local, de granjas orgánicas, en lugar de comprarla en el supermercado. Prefiero **comprar el pollo, pato, ganso, y carne conejo criados localmente, orgánicos,** lo cual es abundante donde yo vivo, y también huevos orgánicos. Compramos truchas de río, o pescados locales cuando nos quedamos cerca del mar. Abastecerse con carne orgánica ha demostrado ser más difícil.

Alimentar a los animales con *una dieta adecuada para su especie* (vacas que pastan en la hierba, por ejemplo) mejora significativamente la calidad nutricional de su carne, como sería de esperar. También implica muchísimo la eliminación de las toxinas tales como el glifosato y otros plaguicidas. Es recomendable que elijas *«carne de res orgánica alimentada con pasto»* cuando puedas. Busca la etiqueta de *100% orgánicos de USDA* y la etiqueta que dice *«alimentado con hierba»* a la hora de comprar carne de vacuno en los Estados Unidos.

A decir verdad, la crianza de ganado no es la mejor idea desde un punto de vista ambiental.

- Por cada 16 libras de grano y semillas de soya que le damos al ganado, sólo tenemos 1 libra de carne.

- 1 acre de tierra puede producir 20.000 libras de patatas, pero sólo 165 libras de carne de vacuno.

- El ganado de EEUU consume una cantidad de grano y semilla de soya suficiente como para alimentar 5 veces a toda la población de Estados Unidos .

En mis veintes, **yo fui vegetariano durante cuatro años**, principalmente por razones éticas relativas al trato de los animales de matadero. Lamentablemente, no me hizo ningún favor en mi salud. He perdido mucho peso y me puse muy, muy flaco. Me veía pálido y demacrado, y mis niveles de energía eran bajos. Después de un rato me comenzó un antojo de carne, y mi salud, energía y fuerza regresaron cuando empecé a comer carne de nuevo.

No está de moda hablar de ello, pero la carne es una excelente fuente de una variedad de nutrientes, como las vitaminas A, D, varias del complejo B, ácidos grasos esenciales, magnesio, zinc, fósforo, potasio, hierro, taurina, selenio, carnitina y la coenzima Q10. Una dieta basada en vegetales normalmente no proporciona adecuadamente algunos de estos nutrientes.

¿Los Vegetarianos Viven Más Tiempo?

Algunos estudios indican que los vegetarianos viven más que los carnívoros. Pero este dato debe considerarse en su contexto correcto. Los vegetarianos también son más propensos a hacer ejercicio, son casados, fuman menos y beben menos alcohol, factores que contribuyen también a una vida más larga. Por otra parte, es necesario diferenciar entre los efectos de la ingestión de carne y los de comer *productos* cárnicos químicos producidos en la fábrica . La relación causal entre ser vegetariano y vivir más no es sencilla.

Vale la pena señalar que las culturas que viven más tiempo -como los georgianos del Cáucaso, los habitantes de Vilcabamba, los Hunza, , etc. - *si* comen algunas carnes, pero carnes procedente de fuentes limpias.

Un estudio de 2014 realizado por la Universidad Médica de Graz (Austria) encontró que los vegetarianos iban más al médico y una mayor necesidad de atención sanitaria, y sufrían más los efectos de la esclerosis múltiple, la ansiedad, la depresión y el asma (aunque esto se basó en una muestra de sólo 330 vegetarianos, apenas suficiente para hacer generalizaciones radicales).

¿La Clase Dominante Son Los Vegetarianos?

Puede haber otra razón por cuál comer carne es importante. En 2009 llegué a pasar una semana con un ex empleado de una instalación militar subterránea secreta de Estados Unidos. Él había trabajó para la CIA y el gobierno en la sombra de EEUU durante más de 13 años, y explicó que la mayoría de la información que el público recibe es simplemente desinformación, distracción y propaganda -en efecto, lo *contrario* a la verdad. Este proceso de «control mental» - domina lo que piensan los ciudadanos americanos- es considerado por la clase dominante como *vital para mantener el statu quo* en un país tan grande y diverso como el nuestro. Los rusos y los chinos mataron a decenas de millones de «disidentes» en los campos de concentración, , para mantener su *statu quo*, por lo que el control mental y la propaganda de los medios de comunicación masivo se ve como una mejor opción, más «humano».

Él me dijo que la clase dominante sabe que es cierto: **el cuerpo humano necesita consumir carne de animales *por razones energéticas*** - la carne animal sustenta nuestra carne en un nivel energético. Esta es la razón por la que los vegetarianos se debilitan a una cierta edad. También me informó que el estilo de vida fue introducido en la cultura americana por la CIA a través de sus lacayos de los medios de comunicación masivos (artículos de periódicos y revistas, entrevistas de televisión, la publicación de libros), como un medio para debilitar a la población. Los haría más dóciles y menos propensos a la rebelión. Un tema fascinante, sin duda, pero que está fuera del alcance de este libro.

Aunque recomiendo comer carne con moderación (pato, ganso, conejo y pescado procedente de fuentes limpias, por ejemplo), por favor ten en cuenta, sin embargo, que si tienes un problema grave de salud deberías empezar haciendo una limpieza de 30 día que incluiría <u>no consumen carne o productos de origen animal durante ese período</u>. La carne es formadora de ácido y difícil para que el cuerpo la descomponga y digiera. La desintoxicación de 30 días está diseñada para darle a su cuerpo *un descanso* y lo ayuda a generar la suficiente energía para limpiar y sanar por sí mismo.

El Verdadero Problema: La Carne Producida Masivamente Es Peligroso Para La Salud

Aquí está el gran problema a la hora de comer carne: la carne de «fábrica» producida en masa - dejando de lado las consideraciones éticas de la indescriptible crueldad masiva de animales - se rellena con los productos más tóxicos imaginables. Comúnmente se descubre que **los pollos** contienen antibióticos prohibidos como Prozac, antidepresivos, medicamentos para la alergia, arsénico, Tylenol y Benadryl, cafeína y otros medicamentos de venta con receta. Los productos químicos tóxicos como el *cloro* se usan comúnmente para tratar los contaminantes en el pollo proveniente de las plantas avícolas. 8 millones de pollos son sacrificados en los Estados Unidos cada año, y el proceso de destripación mecanizado hace que los pollos muertos estén sumergidos en una «sopa fecal» por hasta una hora, antes de ser empaquetados para los consumidores. Para cuando llega a los estantes de los supermercados, la carne de pollo empapada está embebida con bacterias fecales, por lo que es extremadamente tóxica para el cuerpo humano.

Pero ¿qué pasa con la **carne**? el ganado es alimentado con partes de otros animales, como **caballos fallecidos, pollos, cerdos y las heces** y plumas de pollo (el estiércol de pollo raspado de los pisos de galpones se recicla como alimento del ganado). Aparentemente, darle al ganado alimenta sano y natural sería demasiado costoso e innecesario, porque al consumidor no le importa de que está hecha la carne mientras se vea como carne y sea *barata*. El ganado es alimentado también con **polvo de cemento, materiales radiactivos, OMG** y granos de soja. Las vacas francesas son alimentadas **con aguas residuales humanas**. Hace unos pocos años hubo un escándalo porque se descubrió que las vacas fueron alimentadas con los cadáveres de *otras vacas,* causando la enfermedad de las «vacas locas».

Por supuesto, esta dieta antinatural hace que las vacas se enfermen, sufran de acidez estomacal, enfermedad hepática, úlceras, neumonía y otras infecciones - para mantenerlas vivos son alimentadas con enormes dosis de **antibióticos**.

Al ganado también se llena de **hormonas de crecimiento** para su engorde y preparación para el mercado en sólo 16 meses, en lugar de 4-5 años. Las hormonas de crecimiento están encontrando su camino en la carne y los productos lácteos, con terribles efectos sobre nuestros hijos. El consumo de carne y productos lácteos podría ser el culpable del desarrollo sexual precoz en las jovencitas: en EE.UU. Casi la mitad de todas las niñas afroamericanas y alrededor del 15% de las niñas caucásicas ahora entran en la pubertad cuando tienen 8 años de edad.

Y eso es sólo el comienzo. Al ganado también se le da **medicamentos antiparasitarios**, y muchos de estos medicamentos permanecen en la carne mediante los procesos de cocción y consumo. Los medicamentos *oxiclozanida, closantel, clorsulon, albendazol, ivermectina, mebendazol* y *fenbendazol* permanecen en la carne durante los procesos de cocción de fritura o tostado. Los fármacos *nitroxinil, levamisol, rafoxanida* y *triclabendazol* se reducen pero no se eliminan, por la cocción convencional.

Y luego *empeora aún más*. La Agencia de Protección Ambiental informa que **la carne está contaminada con niveles de pesticidas más altos que cualquier otro alimento de origen vegetal**. Muchos plaguicidas químicos se acumulan en los tejidos grasos de los animales. El alimento animal contiene productos de origen animal que favorecen la acumulación, la cual pasa directamente para el consumo humano.

Peor aún… *Las dioxinas* son un grupo altamente tóxicos de cientos de compuestos químicos, que son subproductos de los procesos industriales que utilizan cloro – es decir, fabricación de plaguicidas. Las dioxinas son un elemento tóxico componente del *agente naranja de Monsanto*, utilizado como herbicida. Se sabe que alteran el sistema inmunológico, endocrino, el sistema nervioso, el sistema respiratorio; causa daño hepático; causa desequilibrios hormonales; menor capacidad cognitiva; lentitud en el desarrollo neuronal; induce depresión; incita a problemas de comportamiento; causa bajo peso al nacer; y tienen efectos nocivos sobre la reproducción. En los hombres, la exposición a las dioxinas puede causar un bajo nivel de testosterona y bajo conteo de espermatozoides. En las mujeres, se ha vinculado con la endometriosis. La dioxina ahora es reconocida como un carcinógeno del grupo 1, y un americano promedio recibirá 93% de su exposición a las dioxinas de la carne y los productos lácteos.

Y la cosa no acaba ahí. El **Nitrato de sodio** y **el nitrito de sodio** son conservantes que se encuentran en las carnes procesadas como embutidos, salchichas, jamón, tocino, alimentos para ganado, etc. Estos hacen que las carnes parezcan «frescas» en lugar de tener su color gris natural al podrirse. Una gran cantidad de evidencias indica que estas nitrosaminas son carcinógenos humanos. La investigación realizada en la Universidad de California demostró que los niños que comen tan sólo tres perros calientes a la semana tienen 10 veces más probabilidades de desarrollar leucemia y tumores cerebrales.

La carne de vacuno producida en masa *también está* **contaminada con bacterias fecales causantes de enfermedades**. Un gran porcentaje de los productos cárnicos son contaminados cuando los animales se perforan los intestinos y las heces se derraman hacia la carne procesada. Piensa, ‹popo líquido› untado sobre toda tu carne… La carne de res molida es particularmente problemática, ya que las bacterias se mezclan a través de la carne, contaminando todo. Cuando la carne de un número de vacas que se mezclan, un animal puede contaminar todo el lote.

Según Mercola.com, en una prueba, *Consumer Reports* compró 300 paquetes de carne molida de 103 tiendas en 26 ciudades a través de los Estados Unidos. Esto incluía 181 paquetes de carne molida de ganado «criada en forma convencional» y 116 más que fueron producidos de forma sostenible. Como mínimo, la carne producida de forma sostenible era criada sin antibióticos (incluso mejores son los métodos orgánicos y alimentados con pastos). Estas 300 muestras de carne fueron analizadas para detectar la presencia de cinco tipos de bacterias causantes de enfermedades: *Clostridium perfringens, E. coli, Enterococcus, Salmonella, Staphylococcus aureus*. Las muestras también fueron expuestas a una prueba secundaria para determinar si las bacterias eran resistentes a los antibióticos utilizados en medicina humana.

Los resultados mostraron que:

- El 100% de todas las muestras de carne molida contenía bacterias asociadas con la contaminación fecal (*enterococcus* o *E. coli*), lo cual puede provocar infecciones de la sangre o del tracto urinario.

- Casi el 20% contenía *Clostridium perfringens*, una bacteria responsable de alrededor de un millón de **casos de envenenamiento por alimentos** cada año en los Estados Unidos.

- El 10% contenía una cepa que producen la toxina de *Staphylococcus aureus*, que no puede ser destruida, incluso con la cocción adecuada.

- El 1% contenía *salmonella*, que es **responsable de un estimado de 1.2 millones de enfermedades** y 450 muertes en los Estados Unidos cada año.

- El 1,7% de las muestras convencionales (3 de 181) tenía *Staphylococcus aureus resistente a la meticilina* (SARM), que es **responsable de casi 19.000 muertes cada año**. Ninguna de las muestras de carnes producidas sosteniblemente contenía MRSA.

Para luchar contra los agentes patógenos la industria alimentaria utiliza **métodos de esterilización** que hace las cosas aún peor: calor excesivo, productos químicos (a base de cloro o lavados con ácido láctico, por ejemplo), y **radiación**.

Y por último, creo que el terror absoluto que el ganado experimenta antes de ser sacrificados en un matadero y la *adrenalina* que su cuerpo produce en ese momento actúa como un veneno para el cuerpo humano, en un nivel energético, cuando comemos sus carnes.

Considerando cuán tóxica es la carne de «cría intensiva» y cuántas bacterias y químicos causantes de cáncer contiene, no es de extrañar que su consumo crea graves problemas de salud:

❑ La Universidad de Hawái, realizó un estudio durante 7 años que incluía 200.000 personas. Ellos encontraron que las personas que consumían carnes procesadas (como hot dogs y salchichas) tenían un **67% más de riesgo de padecer de cáncer de páncreas**.

❑ Según un estudio del gobierno federal realizado por el Instituto Nacional del Cáncer, un gran consumo de carne aumenta el riesgo de muerte por *todas las* causas, incluyendo enfermedades cardíacas y cáncer.

❑ Las mujeres que comían grandes cantidades de carne roja tenían un 20% más de riesgo de morir de cáncer y un **50% más de riesgo de morir de enfermedad cardíaca** que las mujeres que comían menos. Los hombres tenían un **22% más de riesgo de morir de cáncer** y un 27% más de riesgo de morir de enfermedad cardíaca.

❑ En 2009 un estudio publicado en la revista Annals of Internal Medicine mostró que comer carne **incrementa el riesgo de cáncer de próstata en un 40%**. Los niños tienen un **60% más de riesgo de desarrollar leucemia** si consumen productos cárnicos como el jamón, salchichas y hamburguesas.

❑ *«He encontrado de 25 naciones que comen carne en gran medida, **19 tenían un alto índice de cáncer** y sólo uno tenía una tasa baja, y que de 35 naciones que comen poca o nada de carne, ninguna tenía una alta tasa.»* - Rollo Russell, *Notas Sobre La Causalidad Del Cáncer*

❑ La mayoría de intoxicaciones alimentarias de la actualidad están relacionadas a la ingesta de carne. Más de 500.000 estadounidenses, la mayoría de ellos niños, se han enfermado por bacterias fecales mutantes (E. coli) que se encuentran en la carne. Esta es la principal causa de insuficiencia renal en los niños en los Estados Unidos.

❑ Los niños son especialmente vulnerables a los antibióticos y los residuos de hormonas en la carne. Si estás sirviéndole atún, salmón o palitos de pescado a tu familia, podrías estarlos alimentando con **mercurio, PCB, plomo, arsénico, pesticidas o retardadores de fuego de grado industrial**. La investigación realizada en la Universidad de California, en Irvine, demostró que <u>los niños que comen tan sólo tres perros calientes a la semana tenían de 10 a 12 veces más probabilidades de desarrollar leucemia y tumores cerebrales</u>.

Resumen - Alimentos Tóxicos Y Adicciones Ácidas

❑ Los cigarrillos contienen más de 4.000 sustancias químicas, incluyendo 43 compuestos cancerígenos conocidos. El tabaquismo mató a 100 millones de personas en el siglo XX. No se puede fumar *y* estar saludable.

❑ El consumo de azúcar destruye tu salud en más de 100 diferentes maneras; el azúcar alimenta al cáncer.

❑ El café es *ácido puro*; convierte tu torrente sanguíneo en *lodo* y se roba tu energía.

❑ Los cultivos genéticamente modificados son diseñados para absorber considerablemente más pesticidas tóxicos.

❑ <u>Varios estudios en animales indican serios riesgos de salud asociados con los alimentos GM, incluyendo la infertilidad, problemas inmunológicos, envejecimiento acelerado</u>, regulación de insulina y los cambios en los principales órganos y el sistema gastrointestinal. El cáncer infantil aumentó en un 300% y los bebés con defectos de nacimiento en 400% durante la última década en partes de Argentina, donde se cultiva soya transgénica.

❑ Los agricultores estadounidenses revelaron que miles de cerdos se volvieron estériles por comer maíz GM.

❑ El maíz modificado genéticamente tiene efectos adversos en los riñones, el hígado y los órganos de desintoxicación, así como diferentes niveles de daño al corazón, las glándulas suprarrenales, el bazo y el sistema hematopoyético.

❑ El consumo de soya puede llevar a la infertilidad y al cáncer.

❑ Los aceites refinados contienen toxinas que envenenan tu sistema inmunológico y que te hacen sumamente vulnerable al cáncer. Se han vinculado al cáncer, las cardiopatías, la endometriosis, el síndrome de ovarios poliquísticos (SOP), problemas del sistema inmunológico, problemas hormonales, infertilidad, problemas de comportamiento, deterioro mental, y daños al hígado y los riñones.

❑ Un exceso de grasas no saludables hace que los glóbulos rojos se peguen, resultando en una menor cantidad de oxígeno que llega a las células. Es por eso que muchos estudios muestran que una alta ingesta de grasa relacionadas con el cáncer.

❑ La leche procesada puede contener pus, hormonas, residuos de plaguicidas y grasas modificadas artificialmente.

❑ La leche cubre tus paredes intestinales, lo que impide la absorción de los nutrientes vitales.

❑ Beber leche de hecho *agota* tus reservas de calcio y puede causar esclerosis múltiple.

❑ Una mayor ingesta de productos lácteos ha sido vinculada al acné, alergias alimentarias, aumento del riesgo de cáncer de próstata, mayor riesgo de cáncer de ovario, la diabetes tipo 1, mayores tasas de esclerosis múltiple, y el cáncer.

❑ Consumir leche de vacas con rBGH puede promover el cáncer en los seres humanos. Estudios de Monsanto mostraron que el rBGH causaba cáncer de próstata y cáncer de tiroides en ratas de laboratorio.

❑ Las hormonas sexuales que se les dan a las vacas para controlar sus tasas de natalidad se transmiten a los seres humanos.

❑ El cuerpo humano necesita consumir carne y proteína animal, a <u>partir de fuentes limpias</u>, con moderación. La carne animal mantiene nuestra carne *a nivel energético*.

❑ Comprar pollo, pato, ganso, carne de conejo, huevos y pescado orgánicos, criados localmente.

❑ Se descubrió que los pollos comúnmente contienen antibióticos prohibidos como Prozac, antidepresivos, medicamentos para la alergia, arsénico, cafeína y otros medicamentos de venta con receta. Los pollos muerto se remojan en una «sopa fecal» por hasta una hora, embebiendo la carne con bacterias fecales.

❑ Las vacas deben ser alimentadas con pasto, pero, por lo contrario, son alimentadas con heces de pollo, *aguas cloacales*, pollos, cerdos o caballos muertos, *cadáveres de otras vacas muertas*, polvo de cemento, materiales radiactivos...

❑ Las vacas son bombeadas con hormonas de crecimiento, que está afectando el desarrollo hormonal humano. A las vacas también se les suministran medicamentos antiparasitarios y enormes dosis de antibióticos.

❑ La carne de res y de pollo está contaminada con niveles de pesticidas mayores que cualquier otro alimento de origen vegetal.

❑ Los norteamericanos reciben el 93% de su exposición a las dioxinas - carcinógeno humano del Grupo 1- de la carne y los productos lácteos. La carne de vacuno producida en masa también está contaminado con bacterias fecales causantes de enfermedades. Más de 500.000 estadounidenses, se han enfermado por bacterias fecales encontradas en la carne.

❑ La industria alimentaria utiliza cloro altamente tóxico y radiación para «esterilizar» la carne, y también conservantes causantes de cáncer ¡para hacer que la carne tenga un aspecto «fresco»!

❑ <u>Evita cualquier alimento procesado o envasado, o cualquier alimento que contenga aditivos químicos</u>! Come carnes y productos frescos, orgánicos, y cultivados localmente.

Parte 4
Estas 17 Cosas En Tu Casa Te Están MATANDO

CAPÍTULO 24

Flúor: Un Crimen De Lesa Humanidad

No existe evidencia científica de que el flúor sea un aditivo beneficioso para el agua, y de hecho hay una abrumadora evidencia científica que demuestra que el **fluoruro es un veneno extremadamente perjudicial**. El fluoruro es un desecho neurotóxico industrial de la industria del aluminio, y ha sido probada que daña el sistema inmunológico, digestivo y respiratorio, así como los riñones, el hígado, el cerebro y la glándula tiroidea. El fluoruro también se ha vinculado a la infertilidad, Alzheimer, osteosarcoma, e incluso cáncer. También acelera el envejecimiento y provoca daño genético en concentraciones tan bajas como una parte por millón, el nivel exacto de la fluoración del suministro de agua en los Estados Unidos. El fluoruro también impide la absorción de yodo.

El fluoruro también representa un ataque a la glándula pineal, en la que se produce la calcificación. Los maestros, místicos y videntes Yogi consideran que la glándula pineal es el portal a nuestro Yo superior, una puerta a la conciencia superior y experiencias inter-dimensionales. *El fluoruro puede estar desconectándonos de nuestro Yo superior.*

Los nazis fueron los primeros en usar fluoruro de sodio. Producida por las plantas químicas I.G. Farben en Alemania, los nazis lo utilizaron en su suministro de agua para efectos de esterilización de sus poblaciones de campo de concentración y hacerlos más calmados y sumisos. El fluoruro de sodio pasa a ser uno de los ingredientes básicos en ambos, Prozac® y el gas neurotóxico Sarin.

Según Charles Elliot Perkins, el científico de investigación enviado por el gobierno de los EE.UU. para hacerse cargo de la I.G. Farben,: «El propósito real detrás de la fluoración de agua es reducir la resistencia de las masas para su dominación, control y pérdida de libertad. Las dosis repetidas de infinitesimales cantidades de fluoruro reducirá con el paso del tiempo el poder de un individuo para resistir a la dominación, por envenenamiento y narcotización lentamente una cierta área del cerebro, haciéndolo así, sumisa a la voluntad de quienes desean gobernarlo.

El sobrino de Albert Einstein, el Dr. E.H. Bronner, era un químico que había sido prisionero de guerra durante la Segunda Guerra Mundial. El afirmó que: «*la fluoración de los sistemas de agua de nuestra comunidad puede fácilmente ser su arma más sutil para nuestro deterioro físico y mental. Permíteme hacer una advertencia: la fluoración del agua potable es locura criminal, de seguro un suicidio nacional. No lo hagas… incluso en pequeñas cantidades, el fluoruro de sodio es un veneno mortal al cual no le ha sido encontrado ningún antídoto eficaz. Cada exterminador sabe cuál veneno para ratas es la más eficiente…*».

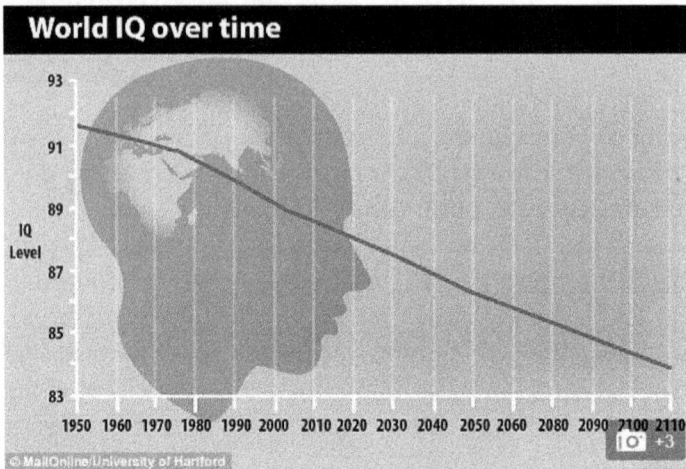

El CI de la población humana está siendo bajado (Fuente: Daily Mail)

Estudios epidemiológicos realizados por el Dr. Dean Burk y el Dr. Yiamouyiannis en 1977 mostraron que la fluoración está vinculado a unas 10.000 defunciones anuales por cáncer. Afirmaron: «*El fluoruro causa más cáncer humano, y lo hace más rápido que cualquier otro producto químico*».

Un estudio de la Escuela de Salud Dental de Harvard publicado en 2005 encontró que el flúor contribuye directamente al osteosarcoma (cáncer de huesos) en varones jóvenes. «*la fluoración es el mayor caso de fraude científico en este siglo, sino de todos los tiempos*», concluye el Dr. Robert Carton de la Agencia de Protección Ambiental.

El flúor provoca fluorosis dental y **disminución del coeficiente intelectual**. Una población idiotizada es más fácil de controlar, haciendo del fluoruro una de las armas más efectivas utilizadas por la clase dominante.

A pesar de que el 90% de los países europeos hayan rechazado, prohibido, o detenido la fluoración debido a criterios ambientales, de salud, legal o preocupaciones éticas, 24 países todavía utilizan fluoruro en su suministro de agua, incluyendo los Estados Unidos, Canadá, Australia, Irlanda y el Reino Unido. Según *Wikipedia*: «*Actualmente unos 372 millones de personas (5,7% de la población mundial) reciben agua fluorada artificialmente.*

La fluoración del agua es rara en Europa Continental con un 97-98% de su población eligiendo agua potable no fluorada».

No hay ninguna mención en esa entrada de Wikipedia sobre *cualquier* inconveniente por usar este veneno mortal en el suministro de agua. Un impresionante ejemplo de propaganda y desinformación por omisión.

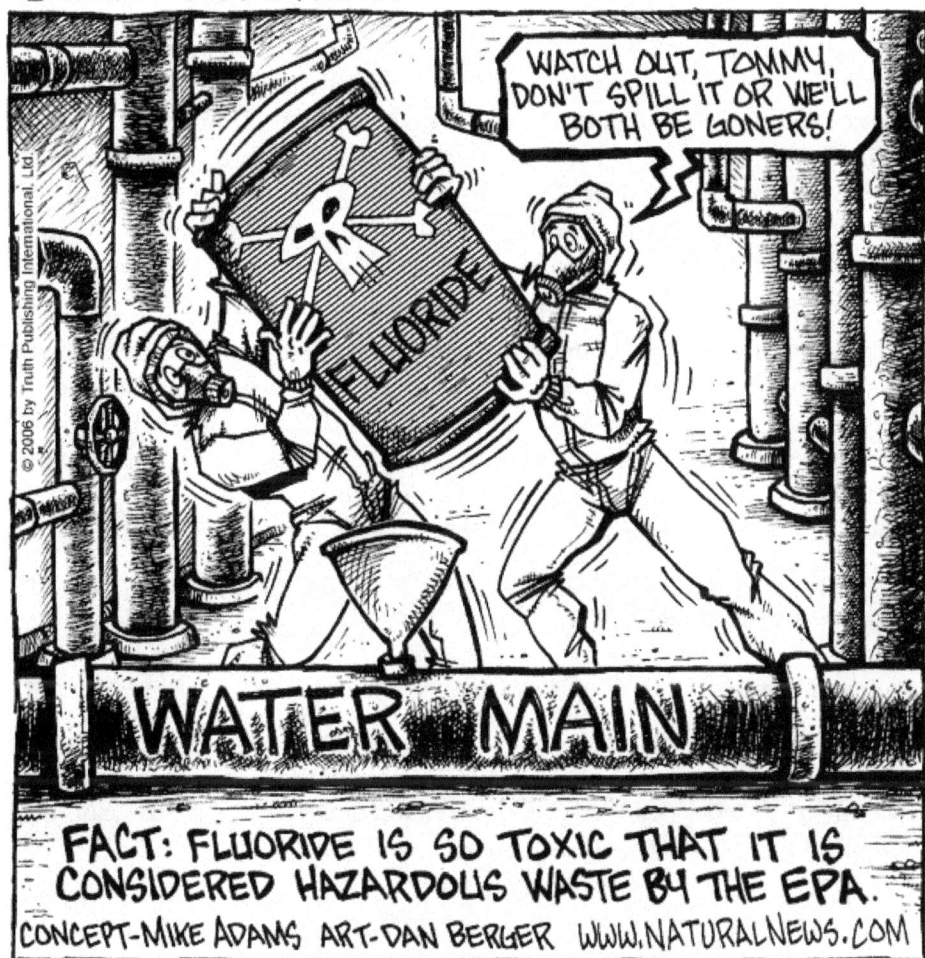

Gracias a Mike Adams y *www.NaturalNews.com* por la caricatura de arriba.

El suministro de agua en la mayoría de las ciudades americanas contiene **cloro**, sulfatos, nitratos, aluminio, hormonas sexuales, insecticidas y herbicidas, medicamentos prescritos tales como antibióticos, anticonvulsionantes, y antidepresivos, en los abastecimientos de agua municipales. El Gobierno de los

EE.UU. no requiere ninguna prueba de drogas en los abastecimientos de agua; tampoco establece límites de seguridad para la fiscalización de contaminación. No es de sorprender, **que el salmón capturado cerca de Seattle contenía más de 80 fármacos**, incluyendo cocaína, antidepresivos, Flonase, Aleve, Tylenol, Paxil, Valium, Zoloft, Tagamet, OxyContin, nicotina, cafeína, fungicidas, antisépticos y anticoagulantes, y numerosos antibióticos. La presencia de estos fármacos en el agua parece estar relacionado con la incapacidad de las plantas de aguas servidas para retirar completamente los productos químicos durante el tratamiento. A menos que estén puestas en el suministro de agua a propósito...

Como si el *fluoruro* y los *fármacos* no fueran lo suficientemente malos, también nos enfrentamos con la cloración de nuestros suministros de agua. Los organoclorados son subproductos del cloro. Algunos tipos de compuestos organoclorados son extremadamente mortíferos, como el gas de cloro (un arma que se utilizó en ambas guerras mundiales), y el pesticida DDT. Se ha demostrado que ambos causan cáncer y son disruptores endocrinos. Los organoclorados han sido vinculados al cáncer de mama, la endometriosis, el cáncer de próstata y cáncer testicular.

De acuerdo con el Consejo de Calidad Ambiental de los EE.UU., *«el riesgo de cáncer entre las personas que beben agua clorada es un 93% mayor que entre aquellos cuya agua no contienen cloro.»* Otro estudio encontró que el 9% de todos los cánceres de vejiga y el 15% de los cánceres del recto en los Estados Unidos son causados por subproductos químicos en el agua clorada. La exposición prolongada también ha demostrado producir defectos de nacimiento, problemas del sistema inmunológico y trastornos reproductivos.

Como biólogo, Joe Thornton explica, *«no hay usos del cloro que podamos considerar como seguros»*.

Del documental de Paul Wittenberger y Chris Maple, *El Gran Sacrificio: Nuestra Agua*:

- ❏ El fluoruro inactiva 62 enzimas, aumenta el proceso de envejecimiento, aumenta la incidencia de cáncer y el crecimiento tumoral, trastorna el sistema inmune, provoca daños genéticos, aumenta la artritis, las causas de la depresión, y es un veneno sistémico.

- ❏ El fluoruro se acumula en los tejidos ricos en calcio: huesos, ligamentos, cartílagos, articulaciones y dientes. Se queda atascado en sus huesos. Muchos de los casos de artritis son provocados por el FLÚOR. Los reemplazos de cadera, sustituciones de rodilla ... no eran comunes antes de la fluoración.

- ❏ La mortalidad infantil es mayor en los condados con agua fluorada. Un toxicólogo en el Reino Unido descubrió recientemente que las muertes perinatales en un área fluorada era 15% mayor que en las zonas vecinas no fluoradas. La zona fluorada también tenía un 30% de tasa de síndrome de

Down. Chile prohibió la fluoración debido a la investigación del Dr. Albert Schatz, que mostró un vínculo hacia la mortalidad debido a la fluoración.

❑ El fluoruro conduce al hipotiroidismo: la tiroides necesita yodo, y en ausencia de éste, el órgano consume flúor y cloro en su lugar.

❑ *«El fluoruro no está siendo utilizado para tratar el agua. Se está poniendo específicamente en el suministro de agua para ALTERARTE físicamente; para hacer un cambio físico en ti».*

❑ Daña las neuronas en el cerebro y causa problemas de memoria. 24 estudios de IQ muestran que incluso una modesta exposición al flúor causa una disminución en el IQ.

❑ En EEUU, el fluoruro está en miles de productos… Coco Pops, Fruit Loops, obturaciones dentales, agua para el bebé con fluoruro, té helado Lipton, leche, jugo, mostaza, ketchup… ¡en cualquier cosa con agua! Y cuando riegas tus plantas con agua con flúor, lo ingieres en tu cosecha.

❑ ¡En los Estados Unidos, increíblemente, la mayoría *del agua embotellada* también contiene flúor!

Recomiendo el uso de un filtro de agua para toda la casa, beber agua embotellada que sea libre de flúor, y utilizar pasta de dientes que sea natural y libre de fluoruro (yo uso Aloe Dent® de Optima).

CAPÍTULO 25

De Plaguicida A Genocida

Más de mil millones de libras de pesticidas son usados en los Estados Unidos cada año, cifra que se ha quintuplicado desde 1945. Esto incluye 20.000 productos diferentes. El uso de glifosato solo aumentó 1500% desde 1995 a 2005. Los estudios demuestran que la contaminación química en nuestro medio ambiente está creciendo a ritmo exponencial. ¿Podría este ser el motivo por el cual **los niños de hoy están más enfermos que hace una generación?**

Según la EPA, el 60% de los herbicidas, el 90% de los fungicidas y el 30% de los insecticidas son conocidos carcinógenos - **causan cáncer en los seres humanos**. No hay ninguna clase de pesticida que esté libre de potenciales causantes de cáncer , y la mayoría de los pesticidas contienen *varias* toxinas peligrosas.

Los Plaguicidas Causan Cáncer

En un reciente estudio de la toxicidad de las formulaciones herbicidas a base de glifosato ampliamente utilizados (como Roundup de Monsanto®) sobre las células de la placenta humana, las células renales, las células embrionarias, células del cordón umbilical y los neonatos, se encontró que este causó la **muerte celular total** de cada uno de estos en 24 horas. Sin embargo, más de la mitad de todos los alimentos que se venden en los Estados Unidos contienen residuos de plaguicidas.

En 1983 el Instituto Nacional del Cáncer encontró que los aplicadores de plaguicidas que había rociado durante más de 20 años tenían casi **tres veces más riesgo de desarrollar cáncer de pulmón y dos veces más riesgo de desarrollar cáncer de cerebro** que el promedio.

Los Plaguicidas Causan Cáncer Cerebral Infantil Y Leucemia.

El cáncer cerebral es el segundo cáncer infantil más común, después de la leucemia. Según un estudio publicado en la revista *Perspectivas de Salud Ambiental*, los niños que viven con padres que usan pesticidas en casa son más propensos a desarrollar cáncer en el cerebro que los niños que no están expuestos a estos productos químicos.

Muchos plaguicidas son han mostrado efectos de mimetización hormonal o de obstaculización del sistema inmune que son especialmente peligrosos para los cuerpos en desarrollo de los fetos.

Un estudio llevado a cabo en 1987 por el NCI demostró que los niños que viven en viviendas tratadas con pesticidas tenían **un riesgo casi cuatro veces mayor de desarrollar leucemia**. Si los niños viven en hogares donde los pesticidas fueron rociados sobre prados y jardines, el riesgo de desarrollar leucemia era **6,5 veces mayor.** De hecho, varios informes vinculan a los plaguicidas con la leucemia en los niños.

La Exposición Materna A Pesticidas Vinculadas Con El Cáncer De Riñón En La Infancia

James y Nancy Chuda fundaron la organización *Niño Saludable Mundo Saludable* (healthychild.org) en 1992, después de que su joven hija Collette murió de cáncer (*Tumor de Wilms*, un tipo de cáncer que comienza en los riñones). Los médicos estaban perdidos tratando de explicar lo que podría haber provocado este cáncer. Hasta que en 1995 un estudio titulado *«La exposición parental a los pesticidas y el riesgo de tumor de Wilms en Brasil»*, fue publicado por La Revista Americana de Epidemiología. El estudio reveló que **la exposición materna a los pesticidas probablemente era la causa de la enfermedad,** cuando el tumor era diagnosticado 48 meses después del nacimiento del niño. Colette fue diagnosticada cuando tenía cuatro años - exactamente 48 meses de edad. El estudio también observó que *«los efectos de los plaguicidas pueden ser provocados por la exposición del feto en el útero, o por la exposición después del nacimiento por los residuos presentes en la leche materna, en alimentos, en el hogar o en el entorno».*

El Riesgo De Cáncer De Mama Se Triplicó Para Las Mujeres Expuestas A Plaguicidas Agrícolas

Según los investigadores de la Universidad de Sterling en Escocia, las mujeres con cáncer de mama tenían casi *tres veces más probabilidades* de haber sido trabajadoras agrícolas durante la adolescencia. El tejido mamario en desarrollo es especialmente vulnerable a la exposición a pesticidas tóxicos y otros productos químicos agrícolas durante la adolescencia, concluyen los investigadores.

Los Productos Químicos Para El Césped Conducen Al Cáncer Linfático, El Linfoma No Hodgkin

El común pesticida para césped 2,4-D, producido por Dow Chemicals, es la mitad de la receta para el Agente Naranja. Es una de las principales fuentes de dioxinas en los Estados Unidos. Se ha demostrado que **aumenta el riesgo de cáncer linfático en agricultores de seis veces más de lo normal,** según el Instituto Nacional del

Cáncer. La exposición al 2,4-D ha demostrado que puede causar cáncer, trastornos hormonales de mutaciones genéticas y neurotoxicidad. Los productos químicos para el césped han sido un factor importante en el aumento del 50% en el linfoma no Hodgkin en los últimos 20 años en los Estados Unidos, además de estar vinculado al linfoma en perros (los animales domésticos están expuestos a altas dosis de plaguicidas porque están más cerca del suelo). Los estudios muestran que los linfomas son dos veces más frecuentes en los perros cuyos dueños tratan su pasto cuatro veces al año.

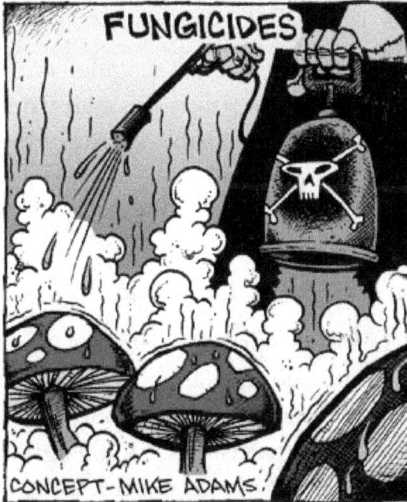

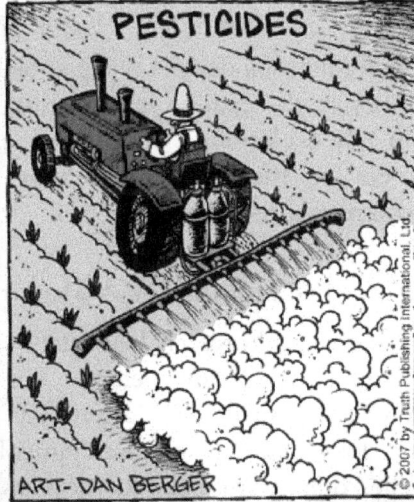

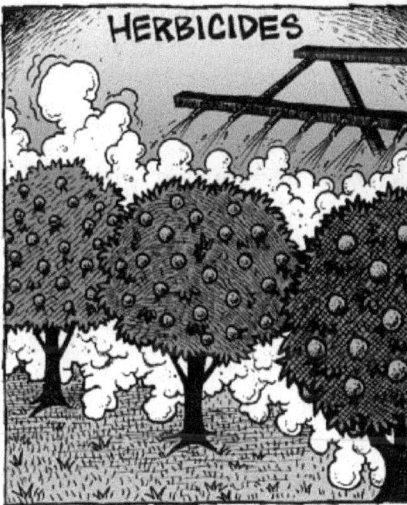

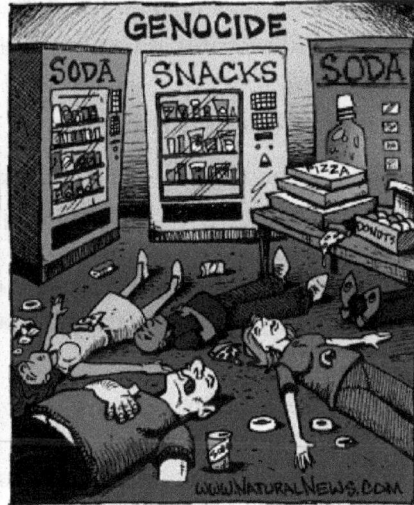

Gracias a Mike Adams y *www.NaturalNews.com* por la caricatura de arriba.

Los Plaguicidas Relacionados Con Autismo, Enfermedad De Alzheimer, Enfermedad De Parkinson

Como he mencionado anteriormente, el científico argentino, el profesor Andrés Carrasco informó que la exposición de glifosato puede causar defectos de nacimiento en el cerebro, los intestinos y el corazón de los fetos. El cáncer infantil aumentó en un 300% y los defectos de nacimiento en un 400% en la última década en partes de Argentina, donde se cultiva soya transgénica para abastecer a los agricultores europeos con alimentos GM baratos. El glifosato también ha sido fuertemente vinculado con **el autismo y la enfermedad de Alzheimer**. Un conocido me dijo cómo la granja de sus padres había sido contaminada por el uso intensivo de los plaguicidas en los campos adyacentes, causando la enfermedad de Alzheimer y la demencia de su madre y su padre respectivamente, ¡y varios trastornos neurológicos en sus vecinos!

En un estudio, un total de 17.429 registros hospitalarios fueron recogidos entre 1998 y 2005. El riesgo de padecer **la enfermedad de Alzheimer, la enfermedad de Parkinson, la esclerosis múltiple y el suicidio fueron significativamente mayores en los distritos con mayor uso de pesticidas** en comparación con aquellos con menor uso.

Los Plaguicidas Vinculados A Mayores Tasas De Depresión

El suicidio de agricultores en los Estados Unidos es aproximadamente el doble del promedio de la población general. Un estudio de 20 años realizado por los investigadores del Instituto Nacional de Salud estableció una conexión entre la depresión y los productos químicos agrícolas. Tras entrevistar a 84.000 agricultores y sus cónyuges durante más de dos décadas, los investigadores confirmaron que siete pesticidas contribuyen a la depresión clínica en los agricultores. ¡Los insecticidas organoclorados y fumigantes aumentan el riesgo de depresión en un asombroso 90%!

Los Plaguicidas Causan Infertilidad Y Bajo Conteo De Espermatozoides

Los científicos encontraron una considerable disminución del recuento de espermatozoides entre las regiones de Aquitania y Midi-Pyrénées en el suroeste de Francia, dos grandes áreas conocidas por la producción de vino. En los viñedos se aplican más pesticidas que en cualquier otro proceso agrícola, y se sabe que los productos químicos utilizados perturban las hormonas del hombre e interrumpen la producción de espermatozoides.

Según un reciente estudio realizado por Clemente Aguilar en el Laboratorio de Investigaciones Médicas del Hospital Universitario San Cecilio, Granada, España, **incluso bajos niveles de exposición a pesticidas comunes dañan el esperma y conducen a problemas de fertilidad**. En total, los investigadores encontraron 18 diferentes plaguicidas en la sangre de los participantes, algunos de los cuales eran de hecho ilegales en España. En promedio, los participantes tenían alrededor de 11 diferentes pesticidas circulando en su sangre, y la mayoría de ellos tenían unos 14 en promedio. Cada participante tenía al menos un plaguicida detectable en su sangre.

En otro estudio realizado en Europa se demostró que los plaguicidas causan estragos en la salud reproductiva de los hombres. Encontraron que los hombres con altos niveles de tres plaguicidas comunes en su orina eran **10 veces más propensos a tener espermatozoides de baja calidad**. El estudio concluyó que los herbicidas incluyendo el alacloro, atrazina y diazinón habían contaminado las fuentes de agua y perjudicado la salud reproductiva de los hombres.

La atrazina es un potente herbicida que se utiliza en el 70% de los maizales. Esta sustancia química tóxica, que recientemente fue prohibida por la Unión Europea, es un presunto carcinógeno y disruptor endocrino que ha sido **ligado a recuentos bajos de espermatozoides entre los agricultores**. Comúnmente se encuentran rastros de atrazina en arroyos y pozos de Norteamérica e incluso en la lluvia, y por supuesto en el abastecimiento de alimentos en los Estados Unidos. Michael Pollan, escribe en su artículo *La Forma En La Que Vivimos Actualmente*: *«La atrazina se presenta a menudo en los cursos de agua estadounidenses en concentraciones muy superiores a 0,1 partes por billón. Pero los reguladores americanos generalmente no prohíben un plaguicida hasta que los cuerpos o los casos de cáncer se comiencen a acumular - hasta que los científicos puedan probar el vínculo entre la molécula sospechosa y la enfermedad en los seres humanos o catástrofe ecológica. Así que la atrazina es, al menos en el sistema alimentario norteamericano, considerado inocente hasta que se demuestre lo contrario - un estándar de prueba extremadamente difícil de lograr, puesto que está a la espera de los resultados de pruebas químicas en los seres humanos que no realizamos».*

Glifosato Y Roundup® Relacionados Con El Autismo

La Dra. Stephanie Seneff es investigadora experta del Instituto de Tecnología de Massachusetts (MIT). Ella enumera los siguientes efectos tóxicos del glifosato, identificados por su investigación: el glifosato mata las bacterias intestinales beneficiosas y permite que los agentes patógenos se multipliquen en exceso; interfiere con la función del citocromo p450 (CYP enzimas); forma quelatos con importantes minerales (hierro, cobalto, manganeso, etc.); interfiere con la síntesis de aminoácidos aromáticos y metionina, que conduce a la escasez crítica de neurotransmisores y folatos; altera la síntesis y transporte del sulfato.

Seneff recalca que un número de conocidos « biomarcadores de autismo» como sulfato sérico bajo, bacterias intestinales interrumpidas, enfermedad inflamatoria intestinal, deficiencia de serotonina y melatonina, trastorno mitocondrial, deficiencia de hierro, zinc y más *«pueden ser explicadas como posibles efectos del glifosato en los sistemas biológicos».*

Su investigación demuestra una notable correlación coherente entre el creciente uso del herbicida de Monsanto a base de glifosato, Roundup®, sobre los cultivos y el aumento de las tasas de autismo.

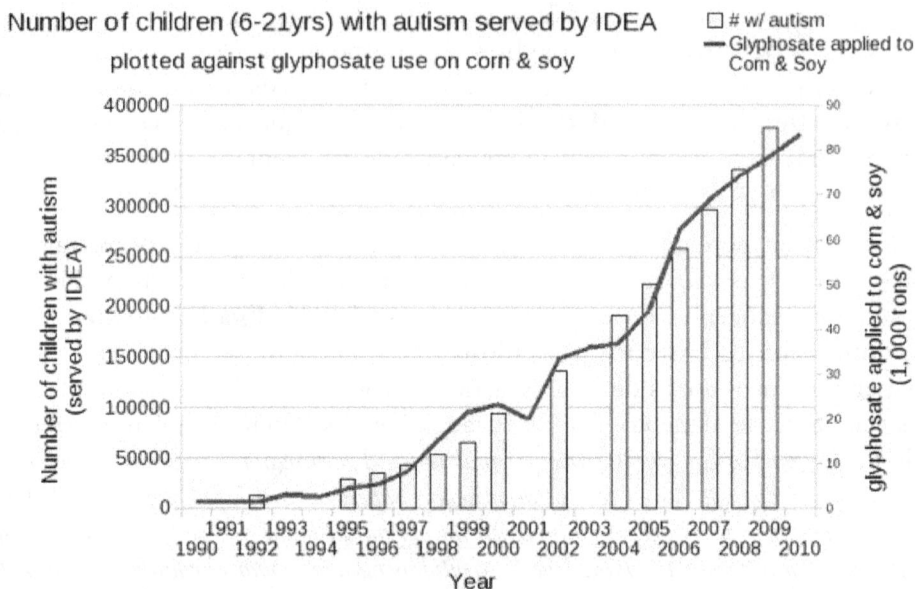

Number of children (6-21yrs) with autism served by IDEA plotted against glyphosate use on corn & soy

Fuente: Mercola.com

La Dra. Seneff cree que las vacunas, especialmente aquellas que contengan aluminio - también pueden ser culpables. (Los plaguicidas contienen aluminio y metales pesados).

Los Pesticidas Son 1.000 Veces Más Tóxicos De Lo Que Dicen

Las formulaciones de los plaguicidas pueden ser hasta 1000 veces más tóxicas de lo que comúnmente aclaman sus reguladores. Roundup®, de Monsanto es, de hecho, el más tóxico de los herbicidas e insecticidas utilizados y, según investigador británico Robin Mesnage, las evaluaciones de seguridad de los pesticidas son increíblemente imperfectas: «los adyuvantes de los pesticidas generalmente son declarados como inertes y por esta razón no son probados en experimentos a largo plazo reglamentario. Por lo tanto, es muy sorprendente que **amplifiquen hasta 1000 veces la toxicidad de sus principios activos** en el 100% de los casos en los que el fabricante indicó que están presentes» .

Y añade: «Nuestros resultados ponen en duda la pertinencia de la ingesta diaria admisible de plaguicidas porque esta norma se calcula a partir de la toxicidad solamente del principio activo. Las pruebas crónicas sobre los pesticidas pueden no reflejar las exposiciones ambientales pertinentes si solamente se evalúa un ingrediente de estas mezclas».

316

El Glifosato De Monsanto Provoca Cáncer Cerebral Y Defectos De Nacimiento

Hay muchísimos estudios que confirman que las madres que están expuestas a pesticidas ampliamente utilizados dan a luz a niños con una inteligencia inferior, anomalías estructurales cerebrales, trastornos del comportamiento, habilidades motoras comprometidas, mayores tasas de cáncer de cerebro y cabeza de tamaño pequeña. Se reveló hace pocos años que los reguladores europeos han sabido que el glifosato de Monsanto ocasiona una serie de malformaciones de nacimiento y cerebrales, *desde al menos el año 2002*. Los reguladores, junto a los cabilderos del negocio agrícola, suelen confundir al público acerca de la seguridad del glifosato.

Los Agricultores De Argentina Demandan A Las Grandes Tabacaleras Y A Monsanto Por Intoxicación Con Plaguicidas Letales Que Causaron Devastadores Defectos De Nacimiento

Un grupo de agricultores argentinos están demandando a Monsanto y Philip Morris después de que fueron forzados a usar cantidades peligrosas de Roundup® (glifosato) y otros productos herbicidas y pesticidas en sus cultivos de tabaco, lo que finalmente se tradujo en **una importante ola de defectos de nacimiento** en toda la comunidad local. Esta nueva cosecha de tabaco supuestamente requiere el uso de cantidades mucho mayores de plaguicidas y herbicidas, incluyendo los herbicidas de Monsanto, con fines de cultivo, lo que sugiere que la nueva cosecha puede ser, en realidad, una variedad de tabaco genéticamente modificada producidos por Monsanto.

Defectos Congénitos Como La Microcefalia Son Causados Por Los Plaguicidas De Monsanto, NO Por El Virus Del Zika

Puede que recuerdes haber visto imágenes de bebés con cabezas reducidas en la televisión durante las noticias estelares. Esta campaña de televisión continuó por un par de semanas. El peligroso «virus del Zika» fue culpado por esto, y nos dijeron que *los mosquitos genéticamente modificados* eran los portadores del virus. El ejército brasileño, fue movilizado para rociar pesticidas e insecticidas en algunas de las zonas más pobres de Brasil *para matar a estos peligrosos mosquitos.* ¡Oh! y que coincidencia, un par de semanas después del brote, nos dijeron en las noticias que un laboratorio en Texas había desarrollado mágicamente una vacuna para el virus del Zika, que pronto estaría lista para su producción. Esta campaña publicitaria fue orquestada tan perfectamente, en todo el mundo, que levantó mis sospechas.

Esto es lo que *no* nos dijeron, según lo revelado por Mike Adams de www.NaturalNews.com y John Rapaport de www.NoMoreFakeNews.com:

❑ El virus Zika nunca ha sido conocido por causar deformaciones cerebrales en los niños. Las epidemias anteriores de Zika no causaron defectos de

317

nacimiento en los recién nacidos, a pesar de infectar a grandes partes de la población de esos países. También en otros países como Colombia, a pesar de un montón de casos de Zika, no existen registros de microcefalia. Los casos de microcefalia descubiertos en Brasil <u>nunca han sido vinculados científicamente al virus Zika</u>. Los síntomas que se le al supuesto «virus Zika» son más probable a asemejarse a la toxicidad de los productos químicos, los daños por las vacunas, y la exposición a los pesticidas.

❑ Según un estudio titulado *«Biomarcadores Urinarios De La Exposición Prenatal A La Atrazina»*, publicado en Perspectivas de Salud Ambiental el 1 de julio de 2011: *«La presencia de niveles cuantificables de [pesticida] atrazina o un metabolito específico de atrazina fue asociado con una restricción del crecimiento fetal… y una circunferencia de cabeza pequeña … La circunferencia de la cabeza también estaba inversamente asociada con la presencia del herbicida metolaclor.»* En otras palabras, el compuesto pesticida *atrazina* de Dow Chemicals está causando defectos de nacimiento como «cabezas encogidas».

❑ Brasil es <u>uno de los mayores consumidores mundiales de plaguicidas</u>. El sector agrícola brasileño adquirió más de 823.000 toneladas de plaguicidas en 2012, y 22 de los 59 principales ingredientes activos utilizados en los pesticidas en Brasil en la actualidad han sido *prohibidos en la mayoría de los demás países.*

Esto equivale a una guerra química en su propia población.

❑ El Ministerio de Salud brasileño no mencionó que en la zona más afectada, un químico larvicida (piriproxifen) ha sido utilizado durante <u>18 largos meses en una campaña sostenida de fumigación masiva de brasileños de bajos ingresos</u>. Incluso fue añadido a su agua potable. Este veneno tóxico es fabricado por Químicos Sumitomo, una filial de Monsanto. según reporta el GM Watch, *«El Piriproxifen es un inhibidor de crecimiento de las larvas de los mosquitos, que altera el proceso de desarrollo de larva a pupa a adulto, generando malformaciones en el desarrollo de los mosquitos y matándolos o deshabilitándolos.»* Es interesante observar que este químico es *un inhibidor de crecimiento de organismos en desarrollo,* (los bebés con cabezas más pequeños, ¿alguien?), y se rocía en las zonas más pobres de Brasil, donde les dicen a las mujeres *«¡ que no tengan más hijos!».*

❑ En 2014, el Ministro Brasileño de Salud ordenó que todas las mujeres embarazadas recibirán la nueva vacuna Tdap (supuestamente para proteger a los recién nacidos de la tos ferina). Esto significaba que, a las 20 semanas de gestación, un vida joven en desarrollo, vulnerable, estaría expuesta a adyuvante de aluminio, conservante de mercurio, formaldehído, antibióticos y un montón de productos químicos que podrían dañar el cerebro en desarrollo del feto. No es casualidad que los defectos de nacimiento hayan repuntado en Brasil tras esta campaña, debido a los elementos tóxicos a los que las mujeres embarazadas han sido expuestos.

318

❑ En los Estados Unidos se diagnostican aproximadamente 25.000 bebés con microcefalia cada año. Brasil ha tenido un poco más de 400 casos, de los cuales 17 resultaron positivos para el virus Zika. En Colombia 3,177 mujeres embarazadas han resultado positivas para virus Zika, todavía no se han producido casos de microcefalia. Es evidente que el «virus Zika» no es responsable de estos defectos de nacimiento.

❑ El renombrado virus del Zika no se comenzó a esparcir en Brasil hasta el 2012, cuando la empresa biotecnológica británica Oxitec liberó mosquitos genéticamente modificados *masivamente* en ese país, supuestamente para combatir el dengue. Oxitec es una compañía a la que se le dan grandes donaciones de Bill Gates.

❑ La empresa india Bharat Biotech, de alguna manera, consiguió una ventaja sobre otras empresas farmacéuticas, y <u>comenzó a trabajar en dos vacunas para el Zika en noviembre de 2014</u>. Esta compañía también aba de ser vinculada a Bill Gates. Recibieron 50 millones de dólares de la Fundación Bill y Melinda Gates *para la investigación y realización de ensayos en humanos de una vacuna contra el paludismo.*

❑ La falsa narrativa de los medios de comunicación está haciendo que el público le tema a una infección viral asintomática benigna, para que corran y se apliquen *vacunas peligrosas*, mientras se les da a los gobiernos la justificación para impulsar *aún más* el uso de productos químicos tóxicos para fumigación y vacunas a una población desprevenida. El presidente Obama ha solicitado 1.800 millones de dólares en donativos oficiales para que las empresas de vacunas y las corporaciones farmacéuticas puedan combatir Zika.

❑ Un impresionante informe publicado en junio de 2010 por la *Revista Médica Británica* reveló que científicos de alto nivel, que convencieron a la Organización Mundial de la Salud (OMS) a declarar una pandemia mundial de gripe porcina mantenía estrechas relaciones financieras con las grandes compañías farmacéuticas que han sacado provecho de la venta de esas vacunas.

La OMS declaró una pandemia, lo que se traduce en ganancias de miles de millones de dólares para las grandes corporaciones farmacéuticas fabricantes de vacunas. La industria farmacéutica parece presentar lanzamientos anuales de brote de virus muy mediatizados para asustar a la opinión pública y los gobiernos para que compren sus vacunas… Cada año verás la misma historia en los medios… SRAG… gripe aviar… gripe porcina… el virus del Nilo Occidental… el virus de Ébola… el virus Zika…

Cómo Reducir Su Exposición A Los Pesticidas

Según la lista «Docena Sucia» del Grupo de Trabajo Ambiental (EWA), las manzanas que compras normalmente en el supermercado contienen unos 45 plaguicidas diferentes, las fresas contienen 40 plaguicidas, los pepinos son los peores, con una mezcla de unos 86 plaguicidas, el apio y las espinacas contienen más de 50, más de 30 plaguicidas se encuentran en las patatas… y 52 residuos de plaguicidas fueron encontrados en los arándanos por la USDA programa de datos de plaguicidas. Otras frutas y verduras que son rociadas severamente incluyen melón, pimientos morrones, melocotones, nectarinas, piñas, zanahorias y uvas.

Los productos frescos normalmente bajos en residuo de plaguicida incluyen: palta, espárragos, mango, papaya, berenjena, brócoli, coliflor, kiwi, repollo, sandía, melón, batata, toronja. Pero esto no es ninguna garantía.

En un artículo de The Guardian en 2010, Fernando Ramírez, el principal ingeniero agrónomo del instituto de sustancias tóxicas en la Universidad Nacional de Costa Rica, explica el ciclo agroquímico necesario para producir las frutas más vendidas: «*Las piñas necesitan grandes cantidades de plaguicidas, unos 20kg. de ingrediente activo por hectárea por ciclo. El suelo es esterilizado; la biodiversidad es eliminada. Regularmente se necesitan de 14 a 16 tipos diferentes de tratamiento, y muchos tienen que aplicarse varias veces. Ellos usan productos químicos que son peligrosos para la salud humana y el medio ambiente. Los químicos involucrados son legales en Costa Rica, pero incluyen algunos de los más controvertidos en el mundo*».

Según www.NaturalNews.com, el té verde de China resultó estar contaminado con niveles alarmantes de plaguicidas. Y el 96% del té hecho en la India contiene pesticidas, algunos de los cuales han sido prohibidos.

Recomiendo *altamente* que cambies y compres productos orgánicos siempre que sea posible, aunque sea más caro. Comer una dieta orgánica puede reducir los niveles de pesticidas en un 90%. Producir tus propias frutas y hortalizas sería incluso mejor. Si no puedes encontrar los productos orgánicos, aquí hay algunas sugerencias para eliminar una buena cantidad de residuos de pesticidas:

❑ El enjuague de frutas y vegetales recomendado por Elena Ollick de DailyMom.com: «Llenar un recipiente grande o el lavabo de la cocina con 1 parte de vinagre y 4 partes de agua. Deje sus frutas y verduras sumergidas en esta mezcla durante una hora (las manzanas no orgánicas se pueden remojar durante un período adicional de 30 minutos a una hora). Retire los frutos de la mezcla, dales otro rápido enjuague con agua.

Alternativamente, mezcla 1 cucharada de zumo de limón, 2 cucharadas de bicarbonato de sodio y 1 taza de agua hasta que se haya disuelto el bicarbonato de soda, y vierte en una botella de spray limpia. Rocía la mezcla sobre las frutas y verduras; déjelo reposar durante 5-10 minutos. Enjuaga la mezcla, ¡y disfruta tus productos!.

❑ Lavado de frutas y vegetales recomendado por Becky Rapinchuk de www.CleanMama.net: Pon ½ taza de vinagre de sidra de manzana, ½ taza de jugo de limón y ½ taza de agua en una botella de spray y agítala. Rocía abundantemente sobre las frutas y verduras luego enjuaga con agua fría.

❑ Lavado de frutas y vegetales recomendados por Ty Bollinger de www.CancerTruth.net: mezclar 20 gotas de extracto de semilla de toronja, una cucharada de bicarbonato de soda, una taza de vinagre y una taza de agua en un atomizador. Rociar los frutos, dejar reposar durante unos diez minutos, y luego enjuagar bien.

❑ Algunos productos disponibles para lavar tus frutas incluyen: Lavado de frutas y hortalizas Environne, lavado de frutos Biokleen, y Enjuague de vegetales Citrus Magic.

CAPÍTULO 26

El Mercurio Tóxico En Tus Dientes Está Destruyendo Tu Cerebro

El Dr. Patrick Störtebecker, un neurólogo de renombre mundial, afirma:

*«**La amalgama dental** es un metal altamente inestable que fácilmente desprende vapor de mercurio. La ruta más peligrosa para el transporte de vapor de mercurio, siendo liberados de las amalgamas dentales, es a partir de las mucosas de la cavidad nasal superior y directamente hacia arriba hasta el cerebro, donde el vapor de mercurio penetra fácilmente en la duramadre (es decir, la barrera sangre-cerebro). El mercurio (vapor) puede actuar en las células del cerebro en una concentración mucho más fuerte ».*

El Dr. Dietrich Klinghardt, un experto en la toxicidad del mercurio, agrega: «En cuanto alguien presente algún tipo de enfermedad o síntoma, sea médica o emocional, los empastes de amalgama deben ser retirados, y los residuos de mercurio deben ser eliminados del cuerpo, especialmente del cerebro…. La mayoría, quizá todas las enfermedades infecciosas crónicas no son causadas por un fallo del sistema inmunológico, sino que son una adaptación consciente del sistema inmune a otro letal entorno de metales pesados».

El envenenamiento por mercurio ha sido vinculado a la <u>depresión, trastornos de memoria, y enfermedades crónicas como el cáncer, esclerosis múltiple, e incluso trastornos neurológicos como el Alzheimer y el Parkinson</u>, entre otros. Un paciente puede no notar síntomas hasta 40 años más tarde, cuando su sistema inmunológico se derrumbe por completo.

Según Ty Bollinger, el relleno de mercurio actúa sobre las bacterias orales e intestinales para producir metilmercurio (una forma aún más tóxica de mercurio) que afecta principalmente a la glándula pituitaria, la glándula tiroidea, y el cerebro. También señala que los dentistas tienen uno de los índices más altos de suicidio que cualquier otra profesión, y ellos también sufren una alta incidencia de depresión y trastornos de la memoria.

Y adivina qué. En mi adolescencia mi dentista me colocó seis empastes de mercurio. Empecé a tener acné en la nariz y la frente poco después. Hasta hace poco, regularmente experimentaba dolorosas inflamaciones en la mandíbula y ampollas dentro de mi labio inferior y encías, especialmente cuando comía azúcar. Mis encías sangraron durante *años*. Mi concentración y mis calificaciones se deterioraron rápidamente en mi adolescencia. He sufrido de depresión intensa desde los 13 hasta los 21. Mi tiroides se inflamó, como se mencionó anteriormente. No me sorprendería que estos síntomas estuviesen vinculados a los empastes de mercurio, razón por la que recientemente obtuvo los eliminan.

¿Se Puede Revertir La Enfermedad De Alzheimer Deshaciéndose Del Mercurio?

Parece cada vez más probable que el tóxico mercurio que se desprendía de las amalgama dentales durante unas cuantas décadas, es la causa más común de la enfermedad de Alzheimer en el día de hoy. *«En gran medida, esos martirizados por la demencia están mostrando los resultados de la toxicidad del mercurio, aluminio, plomo, cadmio, arsénico y otros metales pesados. Sus neuronas han sido envenenadas»*, escribe el Dr. H. Richard Casdorph, autor de *Síndrome De Metal Tóxico: Cómo El Envenenamiento Por Metales Puede Afectar Tu Cerebro.*

En su libro, afirma que la terapia de quelación (para eliminar los metales pesados del cuerpo) ha demostrado ayudar a por lo menos al 50% de las personas de edad avanzada con enfermedad de Alzheimer que la han probado. Se ha documentado como mostraron una mayor claridad mental, mayor IQ, y mejora en la memoria.

Se cuidadoso a la hora de remover tus amalgama, ya que este proceso - cuando no se realiza correctamente, puede liberar aún más mercurio en tu sistema. Un cliente mío de Australia me contó cómo su marido experimentó insuficiencia renal aguda y trastorno neuromotor y mental severo cuando extrajeron sus empastes. Los efectos emocionales, físicos y financieros fueron agobiantes y devastadores durante varios años. Actualmente están tratando de limpiar estos metales pesados de su cuerpo.

Algunas precauciones de seguridad:

- ❑ Buscar un « dentista biológico» que comprenda los problemas que implican los rellenos de amalgamas.

- ❑ Solicitar oxígeno durante el procedimiento - esto asegurará que usted respirará oxígeno limpio en lugar de vapores tóxicos de mercurio cuando los rellenos sean perforados.

- ❑ Solicitar un dique de goma - este permite que las piezas del relleno no caigan por tu garganta.

❑ Se recomienda hacer un tratamiento de desintoxicación de metales pesados después del procedimiento. El método de quelación más rápido y potente disponible hoy es la terapia de quelación EDTA intravenosa. Se requiere de 20 a 59 sesiones, y cuesta de $2,000 a $5,000. El EDTA oral cuesta menos - de $20 a $50 por mes, pero toma más tiempo, ya que sólo entre un 5% y 10% de una dosis oral de EDTA se absorbe por el torrente sanguíneo (en comparación con el 100% de una dosis intravenosa).

Dosis altas de Chlorella (de 10 a 20 gramos al día) también han mostrado ser eficaces para la eliminación del mercurio, y deben ser usadas junto con el cilantro *(también conocido como cilantro)*, ya que éste elimina los metales tóxicos del sistema nervioso central rápidamente. Yo personalmente uso MSM y Chlorella diariamente en mi «jugo verde» mañanero (más información más adelante).

Los Peligros De Los Conductos Radiculares

Los canales radiculares son otro crimen contra nuestra salud cometido por los dentistas. Canal radicular es el término utilizado para describir un procedimiento para sustituir la pulpa infectada en un canal de la raíz del diente con un material inerte.

El dentista Jerome Frank, autor de *La Verdad Del Diente*, dice: *«La idea de mantener un órgano infectado, muerto en el cuerpo sólo parece ser buena idea para los odontólogos. Un canal de la raíz dental tratado siempre afecta negativamente tu sistema inmunológico»* .

Según el Dr. James Howenstine, *«muchas enfermedades crónicas, quizás la mayoría, son resultado de la cirugía de endodoncia.»* El Dr. Weston A. Price observó que cuando el diente con raíz tratada era extraído, sus pacientes experimentaban una posterior mejoría de una variedad de problemas de salud, desde la artritis hasta problemas renales o cáncer.

El Dr. Josef Issels en Alemania trató a pacientes con cáncer terminal durante más de 40 años. A pesar de que el sistema inmunológico de sus pacientes ya había sido destruido por los tratamientos convencionales, como la radioterapia y la quimioterapia, el Dr. Issels curó al 24% de sus 16.000 «enfermos terminales». Lo primero que siempre hacía: él conseguía que un dentista les removiera los dientes con canales radiculares.

Se recomienda quitar el diente con canal radicular, y en cualquier caso, si tienes canales radiculares debes usar un enjuague bucal antiséptico y complementar tus comidas diarias con MSM, Co-Enzima Q10 y vitamina C.

CAPÍTULO 27

Productos Químicos Causantes De Cáncer Que Acechan En Tu Baño

Más de 13.000 productos químicos son utilizados en los productos cosméticos y, según el Instituto Nacional de Seguridad y Salud Ocupacional cerca de 900 de ellos son tóxicos para los seres humanos, aunque la cifra real es probablemente mucho mayor. Vale la pena señalar que el estándar para probar la mayoría de los productos cosméticos y de cuidado personal es muy poco disciplinado.

Según un estudio, el adulto promedio en el mundo occidental utiliza de 9 a 15 productos de cuidado personal al día, exponiéndose a 126 productos químicos diferentes diariamente, en promedio. En otro estudio, realizado por el Grupo de Trabajo Ambiental (EWG), la mujer promedio en los EE.UU. utiliza 12 productos de cuidado personal y cosméticos al día, que contienen 168 productos químicos diferentes, mientras que los hombres en los Estados Unidos están expuestos a unos 85 de dichos químicos cada día. ¿Es de extrañar que cientos de productos químicos que no existían hace un siglo, ahora se encuentren en el cuerpo humano?

Tus productos de cuidado personal, lamentablemente, están poniendo en riesgo tu salud. Los químicos tóxicos están siendo absorbidos a través de la piel y la sangre, acumulándose en tu cuerpo a lo largo del tiempo. Aquí el problema no es solo la exposición repetida a un solo producto químico, o incluso una serie de productos químicos, sino *el efecto combinado* de miles de exposiciones a sustancias químicas y las interacciones entre ellos.

Aquí están algunos productos químicos comúnmente encontrados que debes evitar:

❑ **Parabenos** - estos conservantes químicos utilizados en los cosméticos se han vinculado al desequilibrio hormonal, cáncer de mama y el cáncer en los órganos reproductivos. Estos conservantes actúan como estrógenos en el cuerpo, sacudiendo tu equilibrio hormonal y perturbando el sistema endocrino. Se ha demostrado que los parabenos se acumulan en los tumores de seno canceroso. Un estimado de 13.200 cosméticos y productos para el cuidado de la piel contienen parabenos.

❑ **Los ftalatos** - también enlistado como Fragancia; se utilizan en productos de cuidado personal para hidratar la piel y como solvente; también se utiliza en los barnices de uñas y aerosoles para el cabello. Los ftalatos también están presentes en los detergentes, los materiales de embalaje de PVC, cortinas de ducha, productos farmacéuticos, productos alimenticios, juguetes, pinturas, tintas de impresión, lubricantes, emulsionantes, adhesivos y colas, pisos de vinilo, electrónicos, materiales de construcción, dispositivos médicos, aditivos para alimentos, textiles, pesticidas, envolturas, botellas y contenedores de comida de plástico, el esmalte de uñas y cosméticos.

Los ftalatos han mostrado perturbar el equilibrio hormonal y bajar los niveles de testosterona, causar defectos de nacimiento, problemas reproductivos como bajo conteo de espermatozoides, y daño al hígado. Las 289 personas en una reciente prueba de carga corporal de sustancias químicas resultaron positivas a los ftalatos. El CDC descubrió que la mayoría de las personas que evaluaron en los EE.UU. tenían varios ftalatos en su orina. Los datos mostraron que la «ingesta tolerable» de ftalatos en niños había sido superada, en algunos casos hasta 20 veces. Las mujeres que están embarazadas, lactando o pensando en quedar embarazada deben evitar todos los productos para el cuidado personal con la palabra de ftalatos en la etiqueta. Los ftalatos son reconocidos como sustancias tóxicas en virtud del derecho medioambiental, pero las empresas son libres de utilizar cantidades ilimitadas en los cosméticos.

❑ **Fragancia o «perfume»** - muchos de los compuestos de la fragancia son cancerígenos o tóxicos. El término ‹Fragancia› o ‹perfume› en una etiqueta puede incluir hasta 4.000 productos químicos diferentes. Las empresas no tienen que revelar los componentes reales de cada fragancia, bajo el pretexto de ser «secretos comerciales».

❑ **Lauril sulfato de sodio (SLS) y lauril éter sulfato de sodio (SLES)** El lauril éter sulfato de sodio es un químico utilizado en miles de productos cosméticos, así como en limpiadores industriales. Está presente en casi todos los champús, tintes de cabello, agentes blanqueadores, dentífricos, jabones corporales y limpiadores, bases de maquillaje, jabones líquidos para las manos y detergentes para lavar ropa. Durante el proceso de fabricación, la etoxilación, resulta en la contaminación del SLES / SLS con 1,4-dioxano, un subproducto cancerígeno. El SLS se ha vinculado con toxicidad de los órganos, reproductiva y del desarrollo, con la neurotoxicidad y disrupción endocrina, cambios celulares y cáncer. También puede causar pérdida de cabello. Cerca de 16.000 estudios en la biblioteca de ciencias PubMed mencionan la toxicidad de esta sustancia química. Es tóxico para el cerebro y el sistema nervioso central, riñones e hígado. Es uno de los principales contaminantes de las aguas subterráneas. Cuando el SLS entra en contacto con cualquier cantidad de químicos, incluyendo el TEA (trietanolamina), que es un ingrediente comúnmente utilizado en los champúes, da como resultado las nitrosaminas cancerígenas NDELA. Evite los productos con indicaciones de etoxilación, indicados por los sufijos como: «miristil éter», «oleil éter», «lauril éter», «cetil éter», «PEG», «polietileno», «polietilenglicol», «polioxietileno» o «oxinol». También evita el polisorbato 60 y polisorbato 80. El SLS también pueden ser catalogado como dodecilsulfato sódico, ácido sulfúrico, monododecil éster, sal de sodio, sal sódica del ácido sulfúrico, sulfato sódico dodecil, aquarex me o aquarex metil. Es posiblemente el más peligroso de todos los ingredientes en productos de cuidado personal.

❑ **Tetrasodio EDTA** - agente quelante y potenciador de penetración, hecho de formaldehído y cianuro de sodio. Ayuda a los otros químicos a entrar *más profundamente en la piel.* El Tetrasodio EDTA tiene efectos fetales y reproductivos, aunque sólo en dosis muy altas.

❑ **Diazolidinil Urea** - fácilmente se descompone en el producto o en la piel y libera formaldehído. Es un disruptor endocrino, una posible neurotoxina, un conocido tóxico para el sistema inmunológico, y tiene una posible relación con el cáncer.

❑ **El propilenglicol** (PG) - Este es <u>el ingrediente activo en el anticongelante</u>. Se utiliza como un potenciador de la penetración, lo que significa que es portador de otros productos químicos, poniéndolos en tu piel y en tu torrente sanguíneo. Se ha demostrado que causa cáncer en ensayos de laboratorio, es posible disruptor endocrino y una posible neurotoxina. Se encuentra en más de 3000 productos de cuidado personal, incluyendo lociones, desodorantes, pantallas solar, champú, acondicionador y jabones corporales.

❑ **Benzoato de Sodio** - este conservante se usa porque es el inhibidor de hongos más barato del mercado. Promueve el cáncer y mata a las células sanas. Priva a las células de oxígeno, se descompone el sistema inmunológico y provoca cáncer. También se ha vinculado al envejecimiento prematuro, mal de Parkinson y otras enfermedades neurodegenerativas. Se encuentra en miles de productos de cuidado personal, incluso los alimentos etiquetados como «naturales». Se combina con vitamina C o E para formar *benceno*, un conocido carcinógeno altamente peligroso.

❑ **Cocamida DEA, TEA y ETA** - se utiliza para espesar el champú, jabones corporales y limpiadores faciales. No ofrece beneficios a la piel, y altera el equilibrio hormonal. Se ha vinculado al cáncer de hígado y riñón,

329

así como a abortos espontáneos e inhibición del desarrollo cerebral del feto. Los estudios en animales muestran daños al sistema inmunológico y órganos. Puede reaccionar con los ingredientes liberadores de formaldehído para formar las nitrosaminas cancerígenas.

❑ **Linalol, hexil cinamaldehíco, alcohol bencílico, limoneno** - estas fragancias sintéticas son graves alérgenos, pueden desencadenar ataques de asma, y causar trastornos en el sistema nervioso central.

Estos son sólo *un puñado* de químicos presentes en nuestros cosméticos y productos de cuidado personal del día a día. Hay *más de 13.200 químicos* en los productos de cuidado personal de hoy, y muchos ni siquiera figuran en el embalaje. Sólo por diversión, veamos tres productos comúnmente utilizados y sus ingredientes...

Jabón Para Manos «Palmolive Naturals»

Ingredientes: C12-13 pareth sulfato de sodio, lauril sulfato de sodio (SLS), Cloruro de sodio, Cocamidopropyl Betaine, Cocamida MEA, salicilato de sodio, Perfume, benzoato de sodio, copolímero de estireno acrilato, Polyquaternium-7, Tetrasodium EDTA, ácido cítrico, extracto de Phalaenopsis amabilis, salicilato de bencilo, Butilfenil Metilpropional, hexil cinamaldehíco, linalol.

Gel De Afeitado Gillette

Ingredientes: Agua, ácido palmítico, trietanolamina, isopentano, oleato de glicerilo, Ácido Esteárico, isobutano, sorbitol, Perfume, glicerina hidroxietil, acrilato de glicerilo/copolímero de ácido acrílico, PEG-90M, PTFE, mentol, PEG-23M, propilenglicol, salicilato de bencilo, hexil cinamaldehíco, limoneno, linalol, nitrato de sodio, Glyoxal, sílice, Pvm/Ma, copolímero, polisorbato 60, CI 42053, peróxido de calcio, fosfato disódico, Metilparabeno, CI 42090, Propilparabeno, BHT.

Champú Head & Shoulders

Ingredientes: Agua, Lauril sulfato de sodio, lauril éter sulfato de sodio, Cocamida MEA, carbonato de zinc, Diestearato de glicol, cloruro de sodio, zinc piritiona, dimeticona, Alcohol cetílico, cloruro de guar hidroxipropiltrimonio, Perfume, xilen sulfonato de sodio, sulfato de magnesio, benzoato de sodio, sulfato de amonio, Butylphenyl Mothoxypropional laureth, Linalol, sodio diethylenetriamine pentamethyl phosphonate, carbonato de magnesio, hidróxido, hexil cinamaldehído, alcohol bencílico, ácido Eitdronic Hydroxyisohexyl 3-cyclohexene carboxaldehyde, limoneno, Citronellol, Paraffinum liquidum, sodio, Metilcloroisotiazolinona polynaftaleno sulfonato, DMDM hidantoína, EDTA disódico, Tetrasodium EDTA, Metilisotiazolinona, CI 42090.

Después de los plaguicidas, no podría hacer mejores *causantes de cáncer e infertilidad* que estos si lo intentaras. Es aún más sorprendente descubrir que muchos de estos productos químicos que destruyen la salud no son necesarios en el producto y no confieren ningún beneficio en absoluto, ¡pero les ponen en allí de todos modos!

Estos productos a menudo contienen sustancias químicas tóxicas que son acumulativamente peligrosas para tu salud y la salud de tus niños:

- **Perfume** – el perfume contiene 250 productos químicos en promedio. El más preocupante: Benzaldehído, tolueno. Posibles efectos secundarios: el daño a los espermatozoides, asociado al cáncer, trastornos hormonales. Y ni siquiera estoy hablando del perfume de Lady Gaga que contiene el esperma y sangre humana.

- **Pasta de dientes** - la mayoría de los dentífricos contienen flúor, un veneno mortal, que ya hemos discutido. Están cargado con otras toxinas peligrosas y sustancias químicas, tales como Triclosan, propilenglicol, edulcorantes artificiales, dietanolamina (DEA), lauril sulfato de sodio y sílice hidratado. Todos estos ingredientes comunes han demostrado ser dañinos para los seres humanos.

- **Espuma o gel de afeitar** – El gel de afeitado Gillette tiene parabenos, PEG, lauril éter y propilenglicol. La crema de afeitar Neutrogena tiene PEG y propilenglicol. La mayoría de las espumas de afeitar contienen numerosos ingredientes tóxicos, incluyendo los ftalatos, perfume y trietanolamina - que también aparecen en muchos jabones, champús, detergentes y dentífricos.

- **Desodorantes** - contienen 32 productos químicos en promedio. Los más preocupantes: Aluminio zirconio, miristato de isopropilo. Posibles efectos secundarios: cáncer de mama, trastornos hormonales. Los científicos han establecido vínculos entre el aluminio y el cáncer de mama. También bloquea los poros de la piel, evitando que las toxinas que ya tenemos sean excretada a través de la sudoración. Las toxinas se acumulan en los senos o incluso el cerebro. También se ha relacionado con la enfermedad de Alzheimer. Los compuestos de aluminio son conocidos por ser neurotóxico para los seres humanos.

- **Champú** - 15 productos químicos en promedio. Los más preocupantes: lauril sulfato sódico; Glicol de Propileno, Metilisotiazolinona. Posibles efectos secundarios: daño neurológico al feto, irritación, daño en los ojos. Los folículos pilosos son importantes transportistas de sustancias químicas nocivas en el cuerpo.

- **Protector solar** – las lociones y cremas Crema solar *causan* cáncer. Uno de los ingredientes que se encuentran en productos de protección solar es Oxibenceno, que viene de benzofenona que ha demostrado tener actividad estrogénica ¡y es conocido por atacar el ADN cuando se ilumina por la luz del sol! Es absorbido por la piel y causa estragos en el sistema inmunológico, daña el hígado y el corazón e, incluso, promueve el cáncer sistémico. Otro ingrediente, octil metoxicinamato, ha mostrado matar las células de ratón, incluso a dosis bajas. También ha demostrado ser particularmente tóxico cuando se exponen a la luz del sol. ¡El OMC está presente en el 90% de las marcas de protección solar!

❑ **Maquillaje** - La lista de químicos tóxicos en el maquillaje es interminable. El maquillaje también contiene metales pesados peligrosos. *Environmental Defense* probó 49 productos de maquillaje diferentes, revelando una grave contaminación por metales pesados en prácticamente todos los productos: un 96% contenían plomo, el 90% contenía berilio, el 61% contenía talio, el 51% contenía cadmio y el 20% contenían arsénico.

❑ **Base** - 24 químicos en promedio. El más preocupante: Polimetacrilato de metilo. Posibles efectos secundarios: trastorno del sistema inmune, relacionado con el cáncer.

❑ **Labial** - 33 químicos en promedio. El más preocupante: Polymentil metacrilato. Posibles efectos secundarios: vinculado al cáncer, alergias.

❑ **Sombra de ojos** - 26 químicos en promedio. El más preocupante: Polietileno tereftalato. Posibles efectos secundarios: vinculado al cáncer, infertilidad, trastornos hormonales y daño a los órganos.

❑ **Rubor** - 24 productos químicos en promedio. Los más preocupantes: Etilparabeno, Metilparabeno, Propilparabeno. Posibles efectos secundarios: trastornos hormonales.

❑ **Laca de Uñas** - 31 químicos en promedio. Lo más preocupante: los ftalatos. Posibles efectos secundarios: vinculado al cáncer, trastornos hormonales, problemas de fertilidad y problemas en el desarrollo de los bebés.

❑ **Aerosoles para el cabello** - 11 productos químicos en promedio. Los más preocupantes: Octinoxato, Isoftalatos. Posibles efectos secundarios: alergias, trastornos hormonales, cambios en la estructura de la célula.

❑ **Tintes para el cabello** - contienen PPD (parafenilendiamina, un derivado del petróleo que contiene benceno, naftaleno, fenoles, anilina, y otros productos químicos. El PPD, en combinación con el peróxido de hidrógeno es muy tóxico y puede conducir al cáncer. El amoníaco puede producir quemaduras cáusticas e irritación pulmonar. La DMDM Hidantoína es un conservante que libera lentamente el tóxico químico del formaldehído, que afectan el sistema inmunológico. También contienen parabenos, acetato de plomo que produce problemas neurológicos, y otros productos químicos tóxicos que afectan el sistema endocrino.

❑ **Los tampones y las toallas femeninas** – el 85% de los tampones y de los productos de higiene femenina, están contaminados con glifosato de Monsanto causante de cáncer, debido al uso de algodón OMG fuertemente rociado con pesticidas tóxicas. El rayón/viscosa utilizado en el Tampax requiere cientos de blanqueamientos químicos y cloro. El proceso crea hidrocarburos clorados, un grupo de productos químicos peligrosos con los subproductos que incluye a las dioxinas, unas de las sustancias más tóxicas conocidas.

❑ **Los jabones líquidos y jabones para manos** - Estos usualmente incluyen un desagradable cóctel de Triclosan, SLS y SLES, parabenos, ureas, colorantes sintéticos, propilenglicol, fragancia, dietanolamina (DEA), 1,4-dioxano, alcohol etílico, y muchos más químicos vinculados al cáncer, defectos de nacimiento, toxicidad reproductiva y de desarrollo, etc.

❑ **Pañales** - no vas a *creer* de que están hechos los pañales desechables y las sustancias químicas que contienen. Los pañales desechables contienen rastros de dioxina, un producto químico extremadamente tóxico, causante de cáncer, debido al proceso de blanqueamiento de cloro utilizado. Las dioxinas y el poliacrilato de sodio en los pañales han sido vinculados con el cáncer, problemas reproductivos y de infertilidad, asma y dificultades respiratorias, problemas hormonales, problemas cognitivos y de desarrollo, supresión del sistema inmunitario, diabetes, reacciones alérgicas, quemaduras químicas, cloracné y síndrome de shock tóxico. La evidencia sugiere que el aumento a la exposición a las dioxinas se asocia con un aumento de la incidencia de la endometriosis.

Los pañales también contienen productos químicos tales como el tributilestaño (es tóxico para los seres humanos y causa daños irreversibles a la vida acuática), xileno (tóxico para el sistema respiratorio y el sistema nervioso central), etilbenceno (daña los órganos, los pulmones, causa cáncer y es tóxico para el sistema nervioso central), estireno (que causa cáncer y es tóxico para el sistema nervioso y el tracto respiratorio superior, muy peligroso para los ojos), propileno (puede causar depresión del sistema nervioso central), tolueno (tóxicos para la sangre, los riñones, el sistema nervioso, el hígado, el cerebro y el sistema nervioso central), ftalatos y muchos más.

Un estudio publicado en 1999 por Laboratorios Anderson descubrió que algunos tipos de pañales desechables liberan químicos que son tóxicos para el tracto respiratorio, y que los ratones de laboratorio que fueron expuestos a diversas marcas de pañales desechables experimentaron síntomas similares al asma, así como irritación de ojos, nariz y garganta.

Este tema ha sido de particular interés para nosotros desde que nos convertimos en padres. Nuestros bebés usarán pañales durante los primeros 2 a 3 años de sus vidas casi las 24 horas del día, y hemos notado ya erupciones en su piel por usar pañales. Después de averiguar lo qué los pañales desechables contienen hemos cambiado de Pampers a algunas alternativas más orgánicas y libres de químicos. Estos no son tan eficaces en términos de «sequedad» y practicidad, y son más caros, pero la alternativa es demasiado arriesgado considerar.

Los Productos De Limpieza Son Demasiado Peligrosos

Los detergentes y productos de limpieza son sumamente perjudiciales para su salud, especialmente aquellos que contienen cloro. Busca alternativas sin químicos para:

- Los detergentes para ropa
- Productos blanqueadores
- Detergente para Lavaplatos y líquidos y en pastilla
- Los limpiadores de vidrio
- Limpiadores en seco

Los Peligros De Los Contaminantes De Plástico

BPA son las siglas de bisfenol A. Es un producto químico industrial que se ha utilizado para hacer ciertos plásticos desde 1960. Se encuentra en los contenedores que almacenan alimentos y bebidas, como los Tupperware y las botellas de agua de plástico. Como el plástico envejece, el BPA se mete en el contenido de los alimentos y bebidas. Niveles de exposición bajos al BPA durante el crecimiento fetal **provocan cáncer de mama** en adultos, además de resistencia a la insulina. Se sospecha que causa problemas neurológicos y de comportamiento en los niños y los fetos. Los investigadores en Japón informan que los niveles de BPA son mayores en las mujeres con antecedentes de **abortos espontáneos repetidos**, indicando que el BPA puede ser un químico abortivo.

El agua es a menudo embotellada en botellas de PET #1 o PETE (polietileno tereftalato), las cuales pueden lixiviar DEHA, un conocido carcinógeno, en el agua, mientras que los plásticos numerados 3, 6 y 7 contienen BPA. El BPA es sólo *uno en una larga lista de contaminantes de plástico* (por ejemplo, los ftalatos son contaminantes de plástico). Lamentablemente, el BPA y otros contaminantes de plástico son extremadamente tóxicos y están en todas partes a tu alrededor, en tu casa, tu coche, tus productos de cuidado personal. Se recomienda el uso de alternativas más seguras que las vajillas de plástico o melamina, como el vidrio o la cerámica.

Las Mujeres Corren Más Riesgo

Las mujeres tienden a utilizar más productos de cuidado personal que los hombres. Si utilizas cosméticos producidos comercialmente a diarios, <u>puedes absorber casi cinco libras de químicos y toxinas en tu cuerpo de cada año</u>. Tal vez esto explica por qué las enfermedades tales como la enfermedad tiroidea, la fibromialgia y la esclerosis múltiple son mucho más comunes en las mujeres. El Dr. Theo Colborn se dedicó a dar a conocer los peligros de los alteradores endocrinas en los seres humanos, los animales y el medio ambiente, durante casi 30 años. En su libro *Nuestro Futuro Robado* él revela que en muchos casos los efectos no se ven en las mujeres expuestas pero *si* aparecen en su descendencia.

También recomiendo *Nuestro Tóxico Mundo: Un Llamado De Alerta* por la Dra. Doris Rapp; ella explica las muchas formas en las que estamos expuestos a químicos tóxicos y cómo contribuyen al desarrollo de enfermedades crónicas.

Los Peligros De La Dominancia Del Estrógeno

No, esto no se trata de un esposo que se siente abrumado por la presencia de demasiadas mujeres en su hogar (¿nunca te sentiste así? ¿No? OK, solo fui yo, entonces). En realidad, «la dominancia del estrógeno» se refiere a un desequilibrio hormonal que puede tener graves repercusiones en la salud (especialmente en la salud de la mujer). Según David Wolfe, autor de *Longevidad Ahora*:

> «[Elimina] los estrógenos malos de tu sistema, con el fin de apagar los mecanismos de señalización hormonal **que dañan e inhiben la salud y longevidad**. Nivelar campo de juego hormonal no sólo mejora el metabolismo, nos rejuvenece y **mejora la inmunidad en general**. Es imperativo mantener nuestras hormonas sexuales en un sistema de controles y equilibrios a lo largo de los años de nuestra vida. Esto se vuelve particularmente importante a medida que envejecemos. La salud hormonal es nuestra clave para un futuro saludable. [...] La cantidad correcta de hormonas androgénicas mejora la ligereza y la salud interna dentro del cuerpo, lo que significa que el equilibrio correcto de buena hormonas previene y combate la calcificación, la gravitación y la oxidación; y esa **dominancia de estrógeno (toxicidad de estrógeno), así como los niveles bajos de hormonas (en general) incrementan la calcificación, la gravitación y la oxidación, acelerando la degeneración relacionada con la edad.** 90 años de investigación y miles de estudios indican que los niveles bajos de hormonas, hormonas muy «malas» y/o interrupciones en la producción, la absorción y la desintoxicación de las hormonas **son la raíz de los problemas de salud crónicos**, que conllevan a la calcificación, y aceleran el envejecimiento.» [...] «Las hormonas son las secreciones de nuestras glándulas, y la salud glandular es un indicador clave (junto con los

niveles de calcio malo y de hierro malo) o el nivel real de nuestra juventud. Las hormonas son mensajeros celulares que transmiten información de una célula a otra.

[...] **Debido al envejecimiento, las píldoras anticonceptivas, la terapia de reemplazo de estrógeno, la mala nutrición, el estrés, la contaminación xenoestrogénica y/o la falta de ejercicio, la acumulación d estrógeno metabólico «malo» o no metilado** junto con la hormona adrenal cortisol, y la balanza comienza a inclinarse más hacia un metabolismo demasiado estrogénico y no lo suficiente androgénico. Este último se mejora mediante la creación de testosterona (hombres), progesterona (mujer), DHEA, vitamina D3 y la hormona tiroidea, reduciendo al mismo tiempo los niveles de cortisol y estrógeno malo (es decir, los tipos de estrógeno que son contraproducentes para la salud)».

El Dr. Igor Tabrizian escribe, en su artículo *Extraños En La Noche: Xenoestrógenos Y Salud*:

«¿Qué es la dominancia del estrógeno? Esto se refiere al balance de estrógeno y progesterona [debido a] los Xenoestrógenos: **Plaguicidas**; **derivados del petróleo** (el humo de los coches, metilbenceno, tolueno, benceno, estireno, pireno); **plásticos** (PVC, PCB, bifenilo, nonilfenol, envolturas de comida, etc.); **las hormonas** recetadas por los médicos (píldora anticonceptiva oral y la terapia de reemplazo hormonal) y por la industria avícola y los antibióticos en la alimentación animal. Estos Xenoestrógenos (especialmente los pesticidas) a lo largo del tiempo han sido clasificados como carcinógenos».

Aquí está una lista de **síntomas asociados con la dominancia del estrógeno**, compilados por el Dr. Tabrizian: trastornos autoinmunes, el lupus, la tiroiditis (de Hashimoto); la aceleración del envejecimiento; agitación o ansiedad; alergia (asma, urticaria, sarpullido, congestión sinusal); cáncer de mama (en hombres y mujeres); sensibilidad en las mamas con período; displasia cervical (frotis de Papanicolaou anormal); manos y pies fríos; exceso de cobre; disminución de la libido, depresión con ansiedad o agitación; ojos secos; endometriosis; aumento de grasa alrededor del abdomen, caderas y piernas; fatiga; mamas fibroquísticas (protuberancias en las mamas); fibromas; pensamiento borroso; enfermedad de la vesícula biliar; pérdida del cabello; dolores de cabeza; hipoglucemia (azúcar bajo en la sangre especialmente a las 3-4 p.m.); aumento de la coagulación de la sangre; infertilidad; períodos menstruales irregulares; irritabilidad; insomnio; deficiencia de magnesio; pérdida de memoria; cambios de ánimo; esclerosis múltiple; cáncer de ovario; quistes ováricos; SPM/TPM; ovarios poliquísticos; pérdida ósea pre-menopáusica; cáncer de próstata (en los hombres); metabolismo lento; disfunción de la tiroides; cáncer uterino; retención de líquidos, distensión; deficiencia de zinc.

336

Algunos Consejos Para Evitar La Exposición Química

Esto es lo que hemos hecho en nuestro hogar:

❑ Utilizamos desodorantes PitRok® Crystal - duran siglos, y son completamente naturales.

❑ Utilizamos el dentífrico natural Aloe Dent® de Optima, que es libre de flúor.

❑ Utilizamos productos de limpieza Ecover y Ecozone. También creamos nuestros propios productos de limpieza caseros basados en el libro de Tracy Rapinchuk *La Casa Orgánicamente Limpia.*

❑ Hemos reemplazado los jabones y champús con los productos naturales Korres, Jāsön and Kawar.

También: Puedes buscar en Google miles de recetas e instrucciones «cosméticos caseros». En lugar de champús químicos producidos en masa, buscar champús hechos con aceites esenciales.

❑ Hemos reemplazado el jabón líquido para las manos y el lavavajillas líquidos con productos más naturales.

❑ No usamos protector solar. Simplemente usamos una camiseta en el sol ¡o no permanecemos bajo el sol durante mucho tiempo!

❑ Utilizamos pañales más naturales para nuestros bebés, como los Bambo® Nature

❑ He desechado mis productos de afeitado Gillette (ver imagen de arriba); yo uso en su lugar una maquinilla de afeitar segura de doble filo y el jabón Osma con brochas de afeitar. ¡De vuelta a lo básico! :)

❑ Mi esposa ha optado por productos de maquillaje y de coloración para el pelo más naturales. Una regla saludable de oro : ¡no te pongas en la piel nada que no quisieras *comer!*

❑ Compramos productos que vienen en frascos de vidrio en lugar de plástico (las sustancias químicas pueden filtrarse del plástico al contenido; asegúrate de que tus botellas y recipientes de plástico sean libres de BPA).

❑ Dos veces al año hacemos una «desintoxicación» de 10 días para ayudar a nuestros cuerpos a limpiar las toxinas.

❑ Hemos simplificado nuestra rutina diaria. ¿ realmente necesitas veinte productos diferentes para prepararte para tu día?

CAPÍTULO 28

La Radiación Electromagnética Causa Cáncer

También estamos expuestos a otra forma de contaminación más sutil... He mencionado anteriormente cómo debemos alimentar *nuestras células* para estar sanos. Uno de los factores que pueden destruir las células de nuestro cuerpo es <u>los disturbios del campo eléctrico de la célula</u>. Si alteras las cargas eléctricas de la membrana celular (con una sustancia tóxica o con un CEM) dañarás este equilibrio, y esto puede matar o mutar la célula. Los campos electromagnéticos pueden causar dicha alteración. Necesitamos ser cautelosos a la hora de estar demasiado tiempo cerca por ejemplo de ordenadores, teléfonos móviles, dispositivos eléctricos grandes y líneas de energía. La radiación emitida también por nuestro los routers Wi-Fi de nuestros móviles, los monitores de bebés, los auriculares Bluetooth, las antenas, tarjetas inteligentes, medidores inteligentes, teléfonos y otros dispositivos inalámbricos.

Según Stewart Swerdlow, «Los dispositivos modernos como teléfonos móviles, televisores, ordenadores, todos reciben y transmiten energía electromagnética y microondas. Como estos pasan a través de tu cuerpo, especialmente tu cabeza, las células se desorganizan y se alteran. Es por qué el cáncer y tumores cerebrales son tan frecuentes en estos días».

Barbara Marciniak afirma: «Una madre embarazada que cargue un móvil, que esté sentada frente la televisión, o que va al cine y ve películas violentas y está rodeada de señales inalámbricas... y cada aparato en la casa es eléctrico... todo esto bombardea al feto. No puede sobrevivir. No es un ambiente nutritivo. Entonces verás un gran aumento de enfermedades. Va a haber un despertar. La gente va a empezar a tomar conciencia, «no podemos seguir haciéndonos esto a nosotros mismos... No podemos hacerle esto a nuestros hijos y nietos nunca más...».

Ella también predice que las personas que viven en las ciudades se irán volviendo cada vez más estériles. *«Fíjate en la gente que vive un estilo de vida más natural. Ellos van a ser los más sanos».* Sé de muchas parejas que quedaron embarazadas poco después de salir de la ciudad y se trasladarse a un sitio más rural.

Tim Ferriss, autor de «El Cuerpo de Cuatro Horas», afirma que su investigación ha demostrado que una simple hora de exposición celular reduce gravemente el número de espermatozoides y afecta la motilidad y morfología de los mismos. Él dobló su recuento de espermatozoides en tres meses, evitando la exposición a su teléfono móvil.

Cabe señalar que el número de espermatozoides en los países industrializados se está reduciendo en un 1% al año. A este ritmo, la raza humana será extinguida en cuatro o cinco generaciones…

El Dr. David Carpenter (Escuela de Salud Pública), estima que hasta el 30% de todos los cánceres de la niñez pueden provenir de la exposición al CEM. Martin Halper, Director de Análisis de la EPA, dice: *«Nunca he visto un conjunto de estudios epidemiológicos que remotamente se acercó al peso de la evidencia que estamos viendo con el CEM. Claramente hay algo aquí».*

Se calcula que ahora estamos expuestos a los CEM un trillón de veces más de lo que nuestros abuelos estuvieron. Estos campos de energía antinatural son sospechosos causantes de trastornos del sueño, dolor crónico, síndrome de fatiga crónica, depresión, ansiedad, pérdida de memoria, tinnitus, problemas respiratorios, y muchos otros problemas de salud. Los CEM ha sido científicamente vinculados al cáncer de mama, de próstata, de cerebro, daños a la barrera hematoencefálica, abortos espontáneos, la enfermedad de Alzheimer, la esclerosis lateral amiotrófica (enfermedad de Lou Gehrig), esclerosis múltiple, hipertensión, diabetes, problemas de tiroides, y el asma.

Estudios epidemiológicos realizados en Suecia mostraron que los individuos con altos niveles de exposición a CEM tenían un riesgo 3,7 veces mayor a desarrollar leucemia. El Dr. George Carlo, un investigador del Instituto de Ciencia y Política Pública, realizó un estudio sobre la radiación del teléfono móvil y el cáncer en los años ochenta. El Dr. Carlo informó que la tasa de muerte por cáncer en el cerebro fue mayor entre los usuarios de teléfonos de bolsillo y, desde entonces, la temperatura ambiente de radiación de teléfono celular había aumentado un 500.000% en la zona urbana promedio…

El presidente de Environmental Health Trust, Devra Davis, dice, **«nuestros nietos e hijos están siendo utilizados como las ratas de laboratorio.** Aunque somos muy conscientes del hecho de que la radiación de los CEM daña el ADN y perjudica los procesos de reparación celular natural, seguimos llevándolo a los extremos. Si la radiación de Wi-Fi puede causar disminución en el tiempo de reacción de los niños, merma de la función motora, aumento de la distracción, hiperactividad e incapacidad para concentrarse, ¿qué puede hacer con las tasas de fertilidad de los adultos?».

Camilla Rees de ElectromagneticHealth.org dice: «cada 900 milisegundos, así utilices el teléfono o no, éste tiene un pico en la radiación porque está buscando una señal desde la torre...». Ella enumera los siguientes impactos clave del teléfono móvil y la radiación Wi-Fi sobre los niños: el desarrollo del feto en el útero, la función cognitiva, la atención, la memoria, la percepción, la capacidad de aprendizaje, la baja energía, fatiga, reducción de la función motora, el mal dormir, las mutaciones en el ADN, la distracción y la Hiperactividad, la incapacidad para concentrarse en tareas a largo plazo, y los problemas de fertilidad.

Las frecuencias y la radiación electromagnética (CEM) de los teléfonos móviles y dispositivos inalámbricos **debilitan el sistema inmunitario**. Esta es la razón por la cual, para protegernos a nosotros y especialmente nuestros niños, apagamos el Wifi en las noches. Utilizamos colgantes *Q-Link*, diodos Q-Link para nuestras portátiles y móviles (Apago el teléfono durante la mayor parte del día), y usamos el enchufe *Aulterra* *Whole House Plug* que neutraliza el CEM de cada dispositivo que esté conectado a un enchufe de nuestra casa.

Resumen- Productos Tóxicos Que Debes Eliminar De Tu Vida

- ☐ **Los cigarrillos** contienen 43 compuestos cancerígenos conocidos.

- ☐ El consumo de **azúcar** destruye su salud en más de 100 diferentes maneras; el azúcar alimenta el cáncer.

- ☐ **El café** es *ácido puro*; convierte en tu torrente sanguíneo en *lodo* y se roba tu energía.

- ☐ Varios estudios en animales indican serios riesgos de salud asociados con **los alimentos genéticamente modificados**, incluyendo la infertilidad, problemas inmunológicos, envejecimiento acelerado.

- ☐ **Los aceites refinados** contienen toxinas que envenenan tu sistema inmunológico y que te hacen sumamente vulnerables al cáncer. Un exceso de grasas no saludables hace que los glóbulos rojos se peguen, haciendo en mucho menos oxígeno llegue a las células.

- ☐ **La leche procesada** contiene hormonas, pus, residuos de plaguicidas y grasas modificadas artificialmente.

- ☐ Una mayor ingesta de productos lácteos ha sido vinculada al acné, alergias alimentarias, aumento del riesgo de cáncer de próstata, mayor riesgo de cáncer de ovario, la diabetes tipo 1, las mayores tasas de esclerosis múltiple, y cáncer.

- ☐ Rutinariamente se descubre que **los pollos** contienen antibióticos prohibidos como Prozac, antidepresivos, medicamentos para la alergia, arsénico, cafeína y otros medicamentos de venta con receta. Los pollos muertos se remojan en una «sopa fecal» por hasta una hora, embebiendo la carne con bacterias fecales.

- ☐ **Las vacas** son alimentadas con heces de pollo, *aguas cloacales*, pollos, cerdos y caballos muertos, *cadáveres de otras vacas muertas*, polvo de cemento, materiales radiactivos… Llenan a las vacas con hormonas de crecimiento, medicamentos antiparasitarios y enormes dosis de antibióticos.

- ☐ ¡Debes evitar todos los **alimentos envasados o procesados**, y cualquier alimento que contenga aditivos químicos! Come frutos y carnes frescas, orgánicas, cultivadas localmente.

- ☐ **El fluoruro** inactiva 62 enzimas, provoca una disminución del IQ, aumenta el proceso de envejecimiento, aumenta la incidencia de cáncer y el crecimiento tumoral, trastorna el sistema inmune, provoca daños genéticos, aumenta la artritis, las causas de la depresión, y es un veneno sistémico. La mortalidad infantil es mayor en los condados con agua fluorada.

- ☐ El riesgo de cáncer entre las personas que beben agua clorada es un 93% mayor que entre aquellas cuya agua no contiene **cloro.** Una prolongada exposición al cloro también ha demostrado producir defectos de nacimiento, problemas del sistema inmunológico y trastornos reproductivos.

❑ **Los plaguicidas** causan cáncer cerebral y leucemia linfática infantil, defectos de nacimiento, cáncer, esclerosis múltiple, enfermedad de Alzheimer, Parkinson y otras enfermedades neurológicas; autismo, bajo conteo de espermatozoides, y depresión. Algunos pesticidas son 1.000 veces más tóxicos de lo que dicen.

❑ El envenenamiento por el mercurio delas **amalgamas dentales** se ha vinculado a la depresión, trastornos de memoria, y las enfermedades crónicas como el cáncer, esclerosis múltiple, e incluso trastornos neurológicos como el Alzheimer y el Parkinson, entre otros.

❑ **Los desodorantes** contienen productos químicos que pueden causar cáncer de mama y trastornos hormonales.

❑ **Los protectores solares** *causan* cáncer. ¡Incluso atacan el ADN humano cuando se ilumina por la luz del sol!

❑ **Maquillaje** contiene una larga lista de productos químicos altamente tóxicos, incluyendo metales pesados como el *plomo*.

❑ La exposición a los **contaminantes plásticos** como el BPA, ftalatos y dioxinas conduce al cáncer, trastornos hormonales y endocrinos, y una amplia gama de problemas neurológicos y de comportamiento.

❑ **Los detergentes y productos de limpieza** son sumamente perjudiciales para su salud, especialmente aquellos que contienen **cloro**.

❑ Las frecuencias y la radiación electromagnética (CEM) de los teléfonos móviles, Wi-Fi y dispositivos inalámbricos **debilitan el sistema inmunitario** y puede afectar a la función cognitiva y la energía de los niños.

Parte 5

Cómo Experimentar Una Salud Vibrante, Una Energía Sobrehumana Y VIVIR MAS TIEMPO

CAPÍTULO 29

Fortalece Tu Sistema Inmunológico Con Tu Mente

Lograr una buena salud no sólo depende de nuestro entorno y nuestra alimentación, por importantes que estos sean. La mente tiene un tremendo poder sobre el cuerpo. Tu mente puede hacer que te enfermes sin importar cómo comes, si haces ejercicio, o cómo respiras. Nuestros patrones de pensamiento habitual - *nuestros sentimientos, pensamientos y emociones* - producen un poderoso efecto sobre nuestra salud física. Por ejemplo, vivir con temor compromete tu sistema inmune. Las personas que tienen miedo experimentan una caída en su recuento de células T. La depresión literalmente *deprime* el sistema inmunológico. El miedo, la preocupación, la angustia, la ira, el resentimiento, los celos, el estrés, etc. son *venenos mentales* para tu cuerpo. Tienen un efecto químico. Si estás en un estado de ira o resentimiento, literalmente creas toxinas y venenos en tu sistema.

A la inversa, la felicidad estimula y refuerza el sistema inmunológico. Las emociones positivas, la *felicidad, la alegría, la risa, el entusiasmo, la pasión, la emoción, etc.* - liberan endorfinas, que reducen la percepción del dolor y desencadenan un sentimiento positivo en el cuerpo, similar al de la morfina.

El Efecto Placebo: Cómo Nuestros Pensamientos Sanan Nuestro Cuerpo Físico

Elige prácticamente cualquier enfermedad conocida por el hombre, y generalmente el 25-30% de los pacientes tratados con placebo se recuperan. Esto es bastante sorprendente. Nuestra mente parece ser una herramienta de sanación increíblemente potente que puede revertir prácticamente cualquier enfermedad hasta un 30% de las veces, con cero efectos secundarios y a coste cero… y, sin embargo, la mayoría de los doctores totalmente han dejado de lado este hecho. Recordar esta verdad importante: puedes usar tu mente para sanar.

Numerosos estudios han mostrado que un porcentaje de los pacientes se recuperan, con nada más que los placebos e instrucciones de estilo de vida. Porque creen que la píldora los curará, si lo hace, aunque en realidad las píldoras en sí no tienen ningún efecto en lo absoluto sobre sus cuerpos. Estamos empezando a darnos cuenta de que nuestra *conciencia* determina, en gran medida, lo qué sucede con nuestra salud. Un estudio de la Escuela de Medicina de Baylor publicado en la *Revista de Medicina de Nueva Inglaterra* describe un experimento realizado en pacientes con dolor de rodilla severo y debilitante. Los pacientes fueron divididos en tres grupos. En el primer grupo, los cirujanos realmente removieron el cartílago dañado de la rodilla. En el segundo grupo simplemente limpiaron la articulación de la rodilla, eliminando el material que estaba causando inflamación. Estas cirugías son el estándar para las personas que sufren de artritis severa en las rodillas. El tercer grupo recibió una cirugía «falsa». Los médicos solo hicieron una pequeña incisión y rociaron agua salada sobre la rodilla. Los resultados fueron sorprendentes: ¡*el grupo placebo mejoró tanto como a los otros dos grupos que han tenido una cirugía!*

En otro ejemplo, el Departamento de Salud y Servicios Humanos de los Estados Unidos informó en 1999 que el 50% de los pacientes severamente deprimidos que tomaban medicamentos mejoraron su estado de ánimo, en comparación con un 32% de aquellos que tomaron un placebo (y este segundo grupo no sufrió ninguno de las terribles efectos secundarios).

El profesor de psicología Irving Kirsch, de la Universidad de Connecticut hizo algunos descubrimientos más impactantes acerca de los antidepresivos. Él encontró que el 80% del efecto de los antidepresivos, medidos en ensayos clínicos, podría atribuirse al efecto placebo. Curiosamente, los investigadores han encontrado que el efecto placebo es algo cada vez más fuerte, con medicamentos como Prozac ahora resultando menos eficaz que los placebos, una tendencia preocupante para las empresas farmacéuticas.

Los Pensamientos Alteran La Estructura Física Del Agua

Los experimentos han sido realizados durante los últimos cuatro decenios sobre si la intención humana afecta a las propiedades del agua. Los científicos han encontrado consistentemente que intenciones positivas tienden a producir cristales simétricos, estéticamente agradables, y las intenciones negativas tienden a producir cristales asimétricos, mal formados.

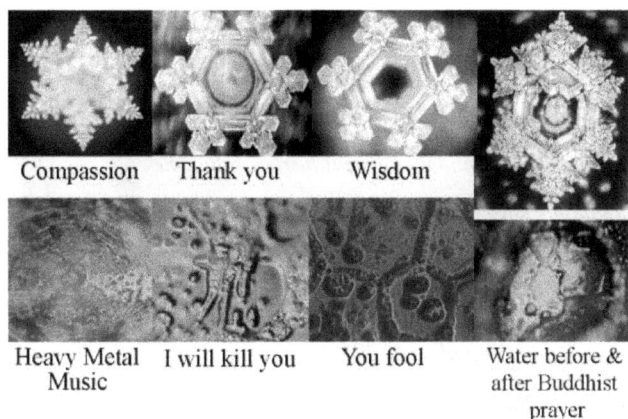

Los experimentos del Dr.Masaru Emoto con los cristales de agua.

El Dr. Masaru Emoto en Japón fotografió los cristales de agua congelada después de mostrarles ciertas palabras o imágenes, reproducir música y orarle al agua. Los resultados fueron sorprendentes.

¿Cómo nuestros pensamientos y emociones pueden influir en la estructura molecular del agua? ¿Es la frecuencia de vibración de nuestros pensamientos lo que se refleja en los cristales de agua? Dado que **el cuerpo humano es 70% agua**, uno puede imaginar lo qué las emociones y pensamientos negativos le hacen a nuestra salud. Y *por favor* no escuches música Heavy metal o cualquier música a alto volumen. ¡La música clásica es tranquilizante y mejor para su *salud!*

Visita Www.masaru-emoto.net/english para averiguar más, y también te recomendamos ver el documental ‹¡Qué Diablos!›

El Poder De Los Pensamientos Positivos

Comienza tu día estableciendo la intención *«Tendré un día INCREÍBLE hoy!»* Los pensamientos negativos como la ira, el odio, la preocupación y la culpabilidad debilitan el sistema inmunológico y son tóxicos para el cuerpo. Recuerda: el cáncer está enraizada en los sentimientos de ira, rencor, amargura y sentimientos como ‹*He sido ofendido*›, ‹*He errado*›, ‹*He quedado traumatizada*›, ‹*He sido traicionado*›. Ninguno de los venenos o toxicidad en el mundo puede realmente ‹aterrizar› dentro de ti a menos que crees un trauma emocional que lo acoja.

Tu sistema inmunológico es tan fuerte como tus *creencias* lo sean. Si surgen pensamientos como *«Estoy enfermo»*, o *«Estoy cansado»*, *«Soy un enfermizo»*, etc. Esto debilita tu sistema inmune, y *atrae* esas circunstancias a tu vida. Revisa tus patrones de pensamiento. Si ves que tienes un pensamiento negativo o de odio, visualiza una «X» marrón enorme a través de esa frase o imagen, y reemplázalo con un pensamiento positivo.

349

Aprender a tener un espíritu de amor y perdón. Aprende a relajarte y disfrutar de la vida. Prográmate diariamente con afirmaciones positivas, tales como:

- *Estoy sano*
- *Cada día en todos los sentidos estoy más fuerte y saludable*
- *Estoy tranquilo y estoy contento*
- *Cada célula de mi cuerpo vibra con energía y salud*
- *Puedo cuidar amorosamente de mi cuerpo*
- *Mi cuerpo se recupera rápida y fácilmente*
- *Tengo energía ilimitada*

Yo personalmente uso un **software subliminal** en mi portátil para programar mi mente subconsciente con afirmaciones positivas como las anteriores. Aprender a usar el poder de tu mente subconsciente para lograr sus resultados es muy potente…

Aprende A Quererte

Amarte a ti mismo es probablemente lo primero que afectará tu vida positivamente, más que cualquier otra cosa. Amarte a ti mismo significa que eres más propenso a valorar más tu cuerpo y tu salud, tendrás más probabilidades de *ganar* más (ya que ves el *valor* en *ti*), y eres más propensos a estar en una relación amorosa. Sólo cuando te amas a ti mismo puedes amar a alguien más, ahora *ven* el valor que hay en ti, y porque te valoras demasiado como para aceptar algo menos que una relación amorosa, ya no te castigas a ti mismo al involucrarte en relaciones negativas, consciente o inconscientemente.

Amarte fortalece todo en ti. Fortalece tu campo áurico a tu alrededor, que además es tu primera línea de defensa. Por el contrario, dudar de ti, criticarte, odiarte a ti mismo, juzgarte a ti mismo, hablar mal de ti, y menospreciarte te debilita. Conéctate con el amor, y conéctate con la tierra. Visualiza un color rosa pálido alrededor del amor incondicional que sientes hacia ti, y el usa la afirmación *«No importa lo que haya o no haya hecho, yo soy digno de amor»* y *«Me amo y me acepto»*. Este es un poderoso ejercicio transformativo: sentarse delante de un espejo y repetir *«Te amo»* una y otra vez, hasta que no puedas contener las lágrimas…

La Importancia Del Amor Y El Perdón

Como he mencionado anteriormente, Barbara Marciniak afirma que el amor es lo que devuelve a la gente a un estado de salud. Ella dice: *«Entiende que los enfermos están buscando amor. No hay suficiente amor en sus vidas. Es el AMOR lo que los traerá de vuelta.»* El Dr. John Demartini confirma el poder curativo del *amor* en su libro *La Revolucionaria Experiencia*: *«he trabajado con pacientes con cáncer terminal que tenían remisiones espontáneas, y en* cada caso, alguna forma de amor y gratitud entró en sus vidas y los cambió. Una experiencia espiritual transforma tu enfermedad. Incluso se ha demostrado que ver una película de amor aumenta los niveles de inmunoglobulina A en la saliva, de la primera línea de defensa inmunológica del cuerpo. **Nos enfermamos para enseñarnos a amar.** No se trata de un castigo o una equivocación. Es un regalo».

Y añade: «La enfermedad es la forma que tiene el cuerpo de decir que usted estás mintiendo sobre la vida. Cada síntoma y signo en tu cuerpo físico está diseñado para revelarte sobre que estás mintiendo».

Vivir Con Propósito E Integridad

Ser fiel a sí mismo y vivir la vida con pasión y *propósito* refuerza el sistema inmunológico. Como lo hace amar a tu pareja con sinceridad e integridad, y *trabajar con integridad*, de modo que, cuando te quedas dormido durante la noche, te sientes complacido con tu día y no te escondes nada a ti mismo. Mentir y no tener integridad debilita tu cuerpo.

Los centenarios de las Zonas Azules del mundo tienen un fuerte sentido de propósito en la vida, que los impulsa a seguir hacia adelante en la vida con energía y entusiasmo. ¿Cuál es *tu* propósito? ¿Por qué te levantas por la mañana? ¿Qué te apasiona? ¿Qué te gusta hacer? ¿Qué es realmente importante para usted?

La investigación muestra que los dos factores más importantes en la enfermedad cardíaca y predicciones de ataque cardiaco fatal son: insatisfacción en el trabajo - personas que sienten que no tienen ningún significado o propósito a sus vidas - y si respondes *sí* a la pregunta *¿Eres feliz?*. Increíble, ¿no crees? Si eres infeliz, o sientes que tu vida carece de sentido… te enfermas y mueres más rápido.

Tener Una Familia Y Ser Parte De Una Comunidad Te Hace Vivir Más Tiempo

¿Sabías que la gente soltera muere joven? Los estudios han demostrado que estar casado, o estar en una relación estable permanente conduce a una vida más larga. Se descubrió que las personas de mediana edad sin cónyuge o pareja a largo plazo corren un mayor riesgo de muerte prematura que aquellos que se asentaron con su otra mitad. De hecho, aquellos que nunca se casaron o se asentaron con un compañero a largo plazo eran dos veces más propensos a morir en la edad media que quienes habían tenido una relación estable durante toda su vida adulta. Tiene sentido, ya que tener una familia o comunidad contribuye a una sensación de propósito.

En la mayoría de los casos, los centenarios de las zonas azules construyeron toda su vida alrededor de los valores fundamentales de la familia y la comunidad. El apoyo social y emocional que se deriva de eso es probablemente una de las razones por las que llevan una vida tan larga, feliz y sana. Es importante aprender a colocar a nuestros seres queridos primero y crear lazos con nuestros amigos y la comunidad local. Los rituales son importantes, así que asegúrate de planificar comidas en familia y priorizar cosas como vacaciones familiares que ayuden a crear una conexión. Poner fotos en las paredes es maravilloso. Asegúrate de tener algún tipo de santuario familiar en algún lugar de tu casa donde puedas mostrar fotos de tu familia.

La Risa Fortalece Tu Campo De Energía.

Cuando *ríes* fortaleces tu campo energético (tu aura), y fortaleces tu sistema inmunológico. Recuerda: la verdad, el amor y la *alegría* son actitudes divinas. Algunas personas se han reído de sí mismos para sanarse, e incluso se curaron de cáncer por sí mismos viendo películas divertidas. ¡Norman Cousins afirma que se curó de cáncer viendo películas divertidas durante 8 horas al día!

Hacer que las emociones corran por tu cuerpo libera todos «los químicos naturales de la felicidad» en tu torrente sanguíneo, y puedes lograr un cambio positivo en tu salud con un pequeño cambio en tu estilo de vida. Estas sustancias químicas naturales de tu cuerpo costarían decenas de miles -incluso millones- de dólares si se le compraran a una empresa farmacéutica… ¡y sin producir ninguno de los efectos secundarios!

La canalizadora espiritual Barbara Marciniak dice: «*La Risa es signo de un espíritu elevado; la risa sana el cuerpo y abre los chacras para tomar energía de sanación interior*».

> «La Esperanza, el propósito y la determinación no son sólo estados mentales. Tienen conexiones electro-químicas que juegan un papel importante en el funcionamiento del sistema inmunológico y, de hecho, en toda la economía del organismo humano total… El estado emocional del paciente tiene efectos específicos sobre los mecanismos implicados en la enfermedad y la salud. El médico moderno, por lo tanto…. no sólo te recetará medicinas de la farmacia o de su pequeña bolsa negra, sino también de la magnífica botica que es el cerebro humano, el cual puede activar y potenciar el sistema de curación. La lista de emociones son la esperanza, la fe, el amor, la voluntad de vivir, de fiesta, de alegría, de propósito y determinación. Estas son potentes recetas bioquímicas».
>
> Norman Cousins, *La Cabeza Primero: La Biología De La Esperanza*

Agradecer Por Los Alimentos Se Extiende Tu Longevidad

Los estudios han demostrado que las personas que viven más tiempo tienen algo en común: bendicen sus alimentos. En *las zonas azules*, Dan Buettner describe cómo viven por más tiempo la gente en lugares a los que están espiritualmente conectado, a través de la oración y dando gracias por los alimentos. Parecería que hacer que <u>tu intención de gratitud y tu energía fluyan hacia tu</u> *alimento* <u>trae consigo importantes beneficios para la salud</u>. Esto tiene sentido si entiendes lo que la física cuántica nos ha demostrado: todo en el universo es sólo un *campo de energía unificado*. «Todos somos uno».

Cuando me siento a comer, puedo decir lo siguiente: «*Pido que esta comida sea bendecido por el Pensamiento Divino para que mi cuerpo le dé el uso más eficaz y eficiente en todos los sentidos. Pido que mi cuerpo únicamente mantenga lo que necesita, y lo que no requiere que sea eliminado. Gracias por esta abundancia*». Al hacer esto, creas una imagen en tu mente de tus alimentos nutritivos, como los nutrientes llegan a cada célula de tu cuerpo, como te reabasteces, y re-energizas. Barbara Marciniak dice: «*Siempre bendigo mi comida, pongo mis manos juntas y hago ‹Yummm› sobre ella. Lo que realmente hace esto es…. Estoy agradeciendo todo lo que entra en mi cuerpo y estoy pidiendo que todo lo que puedo añadir a mi cuerpo se una a mi vibra o me eleve. Una consciencia con la comida que la mayoría de las personas no tienen*».

Conéctate Con La Naturaleza Y Recibe Mucha Luz Del Sol

Barbara Marciniak también agrega: «La naturaleza fortalecerá tu sistema inmunológico. Si no te sientes bien, o deseas revitalizarte, sal y siéntate afuera con la naturaleza, siéntate en el suelo, conéctate con la tierra».

Ella cree que la exposición al sol es importante para nuestro sistema inmunológico: «El sol es muy importante para mantener el cuerpo sano. No tenga miedo del sol. Mantén tu campo energético fuerte con una buena dosis de sol».

Prestarle Atención A Las Plantas Las Estimula

Muchos experimentos han demostrado más allá de toda duda, que <u>las plantas que reciben una mayor atención humana en forma directa y positiva, crecen saludables</u>. A la inversa, si gritas y maltratas una planta, se marchitan, mueren o simplemente no prosperan. Nuestra atención positiva (y el amor) hacia nuestras plantas es devuelto a nosotros muchas veces ya que aumentan nuestra fuerza cuando son consumidas.

El Dr. Patrick MacManaway es el autor de «*Energy Dowsing for Health*». En una reciente conferencia en Glastonbury, Inglaterra, reveló que sus investigaciones mostraron que <u>los animales que gravitaban hacia el agua habían sido bendecidos</u>, en lugar del agua, y <u>las cosechas y semillas regadas con dicho agua crecerían más considerablemente</u>. Mediante el uso de las energías sutiles y las «técnicas de ampliación sensorial de la conciencia» él reportó resultados tales como un incremento de 20% en los rendimientos de trigo y patata, incremento del 45% en sorgo, un 50% de reducción en la mortalidad de terneros, el aumento del número de insectos benéficos presentes, y muchos más resultados asombrosos.

«Uno de los mayores dones que podemos dar como seres humanos es el regalo de la atención amorosa, indivisa y plena. Cuando damos a quienes nos rodean, ellos y el espacio entre nosotros se llena de vida y energía. Creamos un campo de energía dentro del cual las cosas pueden prosperar. Lo mismo se aplica cuando extendemos nuestra atención amorosa a [las plantas y] los animales en nuestra vida.» - Dr. Patrick MacManaway

«El reino vegetal… es esencial que te centres en él. Vendrá con una vibración mucho más grande, para ayudarte. <u>No hay suficiente gente «salude» a la naturaleza. Eventualmente, empezarás a hablarle a tus plantas, semillas y flores, para decirles lo que necesitas.</u> Recuerda: La naturaleza te apoya, por lo tanto, debes comunicarse con ella.» - Barbara Marciniak

Trabajos De Energía Y Visualización De La Salud

Si te concentras en tu enfermedad, sólo conseguirás *más* enfermedad. Por el contrario, debes centrarte e imaginarte estando sano y vibrante. **Visualízate y concéntrate en una imagen mental de ti mismo siendo sano, dinámico y feliz**. El universo te ofrece mucho más de lo que *eres*. ¿Qué estarías haciendo si estuvieras totalmente sano? ¿Qué te parece? ¿Qué dirías? ¿Cómo estarías con otras personas?

Según Stewart Swerdlow, todo lo que vemos alrededor de nosotros en este universo fue creado con «el lenguaje del Hiperespacio»: <u>Arquetipos, tonos y colores</u>. Podemos usar este lenguaje esotérico para crear y manifestar la salud, por ejemplo. Para mantener un cuerpo sano, se recomienda encarecidamente utilizar diariamente ejercicios de visualización tales como:

- **Balanceo en el patinete** - *Esto implica centrar tu conciencia en la glándula pineal, y visualizar la letra* T *en el centro de la glándula.*

- **Giro de los Chacra** - *visualiza tus chacras girando en armonía, como platos, a lo largo de tus puntos de chacra. Los* enfermos suelen tener sus chacras girando de forma asincrónica.

- Visualiza el ‹**Arquetipo de Energía›** en *rojo* en cada célula de tu cuerpo: ⃤

- Decir **afirmaciones** cada día, 21 veces cada una.

- **El ejercicio de respiración** - *inhala color verde medio en el chacra del corazón, y exhala rojo (ira), azul (aislamiento) y gris (confusión emocional).*

- Ejercicio del **Niño Interior**: «*hay un niño dentro de cada persona que no se ha convertido en un adulto. Esta pequeña persona te hace reaccionar emocionalmente ante situaciones interpersonales difíciles o infelices en tu vida. Esta visualización está diseñada* *para madurar este niño de modo que él/ella pueda reaccionar como un adulto y no como un niño».*

- Ejercicio **Del Altar de Oro** : Este ejercicio está diseñado para liberar las imágenes de tu patrón mental que perpetúan los ciclos negativos que se producen en su vida, tales como el aislamiento, el desamparo y la baja autoestima. Visualiza un altar de oro, coloca sobre él a la persona que necesitas perdonar, y di: *«Yo te perdono y te libero de todas las experiencias negativas entre nosotros, ya sean reales o imaginarias, te perdono y te dejo ir»* Luego coloca a la siguiente persona sobre el altar. Por último, subes tú y dices: *«Yo me perdono y me libero de todas las experiencias negativas que he atraído a mí en esta vida, ya sean reales o imaginarias, yo me perdono y me libero a mí mismo».*

- **Comunícate con tu Súper Alma** (p.ej. la meditación diaria), visualiza un símbolo de infinito de plata, y liberar a todos.

Estos tres últimos ejercicios se consideran ‹trabajo de liberación›. Stewart Swerdlow dice: *«Cuando haces los principales giros de chacra, balanceo en el patinete, la respiración, y el trabajo de liberación, el cuerpo responde con salud, energía y vitalidad».*

CAPÍTULO 30

Súper Alimentos y Nutrición Sobresaliente

Si has quitado la toxicidad de tu dieta y entorno, tienes una perspectiva y actitud positiva y un fuerte sentido de propósito, e hidratas y oxigenas tu cuerpo diariamente, lo siguiente en tu agenda debe ser optimizar tu nutrición. Necesitas **darle a tu cuerpo el *combustible* que necesita** para reconstruir sus células, sanar, crear energía y realizar todas sus funciones.

He encontrado que la mejor manera de integrar esta información es haciéndola parte de tu rutina diaria. Por ejemplo, quiero empezar mi día preparando un batido de «Jugo Verde» de 1,5 litros para mí y mi familia. Esto consiste en poner la pulpa de un aguacate y un puñado de espinacas en la licuadora, luego extraer zumo de 5 manzanas, dos pepinos, y ⅓ de apio (necesitarás una buena licuadora y extractor de zumo). Este «jugo verde» es extremadamente alcalinizante y desintoxicante para el cuerpo. A continuación, agrego 20-30 suplementos y **Súper Alimentos** en la licuadora, alternando la selección día a día. Me parece que cuando me tomo este y batido rico en vitaminas y minerales, no siento tanta hambre durante el día, como menos, tengo más energía, mi humor es más brillante, y yo tengo antojos de azúcar.

¡Echemos un vistazo a algunas impresionantes súper alimento que debes considerar hacer parte de tu dieta! :)

Aguacates

Los aguacates son uno de los alimentos más densos en nutrientes. Son ricos en fibra y contienen niveles muy altos de ácido fólico, potasio, vitamina E y magnesio. También contienen vitamina K, vitamina C, potasio, vitamina B5, Vitamina B6, y pequeñas cantidades de manganeso, cobre, hierro, zinc, fósforo, vitaminas A, B1, B2, B3. Los aguacates contienen aceites de Omega-3 esenciales necesarios para nuestras células. Comer aguacate reduce las posibilidades de cáncer de próstata, ayuda a perder peso y reduce el colesterol. Los aguacates son una excelente fuente de grasas, especialmente omega-3 y omega-9. De acuerdo con el difunto Dr. Robert Atkins, *« Los aguacates no sólo son nutritivos, son unos frutos que favorecen al corazón, que combaten el cáncer y que ofrece beneficios inigualables para la salud».*

357

Hierba De Trigo

El zumo de hierba de trigo es *increíblemente* sanador. Contiene todos los minerales que tu cuerpo necesita (incluyendo calcio, fósforo, magnesio, sodio y potasio en una proporción equilibrada), así como vitaminas A, complejo B, C, E y K. Se afirma que dos onzas de zumo de hierba de trigo tiene **el equivalente nutricional de cinco libras de los mejores vegetales orgánicos.** La hierba de trigo es una fuente completa de proteínas que proporciona todos los aminoácidos esenciales. El zumo de hierba de trigo es una de las mejores fuentes de clorofila viva disponible (para obtener el beneficio completo, es mejor extraer zumo de la planta viva). Inunda el cuerpo con dosis terapéuticas de vitaminas, minerales, antioxidantes, enzimas y fitonutrientes. Es también una poderoso desintoxicante, especialmente para el hígado y la sangre, y purifica los metales pesados, contaminantes y otras toxinas del cuerpo.

De acuerdo al defensor de la salud Webster Kehr, «Es increíble el número de formas en las que la hierba de trigo se ocupa del cáncer. Contiene clorofila, lo que aumenta la producción de hemoglobina, lo que significa que más oxígeno llegará al cáncer. El Selenio y el laetril también están presentes en la hierba de trigo, y ambos son anticancerígenos. La clorofila y el selenio también ayudan a fortalecer el sistema inmunológico. Además, la hierba de trigo es uno de los alimentos más alcalinos conocidos por la humanidad. Y la lista sigue».

En el centro de salud alternativo Hipócrates de los Estados Unidos, los programas de curación incluyen beber dos onzas de zumo de hierba de trigo dos veces al día. Se recomienda consumirlo fresca, dentro de los siguientes quince minutos de haberlo extraído, sin diluir y con el estómago vacío, de modo que los nutrientes sean absorbidos más eficientemente. Los estudios han demostrado que suplementos y polvos de hierba de trigo tiene sólo 2% de la efectividad del zumo recién extraído. Dicen en su página web: «Cuando se consume fresca es un alimento vivo y tiene bio-electricidad. Esta energía de alta vibración es literalmente la fuerza de la vida dentro de este zumo orgánico. Esta fuente de energía de fuerza vital puede desatar vibraciones de renovación potencialmente poderosas y una mayor conectividad a tu ser interior. Estos poderosos nutrientes también pueden prevenir la destrucción del ADN y ayudan a protegernos contra los efectos del envejecimiento prematuro y la ruptura celular. La investigación reciente muestra que sólo los alimentos y jugos vivos pueden restaurar la carga eléctrica entre los capilares y las paredes de la célula, que refuerzan el sistema inmunológico. Cuando está fresco, el zumo de hierba de trigo es el rey de los jugos vivos. La hierba de trigo limpia y construye la sangre debido a su alto contenido de clorofila. El alto contenido de oxígeno en la clorofila ayuda a suministrar más oxígeno a la sangre. La clorofila es el primer producto de la luz y, por lo tanto, contiene más propiedades curativas que cualquier otro elemento. Toda la vida sobre este planeta proviene del sol. Sólo las plantas verdes pueden transformar la energía del sol en clorofila, a través de la fotosíntesis. La clorofila es conocida como la «sangre» de las plantas. Este importante fitonutriente es lo que tus células necesitan para sanar y prosperar. Beber jugo de hierba de trigo es como tomar sol líquido».

Puede comprar kits para cultivar hierba de trigo en línea, que incluyen abonos orgánicos, semillas, bandejas de crecimiento, un extractor de hierba de trigo, y un conjunto de instrucciones. ¡Es muy sano y divertido para toda la familia!

Aloe Vera

El Aloe Vera ha sido utilizada terapéuticamente por más de 5000 años, y se menciona ocho veces en la Biblia, por sus poderosas propiedades terapéuticas. Contiene más de 200 componentes activos incluyendo vitaminas (A, C, E, ácido fólico, colina, B1, B2, niacina, B6, e incluso la rara vitamina B12), minerales (calcio, magnesio, zinc, cromo, selenio, sodio, hierro, potasio, cobre, manganeso, y muchos más), aminoácidos (los bloques de construcción de proteínas, enzimas, polisacáridos y ácidos grasos (campesterol, y b-sitosterol, linoleico, linolénico, mirístico, caprílico, oleico, palmítico y esteárico). El Aloe Vera contiene por lo menos 18 de los 22 aminoácidos necesarios para el cuerpo humano.

Los investigadores han identificado ocho «gliconutrientes» esenciales que son cruciales para la buena estructura y función de los 60 billones de células en el cuerpo humano. Lamentablemente, seis de estos faltan en nuestra dieta moderna. Por eso es importante complementar tu dieta con un producto que contenga los ocho. El Aloe Vera contiene los ocho **gliconutrientes**, por lo que ha demostrado que ayuda a las personas a superar una amplia gama de enfermedades.

Se piensa que el Aloe Vera es un potente adaptógeno, que equilibra el sistema del cuerpo, estimulando los mecanismos de defensa y adaptación del cuerpo. Esto permite una mayor capacidad para afrontar el estrés y resistir la enfermedad. El aloe también ayuda con la digestión, promueve la pérdida de peso, suaviza y limpia el tracto digestivo. Ha sido un gran recurso para personas con problemas como el síndrome del intestino irritable, así como el reflujo ácido. También ayuda a reducir la cantidad de bacterias hostiles en el colón, manteniendo la flora intestinal en equilibrio. El Aloe es también un vermífugo, lo cual significa que ayuda al cuerpo a deshacerse de los gusanos intestinales.

El Aloe Vera también ayuda a desintoxicar y alcalizar tu cuerpo, así como reforzar el sistema inmunológico. Los polisacáridos en el jugo de aloe vera estimula a los macrófagos, que son los glóbulos blancos del sistema inmune que luchan contra los virus. Es un potenciador inmune debido a su alto nivel de antioxidantes. También es genial para la piel, y se sabe que ayudan a la cicatrización de heridas, quemaduras, abrasiones y psoriasis. Ayuda a reducir la inflamación, ¡y además es desinfectante, germicida, antibacteriano, anti-shock séptico, anti-hongos y anti-viral! Junto a la hierba de trigo, esta es la mejor planta que puedas tener en tu hogar.

El Dr. Robert Siegel se curó de tres diferentes tipos de cáncer (colon, próstata y riñón) usando el *Aloe Inmune* disponible en www.aloeimmune.com. Precauciones: evitar ingerir Aloe durante el embarazo, menstruación, si tiene hemorroides o degeneración del hígado y de la vesícula biliar.

Una Nota Sobre El Poder De Los Gliconutrientes

Mi amigo Stephen había estado en un terrible accidente de moto en sus veintetantos. Este accidente lo dejó en una silla de ruedas, con más de 20 huesos rotos, sin memoria a corto plazo, asma, un impedimento del habla, tomando innumerables analgésicos y anti-depresivos. Los médicos no podían ayudarlo a sentirse mejor. Y, sin embargo, a las 6 semanas de tomar gliconutrientes (los ocho azúcares contenidos en el Aloe Vera) pudo caminar de nuevo, ya no tenía asma, ya no necesitaba ninguna droga, su impedimento del habla se había ido, y había recuperado su memoria. Su cuerpo ha seguido fortaleciéndose desde entonces.

Los resultados que he visto en la salud de las personas como resultado de la ingesta de Gliconutrientes parecen milagrosos. He hablado con personas que han superado el cáncer, la esclerosis múltiple, la artritis, el lupus, la neurofibromatosis, la diabetes tipo 1, e incluso revertir los síntomas del síndrome de Down, ceguera, parálisis, el Parkinson y el Alzheimer, gracias a la complementación de su dieta con gliconutrientes.

Brotes

Producir brotes es la práctica de germinación de las semillas. Puedes germinar semillas de alfalfa, almendras, brócoli, col, fenogreco, garbanzos, lentejas, soja verde, guisantes, rábano, trébol rojo y semillas de girasol. Los brotes son ricos en vitaminas, minerales, proteínas y enzimas y nos brindan dichos recurso en una forma que es fácil de asimilar y digerir. Interesante, ya que los brotes son alimentos vivos, seguirán creciendo lentamente, y su contenido en vitaminas en realidad aumentará después de cosecharlos, en contraste con las verduras y frutas compradas en los almacenes que pierden mucho de su contenido vitamínico durante el envío. Los brotes pueden ser germinados en casa, y es una forma muy efectiva de añadir a su dieta alimentos crudiveganos. Cultivar tus propios brotes significa tener su propio suministro de hortalizas orgánicas frescas cada día en un espacio en tu encimera de par de pies cuadrados; y las semillas pueden multiplicar su peso original hasta 15 veces. Asegúrate de refrigerar los brotes cosechados, aunque idealmente deberías comerlos justo después de cogerlos.

Nueces y Semillas

Según varios estudios, las personas que consumen nueces cinco veces a la semana tienen alrededor de un 50% menos riesgo de ataque al corazón, y un 23% a 45%, menos riesgo de mortalidad durante el transcurso del estudio. En otras palabras, **las personas que comen nueces regularmente** *viven más tiempo*. Las personas que consumen frutos secos al menos dos veces por semana tienen un 31% menos de probabilidades de ganancia de peso de las personas que rara vez se alimentan de ellos. Puedo agregar 10 diferentes nueces y semillas a mi «jugo verde» diario, incluyendo:

Nueces Inglesas ($15,69 por kg)

Las nueces son altas en ácidos grasos insaturados de Omega 3, hierro y vitaminas B. Contienen casi dos veces tantos antioxidantes como otras nueces. Las nueces inglesas contienen altas cantidades de ácido alfa-linolénico, que es un contribuidor importante para tener un corazón sano. En un estudio publicado en la revista BMC Medicine se demostró que las personas que comen nueces más de tres veces a la semana tienen un menor riesgo de morir de cáncer o de enfermedad cardiovascular que aquellos que no lo hacen. **Quienes comen nueces tenían un riesgo de mortalidad un 39% menor**, ¡una cifra que aumentó a 45 por ciento en el caso de los consumidores de nueces inglesas! Estas tienen un alto contenido de ácido alfa- linoleico, fitoquímicos, y minerales como calcio, magnesio y potasio.

Las Nueces Del Brasil ($18,27 por kg)

El selenio es un componente esencial de un poderoso antioxidante fabricado por el cuerpo: la glutatión peroxidasa. Las semillas de girasol son muy ricas en selenio (78mcg por 100 gramos). Pero las nueces de Brasil son los campeones indiscutibles con una enorme cifra de 1.917 microgramos por 100 gramos!

El selenio es <u>uno de los más poderosos nutrientes anti-cancerígenos que existen</u>. Numerosos estudios han demostrado que es una herramienta eficaz para evita el cáncer de mama, esófago, estómago, próstata, hígado, y de la vejiga. La nación con el nivel de selenio en la sangre más alto (Japón) tuvo el menor nivel de cáncer y consistentemente ha conseguido la más alta calificación en cuanto a la longevidad, mientras que la segunda nación con nivel de selenio alto tuvo la segunda menor tasa de cáncer, etc.

Sencillamente, <u>mientras más selenio haya en la dieta, más bajos serán los niveles de cáncer</u>. Un ensayo realizado por el Dr. L.C. Clark en la Universidad de Arizona, encontró que el grupo tratado con selenio desarrolló un 66% menos cánceres de próstata, menos del 50% desarrolló cánceres colorrectales, y menos del 40% tuvo cánceres de pulmón. El selenio es también un componente esencial de un poderoso antioxidante fabricado por el cuerpo: la glutatión peroxidasa.

Piñones ($38.91 por kg)

Los piñones son una de mis favoritas personalmente. Las incluyo en muchas recetas, ensaladas, e incluso batidos. En realidad son las semillas de los árboles de pino, y ayudan a suprimir el apetito y aumentar la energía. Contienen grasas saludables y antioxidantes.

Son una buena fuente de proteínas, hierro y magnesio. Los piñones contienen grasas monoinsaturadas, magnesio, vitamina E, vitamina K y el manganeso, que faorece la buena salud del corazón. Los piñones contienen una gran cantidad de antioxidantes anti-envejecimiento, incluyendo vitaminas A, B, C, D y E, y luteína, un carotenoide que puede ayudar a evitar enfermedades oculares como la degeneración macular asociada a la edad (DMAE) y linfoma no Hodgkin.

Las Almendras (£21,76 por kg)

Según Ayurveda, las almendras ayudan a aumentar el nivel intelectual elevado y la longevidad. Las almendras también reducen el riesgo de sufrir ataques cardíacos, ya que disminuyen el colesterol «malo», y protegen las paredes de las arterias de los daños. disminuyen el aumento de azúcar en la sangre e insulina después de las comidas. Las almendras ayudan a desarrollar huesos y dientes fuertes, gracias a la cantidad de fósforo que contienen. Ayudan en la pérdida de peso. Contienen riboflavina y L-carnitina, lo que puede estimular la actividad cerebral y reducir el riesgo de enfermedad de Alzheimer.

Semillas De Chia ($20.36 por kg)

Las Semillas de Chia son ricas en antioxidantes. Normalmente, son orgánicas, materias, no OMG, no irradiadas, y producidas sin pesticidas. Contienen mucha fibra que te ayudan a mantenerte lleno durante más tiempo, y ayudan a tu sistema digestivo. Las Semillas de Chia son 14% de proteína. Un solo gramo de semillas de chia proporciona el 18% de tus necesidades diarias de calcio, además de contener fósforo y magnesio. También contienen Zinc y grasas Omega 3, que disminuyen el riesgo de enfermedades cardiovasculares, colesterol y cáncer de colon. Las Semillas de Chia también ayudan a desintoxicar el cuerpo, reparar tus células, y reducir la inflamación.

Semillas De Girasol ($4.08 por kg)

Las semillas de girasol son ricas en selenio. Una onza de semillas de girasol contiene 10 mg de vitamina E (35% de la ingesta diaria recomendada), que ayuda a proteger las células contra los efectos de los radicales libres, y ayuda en el mantenimiento de la circulación de la sangre y la producción de glóbulos rojos. Otros beneficios para la salud son atribuidos a su contenido de tiamina, una vitamina B. Este nutriente ayuda a obtener energía de los alimentos. Los seres humanos necesitan 1,2 mg de vitamina B1 diariamente, con una onza de semillas de girasol, se obtiene el 33% de nuestras necesidades diarias. Las semillas de girasol también contienen cobre, que ayuda a mantener la piel y el cabello, además de apoyar al mecanismo de los procesos metabólicos del cuerpo para ayudar a que nuestras células produzcan energía. Una onza contiene 512 mg de cobre, o más del 50% de nuestras necesidades diarias.

Semillas De Calabaza ($12.80 por kg)

Las semillas de calabaza contienen magnesio, zinc, grasas Omega 3, antioxidantes y fibra. Estos pueden proporcionar beneficios para la salud el corazón y el hígado. La investigación sugiere que tanto el aceite de semillas de calabaza como las semillas de calabaza puede ser particularmente beneficioso en el apoyo a la salud de la próstata. Ambos pueden ayudar a disminuir la presión arterial, sofocos, dolores de cabeza, dolores en las articulaciones y otros síntomas de la menopausia en las mujeres posmenopáusicas. El aceite de semilla de calabaza ha mostrado tener efectos anti-inflamatorios. Las semillas de calabaza son una rica fuente de triptófano, un aminoácido que el cuerpo convierte en serotonina, que a su vez se convierte en melatonina, «la hormona del sueño», que ayuda a promover un sueño reparador.

Las Semillas De Sésamo ($6,77 por kg, o $9,97 por kg de semillas orgánica de semillas negro)

Las semillas de sésamo empaquetadas tienen tantos beneficios para la salud que se valían su peso en oro durante la Edad Media. Son ricas en vitaminas, minerales y ácidos grasos, incluyendo el manganeso, cobre, calcio (277 mg por onza), hierro, magnesio (99 mg por onza), triptófano, zinc, tiamina, vitamina B6, fósforo, y fibra proteína. Las semillas de sésamo pueden ayudar a prevenir la diabetes y la reducción de la presión arterial, debido a su alto contenido de magnesio (está en el Top 10 de los alimentos con más alto contenido de magnesio). Ayudan a promover la salud de la piel y del cabello, debido a su contenido de zinc. También mejoran la salud ósea, ya que son una gran fuente de calcio. Las semillas de sésamo contienen mayor contenido en fitosteroles - que es un importante compuesto contra el cáncer - que cualquier otro tipo de semillas o frutos. El aceite de semilla de sésamo contiene las grasas Omega 3, Omega 6 y Omega 9 que promueven el crecimiento del cabello, así como vitaminas que alimentan el cabello. Las semillas de sésamo negro son muy conocidas por oscurecer el pelo naturalmente. Contienen nutrientes que ayudan a aliviar la artritis y a reducir el estrés. La vitamina B1 tiene propiedades calmantes que han sido utilizados en el tratamiento de la depresión.

Las Semillas De Albaricoque ($42.50 por kg)

Las semillas de albaricoque son una rica fuente de vitamina B17 (o «laetril»). Consumir semillas de albaricoque ha demostrado que fortalece el sistema inmunológico y ayuda al cuerpo a combatir infecciones. Las cualidades anti-inflamatorias y propiedades analgésicas naturales de las semillas de albaricoque ayudan a reducir la artritis, ya que alivia el dolor y la hinchazón. Son utilizadas en la medicina china para el tratamiento de problemas respiratorios como bronquitis, asma y enfisema. Las semillas de albaricoque son una excelente fuente de ácidos grasos insaturados, y ayudan a mantener la función cardíaca y bajar el colesterol. Y quizás lo más importante, las semillas de albaricoque han mostrado destruir las células cancerosas sin efectos secundarios.

Las Semillas De Cáñamo ($8.50 por kg)

Las semillas de cáñamo son muy nutritivas. Son ricas en grasas saludables, proteínas y una variedad de minerales. Son excepcionalmente ricas en dos ácidos grasos esenciales, el ácido linoleico (Omega-6) y ácido alfa-linolénico (omega-3). También contienen ácido gamma-linolénico y grandes cantidades del aminoácido arginina, los cuales han sido relacionados con varios beneficios para la salud. Las semillas de cáñamo son una gran fuente de proteínas, ya que más del 25% de sus calorías totales son de proteína de alta calidad. De hecho, según la cantidad, las semillas de cáñamo proporcionan cantidades de proteína similar a la ternera y el cordero. 30 gramos de semillas de cáñamo proporcionan aproximadamente 11 gramos de proteína. Se consideran una fuente de proteína completa, lo que significa que proporcionan todos los aminoácidos esenciales. La quinua es otro ejemplo de una completa fuente de proteína vegetal. Las semillas de cáñamo son también una fantástica fuente de vitamina E y minerales como el fósforo, potasio, sodio, magnesio, azufre, calcio, hierro y zinc. El aceite de semilla de cáñamo es también muy saludable, y ha sido utilizado como un alimento/medicina en China durante al menos 3.000 años. Puede aliviar el eccema, piel seca, picazón y reducir la necesidad de medicamentos para la piel. Las semillas de cáñamo también pueden reducir los síntomas del síndrome premenstrual y la menopausia. En un estudio de mujeres con síndrome premenstrual, tomar un gramo de ácidos grasos esenciales (incluyendo 210 mg de ácido gamma-linolénico GLA) por día resultó en una disminución significativa de los síntomas. Disminuyó el dolor y tensión de las mamas, depresión, irritabilidad y retención de líquidos asociados con el síndrome premenstrual. Se ha sugerido que el GLA en las semillas de cáñamo puede ayudar a regular los desequilibrios hormonales y la inflamación asociados con la menopausia. Por último, las semillas de cáñamo enteras contienen altas cantidades de fibra, tanto soluble e insoluble, lo que beneficia la salud digestiva.

Cacao En Polvo ($19,31 por kg)

El cacao en polvo orgánico de las semillas del árbol de cacao contiene más de 300 compuestos distintos y casi veinte veces el poder antioxidante de los arándanos. Proteína, calcio, caroteno, tiamina, riboflavina, magnesio, azufre, flavonoides, antioxidantes y ácidos grasos esenciales también están presentes. La mezcla precisa de la combinación de todos estos elementos sirve para sacudir los fitoquímicos naturales que tienen increíbles beneficios en todo el cuerpo, tales como la disminución del colesterol LDL, la mejora de la función cardíaca y la reducción del riesgo de cáncer.

El olvo de cacao crudivegano contiene vitamina A, Vitamina B (1, 2, 3, 5 y 6), Vitamina C, vitamina E, Magnesio (el cacao es el alimento integral con la mayor fuente de magnesio), cobre, calcio, magnesio, zinc, cromo, hierro, azufre, fósforo, ácidos grasos Omega 6, aminoácidos, enzimas, fibra soluble (incluyendo catalasa, lipasa y amilasa) y otros fitonutrientes beneficiosos (como los antioxidantes prociananidins oligoméricos, resveratrol y los polifenoles: catequina y epicatequina). Los estudios han demostrado que el chocolate aumenta el nivel de serotonina y levanta el ánimo, liberando el compuesto anandamida, que produce sentimientos eufóricos de relajación y bienestar.

El famoso «Estudio Holandés» siguió a más de 200 hombres holandeses en el transcurso de veinte años y encontró que <u>aquellos que consumían más chocolate tenían tasas más bajas de las principales enfermedades en comparación con aquellos que consumían poco o nada de chocolate</u>. Jeanne Louise Calment de Francia vivió hasta los 122 años, y muchos dicen que uno de sus secretos para la longevidad fue su consumo de 2,5 libras de chocolate amargo a la semana. La tercera persona más «oficialmente» más vieja que haya vivido jamás fue Sarah Knauss, quien también regularmente gozaba de los beneficios del chocolate sobre la salud, ¡aunque no en tan grandes cantidades como Jeanne!

Hierbas y Especias

La Uña De Gato (Uña De Gato)　　($38,44 por kg)

En 1989 el científico Austríaco Dr. Klause Keplinger aisló seis alcaloides oxindoles de la raíz de la Uña de Gato, y descubrió que cuatro de estos alcaloides tienen un marcado efecto en la mejora de la fagocitosis, que es la capacidad de los macrófagos y los glóbulos blancos de la sangre para atacar, engullir y digerir los microorganismos dañinos, materias extrañas y fragmentos.

Según la cultura de la India, la Uña de Gato se ha utilizado para tratar problemas digestivos, artritis, inflamación, úlceras, e incluso para curar el cáncer. En 1972, un peruano de 78 años de edad propietario de una plantación llamado Don Luis fue diagnosticado con cáncer de pulmón terminal, y lo enviaron a casa para morir. Una mujer de la medicina India le dio té de Uña de Gato. Después de beber el té diariamente durante seis meses, su cáncer desapareció completamente y vivió sano y libre de cáncer hasta los 90 años.

La Uña de gato posee increíbles capacidades curativas y beneficios para el sistema inmune con una plétora de aplicaciones terapéuticas. La Uña de Gato también parece tener la capacidad hallar severos trastornos intestinales a los que ningun otro producto pueden llegar. Es conocido por su capacidad para limpiar todo el tracto intestinal y su eficacia en el tratamiento de problemas estomacales y trastornos intestinales tales como la enfermedad de Crohn, síndrome de intestino permeable, gastritis, úlceras, diverticulitis y otras afecciones inflamatorias del colon, el estómago y los intestinos. Los estudios realizados en Perú, Austria, Alemania, Inglaterra, Hungría e Italia sugieren que la Uña de Gato puede ser beneficiosa en el tratamiento del cáncer, artritis, reumatismo, bursitis, herpes genital y herpes zoster, alergias, úlceras, candidiasis sistemática, diabetes, lupus, síndrome de fatiga crónica, síndrome premenstrual e irregularidades del ciclo femenino, envenenamiento por tóxicos ambientales, numeroso trastornos intestinales y del colon, depresión orgánica y aquellos infectados con el virus del VIH. La Uña de Gato puede ser mezclada con el extracto de Venus atrapamoscas (Carnivora™) para mejores resultados.

Equinácea ($32.76 por kg)

La equinácea es una de las hierbas con más efectos beneficiosos sobre la salud humana. Su poder se deriva de su impresionante lista de ingredientes, incluyendo vitaminas A, C y E y un gran número de minerales nutritivos (cobre, hierro, potasio y yodo). También es rica en antioxidantes y otros elementos beneficiosos (aceites, alkamides, polisacáridos, polifenoles y flavonoides). La equinácea estimula y fortalece nuestro sistema inmune activando los glóbulos blancos de la sangre. Combinar la equinácea y la vitamina C reduce la incidencia de resfriado en un 86%, mientras que la Equinácea por si sola los reduce en un 65%.

Palo De Arco ($15.91 por kg)

El palo de arco es una hierba encontrada en los bosques lluviosos del Amazonas y en el sur de América Latina. La corteza de Pau D' Arco ha sido utilizada por las poblaciones indígenas de América durante siglos para aliviar una amplia gama de problemas de salud y hoy su firme resistencia a los organismos nocivos todavía es apreciado. El Pau d'Arco es comúnmente usado como soporte de las indicaciones de alergias, problemas del hígado, y las infecciones por levaduras y la Candida. Advertencia: las personas que están tomando anticoagulantes deben consultar a su proveedor de atención médica. El palo de arco no debe utilizarse durante el embarazo.

Astrágalo ($23,63 por kg)

Esta es una antigua hierba china. En China, el astrágalo es ampliamente utilizado en el tratamiento de la hepatitis, y existe una fuerte evidencia científica de que realmente beneficia la función hepática. En un estudio, el astrágalo fue capaz de restaurar la función inmune en el 90% de los pacientes con cáncer analizados. En un estudio italiano del año 1994, a los pacientes con cáncer de mama se les administró una combinación de ligustro y astrágalo. Los pacientes mostraron una disminución de la mortalidad del 50% al 10%. En otros dos estudios, los pacientes con cáncer que recibían el astrágalo tuvieron el doble de la tasa de supervivencia que las personas que habían recibido quimioterapia o radioterapia.

Hojas De Diente De León ($16.29 por kg)

El diente de león favorece la digestión, estimula el apetito y equilibra las bacterias beneficiosas en los intestinos. Puede incrementar la liberación de ácido y la bilis del estómago ayudando a la digestión, especialmente de las grasas. Este súper alimento es un diurético que ayuda a que los riñones eliminen los desechos y exceso de agua, aumentando la producción de orina. El diente de león mejora la función del hígado eliminando las toxinas y estableciendo el equilibrio electrolítico. Cada parte de la planta de diente de león es rica en antioxidantes, que previenen el daño de los radicales libres a las células y el ADN, ralentizando el proceso de envejecimiento de nuestras células. Es rico en vitamina C y la vitamina A y aumenta la producción de superóxido dismutasa en el hígado (que descompone el superóxido $O2-$ radical ordinario en el oxígeno molecular (O_2) o el peróxido de hidrógeno H_2O_2). El diente de león puede ralentizar el crecimiento del cáncer y evitar que se propague. Las hojas son especialmente ricas en antioxidantes y fitonutrientes que luchan contra el cáncer. Estudios realizados recientemente en animales muestran que el jaramago también ayuda a regular el nivel de azúcar en la sangre y los niveles de insulina. La fibra y el potasio en el esta planta también ayudan a regular la presión arterial. También conocida como aster, esta reduce la inflamación para ayudar con problemas de vesícula y obstrucciones. Contiene ácidos grasos esenciales, antioxidantes y fitonutrientes que reducen la inflamación en todo el cuerpo. Los estudios también demuestran que el diente de león estimula la función inmune y la lucha contra los microbios y hongos. Advertencia: embarazadas, lactantes o quienes toman medicamentos recetados deben hablar con un profesional de la salud antes de añadir esta planta a su dieta.

Las Ortigas ($12.73 por kg)

La hoja de Ortiga alivia la artritis, es un tratamiento hrebal para las alergias, alivia la pérdida del cabello, trata la enfermedad celiaca, infecciones de la vejiga, dermatológicas, trastornos neurológicos y una larga lista de otras condiciones. A menudo se utiliza como un tónico de primavera. Ayuda a limpiar el organismo, ya que estimula el sistema linfático y los riñones. Los pacientes con Lupus y otros trastornos que sufren dolores articulares experimentan alivio al beber una taza de té de ortiga o al comer compota de hojas de ortiga diariamente. Su acción diurética alcaliniza y libera el ácido úrico en las articulaciones de pacientes con gota eliminando el dolor. La ortiga es rica en hierro lo que la hace excelente para combatir la anemia y la fatiga. Favorece el hígado y el sistema hormonal femenino. Las mujeres embarazadas se benefician de las ortigas, ya que las protege contra el sangrado y fortalece al feto. Las ortigas pueden ayudar a aumentar la producción de leche en las madres lactantes. También reducen los síntomas del síndrome premenstrual, ayudan a procesar el estrógeno para aliviar los síntomas de la menopausia y frenar el exceso de flujo menstrual. Se utiliza a menudo en tónicos de hierbas para extraer los fibromas y regular el flujo menstrual.

El escozor de las ortigas son útiles para la vejiga y la función del tracto urinario en ambos sexos. El té actúa como un diurético natural, aumenta la micción y ayuda a romper las piedras de riñón. La ortiga actúa como un descongestionante pélvico y reduce el agrandamiento de la próstata. Su té alivia el eczema y el acné, y se aplica una compresa tibia para eliminar las verrugas. También ayuda a regenerar el crecimiento de cabello y restaurar el color original.

Las hoja de ortiga son efectivas para reducir los síntomas del tracto digestivo causados por el reflujo ácido, náuseas, colitis y la enfermedad celíaca. Además, es un eficaz tratamiento herbal para el dolor de garganta, inflamación de las hemorroides, hemorragias nasales y úlceras en la boca.

Favorece el sistema endocrino incluyendo la glándula tiroides, el bazo y el páncreas. Alivia la congestión del pecho y tos, bronquitis y enfermedades pulmonares. Alivia los trastornos neurológicos, como el Alzheimer, la esclerosis múltiple, esclerosis lateral amiotrófica y ciática.

Advertencia: debido al escozor de las ortigas puede producir efectos secundarios e interactuar con otros medicamentos y tratamientos naturales, consulte a su médico antes de usarlo.

Jengibre ($10.21 por kg)

El jengibre es uno de los alimentos más saludables del mundo. Puede consumirse recién rallado, en polvo seco, o como un té. Consumir jengibre reduce los síntomas de la osteoartritis, contiene potentes propiedades anti-diabéticas, disminuye el riesgo de enfermedades cardiacas, ayuda a tratar la indigestión crónica, reduce significativamente el dolor menstrual, disminuye los niveles de colesterol, ayuda a prevenir el cáncer, mejora la función cerebral y protege contra la enfermedad de Alzheimer. En su libro *Cáncer: Sal De La Caja*, Ty Bollinger comparte la siguiente historia sobre las poderosas propiedades curativas del jengibre: *«Bill es un ex paciente de cáncer en etapa IV que se curó con jengibre. Él dice: «Cuando mi cáncer de próstata se esparció y bloqueó mi colon, probé el jengibre. Tomaba hasta 6 cápsulas (500 mg), cuatro veces al día. Fui muy afortunado. ¡Funcionó!»»*

Ginseng ($18.36 por kg, en polvo)

El ginseng es eficaz en la lucha contra el cáncer, la diabetes, el estrés y la fatiga. En un estudio realizado por el Dr. Taik-Koo Yun publicado en 1998, el consumo de ginseng se tradujo en un 67% de disminución en el riesgo de cáncer de estómago y el 70% para el cáncer de pulmón. El ginsenósido en el Ginseng lucha contra el cáncer, impidiendo la angiogénesis (creación de nuevos vasos sanguíneos al tumor), induciendo la muerte celular normal (apoptosis), y previniendo la metástasis (diseminación).

Ashwagandha (o «ginseng indio»; $26,14 por kg)

La Withania Somnifera, más conocida como ashwagandha o «ginseng indio», ha sido un elemento básico de la medicina ayurvédica por más de 3000 años. La hierba tiene una amplia gama de actividad que promueve la salud física y mental, el rejuvenecimiento de cuerpo y la longevidad. Se conoce que inhibe la ansiedad y mejora el rendimiento de la energía. En ciertos casos, el ashwagandha también puede promover una fertilidad saludable.

El Departamento de Bioquímica en la C.S.M. Medical University realizó un estudio en el que participaron 60 hombres infértiles que, sin embargo, tenían una producción de espermatozoides normal. Los participantes recibieron cinco gramos de polvo de raíz de ashwagandha cada día durante tres meses. En la conclusión del estudio, la reducción del estrés y la mejora en la calidad del semen fueron observados en muchos de los participantes y el 14% de las parejas de los participantes terminaron quedando embarazadas

La Facultad de Medicina Deportiva y fisioterapia en la Universidad Guru Nanak Dev de la India realizó un estudio de ocho semanas de duración, en el que cuarenta ciclistas élite tomaron suplementos del ashwagandha. El estudio informó sobre «mejoras significativas en la resistencia cardiovascular y respiratoria».

El Departamento de Neuropsiquiatría y Psiquiatría Geriátrica en el Hospital Asha de la India ejecutó un estudio controlado con placebo en el que participaron 64 pacientes con antecedentes de estrés crónico. Comenzaron a suplementarse con extracto de raíz de ashwagandha de alta concentración y de espectro completo. Después de dos meses, reportaron mejoras significativas en todas las mediciones de estrés y calidad de vida, en comparación con el grupo control.

La Curcumina (Cúrcuma) ($20.64 por kg)

En un estudio sobre células de cáncer de mama humanas, la curcumina invierte el crecimiento causado por una cierta forma de estrógeno en un 98% y el crecimiento causado por el DDT en 75%. Limpia y nutre la piel, ayuda a mantener la elasticidad y equilibra los efectos de la flora cutánea. La cúrcuma inhibe el crecimiento de una gran variedad de bacterias, parásitos y hongos patógenos. Si se combinan la curcumina con pimienta negra, **se multiplica 1.000 veces su eficacia** .

Pimienta De Cayena ($6.15 por kg)

Según el Dr. Soren Lehmann, *«la capsaicina (pimienta de cayena), tuvo un profundo efecto anti-proliferativo sobre las células del cáncer de próstata humana en cultivo. Causó el 80% del crecimiento de las células cancerosas de la próstata en ratones hsata suicidarse en un proceso conocido como apoptosis.»* Los estudios realizados en la Universidad de Loma Linda en California encontraron que la pimienta de cayena puede ayudar a prevenir el cáncer de pulmón en los fumadores (la capsaicina podría ayudar a detener la formación de tumores pulmonares inducidos por el tabaco, así como los tumores en el hígado). Si sus capacidades de lucha contra el cáncer no eran suficientes, sus efectos sobre el corazón son un verdadero milagro. Se ha sabido que detiene los ataques al corazón en 30 segundos. El Dr. John R. Cristóbal afirma: *«En 35 años de práctica, nunca me han llamado a casa para informarme sobre la pérdida de un paciente por ataque al corazón, y la razón es que, dondequiera que vaya (si aún respiran) puedo hacerles tragar una taza de té de cayena (una cucharadita de pimienta de cayena en una taza de agua caliente) y en unos minutos escomienzan a andar».*

Frotada sobre la piel, la pimienta de cayena es un potente remedio para dolores reumáticos y artritis debido a lo que se denomina un «efecto contrarirritante.» La cayena es también un gran estimulador metabólico, que ayuda al cuerpo a quemar el exceso de grasas. Los científicos en la Universidad de Laval en Quebec, encontraron que los participantes que tomaron pimienta de cayena en el desayuno tenían menos apetito. La cayena es también un excelente agente contra enfermedades en dientes y encías, y como un recurso tópica se ha utilizado para tratar mordeduras de serpientes, reumatismo, lumbago, heridas y llagas. El Dr. Richard Schulze dice: *«Si eligieras sólo una hierba en tu vida, elige la pimienta de cayena. Es más potente que cualquier otra».*

Maca ($44.20 por kg)

La Maca es rica en vitaminas B, C, y E, calcio, zinc, hierro, magnesio, fósforo y aminoácidos. Es ampliamente utilizada para promover la función sexual de hombres y mujeres. Sirve como un impulso para la libido y aumenta la resistencia. Equilibra tus hormonas y aumenta la fertilidad. Alivia problemas menstruales y menopausia. Alivia calambres, dolor corporal, sofocos, cambios de humor, ansiedad y depresión. También es conocida por aumentar la resistencia y los niveles de energía, razón por la cual muchos atletas toman maca para lograr un máximo rendimiento. La maca suministra hierro y ayuda a restaurar los glóbulos rojos, lo que favorece la anemia y enfermedades cardiovasculares. Esta planta mantiene los huesos y dientes sanos y permite que las heridas sanen más rápido. Cuando se utiliza junto a un buen régimen de entrenamiento, se observará un aumento en la masa muscular.

Muchas personas toman maca para problemas de la piel, por ejemplo, algunas personas les ayuda a limpiar el acné y las manchas. Si intentas superar la ansiedad, estrés, depresión o cambios de humor, la maca puede ayudar a aliviar estos síntomas. Algunos han reportado un aumento de la energía mental y el enfoque.

Advertencia: Si estás embarazada o en periodo de lactancia debe evitar tomar Maca. Se cauteloso si tienes problemas de hígado, presión arterial alta, o un cáncer relacionado con las hormonas como el de ovario y testicular.

Brahmi ($23.56 por kg)

El Brahmi (*Bacopa monnieri*) es una hierba perenne y progresiva nativa de los humedales del sur de la India. Plantas como el brahmi y la cúrcuma han sido estudiadas ampliamente por su capacidad para combatir las molestias e inflamación sistémica. Un estudio para evaluar la suplementación con brahmi reportó importantes mejoras del estado de ánimo entre los participantes, así como la disminución de los niveles de cortisol, la hormona del estrés. Esto sugiere que el brahmi contrarresta los efectos del estrés mediante la regulación de hormonas involucradas con la respuesta al mismo. Un estudio de 24 Voluntarios controlado con placebo mostró que el brahmi mejora el rendimiento cognitivo. Esto podría ser útil para las personas que sufren de «problemas cognitivos, atención de corto lapso, la memoria borrosa y enfoque nublado», según informó el estudio.

Moringa Oleífera ($49.36 por kg)

La Moringa oleífera es un árbol resistente a la sequía, nativo del sur de las estribaciones de los Himalayas en el noroeste de la India. Se dice que trata más de 300 enfermedades. Tiene la capacidad de retener altas concentraciones de minerales de electrolito. La moringa oleífera también contiene las vitaminas, minerales, ácidos grasos, antioxidantes y fitonutrientes necesarios para mantener la vida. Esta es un de las plantas más densas en nutrientes conocida por el hombre. Contiene los 9 aminoácidos esenciales (los bloques constructores de las proteínas), adecuadamente secuenciados y en las proporciones óptimas, así como 90 nutrientes, 46 antioxidantes, 36 antiinflamatorios, y más.

Los Productos Apícolas

Polen De Abejas ($15.48 a $58 por cada 1kg)

El polen de abejas es uno de los alimentos más completos disponibles. Este «alimento perfecto de la naturaleza» contiene todos los ingredientes necesarios para una dieta equilibrada, incluyendo al menos 22 aminoácidos (incluidos los ocho aminoácidos esenciales que el cuerpo no puede fabricar por sí mismo), 18 vitaminas (incluyendo todas las vitaminas del complejo B, vitamina C, D, E, K, beta-caroteno, y vitamina A), 25 minerales, enzimas y coenzimas, y ácidos grasos de origen vegetal. También es muy rica en proteínas y carbohidratos.

Según los investigadores del Instituto de Apicultura, Taranov, Rusia, *«el polen de abejas es la más rica fuente de vitaminas que se encuentran en la naturaleza en una sola comida»*.

Análogamente, el propoléo es una mezcla resinosa que las abejas recogen de brotes de los árboles, flujos de savia, u otras fuentes botánicas. Es usado como un sellador para espacios abiertos no deseados en la colmena. El própolis contiene todas las vitaminas conocidas, excepto la vitamina K, y todos los minerales que el cuerpo necesita, excepto el azufre.

Nota: no dar polen, propóleos o miel cruda a lactantes menores de 18 meses de edad.

Jalea Real ($36.05 por 50g)

La jalea real es un líquido cremoso muy nutritivo, secretado por las glándulas hipofaringeas de las abejas nodrizas. Transforma a una hembra ordinaria en una «Abeja Reina», aumentando su esperanza de vida de tres meses a cinco años, y le permite producir dos veces su propio peso en huevos cada día (más de 3.000 huevos).

La jalea real es rica en proteínas, vitaminas del complejo B, vitamina C, vitamina E, e inositol. Es un gran complemento utilizado para la reducción del estrés. De hecho, contiene 17 veces más ácido pantoténico (vitamina B5), el cual reduce el estrés, del que se encuentra en el polen seco. La jalea real contiene gammaglobulina, conocida por estimular el sistema inmunitario y combatir las infecciones. También suministra a los minerales que el cuerpo necesita: calcio, cobre, hierro, fósforo, potasio, silicio y azufre.

Las Bayas

Las Bayas De Goji ($20.57 por kg)

Las Bayas de Goji contienen una cantidad extraordinaria de nutrientes exclusivos y antioxidantes. Tienen 18 aminoácidos, así como grandes dosis de vitamina A (beta Caroteno), B1, B2, B6 y vitamina E. Poseen más vitamina C por onza que cualquier otro alimento en la Tierra. Las Bayas de Goji también contienen más hierro que las espinacas, así como otros 21 oligoelementos claves. Son extremadamente ricas en fitonutrientes y antioxidantes como la luteína y la zeaxantina, que son nutrientes importantes para los ojos y el sistema nervioso. Estas Bayas también son ricas en compuestos únicos que mejoran el sistema inmunológico.

Li Ching Yuen en China vivió más de 160 años. Él reunía las hierbas en cordilleras y aprendía de su potencial para la longevidad. Vivió con una dieta de hierbas como lingzhi (hongos Reishi), Bayas de Goji, ginseng silvestre, Fallopia multiflora, centella asiática y vino de arroz. Según una cuenta, *su dieta consistía principalmente de Bayas de Goji.* Sus consejos para una larga vida: *«mantener un corazón tranquilo, sentarse como una tortuga, caminar enérgicamente como un pichón y dormir como un perro».*

Arándanos ($45.62 por kg de arándanos frescos; $12.900 por kg de arándanos congelados)

Los arándanos - así como las frambuesas, fresas, moras, y las bayas Açai - están llenos de antioxidantes y fitoflavinoides. También son ricos en potasio y vitamina C. Aumentan el poder del cerebro, luchan contra la enfermedad de Alzheimer, reducen el riesgo de enfermedad cardíaca y cáncer, y son anti-inflamatorios. Contienen una variedad de fitoquímicos y antioxidantes. Estas bayas son también ricas en muchas vitaminas y minerales, incluyendo el zinc, calcio y magnesio. También contienen ácido elágico, un compuesto que previene las mutaciones celulares y es anticancerígeno. El ácido elágico es una sustancia natural que se encuentra en casi 50 diferentes frutas y nueces (como las frambuesas, fresas, arándanos, uvas, granadas, y nueces).

El Instituto de Cáncer Hollings de la Universidad de Carolina del Sur llevó a cabo un estudio de nueve años, en 500 pacientes con cáncer cervical. El estudio, publicado en 1999, mostró que el ácido elágico detiene la mitosis (división celular) en las primeras 48 horas e induce la apoptosis (muerte celular normal) dentro de las 72 horas, para el cáncer de mama, páncreas, piel, colon, esófago, y las células de cáncer de próstata. Según los investigadores británicos, las frambuesas también prevenir la enfermedad del corazón.

Las Bayas De Schizandra ($43,48 por kg)

Las bayas de Schizandra contienen aceites esenciales, aminoácidos y lignanos, vitaminas A y C, cromo, fósforo, magnesio, sílice y grasas beneficiosas y antioxidantes. Son un potente adaptógeno, que se utiliza como un tónico de bienestar general, ejerciendo un efecto de normalización en todo el cuerpo. En China, se dice que es la más protectora entre todos los tipos de hierbas y plantas. La Schizandra fue apreciada por miles de años por los emperadores chinos como un tónico de anti-envejecimiento y por sus propiedades reductoras del estrés y la fatiga. Las damas de la Corte utilizaron las bayas como una ayuda para la belleza de la piel. Esta planta aumenta la energía a nivel celular. Es popular entre los atletas, ya que aumenta los niveles de óxido nítrico en el cuerpo y combate la fatiga. Las bayas de Schizandra también pueden elevar el enzima *glutatión* del cuerpo, un poderoso antioxidante que desintoxica el cuerpo y mejora la claridad mental. Por este motivo, es ampliamente tomado por los estudiantes en China

Probablemente su propiedad más conocida es la de protector del hígado, debido a los lignanos que contiene. Ayuda a mantener su buen funcionamiento y regeneración, y también se usa para prevenir el daño al hígado. Esta increíble hierba también contiene antioxidantes, y a menudo se utiliza en fórmulas de longevidad en la medicina china. Esta hierba es muy popular entre las personas que sufren de trastornos mentales como la ansiedad, depresión y cambios de humor. Hay cierta evidencia preliminar de que la Schizandra puede inhibir el crecimiento de las células cancerosas para algunos tipos de cáncer, como la leucemia. Esta hierba puede ser beneficiosa para bajar la presión arterial, mejorar la circulación sanguínea y la función cardíaca y ayuda a la impotencia y disfunción eréctil, ya que tiene la capacidad de dilatar los vasos sanguíneos.

Advertencia: La Schizandra no debería ser tomada por personas que tienen enfermedad reflejo gastroesofágico (ERGE), epilepsia, úlceras pépticas o alta presión intracraneal (cerebro). No tomes Schizandra si estás embarazada o en período de lactancia.

Fruto De Baobab ($46.78 por kg)

El Baobab ha sido utilizado medicinalmente durante siglos. Es de gran valor nutricional, proporcionando tantos nutrientes como las byas de Goji, y más calcio que la leche (295 mg/100g). Tiene más hierro que la carne roja, más potasio que un plátano y más magnesio que las espinacas. El baobab es un conglomerado de minerales, suministrando tu cuerpo con calcio (30% de su Requerimiento Diario), cobre (1,6 mg o 80% de su RDA), hierro (9,3 mg o 52% de su RDA), Magnesio (90 mg o 23% de su RDA), potasio (1240 mg o 35% de su RDA) y zinc (1,8 mg o 12% de su RDA).

El fruto del baobab es considerado una de las mejores fuentes alimenticias de vitamina C, con sólo un puñado de alimentos - incluyendo las ciruelas kakadu, el camu camu, acerola, y la rosa mosqueta - superando a esta fruta en cuando a contenido de vitamina C se refiere. Una ración de 100 gramos de pulpa de fruta de baobab ha mostrado que contiene hasta 500 miligramos de vitamina C, 10 veces más que las naranjas. El Baobab tiene 12 veces más propiedades antioxidantes que las fresas, 35 veces más que el Kiwi, y 110 veces más que las naranjas. Es posiblemente un tratamiento preventivo para enfermedades del corazón y las venas varicosas, y un limpiador y desintoxicante natural del hígado . Se encontró que el extracto de baobab tiene importantes efectos protectores contra el daño hepático, posiblemente debido a la presencia de triterpenoides, beta-sitosterol, beta-amyrin palmitato y ácido ursólico en la pulpa de de esta fruta.

Las Algas Y Las Algas

Chlorella ($42.57 a $75,95 por kg)

La Chlorella es un «milagroso alimento entero». En un estudio japonés, los científicos colocan ratones de laboratorio bajo un régimen de Chlorella durante 10 días y luego inyectaron a los ratones con tres tipos de cáncer. Sorprendentemente, más del 70% de los ratones inyectados con Chlorella no desarrollaron el cáncer, mientras que el 100% de los ratones que no recibieron tratamiento **desarrollaron** cáncer y murieron dentro de 20 días. En su libro *El Tratamiento Del Cáncer Con Hierbas*, el Dr. Michael Terra afirma: *«Yo le recomiendo a todos los pacientes con cáncer la Chlorella. Actúa como un poderoso nutriente y como un alimento desintoxicante».*

La Chlorella también ayuda a equilibrar el pH del cuerpo, ayuda a eliminar los metales pesados tóxicos, y contiene una amplia gama de vitaminas, minerales y enzimas. También estimula la producción de glóbulos rojos, y es seguro para los niños. En un estudio realizado en gemelos idénticos, al que se le dio la Chlorella creció mucho más rápido, más sano, y tenían menos enfermedades que al que no se le ofreció Chlorella.

Las Algas ($10 por kg)

El Kelp es un alga extremadamente rica en nutrientes, incluyendo más de 70 minerales, oligoelementos, enzimas, yodo, potasio, magnesio, calcio, hierro y 21 aminoácidos. Esta compleja gama de nutrientes ayuda de salud glandular; también es un antibiótico natural debido a su contenido en yodo, que ayuda al cuerpo a combatir las bacterias malas y las infecciones. La gran concentración de yodo encontrada en estas algas ayuda a estimular la glándula tiroides y controlar el metabolismo. Otros beneficios para la salud incluyen el fortalecimiento del sistema circulatorio, reforzando los huesos y los dientes, beneficios en la lucha contra el cáncer y reduce el riesgo de accidentes cerebrovasculares y enfermedades del corazón.

La Espirulina ($41.97 por kg)

Esta alga verde-azul es una planta de agua dulce de Hawai, similar a la Chlorella. Desintoxica los metales pesados del cuerpo, elimina la candida, ayuda a prevenir el cáncer (« La e*spirulina aumenta la producción de anticuerpos, proteínas que combaten la infección y otras células que mejoran la inmunidad y previenen infecciones y enfermedades crónicas como el cáncer»*, según la Universidad del Centro Médico de Maryland) disminuye la presión arterial, previene la arteriosclerosis y reduce los niveles de colesterol en la sangre, aumenta los niveles de energía, acelera la pérdida de peso (porque es un alimento denso en nutrientes y rico en proteínas) y alivia la inflamación que provoca problemas sinusales.

Grasas Y Aceites Esenciales

Nuestro cuerpo necesita de ciertas grasas y aceites. Los ‹aceites esenciales›, conocidos como Omegas 3 y 6 son absolutamente necesarios para cada aspecto de nuestra salud, desde la energía y la resistencia, hasta para la pérdida de peso, la función del cerebro, la salud del corazón, el sistema inmunológico, la piel, la desintoxicación, la digestión y la fertilidad. Las grasas son una parte esencial de todas y cada una de las células y sin ellas no podríamos sobrevivir. Los Ácidos Grasos Esenciales que absorbes del aguacate o de los frutos secos y semillas, por ejemplo, son muy buenos para ti.

Aceite Udo's

Recomiendo altamente el suplemento ‹Aceite Udo's› para una salud celular óptima. El Aceite Udo's contiene proporción de 2:1 de ácidos grasos Omega 3 y Omega 6 que es crucial para la buena salud. Las dietas ricas en ácidos grasos omega-3 y bajas en ácidos grasos omega-6 pueden contribuir a una disminución en el riesgo de enfermedad cardíaca, enfermedades autoinmunes, cáncer de mama y el cáncer colorrectal. El cuerpo no puede producir los ácidos grasos esenciales por su propia cuenta, lo que hace que sean una parte fundamental de la dieta diaria. Además de reduce el riesgo de ciertos problemas de salud, **los ácidos grasos esenciales también ayudan a reparar tus membranas celulares, lo cual les permite absorber los nutrientes de los alimentos que** comes. Las membranas de las células sanas también ayudan a eliminar las toxinas y los residuos del cuerpo. Además, los ácidos grasos ayudan a que las células se comuniquen entre sí para que cada uno de los sistemas corporales funcione correctamente.

Aceite De Coco.

El aceite de coco es muy rico en ácido láurico, que se encuentra en la naturaleza en la leche materna humana. El ácido láurico es utilizado por los seres humanos para destruir los virus, bacterias y microbios patógenos diversos tales como las levaduras, hongos, bacterias, parásitos y hongos.

En la década de 1930, el Dr. Weston Price viajó por todo el Pacífico Sur, examinando las dietas tradicionales y sus efectos en la salud general y dental. Él encontró que aquellos que consumían dietas altas en productos del coco estaban sanos y en buenas condiciones, a pesar de la alta concentración de grasa en su dieta. Mary Enigh, la experta en grasas de los EE.UU. escribe: *«Los beneficios sanitarios y nutricionales que pueden derivarse del consumo de aceite de coco han sido reconocidos en muchas partes del mundo durante siglos... el aceite de coco proporciona una fuente de lípidos antimicrobianos para personas con sistemas inmunocomprometidos.»* Según el Dr. Bruce Fife, *«el aceite de coco es el aceite más saludable en la Tierra»*.

Aceite De Oliva

El aceite de oliva es el único aceite vegetal que puede ser consumido fresco, prensado y es la más importante fuente de grasas omega-9, también conocidas como ácidos oleicos. Usamos aceite de oliva extensamente en nuestros alimentos.

Los 12 Principales Súper Alimentos Que Puede Sanar Tu Todo Tu Cuerpo

¡Nos encanta el aloe vera, la hierba de trigo, los brotes, la cúrcuma, la ortiga, zumo de Limu, la maca, las bayas de Goji, Chlorella, ajo, polen, y coco!

Suplementos, Vitaminas Y Minerales

Gracias a las modernas técnicas de cultivo, los métodos de procesamiento de alimentos, y los efectos de la cocción, nuestra comida a menudo llega a nuestros platos sin vitaminas. Además, el cuerpo humano necesita pequeñas cantidades de minerales (sobre 25-30 minerales, 14-16 de los cuales son considerados «esenciales») para mantener la función normal del cuerpo y la buena salud, pero debido a los hábitos dietéticos modernos y los suelos erosionados por las prácticas agrícolas intensivas, la mayoría de nosotros estamos deficientes de minerales; de ahí la necesidad de los suplementos.

La mayoría de las vitaminas requieren la presencia de otros nutrientes para poder ser utilizadas correctamente por el cuerpo. Por esta razón, lo mejor sería obtener las vitaminas de un suplemento alimenticio entero o de una fórmula multivitamínicamineral, en vez de tomar el suplemento de nutrientes individuales. Aquí están algunos de los suplementos, vitaminas y minerales que yo uso regularmente.

MSM (metilsulfonilmetano; $19.06 por kg)

El MSM (alias «Suplemento Milagroso») es un compuesto de azufre orgánico que deriva de forma natural durante el ciclo de la lluvia de la tierra. El azufre natural está presente en muchos alimentos no procesados, pero se pierde rápidamente durante el proceso de cocción. El MSM mejora la salud de la piel y cutis. Es necesario para la producción de colágeno. La flacidez de la piel y de las arrugas, así como la piel seca y agrietada son desarrolladas a través de una pérdida de colágeno. El MSM trabaja junto con la vitamina C para construir los tejidos nuevos y sanos. Este suplemente puede normalizar la formación de colágeno y mejorar radicalmente la salud de la piel. Mejora la flexibilidad conjunta, y ayuda a producir una piel flexible y tejido muscular. El metilsulfonilmetano desintoxica el cuerpo, permitiendo que las toxinas y los productos de desecho metabólicos sean sacados de las células fácilmente, para darle paso a los nutrientes esenciales y la hidratación. Es un disolvente de fosfato de calcio, por lo que tiene una notable habilidad **para romper el calcio malo que está en la raíz de las enfermedades degenerativas.** Fortalece el cabello y las uñas. Es un auténtico «mineral de belleza» que proporciona el azufre necesario para producir colágeno y queratina.

Es también muy conocido por aportar una fuerza excepcional y grosor al cabello y uñas. El MSM acelera la cicatrización al aumentar la capacidad del cuerpo para eliminar los productos de desecho en el nivel celular. Naturalmente, aumenta la energía y la absorción de nutrientes. Por último, el MSM es un potente antiinflamatorio debido a su capacidad para permitir que los desechos metabólicos sean secretados de las células. El azufre debe estar presente para que estas toxinas y desechos se puedan eliminar del cuerpo. Cuando estos subproductos pueden ser eliminados del sistema, las células pueden también eliminar el exceso de líquidos que se almacenan como reserva, resultando en la pérdida de peso natural.

Plata Coloidal ($27.02 por litro).

La plata coloidal es una suspensión de partículas sumamente finas de plata pura sobre el agua debido a una carga eléctrica positiva en cada partícula. Un poderoso germicida, la plata es un metal excepcional ya que no es tóxico para las células sanas pero es letal para más de 650 bacterias, virus, hongos, parásitos y hongos causantes de enfermedades. La ingesta diaria de pequeñas cantidades de plata coloidal es como tener un «segundo sistema inmune.» Los antiguos griegos se dieron cuenta de que las familias que utilizan utensilios de plata raramente se enfermaban y tenían pocas infecciones. Este conocimiento pasa a reyes, emperadores, sultanes, sus familias y los miembros de sus cortes reales. Comían en platos de plata, bebían en vasos de plata, utilizaban utensilios de plata y almacenan sus alimentos en recipientes de plata...

Sal Rosa Del Himalaya ($6.41 por kg)

Rica en yodo, la sal rosa del Himalaya contiene más de 80 minerales y elementos incluidos: sulfatos, magnesio, calcio, potasio, bicarbonato, bromuro, borato y estroncio. Estos minerales ayudan a su cuerpo a aumentar la hidratación, a regular el contenido de agua dentro y fuera de las células, a equilibrar tus niveles de pH (acidez o alcalinidad) y ayuda a reducir el reflujo ácido, prevenir calambres musculares, ayuda a tener un funcionamiento apropiado del metabolismo, fortalecer los huesos, bajar la presión arterial, ayuda a que los intestinos absorban los nutrientes, prevenir el bocio, mejorar la circulación, disolver y eliminar los sedimentos para eliminar las toxinas. Se reportó que también reduce los signos de envejecimiento, y desintoxica los metales pesados del cuerpo.

Nota: La sal refinada comercial no sólo es despojada de todos sus minerales, además del sodio y cloruro, sino que también es químicamente limpiada, blanqueada y calentada a altas temperaturas innecesariamente. Además, es tratada con agentes antiaglomerantes que impiden que la sal se mezcle con el agua en su empaque. Estos agentes también impiden la disolución dentro de nuestro sistema lo cual conduce a la acumulación y luego a la formación de depósitos en los órganos y tejidos, causando graves problemas de salud. Por último, el yodo que se agrega usualmente en la sal es sintético y es difícil que el cuerpo lo procese correctamente . Sorprendentemente bajo la ley estadounidense, hasta un 2% de sal de mesa pueden ser aditivos.

Vitamina C ($72.24 por kg en polvo)

La vitamina C ha probado curar más de 30 enfermedades graves, incluyendo la neumonía, encefalitis por herpes simple, el herpes zoster (culebrilla), mononucleosis, pancreatitis, hepatitis, infecciones de la vejiga, el alcoholismo, la artritis, algunos tipos de cáncer, leucemia, aterosclerosis, ruptura de disco intervertebral, colesterol alto, las úlceras corneales, diabetes, glaucoma, etc. La vitamina C mata las células cancerosas dejando solo las células normales.

El Dr. Linus Pauling y el Dr. Ewan Cameron en 1976 informaron que los pacientes con cáncer tratados con altas dosis de vitamina C habían sobrevivido de tres a cuatro veces más que los pacientes similares que no recibieron suplementos de vitamina C.

Los estudios muestran que la vitamina C por vía intravenosa es el mejor protocolo para destruir las células cancerosas (pero debe realizarse bajo la supervisión de un médico). La clave es ser coherente con grandes cantidades de vitamina C, administradas varias veces cada día. La vitamina C es un tratamiento viable para el cáncer de la piel. Cuando la vitamina C entra en contacto con el cáncer de piel, el tumor se endurece y forma una corteza, de tal manera que la costra se cae en un par de semanas aproximadamente.

Los científicos de la India han demostrado cómo la incidencia de tumores de mama en ratas puede reducirse en un 88% con una sola aplicación de cloruro de magnesio, vitamina C, vitamina A y selenio.

El Dr. Archie Kalokerinos en Australia encontró que los niños que experimentan reacciones adversas a las vacunas se recuperarían después de recibir grandes dosis de vitamina C y el número de niños que sufrieron reacciones adversas disminuyó dramáticamente cuando sólo los niños sanos que habían tomado grandes dosis de vitamina C recibían las vacunas.

La combinación de equinácea y vitamina C reduce la incidencia de resfriado en un 86%, mientras que la Equinácea por si sola redujo los resfriados en un 65%. Un equipo de científicos de la Universidad Estatal de Arizona descubrió que las personas con concentraciones bajas de vitamina C quemaron un 25% menos de grasa durante una caminata de 60 minutos, en comparación con aquellos que tenían niveles adecuados de vitamina C en la sangre. Los posibles efectos de la pérdida de peso de vitamina C pueden estar vinculado al hecho de que es necesaria para la producción de la carnitina, un compuesto que estimula el cuerpo para que convierta la grasa en combustible, en lugar de almacenarla como grasa corporal.

Advertencia: la mayoría de vitamina C disponible comercialmente hoy en día proviene de maíz transgénico y se hace en plantas químicas chinas. No es vitamina C en absoluto. Es «ácido ascórbico» sintetizado a partir del jarabe de maíz. Asegúrate de que la vitamina C provenga de prestigiosas empresas orgánicas o que la absorbes de fuentes dietéticas como: el camu camu, el Baobab, el aguacate, la Equinácea, Cacao, Jaramago, polen, bayas de Goji, fresas orgánicas, cerezas, acerola, toronjas y limones, grosella negra, verduras de hoja verde oscuro, hierbas frescas como cilantro, cebollin, tomillo, albahaca y perejil.

El Cobre

Según el Dr. Joel Wallach, una deficiencia de cobre puede causar aneurismas. La deficiencia de cobre en los seres humanos se presenta primero con cabellos blancos, grises o plateados, ya que es requerido como un cofactor para la fabricación de pigmento. Los síntomas adicionales abarcan las patas de gallo, arrugas en la piel, venas varicosas, hemorroides, cirrosis hepática y anemia resistente de hierro. Cuando los seres humanos suplementan su fieta con cobre coloidal derivados de plantas, su color original del pelo puede regresar. Las deficiencias de yodo y cobre causaron bocio en adultos y abortos espontáneos. La parálisis cerebral puede ser debido a una deficiencia de cobre.

El Zinc

El Zinc es el oligoelemento más abundante en las células, y la creciente evidencia pone de relieve el importante papel de zinc en la estabilidad y función genética. El zinc se encuentra en más de 300 enzimas, incluyendo el superóxido dismutasa cobre-zinc, el cual es una importante enzima antioxidante, y en varias proteínas implicadas en la reparación del ADN. El zinc también ayuda a proteger los componentes celulares de la oxidación y daños. Además, es el sistema de transporte para la repartición de laetril (vitamina B17) en el cuerpo, creando así un sistema inmunitario contra el cáncer. *(Los hombres pierden 420 mcg de zinc por eyaculación)*. Una deficiencia de zinc o ácido fólico puede resultar en un paladar hendido o espina bífida en los animales de granja. Según el Dr. Joel Wallach: *«[vimos] leones, lobos, monos y loros con esclerosis múltiple, por la deficiencia de calcio y magnesio. Parálisis cerebral en una llama, por la deficiencia de cobre; espina bífida en un mono, por deficiencia de ácido fólico o de zinc; paladar hendido en zorros del ártico, por deficiencia de zinc o vitamina A; defecto septal ventricular en el corazón de un canguro, por la deficiencia de zinc o vitamina A»*.

Magnesio

El magnesio tiene un increíble efecto cicatrizante sobre una amplia gama de enfermedades, así como en su capacidad para rejuvenecer el cuerpo envejecido. El magnesio es esencial para más de 300 reacciones enzimáticas (especialmente en cuanto a la producción de energía celular), para la salud del sistema nervioso y el cerebro, y también para tener huesos y dientes saludables. De acuerdo a los estudios epidemiológicos, las regiones con suelos ricos en magnesio tienen menos casos de cáncer que aquellas con niveles bajos de magnesio. Los científicos de la India han demostrado cómo la incidencia de tumores de mama en ratas puede reducirse un 88% con una sola aplicación de cloruro de magnesio, vitamina C, vitamina A y selenio. El magnesio es también esencial en el ámbito de la desintoxicación, especialmente de metales pesados. Niveles bajos de este mineral pueden conducir a la fatiga. La esclerosis múltiple es debida a una deficiencia de calcio y magnesio, y el Asma se debe a una deficiencia de magnesio, manganeso, y ácidos grasos esenciales, según el Dr. Joel Wallach.

Calcio

Ningún otro mineral es capaz de desempeñar tantas funciones biológicas como el calcio. Este notable mineral proporciona la energía eléctrica para que el corazón lata y para todo el movimiento muscular. Los iones de calcio son los responsables de alimentar cada célula, una proeza lograda por adhesión de siete moléculas nutrientes y una molécula de agua, que son llevadas a través del canal de nutrientes, liberando de la carga, y repitiendo el proceso. **Un denominador común que une a todas las personas que viven 100 años es que todas consumen cantidades masivas (más de 5 gramos) de calcio diariamente.** Por importante que todas estas funciones biológicas del calcio sean para la salud humana, ninguna importa más que el trabajo de control del pH. Se ha dicho que *«el calcio es para el ácido, lo que el agua es para el fuego.»* El calcio destruye rápidamente el ácido que quita el oxígeno de los fluidos del cuerpo. Hemos aprendido que muchas enfermedades carenciales que ocurren cuando faltaba uno y varios nutrientes en una ración. La deficiencia de calcio por sí sola podría resultar en al menos 147 diferentes enfermedades que van desde la esclerosis múltiple, la osteoartritis, la osteomalacia, cálculos renales, etc. Si sudas todo el calcio, el magnesio y el azufre y no los sustituyes con suplementos, tienes un alto riesgo de desarrollar artritis, esclerosis múltiple, y cálculos renales. En el medio silvestre, los rinocerontes, elefantes y otros animales pasaron mucho tiempo comiendo los nidos de arcilla de las termitas y piedra caliza molida por el calcio y los oligoelementos. Una vez que el calcio ha sido desglosado, su absorción en el cuerpo depende totalmente de la presencia de la vitamina D en el intestino, por lo que debes asegurarte de tener una suficiente exposición a la luz natural. Nota: leche realmente agota tus reservas de calcio y beber leche de hecho puede *causar* esclerosis múltiple.

También es importante EVITAR los suplementos de calcio, y obtener el calcio de fuentes dietéticas, ya que el «calcio malo» puede calcificar tus arterias. Personalmente, tomo mi porción diaria de calcio de las verduras de hojas verdes, hierba de trigo, aloe vera, polvo de baobab, nueces, maca, cacao, algas marinas y sal rosa del Himalaya. El Dr. Joseph Mercola dice: «Los depósitos de calcio malo son como el concreto, «endurecen »las arterias. El médico Robert Thompson escribió un libro sobre este tema llamado La Mentira Del Calcio, lo que explica que el hueso se compone de al menos una docena de minerales, y el enfoque exclusivo en los suplementos de calcio probablemente empeore la densidad ósea. Para que el calcio beneficie tu cuerpo debe estar en una forma biodisponible y equilibrarse con vitaminas D, K y otros importantes oligoelementos, como parte de un plan nutricional completo. Buenas fuentes incluyen la leche y queso sin procesar de vacas alimentadas con pasto (que comen las plantas), las verduras de hojas verdes, la esencia de los cítricos, algarrobos, semillas de sésamo e hierba de trigo, solo por nombrar unos pocos. **El calcio de fuentes dietéticas suele ser mejor absorbida y utilizada que los suplementos de calcio**, razón por la que los estudios que impliquen fuentes alimenticias naturales de calcio han mostrado resultados favorables, incluido un 25% menos de riesgo de muerte por todas las causas».

Vitamina D

Tu cuerpo produce vitamina D naturalmente, al permanecer durante 15 a 30 minutos de un día en el sol ¡La luz solar es realmente *bueno* para ti! Pero también puedes complementar tu ingesta de vitamina D. ¡La vitamina D ha demostrado reducir el riesgo de cáncer en un 77%! Mejora la absorción de calcio, y reduce la proliferación y metástasis. Los investigadores han encontrado que las complicaciones del embarazo, como el parto prematuro, el nacimiento prematuro y las infecciones fueron más bajas en las mujeres con niveles más altos de vitamina D. Muchas personas están informando de la curación de la artritis, la enfermedad de Crohn, fatiga y muchas otras condiciones tomando dosis extremadamente altas de vitamina D3 (de 5.000 a 30.000 UI por día o más). En el libro de Jeff Bowles «*Los resultados milagrosos de dosis extremadamente altas de hormona del rayo de sol, la Vitamina D3 - Mi experimento con grandes dosis de D3 de 25.000 a 50.000 a 100.000 UI al día»,* dice que «una adecuada suplementación con vitamina D hace de la mayoría de los fármacos convencionales y tratamientos obsoletos (p. ej. La esclerosis múltiple, fibromialgia, cáncer, esquizofrenia, psoriasis o artritis). Cantidades suficientes de vitamina D impiden todos los tipos de cáncer e incluso la depresión. Es antiestrogénica, anticortisol, y promueve un metabolismo androgénico de hormonas saludable. La deficiencia de vitamina D exacerba la diabetes de tipo 2 y deteriora la producción de insulina en el páncreas. Los bebés que reciben vitamina D (2000 unidades diarias) tienen un 80% de reducción en el riesgo de desarrollar diabetes tipo 1».

También recomiendo usar vitamina K2, junto con la vitamina D. El Dr. Joseph Mercola escribe: «LaVitamina K2 es crucial si tomas vitamina D y calcio: la vitamina K2 se acopla en una delicada danza con la vitamina D; mientras que la vitamina D proporciona un mejor desarrollo óseo y ayuda a absorber el calcio, hay nuevos indicios de que la vitamina K2 dirige el calcio hacia el esqueleto, impidiendo que se deposite donde no se quiere -- es decir, es los órganos, los espacios articulares y arterias».

Yodo

La deficiencia de yodo conduce a cánceres de mama, próstata, ovarios, útero y tiroides. También puede conducir al retardo mental y la infertilidad.

El Dr. Randall Tent sostiene en sus conferencias que algunas personas pueden experimentar mucha más energía si ayudan a su glándula tiroidea mediante la administración de suplementos de yodo.

La Coenzima Q10 (400 mg 60 cápsulas $42.31)

Según Wikipedia, la coenzima Q10 es una sustancia que se asemeja a una vitamina, y que está presente en la mayoría de las células eucariotas, principalmente en las mitocondrias. «Es un componente de la cadena de transporte de electrones y participa en la respiración celular aeróbica, que genera energía en forma de ATP. El 95% de la energía del cuerpo humano se genera de esta manera. Por lo tanto, esos órganos con los más altos requisitos de energía, como el corazón, el hígado y el riñón tienen la mayor concentración de CoQ10».

La terapia de CoQ10 ha demostrado ser muy útil en el tratamiento de trastornos neurológicos tales como la enfermedad de Parkinson, la esclerosis múltiple, esclerosis lateral amiotrófica (enfermedad de Lou Gehrig), la enfermedad de Alzheimer, la enfermedad de Huntington, y accidentes cerebrovasculares.

En 1970 el Dr. Karl Folkers de la Universidad de Texas, alentó a un cardiólogo para que utilizara CoQ10 para tratar la insuficiencia cardíaca congestiva, con gran éxito. Según el Dr. Peter Langsjoen, «La experiencia clínica con CoQ10 es nada menos que espectacular. Es razonable creer que todo el campo de la medicina debe ser revisada a la luz de este creciente conocimiento. Sólo hemos arañado la superficie de las aplicaciones biomédicas y clínicas de la CoQ10 y los campos conexos de la química bioenergética y la de los radicales libres».

El Dr. Karl Folkers también siguió el curso de los seis pacientes de cáncer que estaban tomando CoQ10 para la insuficiencia cardíaca congestiva. Cuatro de ellos tenían cáncer de pulmón y dos tenían cáncer de mama. Los seis experimentaron remisiones de cáncer debido a la terapia de la CoQ10. Uno de los pacientes tenía carcinoma de células pequeñas de pulmón con metástasis generalizada. Su oncólogo le dió menos de un año de vida . Después de un año de uso de CoQ10, ya no tenía ningún signo de metástasis, ¡y aún seguía vivo 15 años después! La única terapia que usó fue la de CoQ10.

El Dr. Folkers, fallecido en 1998, recomendó el uso de 500 miligramos de CoQ10 diariamente en pacientes con enfermedades malignas. Puedes comprar CoQ10 en www.mercola.com y en www.lef.org.

Se recomienda que si tienes más de 30 años de edad, debes tomar un suplemento de CoQ10 a diario, ya que la producción de CoQ10 disminuye con la edad, así como la capacidad para convertirlo en el ubiquinol. Sentirás la diferencia de inmediato en tu energía y vitalidad.

Según Ty Bollinger, una excelente manera de mejorar la absorción de CoQ10 es colocar las cápsulas en una taza de té caliente, y agregar un cucharadita de aceite de coco para el té.

Glutatión (30 cápsulas de 500 mg, $17,86)

El glutatión es un importante antioxidante que evita el daño a los componentes celulares importantes causados por los radicales libres, peróxidos, peróxidos lipídicos y metales pesados. Los estudios han demostrado que el suministro de glutatión del cuerpo empieza a disminuir de un 10% a un 15% por década, comenzando a la edad de 21 años. Las personas que tienen niveles bajos de glutatión son susceptibles a enfermedades crónicas.

Según el Dr. Mark Hyman, «El glutatión es la molécula más importante que necesitas para mantenerte sano y prevenir enfermedades. Es el secreto para prevenir el envejecimiento, el cáncer, la enfermedad cardíaca, la demencia, y más, y es necesario para tratar todo, desde el autismo hasta el Alzheimer. Hay más de 89.000 artículos médicos sobre el glutatión, pero tu médico no sabe cómo afrontar la deficiencia epidémica de esta crucial molécula vivificante.... Esta es la madre de todos los antioxidantes, el principal desintoxicante, y maestro para el sistema inmunológico». El secreto del poder del glutatión reside en los grupos químicos de azufre que contiene. El azufre es una molécula viscosa que actúa como el «papel atrapa moscas» Como resultado, todos los «chicos malos» en tu cuerpo (como los metales pesados y radicales libres) se pegan al glutatión que luego los lleva a la bilis y las heces y, a continuación, fuera del cuerpo. Los alimentos ricos en azufre (como el ajo, la cebolla y los vegetales de tipo crucíferos) favorecen la producción de glutatión.

Carnivora™ ($39.95 por 100 cápsulas)

Carnivora™ es un extracto 100% puro de la planta Venus atrapamoscas y fue desarrollado por el Dr. Helmut G. Keller a finales de 1970 en Alemania. En 1985, tras la extracción de pólipos malignos de su colon, el presidente estadounidense Ronald Reagan fue a Nordhalben, Alemania a buscar un extracto herbal de la Venus atrapamoscas para tomarlo como precaución contra la propagación del cáncer. Posteriormente, bebió treinta gotas del extracto en un vaso de agua o té 4 veces al día, y siguió haciéndolo hasta 1995.

Según el Dr. Morton Walker, *«El Dr. Helmut G. Keller ahora tiene más de tres décadas de análisis de laboratorio, investigación clínica y tratamiento en alrededor de 15.000 pacientes de cáncer que lo respaldan. Esta planta está repleta de 17 sustancias diferentes que estimulan el sistema inmune»*.

Los enfermos de cáncer desahuciados del Dr. Keller recibirían una inyección intravenosa de tres horas al día, a menudo haciendo notables recuperaciones.

Además del tratamiendo del cáncer y el VIH, Carnivora™ ha sido exitosa en el tratando la artritis, la enfermedad de Lyme, la hepatitis C, la enfermedad de Crohn, lupus, síndrome de fatiga crónica, colitis ulcerosa, y esclerosis múltiple. Según el Dr. Dan Kenner, *«Si yo pudiera elegir sólo una sola planta medicinal, la respuesta sería simple: Venus atrapamoscas. Su extracto es el más versátil de todas las sustancias a base de plantas para el tratamiento de infecciones crónicas y degenerativas que haya probado jamás»*.

En 1988, el componente activo de Carnivora®, el «plumbagin», fue aislado. Este estimula poderosamente el sistema inmunológico.

Advertencia: no tomes Carnivora si estás embarazada.

New Chapter™ Multivitamínico Diario Para El Hombre ($42.13, 48 unidades)

Hay muchos excelentes multivitamínicos disponibles en el mercado. Yo uso el suplemento de múltiples vitaminas y minerales orgánicos de New Chapter™, elaborado a partir de vegetales y hierbas orgánicas. Incluye: vitamina A, C, D3, E, K, tiamina, riboflavina, niacina, vitamina B6, Ácido Fólico, Vitamina B12, biotina, zinc, yodo, selenio, cobre, manganeso, cromo, molibdeno, bayas de Schizandra orgánicas, Maca orgánica, manzanilla orgánicas, semillas de fenogreco, orégano, extracto de semillas de uva, bayas y semillas de espino, extracto de bayas de saúco, raíz de Eleuterio, raíz de astrágalo, Extracto de Raíz de jengibre y cúrcuma.

Living Fuel™ ($97 por 910gr)

Living Fuel's *Superberry Ultimate* es una mezcla de materia orgánica, todos los alimentos naturales que han sido optimizados con la mayoría de los bio-nutrientes disponibles y utilizables. Contiene fuentes concentradas de vitaminas, minerales, proteínas, grasas esenciales, enzimas, coenzimas, hierbas, extractos botánicos y fibras vegetales solubles e insolubles de alimentos y suplementos ricos en nutrientes, frescos, de alta calidad, orgánicos, sin OMG. Esto incluye: la proteína de arroz integral, un complejo de fresa, frambuesa, arándano, y arándano rojo, semillas de chía, verduras de mar como kelp y dulse, enzimas, probióticos, aminoácidos; hierbas: La cúrcuma, el jengibre, el diente de león, raíz de astrágalos, cardo mariano, Chlorella, el Ginkgo Biloba; Antioxidantes: extracto de té verde, extracto de semilla de uva, glutatión, coenzima Q10; 17 diferentes vitaminas añadidas, y más de 12 minerales añadidos. Living Fuel te brinda nutrición de alta calidad y tiene más potasio que los plátanos, más calcio que la leche, más fibra que la avena, más bacterias beneficiosas que el yogur, más proteína que seis huevos, y más vitaminas, minerales y antioxidantes del que podrás tener comiendo frutas y verduras durante todo un día .

Beyond Greens™ ($123 por kg)

Beyond Greens de Udo's Choice contiene hierbas verdes de cebada, alfalfa, avena y centeno, además de espirulina y Chlorella. Estas proporcionan calcio, magnesio, zinc, cobre, selenio, vitamina B, carotenos y vitaminas C y E. También contiene fibra soluble de semillas de linaza, de lino, de girasol, de sésamo, salvado de avena, salvado de arroz, semillas de lino, oro y psyllium husk (sin una adecuada ingesta de fibra, los alimentos tardan mucho más en pasar a través del tracto digestivo, y se estancan). También contiene alimentos enteros concentrados ricos en antioxidantes y fitonutrientes como las zanahorias, los brotes de la soja, la col rizada, arándano, corteza de canela, jengibre, hojas de menta, raíz de regaliz, trébol rojo, limón, flor de hojas de alcachofa, raíz y hojas de diente de león, hojas de romero, tomillo, hierba y el extracto de semilla de uva estandarizado.

Las enzimas digestivas están incluidos para ayudar al cuerpo a absorber los nutrientes para construir células, tejidos, órganos, glándulas y sistemas del cuerpo entero.

Vitamineral Green™ ($64.95 por 500 gr)

Creado por el Dr. Jameth Sheridan, uno de los primeros pioneros delos movimientos ecológicos, holísticos y de alimentos crudiveganos, *Vitamineral Green* contiene Hoja de Ortiga, vaina de Algarrobo, hierba de Alfalfa , la hierba de cebada, hierba de avena, hojas de diente de león, el Equiseto o cola de caballo, Raíz de jengibre, hojas de perejil, hierba de trigo, albahaca americana, hierba gallinera, Santa Albahaca/Tulsi, hojas de Moringa, hojas de yacón, bayas amla, Shilajit, espirulina, Chlorella, Kelp, Dulse, sargazo vesiculoso, Alaria, laver, concentrado de enzimas VMG™, Probióticos, y mejoras energéticas magnéticas y vibracionales de Energenesis ™.

El Fitoplancton Marino (30ml; $35.65)

El fitoplancton marino es una micro alga, un organismo unicelular rico en oligoelementos, DHA, EPA, clorofila, aminoácidos esenciales, carotenoides, antioxidantes, ácidos nucleicos y vitaminas necesarias. Ayuda a la regeneración celular, la salud del hígado, cerebro y corazón, a aumentar la energía, la salud y retarda el envejecimiento. Ciertas cepas de fitoplancton marino pueden ser cientos de veces más potentes que la Chlorella y la espirulina. Es responsable de la creación de más del 90% del suministro de oxígeno de la tierra. De hecho, la NASA nombró al Fitoplancton marino la planta más importante del mundo, por proporcionar casi todo el oxígeno de la tierra y servir como un alimento vital para la vida marina. Forma parte de alrededor del 25% de toda la vegetación del planeta. La presencia de cientos de elementos sinérgicos en el fitoplancton han llevado a los científicos a llamarla la medicina natural del futuro.

PHMiracle PuripHy (2oz, $53.95)

El PuripHy del el Dr. Robert O. Young es una combinación líquida de bicarbonato de sodio, bicarbonato de potasio e hidróxido de potasio. Sólo unas pocas gotas de PuripHy actúan como un antioxidante y catalizador de oxígeno, ayudando a la sangre a absorber más oxígeno del agua que bebes. Es la purificación del agua en una botella, neutralizando las algas, bacterias, levaduras, hongos, parásitos, exotoxinas, y micotoxinas. Está diseñado para elevar la alcalinidad del agua.

Bebida Verde Doc Broc Power Plants

Este suplemento alcalinizante ricos en nutrientes, clorofila del Dr. Robert O. Young está hecho de aguacate, pepino, tomate, limón, lima, brócoli, espinaca, apio, perejil, el repollo, hojas verdes de berza, col rizada, okra, brotes de soja, Hierba de limón, hierba de trigo, hierba de cebada, cola de caballo, hierba de avena, y hierba de camilla. Creado mediante la deshidratación a bajo nivel de calor, preserva los nutrientes de estos alimentos vivos. Un bocado proporciona el mismo beneficio que consumir 14 libras de verdes.

Otras Fuentes Alimenticias

Ajo

Estudios recientes han demostrado que el ajo mata insectos, parásitos, hongos y bacterias perjudiciales. También elimina diversos tumores, disminuye los niveles de azúcar en la sangre, reduce grasas dañinas en la sangre y evita la obstrucción de las arterias. También actúa como un potente antioxidante.

La cocción del ajo mata sus propiedades para luchar contra el cáncer. <u>Hay casos en los registros donde el cáncer fue abatido con un buen programa de desintoxicación y ajo solamente</u>. Aquí está un potente brebaje anti-cáncer: mezclar algo de jengibre, cebollas, brócoli crudo, y zumo de ajo. Si puedes aguantar su sabor, es uno de los brebajes más potentes para combatir el cáncer.

Según www.NaturalNews.com, las propiedades curativas del ajo son tan intensas que es 100 veces más eficaz que los tratamientos antibióticos. Otros antibióticos naturales para sobrevivir a las infecciones incluyen: orégano y aceite de orégano, vinagre de sidra de manzana orgánica, miel, cúrcuma, el extracto de semilla de toronja, Equinácea, aceite de coco extra virgen, alimentos fermentados, plata coloidal.

Espárragos

Los espárragos están cargado de nutrientes: son una gran fuente de fibra, antioxidantes, ácido fólico, vitaminas A, C, E y K, y de cromo. Esta planta herbácea, junto con el aguacate, la col rizada, las coles de Bruselas es una fuente particularmente rica de compuestos desintoxicantes de glutatión. Comer espárragos puede ayudar a combatir y proteger contra ciertas formas de cáncer, como el de huesos, mama, colon y de pulmón.

Quínoa

La quínoa es una semilla que se prepara y se come de manera similar a un grano. Está cargada con proteínas, fibras y minerales, pero no contiene nada de gluten. También contiene hierro, lisina, magnesio, vitaminas B1, B2 y B6, manganeso, cobre, fósforo y zinc.

El Agua De Coco

El agua de coco es rica en nutrientes, incluyendo: calcio, magnesio, fósforo, potasio, sodio. Reduce la presión arterial. Descongestiona y tonifica la piel, hidrata la piel desde dentro y elimina de grandes cantidades de aceite. Debido a su alta concentración de fibra, favorece la digestión y reduce la aparición de la enfermedad de reflujo ácido.

Hay muchos más Súper Alimentos por descubrir. El amla, las granadas, el Mangostán, la col rizada, el Zumo de Limu, los hongos Reishi, los brotes vivos y los clavo de olor son sólo algunos de los súper alimentos más nutritivos hoy en día. ¿Por qué no intentas añadir un nuevo súper alimento a su dieta por un mes?

Alimentos Fermentados

Come alimentos Orgánico fermentados y germinados vivos con frecuencia. *«Las verduras cultivadas son el último súper alimento»*, dice el Dr. Joseph Mercola. Los alimentos fermentados son potentes quelantes (desintoxicantes) y contienen niveles de probióticos mucho mayores que suplementos probióticos.

David Wolfe escribe lo siguiente acerca de los beneficios de comer alimentos fermentados tales como los vegetales crudos cultivados (sauerkraut, kimchi, etc.),

Kombucha, quesos fermentados, o leche cultivada de vaca o cabra, o nueces y semillas: «los cultivados o fermentado tienen una alta actividad enzimática y así han sido utilizados por los pioneros de la salud natural para acelerar la curación y recuperación de enfermedades. El proceso de fermentación de los alimentos implica bacterias «amigables» (como acidophilus y bifidus) devorando los compuestos en los alimentos, lo que contribuye a que sean más digeribles. Una vez que la fibra en los alimentos se descomponen, se toma un poco de una calidad ácida, lo que ayuda a que nuestro estómago a producir más ácido estomacales para la digestión. El poder digestivo va a determinar la cantidad de nutrientes de la comida que comemos vamos a absorber y seremos capaces de utilizar en verdad. Los alimentos fermentados ayudan a promover el crecimiento de bacterias sanas en el tracto digestivo, incluyendo el colon. Son una parte integral de nuestro sistema inmune.

Parece que las excreciones (enzimas, agentes antimicóticos y antivirales, ácidos grasos esenciales, aminoácidos, azúcares, vitaminas, oligoelementos, etc.) de las grandes bacterias probióticas (Lactobacillus acidophilus, Bifidus infantis, Lactococcus termófilas, L. salivarius, L. plantarum, Enteroccus faecium, etc.) desempeñan un papel fundamental en mantenernos sanos, la modulación de la inmunidad, y el rejuvenecimiento de nuestro cuerpo. […] los alimentos fermentados pueden ser ingeridos con verduras de hojas verdes para calmar la digestión. Los alimentos cultivados y/o fermentados de uno u otro tipo juegan un papel importante para mantener el cuerpo joven».

Con Lo Que David Wolfe Viaja...

David Wolfe es el autor de *Los Súper Alimentos: Los Alimentos Y Las Medicinas Del Futuro*. Me encontré con un interesante vídeo corto sobre lo que él se lleva cuando viaja: una licuadora Magic Bullet, cacao en polvo, aceite de coco, néctar de Agave, Vitaminerales de HealthForce, bayas de Goji, maca en polvo, polvo de almendras, arándanos, polvo de hongos cordyceps, fitoplancton marino de Oceans Alive 2.0, nueces, semillas de calabaza, Jugo de noni fermentado Island Fire (incluye noni Tahitiana, cúrcuma, pimienta de cayena, jengibre, vinagre de sidra de manzana, y 140 enzimas), semillas de lino germinadas, aguacates, hojas y lechugas, limones, Kimchi (col fermentada), cilantro, hojas de diente de león, mantequilla de almendras, manzana.

Alimentos Que Combaten El Cáncer

Ty Bollinger escribe en *Cáncer: Sal de la caja:* «Alimentos que alimentan el cáncer [incluyen] las micotoxinas, comidas ácidas, gaseosas, azúcar, grasas trans, café, glutamato monosódico, nitrito sódico, aspartamo, alimentos procesados, alimentos con pesticidas, leche y queso pasteurizado, harinas refinadas, flúor, cloro, etc. Los alimentos que **combaten el** cáncer incluyen el agua de manantial, manzanas y sus semillas, albaricoques y sus semillas, uvas púrpura y sus semillas, frambuesas, arándanos, fresas, melón, zanahoria, brócoli, pimientos, tomates, aguacates, ajo, limones y limas, aceite de coco, las semillas de lino, aceite de linaza, nueces crudas, Chlorella, espirulina, hierbas, etc. [...] La típica dieta americana contiene aproximadamente el 95% de los alimentos que alimentan el cáncer».

¡Compra Suplementos Orgánicos Y Cultiva Tu Propia Comida!

Según el laboratorio forense alimenticio de Mike Adams, muchas vitaminas populares que se anuncian en la televisión tienen niveles de cobre tan altos que pueden causar inestabilidad mental y psicosis. *«Ellos están impulsando los productos químicos sintéticos, bajo el disfraz de vitaminas sanas totalmente naturales En la mayoría de los casos, las empresas que fabrican estas vitaminas son propiedad parcial o total de las grandes compañías farmacéuticas. Las populares vitaminas para los niños que se venden en los estantes de los supermercados están diseñadas para comprometer el desarrollo neurológico. Las hierbas dietéticos comunes procedentes de China contienen altos niveles de plomo»*. Personalmente, yo recomiendo los suplementos orgánicos de New Chapter, Premier Research Labs, Standard Process y Udo's Choice, entre otros, al igual que cultivar tus propios alimentos.

Secretos Para Una Máxima Nutrición

Comer Alimentos «Vivos»

Cualquier cosa que metas en tu cuerpo debe ser *asimilada* o *eliminada*. La mayoría de las personas comen alimentos que *drenan* su fuerza de vida. ¡Tu cuerpo tiene que trabajar horas extras para eliminarlos, malgastando la energía que tienes, en lugar de *restituir* tu energía!

¿Deseas sentirte *vivo*? Entonces, come *alimentos vivos*, que son ricos en agua, que contienen altos niveles de vibración eléctrica, y que contienen enzimas minerales y vitaminas esenciales (por ejemplo, frutas, verduras, hierbas). La naturaleza destina para nosotros comer alimentos naturales ricos en enzimas. Las personas que son increíblemente brillantes y muy sanas consumen alimentos vivos. Se resta mucho menos energía cuando la comida está «viva» porque el cuerpo puede utilizarla de inmediato. Y además es más limpio para el sistema. ¡La mayoría de los alimentos que comemos hoy en día están increíblemente sucios!

La mayoría de las personas hoy, comen alimentos «muertos» que contienen poco o ningún nutriente. Y como si eso no fuera lo suficientemente malo, no puedes ingerir sustancias muertas sin que tu cuerpo no requiera enormes cantidades de energía para eliminarlas. Por eso, muchas personas necesitan más de 6 horas de sueño y todavía se sienten cansados.

Si cocinas tus alimentos, entonces son alimentos muertos lo que sirves en tu plato. El microondas, por ejemplo, destruye el 97% de los nutrientes en los vegetales. Cocinar las verduras destruye sus enzimas. Ed Douglas, director del Instituto Americano de Alimentos Vivos, afirma: *«La fuente de la mayoría de los problemas de salud es lo que comemos. Quien quiera que haya comenzado a cocinar los alimentos hace 40.000 años no se dio cuenta de que no estamos diseñados para comer alimentos cocinados. Estamos diseñados como otras especies para comer los alimentos en su forma cruda».*

Mientras más cocidos o procesados sean los alimentos, más nutrición pierden. Cualquier comida que compras que viene en un paquete, una caja o en un tarro es básicamente <u>comida muerta</u>. Cualquier comida almacenada pierde gran parte de su valor nutricional después de unos pocos días. Para *realmente* sacar el máximo provecho de tus frutas y verduras debes cultivarlas tu mismo y comerlas «recién salidas de la vid».

Asimismo, cómprate una licuadora *hoy*. Los jugos de vegetales frescos en la mañana son deliciosos, fácil y rápidos de hacer, ¡y son un absoluto *regalo* para tu cuerpo!

Buenas Vibras - Tu Cuerpo Necesita Alimentos Ricos En Energía

Tu cuerpo funciona dentro de una sutil corriente electro-magnética. Las señales nerviosas son realmente *cargas eléctricas* diminutas. Las células se comunican entre sí a través de pulsos de electricidad. Tu cerebro, tu corazón (de hecho, todos los órganos de tu cuerpo) emiten estos campos de corriente eléctrica. Incluso los nutrientes que ingieres son transportados a las células a través de cargas eléctricas.

Los alimentos sólo proporcionan valor cuando pueden ser convertidos en los elementos que tu química interna necesita para continuar produciendo cargas eléctricas. <u>Los alimentos con mayores niveles de vibración eléctrica nos ayudan a mantenernos en los niveles de vibración adecuados por nuestros propios medios</u>. ¿Todos los alimentos son iguales en sus niveles de vibración eléctrica? ¡Por supuesto que no! Debes evitar los alimentos que te quitan más energía de la que te proporcionan.

Cada uno de los órganos de tu cuerpo necesita un determinado nivel de vibración eléctrica (medida en megahercios) para funcionar sanamente. La media de sus principales órganos (el cerebro, el corazón y los pulmones) es de 70 MHz. Si comemos algo inanimado (donde tu energía eléctrica está vibrando a una frecuencia muy baja), entonces no vas a obtener la energía que tu cuerpo merece. En realidad le quitas más energía de la que le está dando.

En un pastel de chocolate sólo hay de 1 a 3 megahercios disponibles. Una Big Mac tiene 5 megahercios. Piénsalo. Si tu cuerpo necesita 70 MHz para funcionar y tu dieta principal se compone de Big Macs y pasteles de chocolate, ¿estarás en un estado de déficit o abundancia energética?

Cuando estás en déficit, te falta energía. Los órganos de tu cuerpo no van a trabajar en su máxima eficacia funcional total, y mientras los sistemas comienzan a apagarse, se acumulan más residuos tóxicos de los que el cuerpo se puede deshacer naturalmente. Por consiguiente, tu cuerpo no tiene la suficiente energía para funcionar correctamente, y puedes comenzar la lenta decadencia que la mayoría de la gente denomina «envejecimiento».

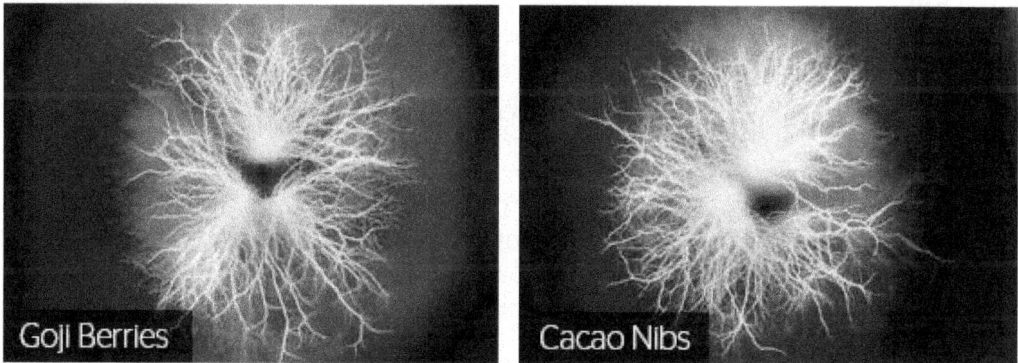

Goji Berries　　　　　　　Cacao Nibs

La fotografía de Kirlian de la alta frecuencia vibracional de las Bayas de Goji y las plumillas de Cacao

Para una eficiencia funcional total de tus órganos, debes limpiar tu cuerpo, y proporcionarle los nutrientes con niveles de frecuencia eléctrica lo suficientemente altos. La mayoría de los suplementos están en el rango de 10-30 MHz, y eso suponiendo que su cuerpo puede absorberlos. Las almendras crudas tienen entre 40 y 50 MHz. La hierba de trigo y los vegetales verdes vivos y frescos están en el rango de 70-90 Mhz. Los pepinos, también, son muy altos en energía vibracional. Además, la hierba de trigo, los pepinos y las hortalizas verdes son extremadamente alcalinos. Las frutas también dan mucha energía - están «vivas». Pero quieres comerlas adecuadamente (por ejemplo, con el estómago vacío, y sin combinarlas con proteínas). El «polvo Supergreens» del Dr. Robert O. Young, compuesto de más de 40 hierbas, es extremadamente alcalino y aparentemente está en el rango de 250 a 350 MHz.

Bruce Tainio es un microbiólogo que estudió la *Terapia Vibracional*. Afirma que **el cuerpo de una persona sana genera un rango de frecuencia de 62 a 78 MHz**.

391

Según Tainio, la enfermedad comienza a los 58 MHz, el cuerpo humano es receptivo al cáncer a los 42 MHz, y la muerte comienza a los 25 MHz.

La investigación del Dr. Royal Raymond Rife indicó que cada enfermedad tiene una frecuencia específica. Afirmó que si los investigadores pueden descubrir la frecuencia específica de una enfermedad, la terapia de vibraciones podría curarla. A principios de 1900 él demostró que podría destruir microorganismos como virus y bacterias al exponerlos a ciertas frecuencias sin dañar las células y los tejidos sanos. Se cree que su ‹Máquina Rife› curó muchas enfermedades en sus pacientes, incluyendo el cáncer. La Dra. Hulda Clark parece haber continuado la investigación de Rife y Tainio, y parece que ha tenido bastante éxito curando a la gente. Cambia tu frecuencia, y no tendrás más esa enfermedad.

El punto clave es este: si quieres estar sano, aléjate de las cosas que bajen tu frecuencia vibracional, y **muévete hacia las cosas que *eleven* tu nivel de frecuencia de vibración**. Según el profesor William Tiller declaró: *«El futuro de la medicina se basa en el control de la energía en el cuerpo»*.

Invertir En Algunos Suplementos De Calidad

Mientras mejor sea tu nutrición, mejor será tu capacidad de auto-curación, mejor será tu función mental, tu sistema inmunológico, sistema nervioso, sistema cardiovascular y sistema esquelético; la función de cada órgano de tu cuerpo también mejorará - corazón, riñón, cerebro, hígado, páncreas, colon, etc. La nutrición es un área vital a estudiar si decides llevar una vida sana.

Te pido encarecidamente que inviertas en suplementos nutricionales de calidad. *«Pero eso es caro»*, escucho a algunos de ustedes quejarse. ¿Caro? ¿Comparado con qué? ¿Cuánto cuesta padecer cáncer, enfermedades del corazón, diabetes, artritis, esclerosis múltiple, fibromialgia, gota, impotencia, enfermedad de Alzheimer, Parkinson…? Piensa en el dolor que implica. Piensa en las decenas (cientos) de miles de dólares de las cuentas médicas incurridos, de la pérdida de productividad, años, décadas de su vida corta…

¿Cuál es el valor de la vida? ¿Cuáles son los 20 años de vida realmente vale la pena?

La prevención a través de una nutrición adecuada es una ganga, confía en mí.

La Combinación De Alimentos: No Mezclar Proteínas Con Carbohidratos

Si quieres sacar *el máximo* provecho de tus alimentos, necesitas combinarlos correctamente. La lección clave aquí es simplemente: no mezclar carbohidratos con proteínas. Es bioquímica fundamental. Los carbohidratos requieren que los jugos digestivos alcalinos los descompongan. Las proteínas se digieren con el uso de los jugos digestivos ácidos (ácido clorhídrico). Cuando comes proteínas y carbohidratos al mismo tiempo (por ejemplo, patatas + un bistec) estos diferentes jugos digestivos se **neutralizan** mutuamente pero la comida aún necesita ser digerida. Tu cuerpo utiliza cantidades inmensas de energía nerviosa cada vez que lo hace - ¡y la comida aún no se digiere completamente! Como resultado, los carbohidratos fermentan y las proteínas se pudren - drástica ralentización de la digestión, y tu cuerpo ha utilizado enormes cantidades de energía en el proceso.

Olvidar lo que te han enseñado a comer en tu cultura, tu cuerpo realmente *funciona* es de esta manera. Si *no* sigues esta norma, habrás extendido un proceso digestivo de 3 horas a 11-14 horas. Durante toda la noche, en lugar de descansar, tu cuerpo estará trabajando horas extra para romper este alimento, usurpando tu energía. Usa tu sentido común. Mira la naturaleza: los animales comen sólo *una* comida concentrada a la vez. ¡*No dejes que los alimentos se conviertan en algo recreacional en vez de algo nutricional!*

Además, come solamente cantidades *cómodos* de alimentos. No te fuerces si no estás hambriento. Y por favor, hagas lo que hagas, *no coma mientras estás estresado*. El estrés al instante detiene la secreción normal de enzimas digestivas. Lo que come se fermenta o se pudre (se descompondrá en tu sistema).

No Bebas Mientras Comes

Bebe agua *antes de* las comidas, no durante o después. Beber agua durante o inmediatamente después de la comida, dificultará la digestión porque diluye los jugos digestivos y tu cuerpo necesita entonces producir jugos digestivos extras para hacer el mismo trabajo. Entonces espera al menos 20 minutos después de una comida antes de beber.

Verificar Tus Niveles De Nutrición

Antes de embarcarte en este nuevo estilo de vida de *súper alimento* y suplementos, te recomiendo encarecidamente que te hagas algunas pruebas para averiguar qué minerales y vitaminas carece tu cuerpo. Puedes hacer un análisis de cabello, un análisis de sensibilidad a los alimentos, metales pesados, un test de prueba para comprobar tus niveles hormonales y para obtener un análisis a profundidad contacta al Dr. George Georgiou en www.naturaltherapycenter.com, al Dr. Raj en www.sainutrition.com, o a Cliff Wilde en www.WildePerformance.com. En cualquier caso, teniendo en cuenta la reducción de los niveles de nutrición en nuestra comida moderna, debes como mínimo tomar un multivitamínico orgánico y natural al día.

Un test de sensibilidad alimentaria realizado por el Dr. Georgiou reveló que mi sistema inmunológico ha reaccionado a todos los **productos lácteos; papas**, tomate, berenjena, pimiento rojo/verde, setas; **azúcar**; todo lo que contiene **gluten**: trigo, pan, pasta, avena, cebada, centeno; Levaduras (lo bueno es que ya había eliminado el azúcar después de ver el documental *Esa Película Sobre El Azúcar* y eliminé el pan y la pasta poco después); **aguacate** (¡estuve comiendo un aguacate al día durante mucho tiempo!); naranja, **limón,** toronja (¡estuve usando zumo de limón en mi agua durante mucho tiempo!); **Chocolate**/el cacao, el té, el café; todo el Alcohol (nunca bebí alcohol ni té o café, ¡pero el chocolate era sin duda una debilidad!)

CAPÍTULO 31

Hidrata Tu Camino A La Salud

El agua sólo está por debajo de oxígeno en su valor e importancia, y puede tener un gran impacto en tu salud. Es absolutamente esencial para la vida. Es crítica para tu sangre y células, ya que <u>ayuda a transportar los nutrientes y el oxígeno a través de la sangre a cada célula en el cuerpo</u>. También es la forma #1 para limpiar el cuerpo. Sin agua, te *obstruyes*, y esto crea grandes problemas de salud. Este es el motivo por el «*Orina Tu Camino A La Salud*» es uno de los lemas del Dr. Robert O. Young.

El agua está involucrada en cada reacción en el cuerpo - la mayoría de las reacciones químicas en el cuerpo sólo puede llevarse a cabo si los reactivos se disuelven en agua. El agua es también un ingrediente en muchas reacciones corporales. Es esencial para el flujo sanguíneo, y para que los mensajes pasen a lo largo de los nervios. Nuestros cuerpos *pueden* operar bajo una ración de agua, pero esto significa que cada función en el organismo se ralentice y se reduzca la eficiencia. Debido a que estamos perdiendo agua constantemente cuando sudamos, respiramos y eliminamos residuos y estamos demasiado ocupados como para tomar un sorbo de agua durante todo el día, la mayoría de las personas están constantemente en un estado de deshidratación.

Una persona se deshidrata, mucho antes de tener «sed». El cuerpo está programado para sobrevivir con el mínimo nivel de hidratación, por lo que comenzará a apagar los sistemas que no son absolutamente esenciales para la vida de inmediato. La Claridad Mental es la primera cosa que apaga. Seguida de cerca por el proceso digestivo. No pasa mucho antes de que el cuerpo comience a sobrecalentarse. Privarse de agua constantemente es una receta segura para el desastre.

¿Estás constantemente cansado? ¿Te dan dolores de cabeza o simplemente te sientes débil? ¿Alguna vez te has preguntado por qué no estás tan perspicaz como sueles ser, y parece que no puedes pensar en línea recta? ¿Eres acosado por el estreñimiento? ¿Tienes sobrepesos? Es probable que estés deshidratado. Beber suficiente agua puede aclarar muchos de los síntomas antes mencionados. Empezando tendrás más energía y más claridad mental.

Los Muchos Gritos Por Agua Que Hace Tu Cuerpo

El Dr. Fereydoon Batmanghelidj nació en Irán. Cuando la revolución iraní estalló en 1979, fue arrojado a la prisión de Evin durante dos años. Fue allí que descubrió los poderes curativos del agua. Una noche, él tuvo que tratar a un recluso con dolor invalidante por úlcera péptica. Sin medicamentos a su disposición, el Dr. Batmanghelidj le dió dos vasos de agua. En pocos minutos, su dolor desapareció. A él le enseñaron que debía beber dos vasos de agua cada tres horas y nunca más sintió dolor.

Él trató exitosamente a 3.000 presos que sufrían de enfermedad de úlcera péptica inducida por estrés sólo con agua. Mientras estuvo en la cárcel realizó amplias investigaciones sobre los efectos medicinales del agua para prevenir y aliviar muchas enfermedades degenerativas. En 1992, afirmó en su libro *Los Muchos Gritos Por Agua Que Hace Tu Cuerpo* que la deshidratación de hecho produce dolor y muchas enfermedades degenerativas, incluyendo el asma, la artritis, la hipertensión, la angina de pecho, diabetes de edad adulta, el lupus y la esclerosis múltiple. Su mensaje al mundo es «*No estás enfermo, tienes sed. No trates la sed con medicación*». (Lee más en www.watercure.com).

Debes beber aproximadamente de 1,5 a 2 litros de agua por día. Y estoy hablando de *agua*, - no té o café que lo que hacen es *des*hidratarte. Comienzo mi día con un vaso de agua con un poco de zumo de limón. Esto hidrata el cuerpo después de muchas horas sin agua, y ayuda a purificar y alcalizar la sangre. Mantente hidratado durante todo el día. Bebe sólo agua, infusiones y zumos que hayas hecho tú mismo a partir de productos orgánicos. Además, come alimentos con 70% de contenido de agua (vegetales y verduras frescos), ya que esto facilita su digestión.

¿Beber Un Galón De Agua Al Día Puede Hacerte Más Saludable?

El escritor independiente Wil Fulton tomó recientemente en un reto de 30 días que involucraba beber un galón (3.8 litros) de agua por día. Él mantenía sus expectativas bajas cuando empezó, pero los resultados realmente lo sorprendieron.

Pasados cinco días del desafío, él encontró que, aparte de tener que orinar con frecuencia - estaba comiendo mucho menos alimentos y, sin embargo, se sentía más lleno la mayoría del tiempo. Al día 10, notó que su cabello era brillante, su tez había mejorado, y se sentía «más guapo».

También dormía mejor, se sentía más relajado cuando se despertaba, y no necesitaba depender del café para pasar el día. Su pensamiento era más claro. Se sentía con mucha más *energía*. Incluso corría un poco *más rápido* durante su caminata nocturna.

(Fuente: Www.thrillist.com/drink/nation/i-drank-a-gallon-of-water-a-day-for-30-days-water-gallon-challenge).

Aunque beber 3.8 litros al día puede ser un poco extremo, quizás hacerlo por 30 días resulte muy desintoxicante. Yo personalmente bebo 2,5 litros de agua cada día, con jugo de limón añadido para alcalizarla, y otro litro de «Jugo Verde» (mi licuado de aguacate diario).

CAPÍTULO 32

Descansa Lo Suficiente Y Evita El Estrés

Tu cuerpo necesita descansar. Esto es obvio, por supuesto, pero te sorprenderías de cuántas personas queman la vela por ambos extremos. El lema «*Trabaja duro, juega rudo*», o «*Trabaja duro y festea más duro*» es una receta para acabarse y sufrir de agobiantes problemas de salud a los cuarentas.

Es importante que te vayas a dormir temprano, y **obtengas un descanso de calidad,** sin aparatos electrónicos a tu alrededor, y con una entrada de aire fresco en la habitación. No comas después de las 6pm, ya que tu cuerpo va a estar activamente intentando digerir la comida a lo largo de la noche, en lugar de restaurar y rejuvenecer sus células. Además, evita o **reduce el estrés al mínimo.**

El estrés hace que tu cuerpo esté en modo *lucha* o modo *de vuelo*, dispuesto a huir o luchar contra un peligro. El flujo de sangre se concentra en los brazos y las piernas, y la adrenalina y el cortisol inundan tu cuerpo. Esto apaga tu digestión, la toxicidad se acumula, y afecta tu salud en general, de las maneras que hemos descrito anteriormente.

El estrés se ha asociado al cáncer, enfermedades pulmonares, accidentes mortales, el suicidio y la cirrosis del hígado. Investigadores de la Universidad Johns Hopkins han descubierto que los niños expuestos al estrés crónico son más propensos a desarrollar una enfermedad mental. El estrés en hombres puede afectar su peso corporal, sus niveles de testosterona, deseo sexual, e incluso conducir a la impotencia. Los altos niveles de estrés en las mujeres embarazadas también pueden desencadenar cambios en sus hijos, específicamente en cuestiones de desarrollo y de comportamiento.

El estrés daña el corazón (las hormonas del estrés aumentan los latidos del corazón y los vasos sanguíneos se encogen). Esto hace que tu corazón trabaje con más fuerza y aumente la presión arterial. El estrés **debilita el sistema inmunológico y es el principal contribuyente del envejecimiento prematuro** (arrugas, músculos débiles, mala visión y más).

Come en un estado relajado. Apaga el televisor y come despacio, mastica bien los alimentos. Mastica los alimentos adecuadamente y come más lento. Concéntrate sólo en los alimentos, esto significa apagar el televisor y deshacerse de todas las distracciones. Cuando comes, asegúrate de hacer precisamente eso. No comas sobre la marcha. Siéntate y come tu comida y así notarás la cantidad que en realidad estás comiendo. Come la comida más pequeña en la tarde o primeras horas de la noche, y NO al revés.

Cómo reducir sus niveles de estrés:

❑ Encuentra tu propósito. Haz lo que realmente quieres. ¿Cuál es tu pasión? ¿Cuál es tu *única habilidad?*

❑ Simplifica tu vida; elimina el desorden de tu vida.

❑ Medita durante 15-20 minutos dos veces al día.

❑ Adopta una comprensión espiritual de la vida. Deja ir la ilusión de que nada en el universo es exactamente como debería ser...

❑ Edúcate acerca de la creación de la riqueza y domina tus finanzas - mantener un presupuesto, gastar menos de lo que ganas e invertir la diferencia. Normalmente la abundancia financiera elimina un montón de fuentes de estrés.

❑ Baja el volumen; minimiza el tiempo que pasas viendo la televisión y usando la Internet para ayudar a reducir el desorden mental y auditivo en tu vida.

❑ Planéate con anticipación y asegúrate de que siempre estás a tiempo o, al menos, 15 minutos antes de la cita. Esto ayuda a reducir el estrés que puede surgir por el tráfico o por subestimar los tiempos de viaje. En definitiva, te permite ralentizarte y concentrarte antes de un evento.

Meditar

Cerca de 600 estudios científicos han demostrado que la meditación trae **mejoras claras en materia de salud**, incluyendo una disminución en los niveles de ansiedad y estrés, mejora del sueño, aumento de los niveles de energía y vitalidad, ralentización del proceso de envejecimiento, normalización de la presión arterial, disminución de las enfermedades crónicas y la creatividad y la capacidad para **concentrarse** y pensar con claridad aumentan.

REVERSAL OF AGING PROCES
through the Transcendental Meditation program

PHYSIOLOGY	Through aging	Through TM
Blood pressure	↑	↓
Auditory threshold	↑	↓
Near-point vision	↑	↓
Cardiovascular efficiency	↓	↑
Cerebral blood flow	↓	↑
Homeostatic recovery	↓	↑

BIOCHEMISTRY		
Cholesterol concentration	↑	↓
Hemoglobin concentration	↓	↑

MIND-BODY COORDINATION		
Reaction time	↑	↓
Sensory-motor performance	↓	↑

PSYCHOLOGICAL	
Susceptibility to stress	
Behavioral rigidity	
Learning ability	
Memory	
Creativity	
Intelligence	

HEALTH	
Cardiovascular disease	
Hypertension	
Asthma (severity)	
Insomnia	
Depression	
Immune system efficiency	
Quality of sleep	

IMPROVEMENT IN CHRONIC ILLNESSES
Alleviation of Symptoms through the
Maharishi Vedic Approach to Health

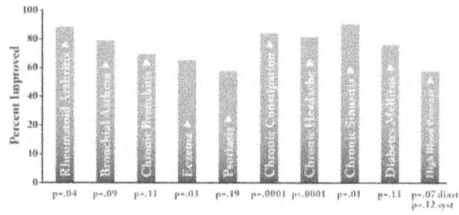

Relajo mi cuerpo dos veces al día, durante 15-20 minutos a la vez, con una tranquila meditación. Esto me permite ralentizarme, tomar respiraciones diafragmáticas profundas, visualizar mi resultado perfecto, conectarme con la naturaleza, conectarme a mi Súper Alma y recordar la naturaleza espiritual del mundo - y la *mía* - y conectarme con las cosas por las cuales me siento *agradecido* .

Empecé a meditar después de ver una entrevista con Jerry Seinfeld, el comediante. Pensé, «luce *fantástico para ser un hombre de unos cuarenta años...*». ¡Imagínate mi sorpresa cuando los busqué en Google y encontré que tenía *60 años!* Tuve la misma reacción cuando un par de días después me enteré de que el cantante británico *Sting* también está en sus 60 años (aunque él parece que está en sus 40). ¿Qué tienen en común? Ambos meditan. :)

> ‹‹Más que el dinero, más que el amor, más que cualquier cosa, me encanta la energía. Me encanta y me persiguen y quiero más de ella. La energía física y mental para mí es la mayor riqueza de la vida humana. Y la meditación trascendental es como esta cuenta gratuita de una cantidad infinita de energía. Es como si tu cuerpo es un teléfono móvil, alguien le entrega un cargador por primera vez, y tú como que ‹‹¡Oooh, así es cómo se supone que funciona!››.››
>
> Jerry Seinfeld, comediante.

CAPÍTULO 33

¡Ejercítate Y Oxigénate!

Tus células necesitan oxígeno, nutrientes y la capacidad de eliminar sus propios residuos. ¿Cómo tu cuerpo elimina los desechos metabólicos? Como he explicado en los capítulos anteriores, el sistema linfático es el «alcantarillado» del cuerpo, drenando los residuos y la toxicidad de tu cuerpo. A pesar de que tienes 4 veces más ganglios que sangre, tu cuerpo no tiene una «bomba» (el torrente sanguíneo tiene el *corazón*). La única manera de que tu sistema linfático pueda *circular* es a través del movimiento físico y respiraciones diafragmáticas profundas. Esta es la razón por la cual hacer ejercicio y practicar deportes ayuda a **desintoxicar** tu cuerpo (empieza por ayudar a **oxigenar** tu sangre). Es por esto que los estudios muestran que estar sentado todo el día es una de las peores cosas que puede hacer por tu salud y por qué 1 de cada 3 estadounidenses contraen cáncer, y apenas sólo 1 de cada 7 *atletas* americanos.

Paso mucho tiempo en mi portátil, pero me aseguro de usar mi **trampolín** y salgo a pasear dos veces al día.

Rebotar aumenta el flujo linfático hasta 30 veces más, y ayuda a mantener tus células sanguíneas sanas (en lugar de golpearse unas con otras, rebotan más libremente).

Los estudios han demostrado que las células cancerosas no pueden prosperar en un ambiente oxigenado. El Dr. Otto Warburg, un bioquímico del cáncer y el Premio Nobel de Medicina en 1931, descubrió que el **cáncer se produce cuando a una célula se le priva el 60% de sus requerimientos de oxígeno**. El ejercicio diario y una respiración profunda ayudan a conseguir más oxígeno a nivel celular. Por eso, es vital que tengas una vida físicamente activa. Esto es *indispensable* si quieres estar sano y evitar enfermedades.

La salud básicamente se reduce a la *energía*. La energía es creada a nivel celular, y las células necesitan un montón de oxígeno, con el fin de crear el ATP (adenosina trifosfato) que alimenta el cuerpo. Sin el ATP, nuestros cuerpos se apagan inmediatamente y sin oxígeno, no habría ningún tipo de ATP. Por lo tanto, **la oxigenación óptima de las células,** a través de una nutrición adecuada, ejercicio y la ingesta de líquidos es absolutamente vital cuando se trata de experimentar niveles de salud vibrante. Y podemos aumentar la cantidad de oxígeno que llega a las células de nuestro cuerpo a través del movimiento y la respiración profunda. Vale la pena señalar que las poblaciones que viven más tiempo en el mundo (las «zonas azules») **se ejercitan moderadamente cada día**.

La Respiración Energizante

El *oxígeno* es los primero que tus células usan y *deben* tener, ¡y el principal factor de la cantidad de oxígeno que tenemos es *la forma de respirar*! La mayoría de nosotros estamos tan estresado que no nos permitirnos tener una respiración completa. El linfólogo, el Dr. Jack Shields descubrió que **una profunda respiración diafragmática** chupa la linfa hasta el tracto torácico y estimula dicha linfa en el cuerpo (*limpiándote así*) ¡10 veces más que a través de cualquier otra actividad normal! Este es el equivalente - metafóricamente hablando- a tomar una aspiradora y chupar todo el veneno de tu sangre. ¡Cuando estás cansado tu cuerpo te hace *bostezar* para conseguir mucho más oxígeno! Si respiras profundamente 10 minutos cada mañana experimentarás un gran cambio en tu nivel de energía, gracias a que tu sistema linfático siendo estimulado y el consiguiente efecto de limpieza para tu cuerpo.

Las células que llevan la mayoría del oxígeno a tu cuerpo son alcanzadas a través de respiraciones diafragmáticas profundas. Estas abren la parte baja de los pulmones, donde el flujo sanguíneo es más rico. La respiración superficial puede dar problemas estomacales y acidez, ataques de pánico, fatiga crónica o intermitente, dolores en el pecho y palpitaciones, hormigueo y entumecimiento en los brazos y piernas, calambres musculares, alucinaciones, pesadillas, etc.

El Ejercicio Aeróbico

El ejercicio aeróbico es esencial para tu salud. Esto es porque el ejercicio aeróbico se refiere a la capacidad de tu cuerpo para transportar **oxígeno**. El entrenamiento aeróbico hace maravillas por tu corazón, te ayuda a comer mejor, digerir mejor, distribuir mejor los nutrientes, eliminar mejor los desperdicios, hace que tus pulmones funcionen de manera más eficiente, tus vasos sanguíneos se agrandan, tu suministro de sangre aumenta, y te ayuda a dormir mejor. De hecho, el ejercicio aeróbico estimula todo el sistema.

Una reducción del suministro sanguíneo provoca que las células se debiliten, porque fluye menos oxígeno a las células. Pero si te entrenas de forma aeróbica suave y cómodamente durante un período de 6-9 semanas, puedes aumentar considerablemente el suministro de sangre. Cuando aumentes tu capacidad aeróbica, **tendrás mucha más energía**, porque tendrás mucho más oxígeno disponible. Debes hacer ejercicios aeróbicos para que haya suficiente sangre para mantener cada célula de tu cuerpo totalmente vital y *viva*. Pruébalo durante 10 días.

Los Beneficios Del Entrenamiento Aeróbico

Según el curso de formación de Anthony Robbins titulado *Living Health,* el ejercicio aeróbico diario proporciona las siguientes ventajas:

❑ Tus pulmones funcionan más eficazmente.

❑ Los vasos sanguíneos se agrandan, haciéndolos más flexibles y reduciendo la resistencia al flujo sanguíneo. Tu suministro de oxígeno aumenta, especialmente los glóbulos rojos y la hemoglobina.

❑ Reduces el riesgo de demencia, el Alzheimer y el Parkinson. El ejercicio aeróbico ayuda a estimular la función cerebral normal, y puede ayudar a mantener el cerebro activo.

❑ Las sobrevivientes de cáncer que caminan o hacen otro tipo de ejercicio moderado durante 3 a 5 horas a la semana tienen aproximadamente un 50% menos de probabilidades de morir de cáncer de mama que las mujeres sedentarias.

❑ El entrenamiento aeróbico crea tejidos corporales más saludables que pueden suministrar más oxígeno.

❑ Desarrolla el corazón hasta hacerlo un músculo fuerte y sano que funciona más eficientemente.

❑ Te ayuda a comer, digerir y eliminar mejor los residuos.

❑ Te ayuda a dormir mejor. Las personas que hacen ejercicio regularmente tienden a dormir mejor que aquellos que no lo hacen. En general se duermen más rápidamente, tienen un sueño más profundo y se despiertan con menos frecuencia.

❑ Mejora tu apariencia. El ejercicio aeróbico puede ayudarte a lucir tonificado, en forma, y a mantenerte en un peso saludable.

❑ ¡Incluso puede hacer que te sientas mejor mental y emocionalmente! Los investigadores descubrieron que una hora de ejercicios aeróbicos redujo la tensión, la ira, y la fatiga, especialmente entre aquellos que se sentían deprimidos.

❑ ¡El cuerpo humano está diseñado para desarrollarse y mantenerse *a sí mismo a través del movimiento!*

‹Estar sano›, por cierto, significa que todos los sistemas de nuestro cuerpo (el sistema muscular, nervioso, circulatorio, digestivo, linfático, y los sistemas hormonales) funcionan de *manera óptima.* Esto no significa solamente «tener grandes músculos». Así que no os vayáis y « matéis» vosotros mismos en el gimnasio. Si estás haciendo ejercicio con dolor, sin primero tener una base aeróbica sólida, estás cometiendo un grave error.

Cuida Tu Columna Vertebral

El impacto nervioso es una fuente adicional de enfermedades. El sistema nervioso envía mensajes a través de todo el cuerpo (p. ej. *«¡Hay un desafío aquí, enviar ayuda!»*), a través de tu columna vertebral y sus conexiones nerviosas.

Muy a menudo, ciertos aspectos de nuestra columna vertebral se «desalinean», lo cual ejerce presión sobre algunos nervios. Nuestro flujo nervioso de información y energía se reduce. Acude al **quiropráctico** y hazte un ajuste de un par de veces al año, y practica **yoga** – mientras más flexible seas, más energía y vitalidad tendrás. Yo practico yoga, y siempre me siento mucho mejor y más libre en mi cuerpo cuando lo hago.

> «Simplemente eres tan viejo como tu columna vertebral. Si vuestras espinas son rígidas, entonces vuestros cuerpos y mentes lo son».
>
> Paul Bragg, padre del Movimiento de Salud Natural

CAPÍTULO 34

La Verdad Sobre La Obesidad Y La Pérdida De Peso

Muchas personas obesas de verdad están *hambrienta*. Su comida es tan pobre en minerales esenciales que comen y comen y nunca se sienten llenos. Están hambrientas de minerales y vitaminas. Cambiar su dieta y hacerles comer verduras, alimentos enteros, y súper alimentos nutritivos es un largo camino hacia el mantenimiento de un peso saludable.

Pero ese es sólo un factor. Según el Dr. Robert O. Young (Autor De *Enfermos Y Cansados* y de *El Milagro Del Ph Para La Pérdida De Peso*), cuando eres demasiado tóxico **el cuerpo produce demasiados ácido grasos de reserva para preservar la integridad de sus órganos y tejidos.** De lo contrario, el exceso de acidez, devoraría tus tejidos e incluso tu *cerebro*, destruiría tus células, y afectaría la capacidad del cuerpo para mantener un nivel de pH interior de 7,36 (que es ligeramente alcalino). Cuando te desintoxicas y alcalizas, comiendo una dieta que es de 70% a 80% verduras y hortalizas), el cuerpo naturalmente elimina el exceso de reservas de grasa en su cuerpo, sin ningún esfuerzo.

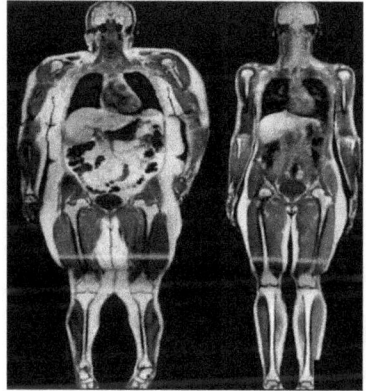

Según el Dr. John Bergman, ser obeso es en realidad una **respuesta inflamatoria** a los estímulos ambientales: los venenos en vacunas, pesticidas, nuestra comida, nuestra agua, nuestros productos de cuidado personal, de limpieza, etc. están causando inflamación de las células de tu cuerpo, y tu cuerpo responde diluyendo esta toxicidad mediante la retención de líquidos y almacenando **estas toxinas en el tejido graso** hasta que haya suficiente energía para descomponerlas y eliminarlas de tu sistema.

Olvídate de «contar las calorías». No estás gordo por «comer demasiadas calorías». Eso es una mentira de proporciones monumentales, diseñada para ocultar la verdad. La verdad es que la mayoría de lo que comemos está lleno de *azúcar* y totalmente desprovisto de nutrientes.

Recomiendo altamente el documental del Damon Gameau *Esa   Película Sobre El Azúcar* donde revela cómo los fabricantes de alimentos <u>han colocado el azúcar en casi el 80% de todos los productos</u> en tu tienda de abarrotes. Afirma:

«Después de que el azúcar entra en el cuerpo, se divide en dos partes... fructosa y glucosa. Ambas hacen su camino hacia el hígado. Una vez en el hígado, la glucosa es atendida con eficiencia. Es utilizada inmediatamente para producir energía o se almacena para su uso posterior, como una batería de repuesto. Pero la otra mitad, la fructosa, es muy diferente. **El hígado no tiene un sistema para regular la fructosa** porque esta es muy rara en la naturaleza, así que se saca del torrente sanguíneo, así se necesite o no. Y si todas nuestras baterías de repuesto están llenas, entonces, **rápidamente se convierten en grasa**. Algo de esa grasa va a permanecer en el hígado y tendrás mayor riesgo de sufrir resistencia a la insulina y diabetes. Así que cuando comemos mucho azúcar, estamos poniendo grasa en nuestros cuerpos a través del hígado graso. Además, debido a toda la glucosa, mantenemos el nivel de insulina, que le indica a nuestras células grasas que retengan la grasa. ¡No podemos quemar grasa cuando la insulina está por ahí tratando con todo el azúcar! Esto es lo que puede estar ocurriendo con gran parte de la población».

El exceso de peso se debe a la *inflamación*. Las personas son extremadamente tóxicas, excesivamente ácidas, llenas de toxinas químicas de las vacunas, no hacen ejercicio por lo que su flujo linfático es tieso, comen alimentos procesados carente de nutrientes y que están llenos de **azúcar** (la cual destruye tu salud en más de 100 formas diferentes, *y* se almacena en forma de **grasa**), no tienen la *energía* para librarse de todo esa porquería… ¡y entonces nos preguntamos por qué tenemos una epidemia de obesidad en nuestras manos!

CAPÍTULO 35

Cómo Experimentar Un 300% Más De Energía

«El Síndrome de Fatiga Crónica' afecta a hasta 4 millones de personas en los Estados Unidos, y más de 250.000 personas en el Reino Unido. Decenas de millones de personas en todo el mundo se sienten «cansados todo el tiempo». Pero si haces las cosas que se recomiendan en este libro, tu nivel de energía se *despegará* y estarás saltando por las paredes en cualquier momento. Aquí están algunas recomendaciones específicas para aumentar tu nivel de energía:

Nutrición

❑ Eliminar los alimentos que te roban la energía: **Elimina el azúcar; elimina el café**; elimina las bebidas azucaradas (refrescos, té helado, coca cola, «bebidas energéticas», etc.); **elimina los productos lácteos** (leche, yogures, helados...); **elimina los productos de trigo; elimina los alimentos procesados** (cualquier alimento vendido en una lata, caja, etc.).

❑ **Come grasas saludables** como nueces, aguacate, salmón, consume un montón de Omega 3, 6 y 9 (recomiendo el ‹Aceite Udo's›); Come más verduras y ensaladas, especialmente verduras de hoja verde; come **fruta**, con moderación; **come alimentos más densos en nutrientes**... lentejas, frijoles, quínoa, nueces, súper alimentos...; considera la posibilidad de hacerte un «jugo verde» para el desayuno; considera comer carne orgánica y limpia;

❑ **Combina alimentos**: no comas *proteínas* y *carbohidratos* juntos. Esto hace la digestión ineficaz, los alimentos se descomponen en el estómago, toma más tiempo para digerirse, y se drena la energía del cuerpo.

❑ Haz una **DESINTOXICACIÓN de 30 días** (elimina las toxinas que se han acumulado a lo largo de los años).

❑ Toma un **multivitamínico** orgánico cada día.

❑ Hazte un chequeo en la tiroides. Toma diariamente un suplemento de yodo y ve cómo tu nivel de energía despega.

❑ Las células necesitan oxígeno y nutrientes para producir trifosfato de adenosina que alimenta tu cuerpo (es decir, para producir energía). ¡DÁLE A TUS CÉLULAS LOS MEJORES NUTRIENTES! ¡Consume de 5 a 10 veces más *nutritivamente!*

Hidratación

❑ **Mantente hidratado**, con *agua*, para que la sangre pueda llevar oxígeno y nutrientes a las células más eficientemente y para que el hígado y los riñones puedan desintoxicar el cuerpo más fácilmente. Con una encuesta de 300 médicos generales en el Reino Unido se ha descubierto que **una quinta parte de todas las citas con el médico son por cansancio y fatiga**, un síndrome que se conoce como TATT (cansado todo el tiempo). *«Veo mucha gente en mi consultorio que se siente cansada todo el tiempo. Por supuesto, hay varias razones, pero **una causa sorprendentemente común es que están deshidratados**,»* escribe el Dr. Roger Henderson.

Mentalidad

❑ **¿Estás haciendo lo que te gusta?** ¿Te gusta *lo que haces?* ¿Tienes en este momento un *propósito* en la vida excitante, inspirando, motivante? ¿Tienes un deseo que te impulse a levantarte cada mañana? ¿Qué te gustaría hacer con tu vida?

❑ Anthony Robbins afirma: «La energía ¿de dónde viene? ¿de dormir? ¿de los alimentos? ¡NO! ¡Se trata de estar emocionado! ¡Tener una visión convincente para el futuro! ¡Tener objetivos apremiantes que te entusiasmen a levantarte por la mañana!».

❑ Según Richard Moat, las **principales causas psicológicas y emocionales de la fatiga** son: falta de un sentido de propósito; evitar la responsabilidad; la sensación de desgaste por intentar algo demasiadas veces; dar mucho y recibir poco.

❑ ¿Te sientes deprimido? ¿Estás triste por algo? Aparte del hecho de que los antidepresivos causan fatiga y muchos otros efectos secundarios negativos, que afectan el equilibrio químico en el cuerpo (dopamina, serotonina, endorfinas), un estado de ánimo deprimido puede vaciar tu energía más rápidamente que cualquier otra cosa.

❑ El estrés y el *miedo* nos drenan mucha energía. Deprimen nuestro sistema inmunológico. ¿Cómo puedes pasar tu vida **desde una vibración de *temor* a una vibración de amor y gratitud?**

❑ Sé más generoso contigo mismo, cuida de tus propias necesidades.

410

❑ Usa diariamente **afirmaciones** como: *¡Soy increíble! ¡Yo soy la inspiración! ¡Yo soy el poder! ¡No importa lo que hayan hecho o no, yo soy digno de amor! Cada día, en todos los sentidos, me siento más saludable y más fuerte. Cada día en todos los sentidos estoy mejor y mejor. ¡Estoy Vital, saludable, enérgico y productivo! ¡Tengo energía desbordante! ¡Me encanta mi vida!*

❑ **Visualízate** con una energía, alegría y vitalidad desbordante. Además, visualizar el ‹Arquetipo de Poder› en *rojo* en cada célula de tu cuerpo: ⟋⟍

Ejercicio & Oxigenación

❑ Ejercítate al menos 20 minutos al día. Mueve tu cuerpo. El sistema linfático se encarga de eliminar las toxinas de tu cuerpo, y confía en que *muevas tu cuerpo* para funcionar eficazmente. *¡Estar sentado* todo el día podría ser uno de los asesinos más grande allí afuera!

❑ El ejercicio aeróbico aumenta el suministro de sangre en tu cuerpo, haciendo que más oxígeno y nutrientes lleguen a las células.

❑ ¡Utiliza un trampolín! Se ha demostrado que rebotar aumenta el flujo linfático hasta 30 veces.

❑ Llena tus pulmones con un montón de aire limpio. Toma respiraciones profundas diafragmáticas.

Elimina A Los «Vampiros Energéticos

❑ ¿Tienes «vampiros energéticos› a tu alrededor? Saca de tu vida a la gente negativa que drena tu energía, que acaba contigo, que poner «vibras negativas» sobre ti, que te hace sentir triste, etc. La vida es demasiado corta.

❑ Deja de ver televisión. En su lugar, dedica tiempo a practicar deportes ¡o con la gente a la que amas!

❑ No veas las noticias, no leas revistas o periódicos (evita exponerte a la publicidad).

❑ Toma acción y completa tus tareas. Enfrenta lo que sea y a quien sea que tengas que enfrentar, aunque temas por los conflictos posteriores. La dilación y las«incompletaciones» drenan tu energía.

Desintoxica Tu Cuerpo Para Obtener Una Buena Noche De Sueño

❑ Elimina los productos químicos tóxicos de tu entorno y *de tus alimentos*; elimina los fármacos.

❑ Si no duermes bien por la noche, te puedo garantizar que eres ‹tóxico›. Una de las razones por las que la gente no duerme bien es porque se han obstruido a sí mismos con tanta basura que su cuerpo está trabaja horas extra para llevar el oxígeno a través de sí mismo.

❑ La mayoría de las dietas de la gente requieren que su cuerpo trabaje horas extras durante la noche, para acabar con toda la basura que han puesto en él. Como resultado, se despiertan todavía cansados, porque aunque se han *dormido*, su cuerpo no descansa. Y, puesto que no hay ningún flujo linfático cuando estás durmiendo, tus células están ‹gritando› por todas las toxinas que hay dentro de ti! Como resultado, te mueves bruscamente y giras para intentar moverte, a fin de ayudar a distribuir la linfa.

❑ Lo que necesitas hacer es respirar correctamente y súper hidratarte (para limpiar tu cuerpo), y asegurarte de hacer algún ejercicio aeróbico (mínimo 4 veces a la semana).

❑ Hagas lo que hagas, no comas tarde en la noche (especialmente los productos de origen animal), y no duermas con ningún dispositivo electrónico o televisor cerca de tu dormitorio.

❑ Haz que te remuevan tus **amalgamas dentales** y quela el mercurio de tu cuerpo. Las personas dicen recuperarse «milagrosamente» de la fatiga crónica cuando eliminan el *mercurio* (una neurotoxina mortal) de sus cuerpo.

❑ Hazte una **limpieza de parásitos**. El parásito Borrelia burgdorferi, vinculado con la enfermedad de Lyme, la esclerosis múltiple, la fibromialgia y la fatiga crónica - así como otros parásitos y virus presentes en las vacunas- podría ser causa de cansancio persistente.

¡Alcalinízate! Un Terreno Interior ácido Destruye Tu Nivel De Energía

❑ Tu sangre es el *«río de la vida»*, que lleva oxígeno y nutrientes a todas las células de tu cuerpo. Los glóbulos rojos transportan el oxígeno a través del cuerpo, y el lado exterior de cada célula tiene una carga eléctrica negativa (-) . Esto evita que las células de la sangre se peguen entre sí (constantemente se repelen). Un ambiente ácido *elimina* estas cargas eléctricas negativas de los glóbulos rojos y, como resultado, **las células de la sangre comienzan a pegarse una con otra, agrupándose**, moviéndose más lentamente y hasta destruirse. Si los glóbulos se peguen entre sí, viajan más lentamente a través del torrente sanguíneo, lo que hace que cada vez fluyan menos oxígeno y nutrientes a través de su cuerpo. Como resultado, **tu energía se desploma.**

CAPÍTULO 36

Consejos De Salud De Stewart Swerdlow

Este es el consejo Stewart Swerdlow, autor de *El Manual Del Sanador* le dio a sus clientes recientemente, «para purgar el cuerpo, la mente y las emociones de los basura y toxinas que hayan acumulado de modo que puedas comenzar una nueva y mejor etapa en la vida»

- Come sólo alimentos orgánicos y **mantente alejado de todos los procesados** y de los alimentos ricos en grasas.

- Bebe agua destilada, té de hierbas, jugos de frutas orgánicas y vino tinto.

- Toma **suplementos** orgánicos diariamente; no saltes los días.

- **Haz ejercicio diariamente**, incluyendo levantamiento de pesas cada día y **ejercicios aeróbicos de bajo impacto** a diario.

- **Evita el trigo**, los granos y los alimentos con aditivos.

- No comas productos de soya o soya.

- No comas alimentos que tengan de jarabe de maíz o componentes genéticamente alterados (OMG).

- Realiza **trabajos de liberación** y permita que crezca *tu niño interior*.

- Toma **baños con sal marina** con frecuencia.

- Haz girar tus chacras cada mañana y haz ejercicios de equilibrio con la barra T varias veces al día.

- Realiza técnicas de respiración y ejercicios verdes.

- Toma **saunas de infrarrojo lejano** tan a menudo como sea posible.

- Hazte una **limpieza de colon** dos veces por año, seguida por una serie de colónicos.

- Comunícate con tu Súper Alma diariamente y libera todo lo que de ella dependa (el símbolo del ‹infinito› de plata).

- Utiliza *protección definitiva* 24/7. Haz el *león alado blanco* y *el dragón alado blanco* a menudo.

- Utiliza el símbolo de fusión marrón en la glándula pineal diariamente.

- Realízate los **tratamientos Rife**/ baños de pies Rife con frecuencia.

- Haz que te den masajes de tejido profundo y **ajustes quiroprácticos** un par de veces al mes.

- Come **proteínas orgánicas** varias veces por semana.

- Consume **alimentos fermentados orgánicos** y **germinados** **vivos** a menudo.

- Usa aceite de ricino orgánico y aceite de coco orgánico virgen en la piel.

- Monitorea tus patrones mentales y procura tener sólo pensamientos positivos y provechosos.

- Toma mucha **vitamina D**.

- Considera la posibilidad de tomar un **curso de MMS** para matar los virus y las bacterias.

Recomiendo altamente adquirir los libros de Stewart *Swerdlow dice* y *el Manual del Sanador* para ampliar la comprensión de cómo utilizar tu mente para la curación. También puedes conseguir una consulta personal con él en www.expansions.com.

CAPÍTULO 37

Cómo He Integrado Este Conocimiento En Una «Rutina Diaria»

He compartido con ustedes un montón de información en este libro. Lo importante ahora es que *integres* este conocimiento en tu vida. La mejor manera de hacerlo es en etapas, en lugar de hacerlo todo de una vez. Empieza por hacerte una **limpieza de 10 días o 30 días**, y también crea <u>una rutina diaria</u>.

Esto es lo *que hice* para aplicar toda esta sabiduría e información, de manera simple y eficaz, en mi vida cotidiana. Comencé eliminando los tóxicos productos para el cuidado personal y el eliminé **los OGM, soya, leche, azúcar, trigo, grasas malsanas y alimentos procesados** de mi vida (el azúcar fue el más difícil d eliminar). Luego he impreso en una hoja de papel A4 la rutina que sigo cada día. Te recomiendo crear algo como esto:

- Me levanto a las 6 de la mañana. **He establecido la intención**: *«estoy teniendo un día increíble hoy!»*

- Bebo un vaso de **agua con aloe vera**, MSM en polvo, moringa oleífera y añado unas gotas de yodo, fitoplancton marino y plata coloidal.

- También tomo un shot de zumo de **hierba de trigo** fresco.

- Yo uso el **trampolín** durante 2 minutos mientras observo mi **Tablero de Visión** en la pared de mi oficina y hago mis 10 o más **afirmaciones** (*«Cada día en todos los sentidos estoy más sano y más fuerte. ¡Cada día en todos los sentidos estoy mejor y mejor! ¡Me encanta mi vida! ¡Yo soy rico, soy amado, estoy agradecido! ¡Tengo acceso a todos los...»*).

- Hago 100 **flexiones**, 10 dominadas, 200 **abdominales** y algunos estiramientos básicos de Yoga. La disciplina diaria y la rutina de *hacerlo* es más importante que *la cantidad* que haces cada día.

- **Paseo a** mi perro en el bosque... una oportunidad para conectarme con la naturaleza y sentirme *agradecido*.

- Medito en el jardín o en la oficina de mi casa durante 20 minutos.

- Justo antes de empezar mi meditación, cierro los ojos y **visualizo** un ROSA PÁLIDO a me rodea y atraviesa todo mi ser por el amor incondicional que siento hacia mí, respiro en VERDE MEDIO en el área del chacra de mi corazón (y exhalo rojo, gris, **azul,** que representan la ira, confusión emocional, y un patrón metal de aislamiento), visualizo el AZUL HIELO en mi zona de la tiroides *(para desbloquear mi comunicación)*, visualizo el *arquetipo de energía* △ (en rojo) en cada célula de mi cuerpo, y visualizo **mi vida perfecta** como la he imaginado. También hago el «balanceo» de barra T de Stewart Swerdlow, *«el Altar de Oro», «Niño Interior», La técnica de máxima protección», «Liberación de la Súper Alma»* y visualizaciones de los chacras girando. Estas visualizaciones sólo toman de 3-4 minutos. Luego disfruto de la relajación con mi meditación, dejando ir todo pensamiento y poderosamente me traigo de vuelta *al momento presente.*

- Mi asistente me prepara mi ‹**jugo verde**› que me ayuda a alcalinizar mi cuerpo y proporcionarle muchos nutrientes. Este normalmente se compone de aguacate (ahora lo he quitado de la receta, por haber desarrollado una «sensibilidad alimenticia» hacia él), espinacas, pepino y apio, manzanas para hacerlo más dulce, y también lo alterno con: jengibre fresco, aceite Udo's™; Beyond Greens™, Vitamineral™, Living Fuel™, o Doc Broc ™; ginseng, Maca, espirulina, Chlorella, kelp, semillas de sésamo, semillas de chía, semillas de calabaza, semillas de albaricoque, linaza, nueces, almendras, nueces de Brasil, hierba de trigo en polvo, moringa oleífera, baobab, cúrcuma, Pau d'Arco o uña de gatos, Bayas de Goji, arándanos, etc.

- Consumo diariamente un multivitamínico natural orgánico, y vitamina D3 y K2.

- Luego trabajo en mi portátil. Mi mente subconsciente está programado gracias a los mensajes subliminales positivos que parpadean en la pantalla de mi ordenador.

- Bebo al menos 2 litros de agua al día.

- Alrededor de las 4pm **paseo a** mi perro de nuevo, y vuelvo a meditar durante 20 minutos.

- No como nada pasadas las 7 de la noche, y me voy a la cama pensando en **5 cosas por las cuales me siento agradecido**.

- Me gusta jugar al baloncesto, tenis o squash una vez a la semana; voy a un **sauna** una vez por semana, y me hago un **baño de sales de Epsom** dos veces al mes. Dos veces al año puedo visito a un quiropráctico y me realizo un exhaustivo tratamiento de desintoxicación de 10 días.

Este tipo de rutina te ayudan a mantener una excelente salud y energía, en lugar de optar por una «dieta» o un «régimen fitness» durante un corto periodo de tiempo y luego volver a los viejos hábitos - que es lo que la mayoría de la gente hace. **El éxito alcanza tu modo de pensar, tus *valores* y sus *hábitos cotidianos*.** Se necesita compromiso y trabajo constante. No es un acto de un día o una «dieta» lo que te traerá el éxito o la buena salud. Conviértelo en parte de tu vida diaria.

Aquí hay algunas cosas que puedes hacer para disparar tu vitalidad, salud y energía:

Invertir En Alimentos Enteros Y Suplementos Nutricionales De Alta Calidad

Recomiendo comprar un exprimidor Breville, una licuadora Nutribullet, y una licuadora regular de 1,5 litros, así como algunos suplementos nutricionales de calidad como los enumerados anteriormente en este libro; los tarros en la imagen contienen cacao, Moringa oleífera, semillas de albaricoque, girasol y calabaza, piñones, Bayas de Goji, semillas de chía, linaza, ortigas secas y diente de león, Pau d'arco, uña de gato, hierba de trigo seca, semillas de sésamo, nueces de Brasil, nueces, semillas de cáñamo, Chlorella, kelp, espirulina,, maca, baobab, Schizandra, ginseng, cúrcuma, y polen; puedo añadir una selección de estos en mi «jugo verde» matutino, y también agregar jengibre y bayas frescas.

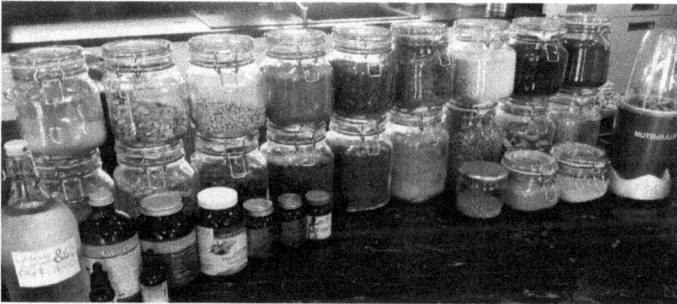

Cultiva Tu Propia Hierba De Trigo, Hierbas Y Verduras Orgánicas

También recomiendo cultivar tu propia hierba de trigo (necesitarás conseguir un pequeño exprimidor de hierba de trigo) y tus propias verduras orgánicas. ¡Es divertido de hacer y puedes involucrar a los niños también!

Adquirimos muchas de nuestras verduras de los agricultores locales a través del programa de Agricultura Apoyada por la Comunidad de nuestro vecindario.

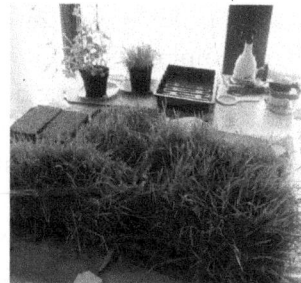

Adquiere Un Filtro De Agua Para Toda Tu Casa Y Productos Naturales Para El Cuidado Personal.

Es importante cambiar a marcas de maquillaje, artículos de tocador y productos de limpieza más naturales; consigue un filtro de agua para toda la casa para proteger a tu familia de los daños del cloro, flúor ¡y varias docenas de productos químicos en el suministro de agua!

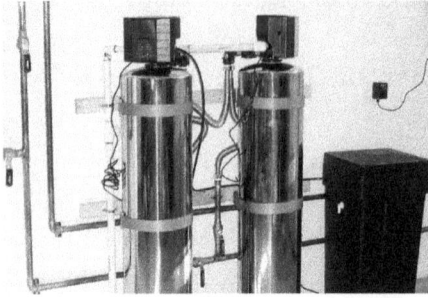

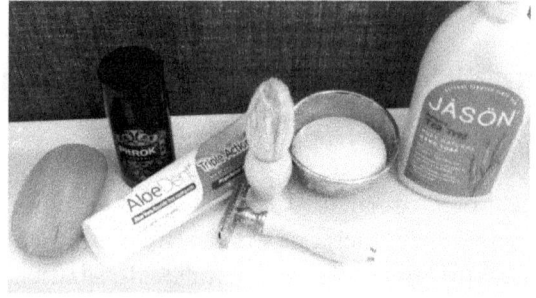

¡Medita, Consigue Un Trampolín, Y Haz Ejercicio!

Cada día me tomo un tiempo para meditar, hacer yoga, y utilizar mi trampolín, en una esquina de mi oficina en casa.

No importa si haces esto inicialmente durante 10 minutos al día o 30. ¡*Lo importante es crear el hábito!*

También recomiendo crear un **tablero de visión** con tus imágenes aspiracionales favoritas - imágenes que ilustren tus objetivos y la vida que quieres vivir. ¡De esta manera podrás visualizar tu nueva y emocionante vida, vibrante, sana y abundante mientras haces ejercicio!

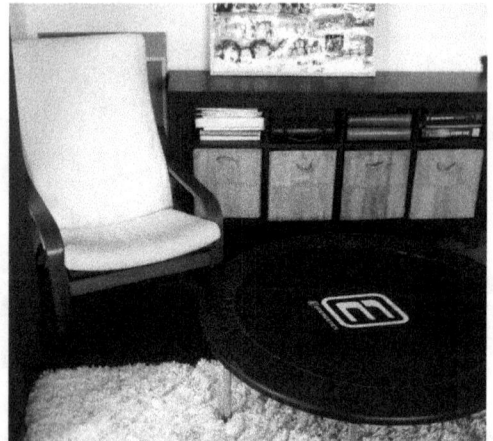

No te sientas abrumado si todo esto te suena «excesivo». No necesitas hacer todo de una sola vez. He integrado estos cambios gradualmente en mi vida. Puedes adoptar y aplicar sólo una sugerencia por mes. Por ejemplo, un mes he invertido en la compra de productos Q-link y Aulterra para proteger nuestra casa de las dañinas FEM.. Al mes siguiente me compré 5-6 alimentos enteros y un multivitamínico. El tercer mes he comprado productos naturales para el cuidado personal para nuestro baño. El cuarto mes me compré un trampolín. El quinto mes fui a un curso de meditación, y comencé a hacer yoga. El sexto mes me compré un filtro de agua para toda la casa y fui a ver a un quiropráctico. El séptimo mes me empecé a cultivar mi propia hierba de trigo ...

¡Esto está empezando a verse abrumador como la canción de *los 12 días de Navidad!*

REFLEXIONES FINALES

Miles de millones de libras de pesticidas, herbicidas y fungicidas, que causan cáncer, son rociados en nuestros cultivos cada año. Más de 10.000 productos químicos conservantes y disolventes son utilizados en el procesamiento de alimentos y 13.200 productos químicos se utilizan en nuestros cosméticos y jabones. 1.000 nuevos productos químicos son introducidos cada año en nuestro entorno. Nuestros animales de granja son alimentados con millones de toneladas de antibióticos, medicamentos antiparasitarios, hormonas del crecimiento, hormonas sexuales y anti-depresivos. Nuestro suministro de agua está repleto de medicamentos, productos químicos y del mortal fluoruro. Miles de productos están contaminados con mortal *aspartamo*. Los niños son envenenados con vacunaciones llenas de mercurio, y dejamos que los dentistas llenen nuestros dientes con el tóxico mercurio. Los médicos destruyen nuestro sistema inmunológico con radiografías, tomografías computarizadas, peligrosos y tóxicos fármacos. Y luego hemos de beber alcohol y consumir azúcar, comida chatarra y alimentos procesados. ¿Es realmente una sorpresa que muchas mujeres estén mal, cansadas, enfermas y sufran de cáncer de seno?

Las Personas Más Inteligentes Están Tomando Control De Su Salud

Las personas inteligentes se están dando cuenta que necesitan asumir la responsabilidad personal de sus opciones de vida. Ellos se están educando a sí mismos acerca de la Salud, en lugar de dejarla en manos de los médicos. Están haciendo ejercicio diariamente, van a las tiendas naturistas, comen alimentos vivos y toman suplementos nutricionales. Entienden que el precio que hay que pagar si *no lo* hacen es una mediocre vida llena de dolores musculares, diabetes, enfermedades cardíaca, artritis, esclerosis múltiple, o *peor*.

Ya no están dispuestos a destruir su cuerpo, su salud, su *vida*, por los alimentos que pueden tener buen sabor, pero que no les aportan nada. Su vida es demasiado preciosa. Ellos se valoran muchísimo.

Tienes una elección. **Puedes *utilizar* esta información y curarte de Cáncer de Mama... o seguir con tu vida como antes**. Cualquier decisión llevará sus consecuencias. Espero sinceramente que le des a esta valiosa información un buen uso, y estoy deseando oír cómo has cambiado tus problemas de salud y has recuperado el control de su vida.

419

Ponte En Contacto

¡Queremos oír de ti! Comparte tu viaje sanador y tu historia de éxito con nosotros. Únete a nuestra comunidad, y consigue nuestra ayuda.

Puedes ponerte en contacto con nuestro equipo para reservar una consulta personal o algún entrenamiento en info@TheNewBiology.co.uk.

Puedes unirte a nuestra lista de correo para mantenerse en contacto en www.TheNewBiology.co.uk.

Descarga tus informes especiales de cortesía valorados en más de $300 en www.TheNewBiology.co.uk/bonus.

Y finalmente, puedes reservarte un retiro en desintoxicación de 7 o 14 días en www.TheNewBiology.co.uk/retreat.

Espero en el futuro conocerte en persona en uno de nuestros eventos en vivo en su debido momento. Te deseo todo el éxito y la salud en el mundo.

Ewan M. Cameron

Acerca Del Autor

Ewan Cameron es un periodista de Vancouver que ha expuesto las tácticas de desinformación de la industria farmacéutica durante más de una década. Graduado del Instituto de Tecnología de Alberta del norte, completó sus estudios de periodismo a principios de los 2000 antes de unirse a un periódico local, donde quedó desilusionado porque su editor se negó a publicar noticias y relacionadas con la salud y la contaminación. Pronto quedó claro el motivo. Estas historias molestarían a sus clientes corporativos de los cuales el periódico dependía por los ingresos de publicidad. Después de configurar su propio blog y publicar más de treinta libros relacionados con la salud bajo un seudónimo, Ewan fue contactado por un soplón que trabajaba en una compañía farmacéutica de EE.UU. Algunos de los controvertidos materiales que se «filtraron» están en las páginas de este libro.

TESTIMONIOS

«Eres increíble y lo que estás haciendo es una contribución extraordinaria a la gente. Estoy tan emocionado de que estés en una misión de difundir la palabra para educar a la gente sobre lo que está sucediendo con la salud de las personas en todo el mundo, especialmente en los Estados Unidos y el Reino Unido. Soy quiropráctico y todo el contenido que se comparte al público se habla de la verdad sobre la vida, cómo vivirla, la felicidad y la salud. Muchas gracias por lo que estás haciendo. Gracias por estar ahí para mí, por poderte encontrar tan fácilmente.» - Dra. MaryAnne S.

«Después de leer tu planteamiento, he cambiado radicalmente mi comportamiento. Me siento mejor, estoy en buena forma, mi nivel de glicemia bajó de 240 a 140 y, a veces, está en 128-130. Muchas gracias por todo.» - Dra. Niki I.

«Soy médico y lo que he leído en tu ebook tiene mucho sentido.» - Dr. Lazzarini

« ¡¡¡Gracias Ewan por el don de la vida!!! ¡Yo quería darte las gracias por devolverme la vida! He tenido diabetes tipo 1 durante 16 años hasta ahora y necesitaba 68 unidades de insulina al día, lo cual me hacía sentir prácticamente sin vida a mis 29 años. Estaba durmiendo de 10 a 14 horas por día, y aún despierta me sentía inerte, débil y enfermo. Mis niveles de azúcar en la sangre estaban entre 16 a 35, a veces incluso fuera del medidor. Después de leer el material finalmente me di cuenta y entendí lo que estaba sucediendo en mi cuerpo. Simplemente, hice unos ajustes realistas en mi estilo de vida, principalmente cambiando mi dieta consumiendo nutrientes, no comida y eliminando esos alimentos venenosos de mi dieta y mi vida cambió en solo días. Ahora puedo tener días potentes, motivados con 6 o 7 horas de sueño. Y mis azúcares han llegado hasta un rango de 5 a 9. Mi insulina también ha descendido un 40%.» -Mateo C., Canadá

«Me gustaría darte las gracias por compartir esta valiosa información. Mis niveles de azúcar en la mayor parte del tiempo estaban en promedio en los 280 y a veces incluso en los 300. Mi glicohemoglobina era de 7,5 a 8,5 y la proteína en mis riñones era extremadamente alta.

Me sentía terrible todo el tiempo. Entonces encontré tu ebook. Desde que he introducido en mi vida los cambios alimenticios de este estilo de vida mi glicohemoglobina ahora está en 5.4. La proteína en mis riñones se ha mantenido en un rango normal sin necesidad de diálisis. Los niveles de azúcar están en un rango normal. Mi medicación para la diabetes ha disminuido considerablemente, hasta el punto que pienso que no necesite usarla más. Estoy muy agradecido por tu descubrimiento de la información y por compartirla con el mundo.» - Juan C. D.

«Ewan, tu libro es, en mi opinión, un verdadero candidato al Premio Nobel. He tenido diabetes tipo 1 durante 36 años, pero ya no más. Haces posible lo imposible. ¡¡¡Gracias por la cura!!!» - Sara W., Suecia

«No puedo comenzar a expresar cuánto placer me da enviarte mi testimonio, así como descargar tu libro y poner en acción lo que he leído, ¡literalmente ha cambiado mi vida! Yo sufría de fibromialgia, síndrome de fatiga crónica, y todos los terribles acompañantes que vienen con esas dos condiciones. También sufría de diabetes tipo 2, hipotiroidismo, hipertensión, ERGE severo, múltiples sensibilidades medioambientales, sinusitis, cambios de humor [porque me sentía tan miserable], la privación del sueño a causa del dolor constante y al continuo aumento de peso, a pesar de que comía alimentos saludables y preparados adecuadamente. Notarás que todo lo que menciono en el párrafo anterior está en el pasado! Después de leer tu libro, decidí que yo no tenía nada que perder. Los cambios que empecé a experimentar fueron notables y comenzaron a tener lugar dentro de unos pocos días después de mi nuevo régimen. Ahora, he dejado de tomar cualquiera de los medicamentos que me fueron prescritos. Mis niveles de azúcar en la sangre se estabilizaron y ahora están todas en el rango normal bajo y mi presión arterial también ha bajado y está en el rango de 116/ 60. Estoy libre de dolor por primera vez en 15 años y ahora sé lo que es tener un sueño de calidad. Tengo la energía que nunca creí posible. La indigestión y el reflujo ácido son cosa del pasado y ya no tengo ningún problema sinusal, de ojos o de oído. La ventaja es que he perdido 23 libras y sé que seguiré perdiendo peso hasta estabilizarme en donde debo estar. No sólo tengo una impresionante entereza, sino también claridad mental y me siento muy positiva y optimista. Todo el mundo me dice que me veo fantástica y que mi piel está radiante. Cada día me maravillo ante los cambios positivos que siguen teniendo lugar y estoy tan agradecida y feliz. Gracias por la información que me ha permitido recuperar mi salud y disfrutar de todo lo que la vida tiene para ofrecer. Debido a los cambios que mis amigos han visto en mí, también han decidido seguir el mismo camino. Estoy entusiasmado de poder ayudar a otros a alcanzar una buena salud. No puedo agradecerte lo suficiente. Que Dios os bendiga.» - Eleanor B.

«Quiero que sepas que estoy bien. Yo tuve un repentino lupus en el verano, pero no duró tanto como normalmente lo hace. Me veo bien, lo que es más importante, me SIENTO muy bien. Te doy las gracias una y otra vez por tu libro; me siento bendecido de que lo hayas escrito, de que lo he encontrado, ¡y de que sigas en contacto! ¡Muchas gracias! ¡Eres mi ángel! ¡¡Mantente saludable, sigue haciendo lo que estás haciendo!!» - Sandi

«Me paseaba por tu libro e inmediatamente «capté» de qué se trataba.... He estado en esta nueva dieta alcalinizante por 2-1/2 semanas y he perdido 9 libras. Lo mejor de todo, mi eccema ha sanado por completo. Gracias por proporcionarme el «vínculo» principal para mi próxima gran aventura en la vida» - Jacqueline

«Ewan, el preámbulo de su libro fue como una granada de mano que arrojada por la puerta. Tu libro se ha cambiado toda mi vida en 180 grados.» - Bill A.

«Sólo quería dejar un breve correo electrónico para hacerte saber que tu libro fue extremadamente útil en la recuperación de mi salud. He estado luchando con la psoriasis durante casi un año y medio después de que desarrollé un caso grave debido a un periodo de atracones por estrés después de un traumático accidente de coche el año pasado. El trastorno empeoraba y se desarrollaba a un ritmo muy rápido esparciéndose de hombro a hombro, desde mi pecho hasta encima de mi manzana de Adán. Era muy incómodo, antiestético, y atemorizante. He comprado el libro hace unos meses y lo he leído. Fue su simple ruptura del vínculo entre sobre-acidificación y las enfermedades crónicas lo que me dio el liderazgo que necesitaba. En los últimos dos meses mi prurito está casi desaparecido; la irritación, dolor y la picazón en los parches están disminuyendo, las cicatrices están sanando. Sólo tengo que decir que tu libro fue el verdadero punto de inflexión en lo que a veces era un viaje infernal a causa de la enfermedad. Muchas gracias. Tu consejo me ha ayudado a conseguir mi camino hacia la salud, ahorrándome las terribles molestias. Espero que correr la voz a otras personas que tienen que lidiar con sus propias crisis. Sólo quería que supieras que si funcionó, y que hizo una maravillosa diferencia en mi vida.» - Lee H.

425

«¡Gracias! Me he desintoxicado. ¡Wow! Esto de seguro es vivir. Es como burbujeante como una soda. ¡Increíble! También he perdido dos kilos en tres días solo con los líquidos.

¡Y no tuve NINGÚN dolor [de mi Esclerosis Múltiple] en los días que estuve tomando esta mezcla! ¡No hay espasmos en la espalda! Increíble, me sentí como de diecinueve de nuevo, sólo quería hacer las cosas que no había tenido la fuerza o la energía de hacer. Gracias por decir la verdad. Que Dios te bendiga y sigue haciendo un buen trabajo.» - Antonieta R.

«No puedo decir la diferencia que tu libro sobre el eczema ha hecho ya. Ya no consumo ningún medicamento oral o tópico como doxiciclina y olux (un antibiótico y una espuma esteroide). Esto sólo después de 1 semana de haber comenzado a aplicar tu información. Gracias. Ya estoy difundiendo la noticia de tus avances.» - Marilyn B.

«Yo estaba buscando desesperadamente una cura para la psoriasis que tengo desde hace 12 años, he visitado un montón de médicos y he gastado un montón de dinero en cremas y humectantes, lo que fue muy molesto cuando los doctores me dijeron que no había cura para eso. Después de eso, hace unas semanas busqué en internet las últimas noticias acerca de la psoriasis, y gracias a Dios me encontré con tu ebook y lo compré sin dudar. He seguido la dieta y me siento tan bien, mi psoriasis se curó, ¡no me lo podía creer, es un milagro! Me hubiera gustado haber sabido de esto desde hace mucho tiempo, así que poder evitar todos los problemas que me ha causado por los últimos 12 años. Muchas gracias, has sido de gran ayuda.»» - Omar R.

«Nada de lo que he intentado antes para mi esclerosis múltiple ha funcionado. En el último año, a pesar de todos mis esfuerzos, mi salud y, en particular, mi caminar se deterioró. Tres días después de tomar el suplemento nutricional [que sugieres en tu ebook] ya he notado una gran mejora. Primero esto significaba que al menos yo podría cómodamente caminar hasta la parada del autobús, que es un pequeño paso, pero un gran logro en comparación con mi pasado.

[después] aproximadamente 7/8 semanas observé que fácilmente podría caminar 5 minutos y me sentía casi normal. ¡Ayer he caminado durante 15 minutos! Muchas gracias.» - Claudia

«Gracias. Me gusta el libro. Creo que mis oraciones por la recuperación de la Esclerosis Múltiple han sido contestadas por su libro, incluso después de un par de días. Cuando me levanto por la mañana, ¡no hay dolor! Solía aterrarme el levantarme de la cama. Mi cuñada, que está visitándome, está haciendo lo mismo y no siente dolor. ¡WOW! Varias personas me han dicho que estoy hablando más claramente.» - Dorrie

«La artritis en mis manos se ha ido... ¡¡Me despierto en la mañana y puedo flexionar rápida y fácilmente mis dedos!! ¡Creo que tu PLAN DE VIDA es totalmente increíble! ¡¡Y así de simple!! ¡Gracias nuevamente por compartir esto conmigo! ¡Dios os bendiga!» - Sandi

«Estoy tan agradecida por toda la investigación que estás haciendo, y por ser tan generoso de compartirla con nosotros. Tu libro cambió mi vida! He comprado el libro el día después me fue diagnosticada esta horrible enfermedad (lupus). Yo estaba muy deprimida con mi diagnóstico, pero estaba decidida a vencer los obstáculos y, de hecho, a curarme. Y no podría haberlo hecho sin tu ayuda. Comencé inmediatamente a realizar los cambios que has sugerido. Después de 6 semanas de seguir tus consejos, mis niveles de sedimentación bajaron de 131 a 19 (se considera normal cualquier valor menor a 30.) También mis anticuerpos, que en el momento del diagnóstico dieron todos positivos, después de las 6 semanas, estaban normales. Mi doctor lo llamó una «cura milagrosa». No tengo suficientes palabras para agradecerte. Doy gracias a Dios por haberme llevado a tu sitio web.» -- Maria C.J., Nueva Jersey

«Después de 5 meses de probar tu teoría, y sus resultados fantásticos, debo admitir que es totalmente correcta. Me siento totalmente diferente, y nunca, nunca regresaré a mis antiguos hábitos alimenticios. ¡Increíble! No uno estornudo desde junio (solía tener sinusitis o bronquitis, al menos una vez al mes, nada funcionaba). No tengo más síntomas de la gota, tengo más resistencia (¡incluso en el sexo!), mi cabello no se cae como antes, mi lupus ya no está activa, etc. ¡La solución fue tan simple y tan eficiente!» - JM

«He seguido cada punto de tu libro, sin excepción. Las manchas de lupus en mi cráneo ya no son rojas, sino casi blancas. Mi dermatólogo estaba sorprendido. Él dice que nunca había visto una regresión. ¡Me siento mucho más joven que cuando tenía 50! MUCHAS GRACIAS, Ewan. Te debo mucho.» - Jean-Michel C., Tahití

«Muchas gracias por el mejor y más maravilloso libro de todos los tiempos!» - Suraj B., Katmandú, Nepal

«Gracias! Que Dios te bendiga por tus esfuerzos por despertar a la gente de la hipnosis en masa con la que la sociedad médica ha afectado e infectado... a tantos. Mi padre tenía cáncer y la espirulina alcalinizante que yo le daba lo puso en remisión por 20 años más» - Phyllis

427

«He leído tu libro e hice lo que dijiste. Decir que estoy «agradecido» no es suficiente por haberme librado de la gota» - Max

«Mis niveles de colesterol total habían subido de 250 mg/dl a más de 300. Me pusieron medicamentos para bajar el colesterol y beta-bloqueadores para la presión sanguínea. Mis niveles de colesterol total sólo han subido a lo largo de los años hasta cerca de 400mg/dl. Las cosas empeoraron e incluso tuve un ligero ataque al corazón. Después de haber leído tu libro, y de usar los suplementos, mi colesterol ha caído en casi 100 puntos y el resto de los valores mejoraron drásticamente en tan sólo dos meses.» - Paul G., España

«No sé si quiero reír o llorar, estoy tan agradecida contigo, ¿cómo puedo agradecerte lo suficiente? ¡Eres un regalo del cielo! Gracias, gracias un millón de veces. Que Dios te bendiga» - Ria S.

«Casi un año hasta hora, el eczema se ha ido, mi vitalidad aumenta y simplemente no hay vuelta atrás.» - Chris

«La profesión médica no ha sido de ayuda en lo absoluto con mi Esclerosis Múltiple. Sólo he venido siguiendo su programa durante 2 semanas, ¡pero ya he notado los beneficios! Gracias por darme la esperanza. Me siento mucho mejor y otras personas están notando la diferencia. ¡Está funcionando! No hay nuevas lesiones desde mi primera IRM y muy pocos síntomas.» (Anónimo).

«Me diagnosticaron Artritis hace 2 años. A causa de estos suplemento he pasado de tomar 9 pastillas para el dolor al día a 2.» - Anthony N.

«Los dolores de la artritis en las articulaciones, que han estado muy presentes a lo largo de los últimos años, han desaparecido. Gracias. Me atendré a la dieta. Y por cierto, ya he perdido más de 12 kilos.» - Paul

«He comprado tu libro. El 85% de mi psoriasis se ha ido y ahora he perdido 72 libras con tu plan de dieta especial. ¡Esta información es genial! ¡Gracias!» - Carole G.

«Eres un hombre increíble. Tu libro realmente me ha ayudado y ahora estoy bien y en mi camino a revertir mi diabetes. Bendiciones para todos tus esfuerzos y todo lo que toques.» Hugh G.

«Eres¡ una gran fuente de inspiración! Ambos hemos cambiado nuestra dieta drásticamente, ¡y ya no nos padecen lupus!» - Spyros B.

«¡Muchas gracias! He leído tu libro de salud con un gran, gran, gran.... interés, y me ha transformado completamente. Si tuviera que estar en el COMITÉ DEL PREMIO NOBEL, ¡¡mi pluma escribiría tu nombre mil veces!! ¡Ahora estás en mi lista de los pocos

PENSADORES de este planeta que más me gusta!» - Emmanuel A., Uganda.

«Mi esposa tiene esclerosis múltiple desde hace 8 años y desde la compra de tu libro y de conseguirle Gliconutrientes ella, por primera vez en 7 años, mostró una resonancia magnética (RM) con una reducción en la cantidad y el tamaño de la lesión.» - Clinton van E., Sudáfrica

«Me fue diagnosticado esclerosis múltiple hace 6 años. He descargado el libro, y ahora estoy caminando sin ningún problema, sé que mi cuerpo se mantiene en su propia reparación. Me gustaría dar las gracias de todo corazón.» - Cheryl

«Me diagnosticaron Esclerosis Múltiple en 1986. He estado tomando Gliconutrientes durante 15 meses y la mayor parte de mi cuerpo que padecía de esclerosis se está recuperando lentamente.» - Santo

«Tengo 30 años y he sido un diabético tipo I desde que tenía 4. Mi madre fue diagnosticada con diabetes tipo I (junto con su hermana) cuando tenían alrededor de 16 años de edad. A medida que crecía debía inyectarme más y más insulina. Algunos días estuve poniéndome hasta 8 dosis al día para intentar controlar mis azúcares. ¡Antes de comenzar esta transformación recibía un alrededor de 60 unidades de insulina en total cada día! Pesaba alrededor de 160 lb. Luego he leído tu libro. He empezado a hacerlo y heme aquí, me empecé a sentir genial. ¡Ahora estoy tomando sólo 20 unidades de insulina en total! ¡¡Me siento fenomenal!! ¡Nunca me he sentido tan bien en mi vida! ¡¡¡He perdido 20 libras en 2 meses!!! Los beneficios son enormes. ¡¡¡Mi energía es maravillosa. Mi glicohemoglobina pasó de 8.2 a 6.0!!! Es irreal. Mis médicos están tan felices que simplemente me dicen que siga haciendo lo que estoy haciendo. Y ni siquiera saben que ya he perdido 20 libras! Nunca he sido tan feliz en mi vida. ¡Le concedes milagros a la gente desde hace mucho tiempo!» - Kristen

«Yo estaba teniendo dificultad para respirar y no podía hacer ejercicios, tenía dificultades incluso para caminar cuesta arriba, a causa de mi asma. Desde que leí tu libro, mi asma ha disminuido constantemente y ahora me ejercito muy vigorosamente durante 20 minutos cada día, hasta el punto de «sudar bastante» y estoy empezando a sentirme como mi viejo yo de nuevo. También en los últimos meses he reducido drásticamente mi medicación y estoy tratando de estar totalmente alejado de los fármacos en los próximos meses.» - John